广州中医药大学特色创新教材

针灸临床特色技术

主　编　符文彬　许能贵　刘健华
副主编　唐纯志　徐振华　陈　裕　马　瑞　宁百乐　吴　倩
编　委（按姓氏汉语拼音排序）

安　琪	薄智云	陈　玲	陈　裕	陈秀华	陈震益
邓秀红	董嘉怡	段　权	樊　莉	方　芳	符文彬
古志林	蒋　丽	奎　瑜	雷丽芳	李　声	李　颖
李旻颖	李颖文	李滋平	梁　粤	梁雪松	林楚华
刘纯燕	刘健华	刘媛媛	罗　丁	马　瑞	蒙昌荣
米建平	闵晓莉	宁百乐	孙　健	唐纯志	王　聪
王　琳	王　谦	王翰林	王舢泽	王永洲	吴　倩
谢　煜	谢长才	徐书君	徐振华	许能贵	杨卓霖
易　玮	于　涛	余焯燊	袁　锋	张继福	赵蒨琦
钟　平	周　鹏	周达君	周俊合	朱杰彬	朱晓平
左常波					

秘　书　宁百乐　马　瑞　徐书君

科学出版社

北　京

内 容 简 介

本教材为广州中医药大学特色创新教材之一，内容分为五章：第一章针灸临床特色技术总论，主要介绍针灸临床特色技术的概述、源流、分类、关键问题、整合针灸学、传承和创新；第二章至第五章分别介绍疗效确切、技术公认且具有临床特色的针灸技术、针灸理论指导或针灸处方，包括48种针类技术、17种灸类技术、6种针灸微创技术和4种针灸其他技术，每种技术结构有概述、理论基础、穴位（穴区）的定位及主治、取穴原则、操作规范、技术要点、适应证、临床应用、注意事项、禁忌证和推荐阅读等内容介绍。另外，附录有部分针灸技术，仅作为了解内容，扫书后二维码可读。本教材注重科学性、实用性、规范性、安全性、直观性，图文并茂，可读性强。

本教材可供高等中医药院校中医学、针灸推拿学、中西医临床医学、康复治疗学等专业本科、研究生使用，还可供各级针灸医师和针灸爱好者参考使用。

图书在版编目（CIP）数据

针灸临床特色技术 / 符文彬，许能贵，刘健华主编. —北京：科学出版社，2023.5

广州中医药大学特色创新教材

ISBN 978-7-03-074804-1

Ⅰ. ①针⋯ Ⅱ. ①符⋯ ②许⋯ ③刘⋯ Ⅲ. ①针灸疗法–中医学院–教材 Ⅳ. ①R245

中国国家版本馆 CIP 数据核字（2023）第 019299 号

责任编辑：郭海燕 王立红 / 责任校对：杨 赛
责任印制：徐晓晨 / 封面设计：蓝正设计

科学出版社 出版

北京东黄城根北街 16 号
邮政编码：100717
http://www.sciencep.com

北京虎彩文化传播有限公司 印刷

科学出版社发行 各地新华书店经销

*

2023 年 5 月第 一 版　开本：787×1092　1/16
2023 年 5 月第一次印刷　印张：28 1/2
字数：730 000

定价：118.00 元
（如有印装质量问题，我社负责调换）

编写说明

医学在迅速发展，针灸学也日新月异，各种特色疗法及针灸新思维、新理论层出不穷，在临床中大放异彩。我们精心编写本教材《针灸临床特色技术》是为了让学生接近临床一线，感触临床针灸应用的实用价值。

党的二十大报告提出，促进中医药传承、创新、发展。习近平总书记强调，要遵循中医药发展规律，传承精华，守正创新。现代针灸临床特色技术在传承古典精华的基础上，不断吸纳医学新知，已形成百花齐放的新局面。科学性、系统性、层次性地分类整理各类针灸特色技术，并将其融入教材建设的实践中，也是贯彻落实针灸三基教育的重要内容。

本教材作为"广州中医药大学特色创新教材"之一，秉承传承、创新与应用理念，围绕以提高临床疗效、掌握操作规范、突出技术要点、保证医疗安全为教材导向，促进针灸临床特色技术的传承、创新和应用，拓展学生针灸特色技术视野，以便更好地为临床技能打下坚实的基础。全书内容包括五章：第一章针灸临床特色技术总论，主要介绍针灸临床特色技术的概述、源流、分类、关键问题、整合针灸学、传承和创新；第二章针类技术，包括眼针技术、面针技术、颊针技术、五行补泻技术、疏肝调神针灸技术、醒脑开窍技术等48项技术；第三章灸类技术，包括司徒氏灸技术、精灸技术、热敏灸技术、药线灸技术等17项技术；第四章针灸微创技术，包括针挑技术、浮针技术等6项技术；第五章针灸其他技术，包括刺络拔罐技术、刮痧技术等4项技术，共75项针灸临床特色技术，详细介绍各技术的概述、理论基础、穴位（穴区）的定位及主治、取穴原则、操作规范、技术要点、适应证、临床应用、注意事项、禁忌证、推荐阅读等内容。附录中是部分针灸技术，包括干针技术、五行针灸技术等；仅作为了解内容，读者可扫二维码阅读。书中图文并茂，可读性强。本教材中穴位定位描述的"寸"均指同身寸，且1寸=10分。特别说明的是，颈椎的英文缩写为C，如C_7为第7颈椎；胸椎缩写为T，如T_1为第1胸椎；腰椎缩写为L，如L_1为第1腰椎；骶椎缩写为S，如S_1为第1骶椎；依次类推。

本教材的编写分工如下：第一章针灸临床特色技术总论由符文彬执笔；头针技术、热敏灸技术由徐振华、古志林执笔；眼针技术、面针技术、心胆论治针灸技术、皮内针技术、火针技术（附：火针引流技术）、针挑技术由马瑞、符文彬执笔；耳针技术由钟平、许能贵执笔；鼻针技术由钟平、唐纯志执笔；颊针技术由陈震益、王永洲执笔；颅针技术、脐针技术由于涛执笔；舌针技术由徐振华、朱杰彬执笔；手针技术由奎瑜、周达君执笔；第二掌骨针刺技术、贺氏三通技术由奎瑜执笔；足针技术由安琪、马瑞执笔；背腧针技术由蒙昌荣、陈裕执笔；夹脊针技术由马瑞、唐纯志执笔；腹针技术由蒙昌荣、薄智云执笔；体环针技术由段权、陈裕执笔；腕踝针技术由刘媛媛执笔；五行补泻技术、疏肝调神针灸技术、岭南传统天灸技术由宁百乐、符文彬执笔；通督调神针刺技术、烙法技术由易玮、王琳、许能贵执笔；平衡针技术、芒针技术由李颖文执笔；大接经技术、相应取穴技术、司徒灸技术、精灸技术、压灸技术由吴倩、符文彬执笔；电针技术、温针灸技术由李声、刘健华执笔；三棱针技术由王谦、陈裕执笔；皮肤针技术、砭石技术由闵晓莉执笔；锟针技术、石氏醒脑开窍技术由罗丁执笔；蜂针技术由方芳、唐纯志执笔；穴位注射技术（包括附录中"枝川注射疗法"）由李滋平执笔；穴位埋线技术由谢长才执笔；"督脉十三针"技术由徐书君执笔；靳三针技术由孙健、许能贵执笔；岭南陈氏飞针技术由李颖、陈秀华执笔；董氏奇穴技术由米建平、余焯燊、左常波执笔；子午流注技术、灵龟八法技术、飞腾八法技术由樊莉、朱晓平执笔；针刺麻醉技术由宁百乐、梁雪松执笔；神经干刺激技术由宁百乐、梁粤执笔；浅刺技术由徐振华、刘纯燕执笔；切脉针灸技术、雷火灸技术由王聪执笔；针刺运动技术由谢煜执笔；隔物灸技术由陈震益、唐纯志执笔；铺灸技术由王谦、刘健华执笔；脐灸技术、刮痧技术由雷丽芳、邓秀红执笔；悬灸技术由赵蒨琦、许能贵执笔；实按灸技术由赵蒨琦、刘健华执笔；药线灸技术由方芳、马瑞、符文彬执笔；灯火灸技术由谢煜、陈裕执笔；红外灸技术由蒋丽、刘健华执笔；激光灸技术由蒋丽、李声、马瑞执笔；保健灸技术由马瑞、刘健华、符文彬执笔；针刀技术、刃针技术由袁锋、林楚华执笔；铍针技术由董嘉怡、张继福执笔；浮针技术由孙健执笔；锋钩针技术由董嘉怡、马瑞、符文彬执笔；刺络拔罐技术由周鹏执笔；干针技术由杨卓霖、陈玲执笔；良导络技术由周俊合、王舫泽、符文彬执笔；泽田派灸法技术由杨卓霖执笔；五行针灸技术由李旻颖、周俊合执笔；针灸反射技术由李旻颖、马瑞执笔。教材所有插图均由徐书君、王翰林负责绘制；全书书写构思、统稿改稿及定稿由符文彬负责。

本教材在编写出版过程中得到了广州中医药大学和科学出版社的支持，在此表示衷心感谢！本教材中针灸临床特色技术仅是针灸宝库中的沧海一粟，但期能抛砖引玉，不足之处，敬请批评指正。

《针灸临床特色技术》编委会

2023 年 1 月

目 录

第一章 针灸临床特色技术总论

针灸临床特色技术是运用独特的针灸技术、针灸理论指导或针灸处方以治疗各种病症的针灸技术。针灸临床特色技术早在《黄帝内经》就有记载，如《灵枢·官针》有"偶刺者，以手直心若背，直痛所，一刺前，一刺后，以治心痹"。即在胸前和背后同时进针，一针前，一针后，针尖对应，同时出针，治心痹痛。历代医家不断地传承与创新，积累了丰富的理论和实践经验，特别是20世纪50年代以后，针灸工作者不断融合，各种特色技术和针灸新思维、新理论层出不穷，在临床中大放异彩，充实了针灸临床特色技术的内涵。为传承经典、守正创新，本教材主要阐述适用于针灸临床的各种特色针灸技术的概述、基础理论、穴位（穴区）定位及主治、取穴原则、操作规范、技术要点、适应证、临床应用、注意事项、禁忌证和推荐阅读等内容，以便提高针灸临床疗效。

一、源流

（一）《黄帝内经》《难经》为针灸临床特色技术奠定基础

早在春秋战国时期的《黄帝内经》就载有许多针灸特色技术。《灵枢·九针十二原》载："九针之名，各不同形：一曰镵针，长一寸六分；二曰员针，长一寸六分；三曰锓针，长三寸半；四曰锋针，长一寸六分；五曰铍针，长四寸，广二分半；六曰圆利针，长一寸六分；七曰毫针，长三寸六分；八曰长针，长七寸；九曰大针，长四寸。镵针者，头大末锐，去泻阳气。员针者，针如卵形，揩摩分间，不得伤肌肉，以泻分气。锓针者，锋如黍粟之锐，主按脉勿陷，以致其气。锋针者，刃三隅，以发痼疾。铍针者，末如剑锋，以取大脓。圆利针者，大如氂，且圆且锐，中身微大，以取暴气。毫针者，尖如蚊虻喙，静以徐往，微以久留之而养，以取痛痹。长针者，锋利身薄，可以取远痹。大针者，尖如梃，其锋微圆，以泻机关之水也。"《灵枢》不仅记载了九种不同针具的长短、形状和主治，还说明了九针的重要性和临床应用特点，为针灸临床特色技术奠定了基础（图1-1）。正如《灵枢·官针》所言"凡刺之要，官针最妙。九针之宜，各有所为，长短大小，各有所施也，不得其用，病弗能移。疾浅针深，内伤良肉，皮肤为痈；病深针浅，病气不泻，支大为脓。病小针大，气泻太甚，疾必为害；病大针小，气不泄泻，亦复为败。失针之宜，大者泻，小者不移。已言其过，请言其所施。病在皮肤无常处者，取以镵针于病所，肤白勿取。病在分肉间，取以员针于病所。病在经络痼痹者，取以锋针，病在脉，气少当补之者，取以锓针于井荥分输。病为大脓者，取以铍针。病痹气暴发者，取以圆利针。病痹气痛而不去者，取以毫针。病在中者，取以长针，病水肿不能通关节者，取以大针。病在五脏固居者，取以锋针，泻于井荥分输，取以四时"。

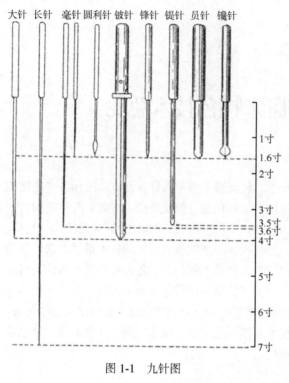

大针　长针　毫针　圆利针　铍针　锋针　锃针　员针　镵针

1寸
1.6寸
2寸
3寸
3.5寸
3.6寸
4寸
5寸
6寸
7寸

图1-1　九针图

另外,《黄帝内经》特色刺法也很丰富,如《灵枢·官针》有应合五脏的五刺法、适应九变的九刺法、适应十二经病症的十二刺法等特色技术。《灵枢·官针》云:"凡刺有五,以应五脏。"这是从五脏应合五体(皮、脉、筋、肉、骨)的关系将刺法分成半刺、豹文刺、关刺、合谷刺、输刺等五种,故又名五脏刺。《灵枢·官针》云:"凡刺有九,以应九变。"指九类不同性质的病变,运用输刺、远道刺、经刺、络刺、分刺、大泻刺、毛刺、巨刺、淬刺九种不同的刺法。《灵枢·官针》云:"凡刺有十二节,以应十二经。"由于刺法中有十二节,包括偶刺、报刺、恢刺、齐刺、扬刺、直针刺、输刺、短刺、浮刺、阴刺、傍针刺、赞刺十二刺以应合于十二经的病症。《素问·阴阳应象大论》提出"善用针者……以右治左,以左治右"的法则,《素问·调经论》和《素问·缪刺论》明确指出"巨刺"和"缪刺"(左痛刺右、右痛刺左、刺经、刺络)治疗痛证的特色技术。再如《灵枢·刺节真邪》有振埃法治过敏性哮喘,《灵枢·经脉》用鸠尾治疗皮肤瘙痒、刺络治疗痹证等均是针灸临床特色。《黄帝内经》所记载的针灸技术对后世影响深远。

《难经·十四难》根据《灵枢·本输》及五行相生相克规律,以五输穴配属五行。阴经为井木、荥火、输土、经金、合水;阳经为井金、荥水、输木、经火、合土。按照五行相生规律,经脉有子经、母经,每条经脉的五输穴中各有一个母穴和一个子穴,所以《难经·六十九难》所载:"虚者补其母,实者泻其子"的补母泻子取穴法有两种:①本经五输穴补母泻子法:凡本经病按"虚则补其母,实则泻其子"原则,取本经的子穴或母穴来治疗者,称为本经五输穴补母泻子法。如脾经实证,土生金取本经子穴商丘(属金)泻之;若脾经虚证,火生土取本经母穴大都(属火)补之。②他经五输穴补母泻子法:凡本经病取母经母穴或子经子穴来治疗者,称为他经五输穴补母泻子法。如肺经实证选子经的肾经子穴阴谷(属水);肺经虚证选母经的脾经母穴太白(属土)。

《难经·七十五难》又根据五行生克关系提出:"泻南(心火)补北(肾水)法""东方实,西方虚,泻南方,补北方。"即是肝实肺虚之证,"木实侮金"的反克表现,用泻心火、补肾水的治法以益水制火。心火为肝木之子,泻火能抑木,可夺肝(母)之实,又能减轻其克肺金之力;肾水为肺金之子,补肾水可以制心火,使火不能刑金,又能济金以资肺(母)之虚,使金实得以制木。本法是补母泻子法的补充,临床上可用泻心经少府(火经火穴)和补肾经阴谷穴(水经水穴)来治疗木火刑金引起的干咳、胸胁疼痛、心烦、口苦、目赤,甚则咯血等病症。其他诸脏病症治疗,可以触类旁通。

(二)晋唐时期针灸特色重在灸法技术

晋唐时期重视灸法,社会盛行灸疗,风气一直延至宋代。《南史·齐本纪》记载,灸法自北方传入，由于治有效验，一时间都城中大为盛行，"咸云圣火"，甚至"诏禁之不止"。晋唐时期已有隔蒜灸、隔豆豉饼灸、黄土灸、隔盐灸、隔附子灸、隔面饼灸等特色技术。葛洪与其妻鲍姑精通医法及针灸术，鲍姑尤善灸法，二人创制以药物贴敷穴位使之发疱以治病的验方 10 多种，首创隔盐灸、隔蒜灸、隔椒灸等间接灸。《肘后备急方》中记录针灸治疗等病症共 30 多类，涉及内、外、妇、儿、五官、神经、精神等多个学科；收载 109 个针灸处方，其中单用灸法 90 个。《肘后备急方》是含有丰富针灸内容的古代急救手册，对后世针灸学的发展具有重要的影响，葛洪、鲍姑是岭南针灸流派先驱代表人物。其论"灸十宣穴治卒心痛""灸中魁，左之右，右之左，治口僻""卒魇不觉，灸足下大趾聚毛中，二十一壮""治卒肿满，身面皆洪大方，灸足内踝下白肉三壮""治卒癫疾方，灸阴茎上宛宛中三壮"等都是灸法特色处方。

丹波康赖的《医心方》中载有治中风口僻噤方"两手叉于头上，随左右，灸肘头三四壮"；治五癫方"灸尺泽穴，在肘中动脉"；治中风舌强不语方"灸廉泉""大横二穴，灸五壮，主大风，逆气，多寒，善悲也"；治张口不合方"灸通谷穴，在上管旁半寸"；治重舌方"灸两足外踝各三壮"；均是针灸临床特色处方。

唐代孙思邈的《备急千金要方》是继《针灸甲乙经》之后的又一个针灸医籍的里程碑，开创了"热证可灸"的先河。孙思邈遵从《灵枢·背腧》中"灸有补泻"的观点，临证不论虚寒、虚热或实热均用灸治。如《备急千金要方》有"肠痈……屈两肘，正灸肘头锐骨各百壮，则下脓血，即瘥"；卷十四提出"小肠热满，灸阴都，随年壮"；卷二十一载"治消渴，口干不可忍者，灸小肠俞百壮"；卷十九载"腰背不便，筋挛痹缩，虚热闭塞，灸第二十一椎两边相去各一寸五分，随年壮"。现临床上已有灸法治疗早期乳腺炎、肠炎、输液反应、流行性出血热、热病久治不退、痛风性关节炎等热证的经验报道。另外，孙氏十三鬼穴治精神病也是典型的特色技术的应用。

《黄帝明堂灸经》载有不少灸疗验方，如"疗病卒心痛不可忍……灸足大趾次趾内横纹中，各灸一壮，炷如小麦大，下火立愈"；又"救妇人横产，先手出……灸右脚小趾尖头三壮，炷如小麦大，下火立产"；用绳缚两手大拇指灸指间治癫狂获奇效。这些均反映了晋唐时期注重用灸法治病。

（三）宋金元时期针灸特色技术形成各种流派

宋代是我国针灸快速发展传播时期，针灸临床、腧穴的研究及针灸教育等方面都有较大的成就，极大促进了针灸特色技术的发展。宋代除直接灸外，隔物灸较为普遍，还创立睡圣散麻醉施灸技术。王惟一在《铜人腧穴针灸图经》中记载针刺肩井穴治疗妇人堕胎后手足厥逆立愈；用角孙治龋齿；玉堂、通谷治呃逆；清冷渊治肩不举；窍阴治骨痛等。窦材《扁鹊心书》记载针关元治衄血诸药不效者。《圣济总录》记载取阴陵泉治肾腰病不可俯仰，灸脚跟上横纹中白肉际治腰痛。

王执中在《针灸资生经》中记载用火针劫喘，喘证从十四经论治等临床经验，而且用其他经穴治疗喘证，如用大肠经商阳治喘咳支肿，膀胱经昆仑主喘暴满，肝经期门治大喘不得卧，胆经浮白治疗不得喘息、足临泣治喘，心包经曲泽治出血咳喘、大陵主喘，任脉廉泉治喘息，小肠经天容治气逆喘鸣。《针灸资生经》还记载了牙痛治疗的新思路，一般认为，牙为骨之标，上下牙分属足阳明、手阳明，临床治疗牙痛多从胃经、大肠经及肾经论治，但王执中却提出从三焦经、胆经、督脉等论治。另外，《难经·四十五难》提出"髓会绝骨"，凡骨髓之病变可用绝骨穴治之，然《针灸资生经·咳逆上气》载"逆气虚劳，寒损忧患，筋骨挛痛，心中咳逆，泄注腹满，喉痹，颈项强，肠痔逆气，痔血阴急，鼻衄，骨痛，大小便涩，鼻中干，烦满狂走易气，凡二十二病，皆灸绝骨五十壮"，体现了绝骨奇治。王执中还在《针灸资生经·鼻干》中载有灸绝骨治愈其母久病鼻干的验案。

闻人耆年是葛洪之后的宋代一位有影响的急救灸学家，其著作《备急灸法》中有"灸两肘尖治肠痈""灸足外踝尖治牙痛""灸手大指第1节骨端处治鼻衄""治狂犬所咬，……。便于所咬处灸百壮，自后日灸一壮，不可一日阙。灸满百日，方得免祸""妇人难生，急灸右脚小指尖三壮，炷如绿豆大。如妇人扎脚，先用盐汤洗脚，令温，气脉通疏，然后灸，立便顺产""夜魇不寤，……，灸两足大指上各七壮，炷如绿豆大，……。妇人扎脚者，此穴难求，宜灸掌后三寸两筋间各十四壮"等特色灸处方。

另外，宋代也流行灸法治疗外科痈疽等疮病，《外科精要》载邹应龙经验："大抵痈疽发背者，至危之疾，多至不救……初觉便从头上作艾炷，宜泄蕴毒，使毒气亟夺，无内蚀之患。"

金元时期由于群星辉耀，百家争鸣，在针灸学派上也存在诸多学派，并在针灸特色技术上有所创新突破。刘河间在《素问病机气宜保命集》记载了"泄者……，假令渴引饮者，是热在膈上，……，此证当灸大椎三五壮立已。乃泻督也。"并提出疮疡"已有脓水者不可灸；浅者亦不灸；外微觉木硬而不痛者，当急灸之"。张洁古在《难经》基础上创五输穴接经法治疗中风偏枯，为五输穴的临床运用增添了新的内容。攻下派医家张子和在《黄帝内经》刺络泻血基础上，发展了刺络技术。如治湿癣，当痒时刺百会出血；治疟疾，当发作时刺十指尖出血；刺内迎香出血治目赤肿痛。

金元时期子午流注技术理论逐渐完善。何若愚《子午流注针经》开创"子午流注"先河，直言"十经血气，皆出于井，入于合。各注井、荥、俞、经、合无根据矣"，并提出"三焦是阳气之父，心包络是阴血之母也。此二经尊重，不系五行所摄，主受纳十经血气养育，故只言十经阴阳二脉，逐日各注井、荥、俞、经、合各五时辰毕，则归其本。此二经亦各注井、荥、俞、经、合五穴，方知十二经遍行也"。何若愚基于五输穴构建子午流注理论，"三焦经：关冲（阳井），液门（荥），中渚（俞），阳池（原），支沟（经），天井（合）。每日遇阳干合处，注此六穴。如甲日甲戌时，至甲申时，为阳干合也。""心包经：中冲（阴井），劳宫（荥），大陵（俞），间使（经），曲泽（合）。每日遇阴干合处，注此五穴。假令甲日甲戌时，胆气初出为井，己巳时脾出血为井，阴阳并行。阳日，气先血后；阴日，气后血先。己巳时至己卯时为阴干合也。余干日辰皆根据此。连前共六十穴，合成六十首，每一穴分得一刻六十分六厘六毫六丝六忽六秒，此是一穴之数。六十穴合成百刻，每一时辰相生养子五度，各注井、荥、俞、经、合五穴，昼夜十二时辰，气血行过六十俞穴也。欲知人气所在，用五子元建日时，现前图可见六十首，是活法。根据此井荥刺病甚妙"。何氏以《黄帝内经》《难经》理论为指导，在继承秦汉、隋唐等历代经脉流注及宋代子午流注的基础上完善了子午流注纳甲的理论而首创子午流注纳甲法、养子时刻流注法。除外，何氏对《灵枢》九针的运用有翔实描述，《流注指微针赋》载"扶救者针，救疾之功，调虚实之要，九针最妙，各有所宜。热在头身宜针；肉分气满宜员针；脉气虚渺宜针；泻熟出血、发泄固疾宜锋针；破痈肿出脓血宜铍针；调阴阳去暴痹宜圆利针；治经络中病痹宜毫针；痹深居骨节腰脊腠理之间宜长针；虚风舍于骨节皮肤之间宜大针"。

金元时期在继承历代医学关于"谨候其时"的各种刺法基础上，加以整理提高，相继开创了"飞腾八法""十二经夫妻原穴相合逐日配合刺"等子午流注各派针法。

朱丹溪创立滋阴学派，但也重视灸法，如《丹溪心法》载治中风"灸风池、百会、曲池、合谷、绝骨、环跳、肩髃、三里等穴，皆灸之以凿窍疏风"；乳痈"若加以艾火两三壮于肿处，其效尤捷"。罗天益《卫生宝鉴》中也有采用"大接经法"治中风偏瘫的案例。杜思敬所辑《针经摘英集》载针气海治闪着腰痛。王国瑞在《盘石金直刺秘传》中记载用尺泽治五种腰痛。《玉龙歌》记载艾灸天井治瘾疹、瘰疬；艾灸少泽治乳痛难消；风湿相抟脊臂腰强痛，痛者灸筋缩，麻木者补肩井。胡元庆《痈疽神秘灸经》有"蜂窠疽生于左肩上二寸，其疽之发，先热后寒，皮赤，四十九窍如蜂窠，急灸三间二七壮，使毒气无滞"。以上均反映了金元时期针灸医家应用针灸特色技术治病的特点。

（四）明清时期特色技术百花齐放

明清时期针灸应用范围扩大，针刺手法得到发挥，温和灸应用广泛，亦有隔物灸在局部麻醉的应用，针灸特色技术呈现了百花齐放的局面。

明清时期，子午流注理论因徐凤、高武、杨继洲、张介宾、吴学谦、吴学川等名医得以传播。明代刘纯《医经小学》记载取肩髃与尺泽连线的中点治疗晕针的经验。凌云在《卧岩凌先生得效应穴针法赋》中记述取承浆配风府或后溪配承浆治头项强痛，取中渚配中脘治疗脊间心后痛。方贤的《奇效良方》记载灸耳尖治眼生翳膜，灸中魁治反胃，灸肘尖治瘰疬，灸内踝尖治下牙痛。高武《肘后歌》载"头面有疾针至阴，腿脚有疾风府寻……胁肋腿又后溪妙"。明代著名针灸医家杨继洲用承浆治头项强急。张介宾《类经图翼》载有丰富的灸法技术，如灸命门治寒热；"早食午吐，午食晚吐"灸后溪；"齿痛不能食饮"灸鱼际；牙疼灸消泺；独阴治"胎衣不下"等。严振《循经考穴编》记载用三阳络治挫闪腰疼，少泽灸治鼻衄，蠡沟治暴痒，飞扬治瓢衄；另有"内关透外关""间使透支沟"等30余处透针刺。杨继洲《针灸大成》除继承家传补泻手法，重视八法开阖、子午流注，还记载了透穴治疗，如"颊车之针向透地仓""液门沿皮透阳池"，强调"针、灸、药者，医家之不可缺一者也"。

薛立斋治乳痈乳岩"焮肿痛甚者宜隔大蒜灸""治瘰疬已成、未成，已溃、未溃者，以手置肩上，微举起，则肘骨尖自见现，是灸处，以三四十壮为期，更服补剂，一年灸一次，灸三次疮自除。如患三四年不愈者，辰时灸至申时，三灸即愈"。另外，他将豆豉饼灸、附子饼灸、隔姜灸、桑枝灸等不同特色灸术应用于外科杂病、难治病。

至清代，以针为灸的太乙神针法大行于世，有专论太乙神针的专著，如韩贻丰《太乙神针心法》、邱时敏《太乙神针》、孔广培《太乙神针集解》。李学川所著《针灸逢源》是清代对针灸极有影响的专著，也载有"雷火针法""太乙神针法"等特色技术。《采艾编翼》是清代一部以灸法为主的著作，其中记载诸多灸法实用技术，如用太渊治目疾，天枢治一切重感，龈交治小儿面久生疮癣，大敦治遗溺，承浆治气逆。《灸法秘传》亦有较多灸法经验，如汗证灸尺泽，不效再灸膈俞；男子血损灸天枢；女子阴虚灸足三里；偶然跌仆闪挫腰痛灸气海；红肿牙痛灸手三里；小便频数灸大敦。

民国时期黄石屏《针灸诠述》治疗中风、咳嗽、痹证等采用层次治疗颇有特色。"澄江学派"创始人承淡安亦有较多传世针灸经验，如"小儿出生至三个月时，必灸身柱穴七壮，艾粒如米粒大。七岁以下之小儿，伤风发热时亦灸身柱""灸合谷治面部人中疔有特效"等艾灸经验；倡用循经远道取穴，"病人之胸肋腹三部绝不加针于局部"；又有浅刺（刺激神经末梢）治热病、痉挛、暴痛，深刺（刺激神经干）治慢性疼痛、麻木及运动障碍。岭南地区亦是针灸名家辈出，积累较多针灸特色处方，如周仲房用会阴治闭经；曾天治灸曲池治皮肤中毒全身瘙痒等。

（五）中华人民共和国成立后针灸特色技术得以传承与发展

中华人民共和国成立后针灸学科发展迅速，针灸临床特色技术研究在文献考证、临床研究、实验研究方面均取得长足进展，其中针刺麻醉技术的应用和机制研究受到世界广泛关注。针灸特色技术百花齐放，涌现出以头针技术、耳针技术、腹针技术等为代表的微针技术，以电针技术、植线技术、针刀技术、浮针技术、温灸器技术、电热灸技术等为代表的现代技术，以醒脑开窍技术、靳三针技术、贺氏三通技术等为代表的现代流派技术，以热敏灸技术、雷火灸技术、精灸技术等为代表的特色灸类。

20 世纪 50 年代初，针灸医家在封闭疗法与针灸结合基础上，在穴位注射药物形成穴位注射技术；在古代留针基础上创立了皮内针技术；在古代刺络法、锋针基础上形成三棱针技术。在贺普仁教授的倡导下，火针技术得到广泛应用；陕西学者朱龙玉在前人经验和自己临床基础上，结合现代医学理论和技术，阐述电针技术的原理、方法和临床，使其得到普及推广；50 年代末，司徒铃在古代刺络法、锋针、半刺法基础上发明钩状挑治针。50～60 年代，我国医学工作者在针刺镇痛基础上发明了针刺麻醉技术并进行实践和研究；1958 年，皮肤针技术在我国开始应用和推广；1958 年 12 月，叶肖麟在《上海中医杂志》介绍法国 P.Nogier 医学博士提出的胚胎倒影耳穴图，促进了我国耳针技术的广泛应用研究和发展；1981 年 6 月，我国通过耳穴标准化方案，收载耳穴 90 个。

20 世纪 60 年代初，我国医学工作者在中医鼻部色诊基础上创造发明鼻针技术并应用于针刺麻醉；60 年代，在中医理论指导下，受手部按摩分区、主治启发形成手针技术，于 70 年代广泛应用和研究，形成了方云鹏、王富春、朱振华、韩国柳泰佑的高丽手针等流派；60 年代，为了巩固治疗和减轻患者痛苦，在其他技术的启发下形成了植线技术；1964 年，徐相富将人中分成三部九穴，开始应用人中针技术；60 年代末，黄荣发在祖传针灸技术和古代九针基础上，创立了小宽针技术。

20 世纪 70 年代，刘金荣在前人经验基础上，根据脏腑经络学说，结合现代医学理论，通过大量临床实践，创新了口针技术；70 年代，在头部穴位治疗脑病和痛证基础上逐渐形成头针技术，并形成了方云鹏、汤颂延、焦顺发等的头针流派；70 年代初，彭静山教授在《黄帝内经》观眼察病基础上，根据《证治准绳》中医五轮八廓学说原理创立了眼针技术，并于 80 年代推广应用；70 年代初，董景昌在其家传基础上发展成独特针灸体系的董氏奇穴技术。1973 年，石学敏院士在继承古代各家理论的基础上，结合现代医学，针对中风神志障碍和肢体运动障碍的两大症状，明确提出中风的根本病因病机为"窍闭神匿，神不导气"，确立了以醒脑开窍、滋补肝肾为主，疏通经络为辅的针灸治疗方法，创立了石氏醒脑开窍技术；1973 年，张颖清发现了第二掌骨全息穴位群，指出这一肢节恰像是人体成比例的"缩小"，总结出人体任何肢节——任何一个相对独立的部分都遵循第二掌骨侧类同的穴位分布规律，这一规律是穴位的全息律；70 年代末，管正斋先生根据中医"舌者心之窍……舌尖主心，舌中主脾胃，舌边主肝胆，舌根主肾"的理论，创立了舌针技术，并形成武连仲、盛伟、孙介光和孙雪然等舌针技术流派，同期陈全新教授为了解决"进针痛"的问题，创立了陈氏飞针技术；1984 年 5 月，世界卫生组织西太区针灸穴名标准化会议上，通过由中国针灸学会主持的"头针穴名标准化方案"；1989 年 10 月，在日内瓦举行的国际标准针灸穴名科学组会议上，该方案获正式通过，标志着头针穴名和定位已国际化、标准化。

20 世纪 80 年代初，广东省中医院在继承前人经验的同时，根据人体阴阳消长规律，顺应四时气候变化的规律，"法于四时"，与自然环境保持协调统一，遵四时变化而预培人体之阴阳，即"冬病夏治""夏病冬治"，传承"岭南传统天灸疗法"，大规模开展"三伏天""三九天"天灸疗法，并向全国推广，使"天灸疗法"在国内外成为中医特色技术的代表；这个时代，在全息理论和中医理论指导下，形成足针技术、足象针技术、体环针技术、面针技术、夹脊针技术、背腧针技术、脐针技术、相应取穴技术、疏肝调神针法技术，同期靳瑞教授在系统整理针灸临床取穴规律基础上形成取三针组穴为主的"靳三针技术"；80 年代以来，师怀堂教授就开始致力于"新九针"器具的研究开发和临床推广，"新九针"是师怀堂医师经过50 余年的中医针灸临床实践，在《黄帝内经》古九针的基础上大胆革新、潜心研制出的九种针具，它虽源于古九针，但在外形、针法及适应范围等方面都与古九针有较大的区别，根据新九针创立的新九针疗法，特别强调在针灸治疗过程中根据疾病发展的不同阶段，合理选用不同的针具，发挥每种针具的特殊作用，达到系统治疗的整体综合调治目的。

20 世纪 90 年代，薄智云经过 21 年的研究，在以神阙为中心的腹部经络体系的指导下，创立了腹针技术；热敏灸疗法是陈日新教授等专家，经过长达 22 年的潜心研究，发现人体穴位不是固定的，而是动态的，有的穴位是处于敏化状态（或激活状态）的，结合中医经典《黄帝内经》有关针灸的理论，在临床实践中钻研、探索、总结与验证形成的；2006 年，经专家鉴定，热敏灸疗法属原始创新技术。

21 世纪初，许能贵教授以经络学说、中医神志学说为指导，在针灸循经取穴和机制研究基础上，突出针灸调节神志的功能，以达到形、神同治的一种中风针刺方法，形成通督调神技术。同期，我们在继承传统中医针灸基础上，吸收岭南针灸精华形成了心胆论治针灸术、精灸技术、浅针刺技术等。

2012 年，国家中医药管理局国家中医药医政基层便函〔2012〕62 号"整理、规范、管理、推广启动了中医医疗技术"专项工作，确定了 10 类中医医疗技术协作组长单位和副组长单位，成立了中医医疗技术协作组，办公室设在广东省中医院，针刺技术协作组长单位为广东省中医院，灸类技术协作组长单位为江西中医学院（现江西中医药大学）附属医院，刮痧类技术协作组长单位为中国中医科学院针灸研究所，拔罐类技术协作组长单位为首都医科大学附属北京中医医院，中医微创类技术协作组长单位为中国中医科学院骨伤科研究所、北京黄枢中医医院，推拿类技术协作组长单位为上海中医药大学附属岳阳中西结合医院，敷熨熏浴类技术协作组长单位为北京中医药大学东直门医院，骨伤类技术协作组长单位为中国中医科学院望京医院，肛肠疾病类技术协作组长单位为南京市中医院，其他类技术协作组长单位为广东省中医院。中医医疗技术的整理、规范、管理和推广应用为进一步推动针灸临床特色技术开展提供了操作规范的依据和政策支撑。

二、分类

在国内外较公认、可解决临床问题、可规范操作、可推广应用的 75 项针灸临床特色技术，分为针类技术、灸类技术、针灸微创技术和针灸其他技术等。

（一）针类技术

1）部位命名：包括头针技术、眼针技术、耳针技术、面针技术、鼻针技术、颊针技术、颅针技术、舌针技术、手针技术、第二掌骨针刺技术、足针技术、背腧针技术、夹脊针技术、腹针技术、脐针技术、体环针技术、腕踝针技术等。

2）理论命名：包括五行补泻技术、疏肝调神针灸技术、通督调神针刺技术、平衡针技术、心胆论治针灸技术、大接经技术等。

3）针具命名：包括电针技术、三棱针技术、皮肤针技术、皮内针技术、火针技术、镵针技术、蜂针技术、穴位注射技术、穴位埋线技术、芒针技术等。

4）人名命名：包括贺氏三通技术、靳三针技术、岭南陈氏飞针技术、董氏奇穴针灸技术等。

5）其他：包括相应取穴针灸技术、子午流注技术、灵龟八法技术、飞腾八法技术、针刺麻醉技术、神经干刺激技术、浅刺技术、切脉针灸技术、针刺运动技术等。

（二）灸类技术

灸类技术包括司徒氏灸技术、岭南传统天灸技术、精灸技术、压灸技术、隔物灸技术、铺灸技术、脐灸技术、悬灸技术、实按灸技术、温针灸技术、热敏灸技术、雷火灸技术、药线灸技术、灯火灸技术、红外灸技术、激光灸技术、保健灸技术等。

（三）针灸微创技术

针灸微创技术包括针挑技术、针刀技术、刃针技术、铍针技术、浮针技术、锋钩针技术等。

（四）针灸其他技术

针灸其他技术包括刺络拔罐技术、刮痧技术、砭石技术、烙法技术等。

三、关键问题

掌握好针灸临床特色技术的应用必须先熟练掌握特色技术的基础理论、穴位（穴区）的定位和主治特点、操作规范、治疗特色和优势、操作技术的要点、适合哪些病症、注意事项有哪些、有何禁忌证等。要运用好针灸临床特色技术还必须把握好该技术的量效关系，否则会犯治疗量过度或治疗量不足的错误，影响临床疗效。当然，技术的量效关系需要对病症和技术进行评估，做到精准或接近精准治疗。

到2014年年底，国家已发布22项针灸技术操作规范，包括艾灸、头针、耳针、三棱针、拔罐、穴位注射、皮肤针、皮内针、穴位贴敷、穴位埋线、电针、火针、芒针、镵针、眼针、腹针、鼻针、口唇针、腕踝针、毫针的基本刺法，毫针基本手法，刮痧，以及《耳穴名称与定位》标准，并进行修订，为针灸临床特色部分技术操作规范提供了有益的借鉴，利于推广应用。

四、整合针灸学

整合针灸学是在针灸理论基础上，与各学科最先进的理论、工具及实践经验有机地结合，形成针灸学新的理论体系，用以指导临床、提高疗效、阐明机制的现代学科。

为了提高临床疗效或巩固临床疗效，针灸临床特色技术中各项技术也要进行整合应用，形成"一针二灸三巩固"针灸治疗模式、"一针二灸三康复"针康结合模式、"一针二灸三药物"的针药结合模式等。如针灸治疗抑郁障碍采用"疏肝调神"针刺、精灸或三棱针刺加耳针或皮内针等"一针二灸三巩固"的整合针灸方案；或针刺、精灸或三棱针刺加耳针与抗抑郁药物等"一针二灸三药物"的整合针灸方案。如治疗颈椎病颈痛采用针刺、艾灸加耳针等整合针灸方案，治疗功能失调性子宫出血采用针刺、艾灸加中药等整合针灸方案，治疗腰椎间盘突出症采用针刺、艾灸、耳针加康复训练等整合针灸方案。

五、传承和创新

2015 年 12 月 18 日，习近平主席致中国中医科学院成立 60 周年的贺信中提出"中医药学是中国古代科学的瑰宝，也是打开中华文明宝库的钥匙"。2021 年 3 月 6 日，习近平主席看望参加全国政协十三届四次会议的医药卫生界、教育界委员并参加联组会时的讲话中指出"要做好中医药守正创新、传承发展工作，建立符合中医药特点的服务体系、服务模式、管理模式、人才培养模式，使传统中医药发扬光大"。

党的十八大以来，以习近平同志为核心的党中央把中医药工作摆在突出位置，中医药改革发展取得显著成绩。新型冠状病毒感染疫情发生后，中医药全面参与疫情防控救治，做出了重要贡献。

《中共中央 国务院关于促进中医药传承创新发展的意见》（2019 年 10 月 20 日）指出，要彰显中医药在疾病治疗中的优势。加强中医优势专科建设，做优做强骨伤、肛肠、儿科、皮肤科、妇科、针灸、推拿以及心脑血管病、肾病、周围血管病等专科专病，及时总结形成诊疗方案，巩固扩大优势，带动特色发展。加快中医药循证医学中心建设，用 3 年左右时间，筛选 50 个中医治疗优势病种和 100 项适宜技术、100 个疗效独特的中药品种，及时向社会发布。聚焦癌症、心脑血管病、糖尿病、感染性疾病、老年痴呆和抗生素耐药问题等。提升中医药特色康复能力，加强中医药人才队伍建设，改革人才培养模式，建立早跟师、早临床学习制度；优化人才成长途径，建立高年资中医医师带徒制度，促进民间特色技术疗法的传承发展。促进中医药传承与开放创新发展，挖掘和传承中医药宝库中的精华精髓；加快推进中医药科研和创新，围绕国家战略需求及中医药重大科学问题，建立多学科融合的科研平台；推动中医药开放发展，推动中医中药国际标准制定，积极参与国际传统医学相关规则制定，推动中医药文化海外传播，打造粤港澳大湾区中医药高地。

为了提高临床疗效、保证医疗安全和质量，促进针灸临床特色技术的传承、发展和应用，进一步落实《中共中央 国务院关于促进中医药传承创新发展的意见》，围绕国家战略和健康需求，我们要不断挖掘和传承中医药宝库中的精华精髓，传承我们祖先、先辈留给我们的宝贵的科学文化遗产，并借鉴一切人类文明进步成果，加快针灸临床特色技术的创新，开展特色技术、疗效评价等系统研究，使适合于解决病症的针灸特色技术得到广泛推广。

推荐阅读

1）河北医学院校释. 灵枢经校释[M]. 北京：人民卫生出版社，1984.

2）符文彬. 针灸奇法治病术[M]. 广州：广东科技出版社，1995.

3）符文彬，许能贵. 针灸临床特色疗法[M]. 北京：中国中医药出版社，2011.

4）符文彬. 司徒铃针灸医论医案选[M]. 北京：科学出版社，2012.

5）符文彬，徐振华. 岭南传统天灸疗法[M]. 北京：人民军医出版社，2013.

6）许能贵，符文彬. 临床针灸学[M]. 北京：科学出版社，2015.

7）郭世余. 中国针灸史[M]. 天津：天津科学技术出版社，1989.

8）冯春祥. 中国特种针法全书[M]. 北京：华夏出版社，1995.

9）中国针灸学会. 针灸学学科发展报告[M]. 北京：中国科学技术出版社，2012.

10）齐凤军. 人体全息诊疗大法[M]. 北京：中国医药科技出版社，1999.

11）孙介光，孙雪然. 实用舌针[M]. 北京：人民军医出版社，2008.

12）黄龙祥. 中国针灸刺灸通鉴[M]. 青岛：青岛出版社，2004.

13）王雪苔. 中华针灸图鉴[M]. 北京：人民军医出版社，2007.

第二章 针类技术

第一节 头针技术

头针技术是在头皮特定的区域进行针刺以防治疾病的一种针灸技术。头针技术是在中国传统针灸理论的基础上结合解剖学、神经生理学、生物全息论等现代医学知识发展形成的。头针技术源于古人针灸头部腧穴治疗疾病，在《黄帝内经》《针灸甲乙经》等历代医籍中已有取头部腧穴治疗疾病的记载。如《素问·骨空论》曰："汗出头痛，身重恶寒，治在风府。"《灵枢·五乱》曰："乱于头，则为厥逆，头重眩仆……取之天柱、大杼。"《针灸甲乙经》曰："咽肿难言，天柱主之。癫疾，大瘦，脑空主之。小便黄赤，完骨主之。"《太平经》曰："灸刺者，所以调安三百六十脉，通阴阳之气而除害者也。三百六十脉……出外周旋身上，总于头顶，内系于藏。"

20 世纪 50 年代末，许多医家开始对头针治病进行研究，形成各家学说。通过长期的临床实践，反复验证，逐步完善，不断总结升华，形成焦氏头针技术、方氏头针技术、朱氏头针技术等头针技术。为了便于国际学术交流、规范头针技术，2013 年世界针灸学会联合会制定了行业标准。

一、理论基础

1. 经络理论基础

头为诸阳之会，手足六阳经皆上循于头面；督脉上至风府，入脑上巅；阳维脉至项后与督脉会合；阳跷脉至项后会合于足少阳胆经。所以，《素问·脉要精微论》指出"头者，精明之府"。人体的经气通过经脉、经别、皮部等联系集中于头面部。由于经络内连脏腑，外络肢节，沟通内外，贯穿上下，运行气血，濡养周身，同时反映病候，传注病邪。而头面部又是经气汇集的重要部位，所以头针治疗可疏通气血，调理阴阳，治疗经脉病症和脏腑病症。

2. 神经理论基础

大脑皮质的功能在相应的头皮部存在一定的对应关系，主要表现为采用针刺等方法刺激头皮，可影响相应的大脑皮质功能。临床试验表明，顶颞前斜线的主治以运动功能障碍为主，顶颞前斜线即相当于大脑中央前回运动中枢在头皮的投影；顶颞后斜线的主治以感觉运动障碍为主，顶颞后斜线相当于感觉中枢在头皮的投影。这两条治疗线的主治顺序也与大脑运动中枢、感觉中枢的代表顺序一致，间接地表明头针穴区的主治和投影与其对应的大脑皮质功能关联密切。

另外，根据脑功能与血流的关系，通过刺激头皮治疗区可激活大脑皮质各区域血流量，使该区域的血流量增加，以促进大脑功能的恢复。

二、穴区划分、定位及主治

（一）头针穴名国际标准化方案

标准头穴线均位于头皮部位，按颅骨的解剖名称分为额区、顶区、颞区、枕区 4 个区，14 条标准线（左侧、右侧、中央共 25 条）（图 2-1～图 2-4）。

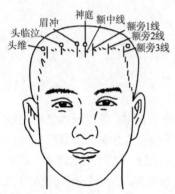 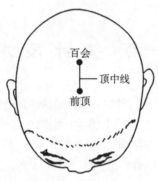 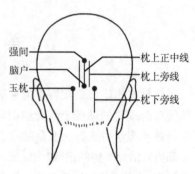

图 2-1　国标头针头正面穴线图　　　图 2-2　国标头针头顶穴线图　　　图 2-3　国标头针头后面穴线图

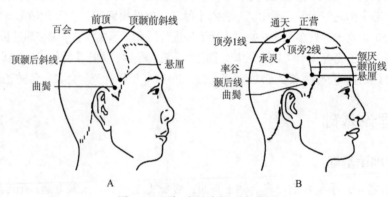

图 2-4　国标头针头侧面穴线图

1. 额区（4 条线）

（1）额中线

定位：在头前部，从督脉神庭穴向下引一直线，长 1 寸。

主治：癫痫、精神失常、鼻病。

（2）额旁 1 线

定位：在头前部，从膀胱经眉冲穴向前引一直线，长 1 寸。

主治：冠心病、心绞痛、支气管哮喘、支气管炎、失眠症。

（3）额旁 2 线

定位：在头前部，从胆经头临泣穴向前引一直线，长 1 寸。

主治：急慢性胃炎、胃和十二指肠溃疡、肝胆病等。

（4）额旁 3 线

定位：在头前部，从胃经头维穴内侧 0.75 寸起向下引一直线，长 1 寸。

主治：功能失调性子宫出血、阳痿、遗精、子宫脱垂、尿频、尿急等。

2. 顶区（5 条线）

（1）顶中线

定位：在头顶部，即从督脉百会穴至前顶穴之段。

主治：腰腿病症如瘫痪、麻木、疼痛，以及皮质性多尿、脱肛、小儿夜尿、高血压、头顶痛等。

（2）顶颞前斜线

定位：在头顶部、头侧部，从头部前顶穴（督脉百会穴前 1.5 寸）至颞部胆经悬厘穴引一斜线。

主治：全线分 5 等份，上 1/5 主治对侧下肢和躯干瘫痪；中 2/5 主治上肢瘫痪；下 2/5 主治中枢性面瘫、运动性失语、流涎、脑动脉粥样硬化等。

（3）顶颞后斜线

定位：在头顶部、头侧部，顶颞前斜线之后 1 寸与其平行，即从督脉百会穴至颞部胆经曲鬓穴引一斜线。

主治：全线分 5 等份，上 1/5 主治对侧下肢和躯干感觉异常；中 2/5 主治上肢感觉异常；下 2/5 主治头面部感觉异常。

（4）顶旁 1 线

定位：在头顶部，督脉旁 1.5 寸，从膀胱经通天穴向后引一直线，长 1.5 寸。

主治：腰腿病症如瘫痪、麻木、疼痛等。

（5）顶旁 2 线

定位：在头顶部，督脉旁开 2.25 寸，从胆经正营穴向后引一直线，长 1.5 寸，至承灵穴。

主治：头痛、偏头痛，肩、臂、手等部位的病症如瘫痪、麻木、疼痛等。

3. 颞区（2 条线）

（1）颞前线

定位：在颞部，从胆经的颔厌穴至悬厘穴连一直线。

主治：偏头痛、运动性失语、周围性面瘫、口腔疾病等。

（2）颞后线

定位：在颞部，从胆经率谷穴向下至曲鬓穴连一直线。

主治：偏头痛、耳鸣、耳聋、眩晕等。

4. 枕区（3 条线）

（1）枕上正中线

定位：在后头部，即督脉强间穴至脑户穴之段。

主治：眼病、颈项强痛、癫狂、痫证。

（2）枕上旁线

定位：在后头部，由枕外粗隆督脉脑户穴旁开 0.5 寸外起，向上引一直线，长 1.5 寸。

主治：皮质性视力障碍、白内障、近视眼等。

（3）枕下旁线

定位：在后头部，从膀胱经玉枕穴向下引一直线，长 2 寸。

主治：小脑疾病引起的平衡障碍、后头痛等。

（二）焦氏（焦顺发）头针

焦顺发根据大脑功能定位原理，拟定了 14 个头针治疗区，作为治疗部位，是目前临床常用的头针治疗分区。

首先应明确治疗区的两条标准定位线：前后正中线，两眉间中点（前点）至枕外粗隆尖端下缘（后点）经过头顶的连线；眉枕线，眉中点上缘和枕外粗隆尖端的头侧面连线（图 2-5～图 2-10）。

1. 运动区

定位：上点在前后正中线中点往后 0.5cm 处；下点在眉枕线和鬓角发际前缘相交处，如果鬓角不明显，可以从颧弓中点向上引垂直线，此线与眉枕线交叉处向前移 0.5cm 为运动区下点。上下两点之间的连线即为运动区。

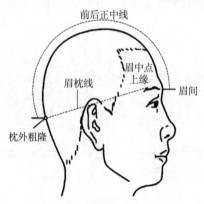

图 2-5　焦氏头针定位线图

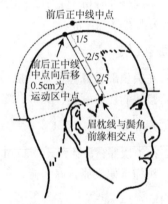

图 2-6　焦氏头针运动区定位图

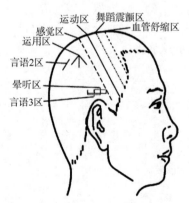

图 2-7　焦氏头针颞部刺激区定位图

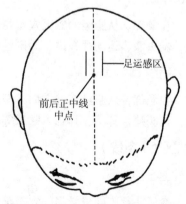

图 2-8　焦氏头针顶部刺激区定位图

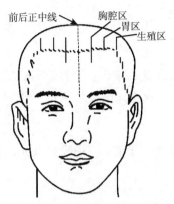

图 2-9 焦氏头针额部刺激区定位图

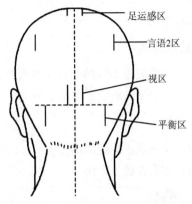

图 2-10 焦氏头针枕部刺激区定位图

主治：运动区上 1/5，治疗对侧下肢及躯干部瘫痪；运动区中 2/5，治疗对侧上肢瘫痪；运动区下 2/5，治疗对侧中枢性面神经瘫痪、运动性失语、流涎、发音障碍等。

2. 感觉区

定位：自运动区向后移 1.5cm 的平行线。

主治：感觉区上 1/5，治疗对侧腰腿痛、麻木、感觉异常，后头部、颈项部疼痛，头晕，头鸣；感觉区中 2/5，治疗对侧上肢疼痛、麻木、感觉异常；感觉区下 2/5，治疗对侧面部麻木、偏头痛、颞颌关节炎等。

3. 舞蹈震颤区

定位：自运动区向前移 1.5cm 的平行线。

主治：舞蹈病、帕金森病。

4. 血管舒缩区

定位：自舞蹈震颤区向前移 1.5cm 的平行线。

主治：皮质性水肿、原发性高血压。

5. 晕听区

定位：从耳尖直上 1.5 寸处，向前及向后各引 2cm 的水平线。

主治：眩晕、耳鸣、听力减退等。

6. 言语 2 区

定位：从顶骨结节后下方 2cm 处引一平行于前后正中线的直线，向下取 3cm 长直线。

主治：命名性失语。

7. 言语 3 区

定位：晕听区中点向后引 4cm 长的水平线。

主治：感觉性失语。

8. 运用区

定位：从顶骨结节起向乳突中部引一直线和与该线夹角为 40°的前后两线，三条线长度均为 3cm。

主治：失用症。

9. 足运感区

定位：在前后正中线的中点左右旁开各 1cm，向后引平行于正中线的 3cm 长的直线。

主治：对侧下肢瘫痪、疼痛、麻木，急性腰扭伤，夜尿，皮质性多尿，子宫下垂等。

10. 视区

定位：从前后正中线的后点旁开 1cm 处，向上引平行于前后正中线的 4cm 长的直线。

主治：皮质性视力障碍。

11. 平衡区

定位：从前后正中线的后点旁开 3.5cm 处，向下引平行于前后正中线的 4cm 长的直线。

主治：小脑疾病引起的共济失调、平衡障碍、头晕，脑干功能障碍引起的肢体麻木、瘫痪。

12. 胃区

定位：以瞳孔直上的发际处为起点，向上引平行于前后正中线的 2cm 长的直线。

主治：胃炎、胃溃疡等引起的胃痛、上腹部不适等。

13. 胸腔区

定位：在胃区与前后正中线之间，从发际向上下各引 2cm 长的平行于前后正中线的直线。

主治：胸痛、胸闷、心悸等胸部不适，支气管哮喘等。

14. 生殖区

定位：从额角处向上引平行于前后正中线的 2cm 长的直线。

主治：功能失调性子宫出血、盆腔炎、子宫脱垂等。

（三）方氏（方云鹏）头针

方云鹏根据颅脑在头皮上的投影定位，创立了头针穴名体系。

首先应明确治疗区的两条标准定位线：眉顶枕线，由眉间棘（印堂穴）经头顶矢状缝至枕骨外粗隆（脑户穴）的连线；眉耳枕线，由眉间棘经耳至枕骨外粗隆的连线（图 2-11～图 2-13）。

1. 伏象（总运动中枢）

定位：伏象穴区位于人体头顶的骨缝，以冠矢点前为头部，冠状缝为上肢，矢状缝为躯干，人字缝为下肢，酷似一个趴着的人形。

主治：伏象支配着全身的运动神经，针刺相应的部位，可治疗全身疾病，尤其对运动系统、神经系统、心血管系统疾病有效。

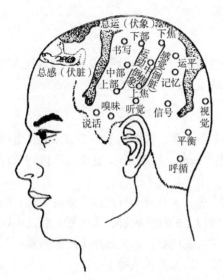

图 2-11 方氏头针伏脏、伏象区图

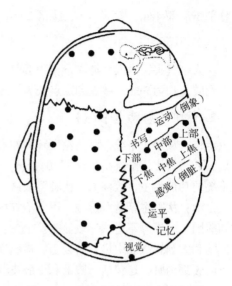

图 2-12 方氏头针倒脏、倒象区图

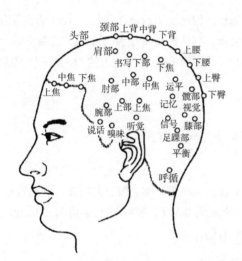

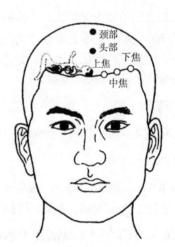

图 2-13 方氏头针其他中枢区图

（1）头颈部

头部上下长为 2cm，左右宽为 2cm，颈部上下长为 2cm，左右宽为 1cm，因为头部下面和颈部上面约有 1cm 的相互重叠，所以，头颈部在冠矢点前总占约 3cm。

（2）上肢部

从冠矢点开始沿冠状缝向下至颞顶缝，其长为 11cm，冠矢点至伏象上肢的肩点长为 2cm，肩点至肘点长为 3.5cm，肘点至腕点长为 3.5cm，腕点至手指尖长为 2cm。

（3）躯干部

由冠矢点到人字缝尖为伏象的躯干部，是从颈下的上背部开始，到下臀部总约 14cm。背部由冠矢点起分上中下三部分，各部分长为 2cm，总长为 6cm。腰部分为上下两部，各部分长为 2cm，总长为 4cm。臀部分为上下两部，各部分长为 2cm，总长为 4cm。各部分左右宽度分别是肩部 4cm，背部 3cm，腰部 2cm，臀部 3cm。

（4）下肢部

从人字缝尖，沿人字缝向下至顶颞缝，长约 9cm。由人字缝尖向下至髋点长为 1.5cm，髋点到膝点长为 3cm，膝点到踝点长为 3cm，踝至足趾尖长为 1.5cm。

2. 伏脏（总感觉中枢）

定位：从额正中线，沿前额发际向左右两侧至额角，各分为上中下三部分，也称上焦、中焦、下焦。其总长约 6.5cm，上焦 3cm，中焦 1.5cm，下焦 2cm。这个穴区以调节皮肤、内脏系统的功能为主，故称为"伏脏"穴区。

主治：伏脏主管全身感觉，用于治疗内脏疾患，尤其对全身皮肤肌肉的痛觉、触觉、温觉和酸困、麻痒等不适感疗效显著。上焦：横膈以上的胸腔内脏，还包括上肢及胸以上的皮肤感觉和大脑思维。中焦：脐以上、横膈以下的腹腔内脏，还包括躯干皮肤感觉。下焦：脐以下的腹部内脏，还包括下腹部和下肢皮肤感觉，以及泌尿生殖系统。

（1）上焦

左右两额骨结节处为思维区。上焦前 2cm，发际下 0.5cm，发际上 1cm 为头颈部。从额正中线旁开 2cm，前额发际上 2cm 作为一个点，再从额正中线旁开 1cm，前额发际上 3.5cm，作为一个点，两点连线即伏脏上肢。分为上臂、下臂和手部，各占约 0.5cm。上焦后 1cm，发际下 0.5cm，发际上 2cm 为胸部。

（2）中焦

中焦占伏脏 1.5cm。发际下 0.5cm，发际上 1cm 为腰部。

（3）下焦

下焦前 1.5cm，发际下 0.5cm，发际上 1.5cm 为小腹、臀、髋、大腿部。下焦后 0.5cm，发际下 1cm，发际上 2cm 为膝、小腿、踝部。下焦后 0.5cm，发际下 1cm 再向后 0.5cm 为足部。

3. 倒象（运动中枢）及倒脏（感觉中枢）

定位：从眉顶枕线的中点向后 1.25cm 处定为一个点，再从眉耳枕线的中点向前 1.25cm 处向上画一直线，在其 4cm 处取一个点，两点的连线即相当于中央沟。倒象的位置在连线前 0.75cm 处，相当于中央前回（运动中枢）在头皮上的投影，而倒脏的位置在连线后约 0.75cm 处，相当于中央后回（感觉中枢）在头皮上的投影。把倒象的区域分为上中下三部，把倒脏的区域分为上中下三焦。

倒象主治：对侧肢体运动障碍，上部主治对侧头面部运动障碍，中部主治对侧上肢运动障碍，下部主治对侧躯干部和下肢运动障碍。

倒脏主治：内脏疾病和对侧肢体感觉障碍，上焦主治上焦病和对侧头面部感觉障碍，中焦主治中焦病和对侧上肢感觉障碍，下焦主治下焦病和对侧下肢感觉障碍。

4. 其他中枢

（1）说话（语言中枢）

定位：在眉中与耳尖连线中点。

主治：运动性失语。

（2）书写（书写中枢）

定位：以冠矢点为顶点向左后方和右后方两侧各画一条直线，它们分别与矢状线呈 45°，在这两条线上，距冠矢点 3cm 处是穴。

主治：震颤性失语、高血压、低血压等。

（3）记忆（识字中枢）

定位：以人字缝尖为顶点，向左前下方和右前下方分别画一条直线，与矢状缝呈 60°，在这条直线上，离人字缝尖约 7cm 处是穴。

主治：失读症、命名性失语、记忆力减退。

（4）信号（信号中枢）

定位：在由耳尖至枕骨外粗隆上 3cm 处画一条线，连线的中点是穴。

主治：感觉性失语、癫痫、理解能力减退。

（5）运平（运动平衡中枢）

定位：以人字缝尖为顶点，分别向左前方和右前方各画一条直线，与矢状缝呈 90°，在这两条直线上，距人字缝尖 5cm 处是穴（相当于顶骨结节）。

主治：失用症、共济失调。

（6）视觉（视觉中枢）

定位：在枕骨外粗隆尖上 2cm，向左右旁开 1cm 处是穴。

主治：视觉障碍、眼病。

（7）平衡（平衡中枢）

定位：在枕骨外粗隆尖下 2cm，旁开 3.5cm 处是穴。

主治：偏瘫、眩晕、共济失调。

（8）呼循（呼吸中枢及循环中枢）

定位：在枕骨外粗隆尖下 5cm，左右旁开 4cm 处是穴。

主治：心肺疾患，如咳嗽、哮喘、呼吸困难、心动过速、高血压等。

（9）听觉（听觉中枢）

定位：在耳尖上 1.5cm 处是穴。

主治：神经性耳聋、耳鸣、头晕。

（10）嗅味（嗅觉中枢和味觉中枢）

定位：在耳尖前 3cm 处是穴。

主治：嗅觉障碍、味觉障碍、急慢性鼻炎。

（四）朱氏（朱明清）头针

朱明清根据中医藏象经络理论制定出特定治疗带（图 2-14～图 2-17）。

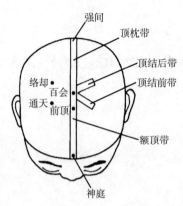

图 2-14　朱氏头针顶部治疗带定位图

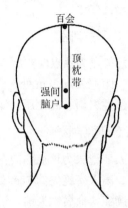

图 2-15　朱氏头针枕部治疗带定位图

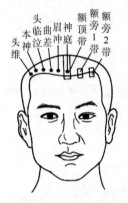

图 2-16　朱氏头针额部治疗带定位图

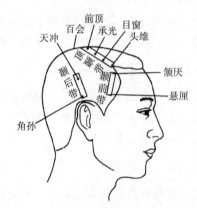

图 2-17　朱氏头针颞部治疗带定位图

1. 额顶带

定位：自神庭穴至百会穴左右各旁开 0.5 寸的 1 寸宽的带状区域，属督脉与足太阳经。

主治：前 1/4，宁神定惊、利咽开窍，用于头面部、咽喉、舌部的病症；前 1/4～2/4，理肺宽胸、宁神安心，用于胸部（心、肺、气管、膈肌等）及上焦病症，如胸痛、胸闷、心悸、咳嗽、哮喘、膈肌痉挛等；前 2/4～3/4，和胃疏肝、利胆清肠，用于上腹部（肝、胆、脾、胃、胰）等中焦病症，如胆绞痛、胃炎、胃溃疡及消化功能障碍等；后 1/4，益肾利尿、调经、升阳固涩，用于下腹部（膀胱、尿道、会阴及生殖系统）等下焦病症，如尿道结石、尿潴留、尿失禁、前列腺炎等。

2. 额旁带

定位：额旁 1 带，以头临泣穴为中点，上下各 0.5 寸，左右各旁开 0.25 寸的带状区域，属足少阳经。额旁 2 带，自本神穴向头维穴方向旁开各 0.25 寸，上下各 0.5 寸，左右各旁开 0.25 寸的带状区域，属足少阳经和足阳明经。

主治：额旁 1 带，疏肝和胃、利胆清肠，主治脾、胃、肝、胆、胰等中焦急性病症。额旁 2 带，益肾利尿、调经固涩，主治肾、膀胱、生殖系统等下焦急性病症。

3. 顶枕带

定位：自百会穴至脑户穴连线为中线，左右各旁开 0.5 寸的 1 寸宽的带状区域，属督脉和足太阳经。

主治：疏通督脉与膀胱经经气、益肾、明目、止痛，用于躯体阳面的病症，可分为 4 个等份，分别主治头颈部、背部、腰部、骶及会阴部病变，如颈椎病、腰背痛、腰肌劳损等。

4. 顶颞带

定位：自前顶穴至头维穴，向前后各旁开 0.5 寸的带状区域，属督脉、足太阳经和足少阳经。

主治：疏经通络、止痛，主治以运动障碍和感觉障碍为主的病症，尤其对中枢性运动障碍和感觉障碍有明显疗效，可分为 3 个等份，上 1/3 治疗下肢病症，中 1/3 治疗上肢病症，下 1/3 治疗头面部病症。

5. 顶结前带

定位：自通天穴至百会穴连线，向前后各旁开 0.25 寸的带状区域，属足太阳经和督脉。
主治：通络止痛，主治髋关节及臀部诸疾患，如坐骨神经痛、梨状肌损伤等。

6. 顶结后带

定位：自络却穴至百会穴连线，向前后各旁开 0.25 寸的带状区域，属足太阳经和督脉。
主治：通络止痛，主治肩关节及颈部诸疾患，如肩关节损伤、肩周炎、颈椎病等。

7. 颞前带

定位：在头部侧面，颞部两鬓内，即自由额厌穴至悬厘穴连线两侧各旁开 0.5 寸的带状区域，属足少阳经。

主治：疏通少阳及面颊部经气，主治偏头痛、运动性失语、周围性面瘫及口腔疾病等。

8. 颞后带

定位：在头部侧面，颞部耳尖直上方，即自天冲穴至角孙穴连线两侧各旁开 0.5 寸的带状区域，属足少阳经与手少阳经。

主治：通少阳经经气、定眩聪耳，主治偏头痛、眩晕、耳聋、耳鸣等。

三、取穴原则

头针的常用取穴原则如下：

1. 辨病取穴

根据病变部位、性质，选取相应的头穴针刺，是头针取穴的主要原则。如中风偏瘫取用顶颞前斜线、顶颞后斜线。对于癫痫则可根据脑电图显示确定病变部位，来选用相应头针穴位，如额叶癫痫取额区的额中线、额旁 1 线，顶叶癫痫取顶中线，颞叶癫痫取颞后线，枕叶癫痫取枕上正中线等。

2. 辨证取穴

根据临床表现，进行辨证，采取循经取穴和脏腑取穴。某些头针治疗线与头部经脉相重叠，若该经脉循行部位发生病变，则可选取与该经脉在头部循行线相重叠的头部治疗线，如急性腰扭伤与慢性腰背痛，病变属于足太阳经与督脉，头针取穴则以枕上正中线、枕上旁线为主。

3. 对症取穴

临床治疗中，头针取穴也可选用对症取穴，如额旁1线、额旁2线、额旁3线可治疗急性病症及痛证等。

四、操作规范（图 2-18）

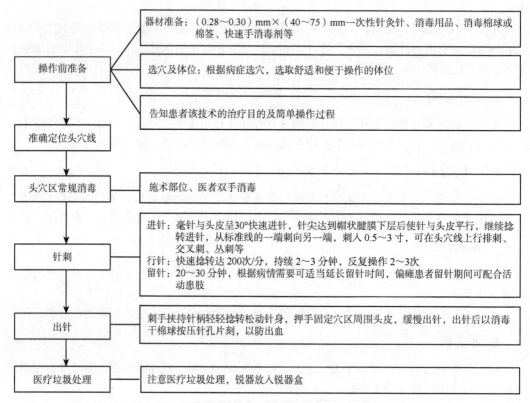

器材准备：（0.28～0.30）mm×（40～75）mm一次性针灸针、消毒用品、消毒棉球或棉签、快速手消毒剂等

操作前准备 —— 选穴及体位：根据病症选穴，选取舒适和便于操作的体位

告知患者该技术的治疗目的及简单操作过程

准确定位头穴线

头穴区常规消毒 —— 施术部位、医者双手消毒

针刺 —— 进针：毫针与头皮呈30°快速进针，针尖达到帽状腱膜下层后使针与头皮平行，继续捻转进针，从标准线的一端刺向另一端，刺入0.5～3寸，可在头穴线上行排刺、交叉刺、丛刺等
行针：快速捻转达200次/分，持续2～3分钟，反复操作2～3次
留针：20～30分钟，根据病情需要可适当延长留针时间，偏瘫患者留针期间可配合活动患肢

出针 —— 刺手挟持针柄轻轻捻转松动针身，押手固定穴区周围头皮，缓慢出针，出针后以消毒干棉球按压针孔片刻，以防出血

医疗垃圾处理 —— 注意医疗垃圾处理，锐器放入锐器盒

图 2-18　头针技术操作规范

五、技术要点

①穴区取穴准确。②操作技术的选择。③手法娴熟，包括进针角度、捻转速度。

六、适应证

1）痛证：颈痛、肩周炎、腰椎间盘突出症、膝骨关节炎、胃脘痛等。

2）心脑病症：中风、血管性痴呆、癫痫、眩晕、抑郁等。

3）肾膀胱病症：尿潴留、尿失禁、泌尿系结石、阳痿、遗精等。

4）妇科病症：痛经、子宫脱垂、功能失调性子宫出血、更年期综合征等。

5）其他：针刺麻醉、哮喘、高血压等。

七、临床应用

1. 脑梗死所致肢体功能障碍

适应证：适用于脑梗死急性期、恢复期及后遗症期患者出现的肢体瘫痪、感觉障碍。

主穴：

国标头针：额中线、额旁 1 线、顶中线、顶颞前斜线、顶颞后斜线。

焦氏头针：对侧运动区、感觉区、足运感区。

方氏头针：伏脏头部，加对侧倒象、倒脏头部及相应肢体。

朱氏头针：顶颞带。

操作方法：按操作规范执行。

2. 脑梗死所致言语障碍

适应证：适用于脑梗死急性期、恢复期及后遗症期患者出现的言语障碍（包括构音障碍、运动性失语、感觉性失语、命名性失语等）。

主穴：

国标头针：额中线、额旁 1 线、顶颞前斜线下 2/5、颞前线。

焦氏头针：运动区下 2/5、言语 2 区、言语 3 区。

方氏头针：伏脏头部，加说话、记忆、信号、思维。

朱氏头针：颞前带。

操作方法：按操作规范执行。

3. 脑梗死所致平衡障碍

适应证：适用于脑梗死急性期、恢复期及后遗症期患者出现的平衡功能障碍。

主穴：

国标头针：额中线、额旁 1 线、枕下旁线。

焦氏头针：足运感区、平衡区。

方氏头针：伏脏头部，加平衡、运平。

朱氏头针：颞后带。

操作方法：按操作规范执行。

4. 帕金森病

适应证：适用于帕金森病表现为震颤、肌强直、运动减少等。

主穴：

国标头针：顶颞前斜线、枕下旁线。

焦氏头针：双侧舞蹈震颤区、运动区。

方氏头针：伏象头部及相应肢体，加平衡、运平、书写。

操作方法：按操作规范执行。

5. 血管性痴呆

适应证：适用于血管性痴呆表现为记忆力下降、认知功能下降、人格改变、精神异常、行动迟缓、二便失禁等。

主穴：

国标头针：额中线、额旁 1～3 线、顶中线、颞前线、颞后线。

焦氏头针：运动区、血管舒缩区、胸腔区、足运感区。

方氏头针：伏象、倒象、伏脏、倒脏头部及相应肢体，加记忆、信号、思维、运平。

朱氏头针：额顶带前 1/4、顶颞带。

操作方法：按操作规范执行。

6. 原发性失眠

适应证：适用于原发性失眠表现为入睡困难、早醒、醒后难入睡、整夜不能入睡等。

主穴：

国标头针：额中线、颞后线。

焦氏头针：血管舒缩区、生殖区、足运感区、平衡区。

方氏头针：伏象头部、伏脏上焦、倒象上部、书写、记忆、信号、思维。

朱氏头针：额顶带。

操作方法：按操作规范执行。

八、注意事项

①对精神紧张、过饱、过饥者应慎用，不宜采取强刺激。②由于头针刺激感强，刺激时间较长，行针捻转时应注意观察，防止晕针。③头皮血管丰富，注意防止出针时出血。④留针期间可配合运动疗法。⑤脑出血急性期有昏迷、血压过高时，暂不用头针治疗，须待血压和病情稳定后方可做头针治疗。

九、禁忌证

①囟门和骨缝尚未完全闭合的婴幼儿。②头部颅骨缺损处或开放性脑损伤部位，头皮有严重感染、溃疡、瘢痕者。③高热、严重心脏病、凝血功能障碍者。

推荐阅读

1）许能贵，符文彬. 临床针灸学[M]. 北京：科学出版社，2015.

2）符文彬，许能贵. 针灸临床特色疗法[M]. 北京：中国中医药出版社，2011.

3）国家中医药管理局. 中医病症诊断疗效标准[S]. 北京：中国医药科技出版社，2012.

4）梁繁荣. 针灸学[M]. 北京：中国中医药出版社，2005.

5）沈雪勇. 经络腧穴学[M]. 北京：中国中医药出版社，2007.

6）陆寿康. 刺法灸法学[M]. 北京：中国中医药出版社，2007.

7）王富春. 头针疗法[M]. 北京：人民卫生出版社，2003.

8）李薇，林丹，邹忆怀，等. 头针治疗缺血性中风后偏瘫机制研究进展[J]. 中国中医药信息杂志，2021，28（5）：1-5.

9）樊文朝，陈支援，崔晓，等. 头针治疗中风后平衡功能障碍的研究进展[J]. 现代中西医结合杂志，2020，29（34）：3860-3863.

10）邓凯烽，盛福芳，陈日兰，等. 不同流派头皮针治疗失眠的临床研究概况[J]. 中华中医药杂志，2020，35（9）：4565-4568.

11）唐萍萍，许骞，陈栋，等. 头针刺激层次影响大脑皮层功能的机制探讨[J]. 针刺研究，2020，45（6）：504-507.

12）吴建丽，尹洪娜，王德龙，等. 头针疗法的起源及发展现状[J]. 广州中医药大学学报，2019，36（11）：1783-1787.

第二节　眼针技术

　　眼针技术是在眼眶周围的特定穴区针刺，以治疗全身疾病的一种针灸技术。著名针灸学家彭静山教授根据《黄帝内经》"观眼察病"和《证治准绳》对眼的脏腑划分理论，于20世纪70年代提出眼针技术。《黄帝内经》中不但详细介绍了诊目之法，亦阐释了通过察目中五色、观目中赤脉、察目窠及目下来判断病位、病性、转归、预后等。明代王肯堂则在《证治准绳》中不仅论及眼诊的理论及临床证治，还涉及眼的八卦脏腑划分，为眼针提供了理论依据。为促进眼针应用的发展与研究，国家标准化管理委员会于2021年颁布和实施了现行版《针灸技术操作规范 第15部分：眼针》的国家标准。

一、理论基础

　　眼睛通过全身经脉系统，与脏腑、组织器官保持着密切的联系，针刺眼眶周围的特定穴区便可以疏通经络、调整脏腑，达到治疗疾病的目的。

1. 眼与脏腑的关系

　　《灵枢·大惑论》云："五脏六腑之精气，皆上注于目而为之精，精之窠为眼，骨之精为瞳子，筋之精为黑眼，血之精为络，其窠气之精为白眼，肌肉之精为约束，裹撷筋骨血气之精而与脉并为系，上属于脑，后出于项中。"说明眼依赖五脏六腑之精气濡养，才能发挥正常的生理作用。《证治准绳》载："目窍于肝，主于肾，用于心，运于肺，藏于脾。"《太平圣惠方》指出："明孔遍通五脏，脏气若乱，目患即生。"说明脏腑与目关系密切，若脏腑功能失调，目失濡养，则表现出病理现象。

2. 眼与经脉的关系

　　《素问·五脏生成》云："诸脉者皆属于目。"《灵枢·邪气脏腑病形》亦云："十二经脉，三百六十五络，其血气皆上于面而走空窍，其精阳气上走于目而为之睛。"说明眼的正常生理功能的维持，有赖于经络的贯通，血气上荣。足三阳经皆起于眼或周边；手三阳经皆有支脉止于眼边或其附近；足厥阴肝经、手少阴心经与目系相通；奇经八脉中任脉、督脉、阴阳跷脉与目内眦或目下方相连；其他阴经通过相表里的经脉，也与目系相关，说明经脉系统均直接或间接与眼发生联系。

3. 观眼察病

　　《灵枢·邪客》指出："视目之五色，以知五脏而决死生，视其血脉，察其色，以知其寒热痛痹。"因此，通过观察目中血络、五色改变可以判断疾病的部位及病性。白睛诊法遵循一定的规律，一般血络改变所在的区域即反映该区所代表的脏腑病变，左眼代表躯体左侧病变，右眼代表躯体右侧病变。

二、穴区划分及主治

（一）眼针穴区划分

眼针穴区分为"八区十三穴"。具体划分方法为两眼向前平视，经瞳孔中心做一水平线，并延伸过目内眦和外眦，再经瞳孔中心做一与该水平线相垂直的线，并延伸过眼上眶和下眶，即将眼分为四个象限。然后再将每个象限划分为两个相等区，即将眼划分成 8 个相等区，分别为 1、2、3、4、5、6、7、8 区。2、4、7 不变，其余各区再划分成两个相等区，共分成 13 个穴区。2、4、7 穴各占 45°，其余各穴区各占 22.5°。2、4、7 穴区分别代表上焦、中焦、下焦；1、3、5、6、8 五个区，每区代表相表里的脏腑，即 1 区肾、膀胱，3 区肝、胆，5 区心、小肠，6 区脾、胃，8 区肺、大肠。眼针穴区分布于眼眶边缘外 0.5cm 处（图 2-19）。

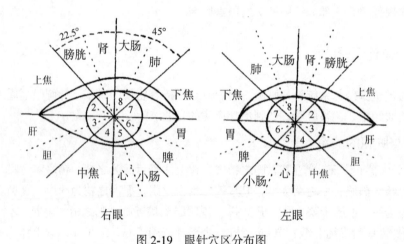

图 2-19　眼针穴区分布图

图片来源：符文彬，徐振华. 针灸临床特色技术教程[M]. 北京：科学出版社，2016

（二）眼针穴区主治

1. 各脏腑穴区主治本脏腑或经脉的疾病

1）肺区主治咳嗽、哮喘、肺咯血、肺癌引起的胸痛、急性荨麻疹及肺经体表循行所过部位的疼痛。

2）大肠区主治痔疮、便秘、脱肛、泄泻、头痛及大肠经体表循行所过部位的疼痛。

3）胃区主治胃脘痛、呕吐、呃逆、面瘫及胃经体表循行所过部位的疼痛。

4）脾区主治泄泻、腹痛、胃脘痛、四肢肌肉疼痛、舌根痛及脾经体表循行所过部位的疼痛。

5）心区主治心绞痛、心悸、失眠、癫痫发作、中风失语、舌尖痛、昏迷、面部痤疮及心经体表循行所过部位的疼痛。

6）小肠区主治慢性泄泻、落枕、颈椎病及小肠经体表循行所过部位的疼痛。

7）膀胱区主治急性腰扭伤、腰肌劳损、落枕、颈椎病、后头痛、背痛、坐骨神经痛、肾绞痛、遗尿、小便失禁、尿潴留、抽筋及膀胱经体表循行所过部位的疼痛。

8）肾区主治腰痛、遗精、早泄、全身骨痛、哮喘、肾绞痛、足心痛、脐周痛及肾经体表循行所过部位的疼痛。

9）胆区主治偏头痛、胁肋痛、侧腰痛、坐骨神经痛、胆绞痛及胆经体表循行所过部位的疼痛。

10）肝区主治高血压、痛经、月经不调、精神病、头痛、疝气、胸胁痛及肝经体表循行所过部位的疼痛。

2. 上焦区主治膈肌水平以上疾病

1）头面五官疾病：头痛、面瘫、三叉神经痛、下颌关节功能紊乱。

2）颈项部疾病：落枕、颈椎病、颈肌劳损、颈部扭伤。

3）胸部疾病：哮喘、咳嗽、心绞痛、心悸、胸背痛。

4）上肢疾病：中风上肢瘫痪、肩周炎、肱骨外上髁炎、腕关节扭伤、腕管综合征。

3. 中焦区主治膈肌水平以下、脐水平以上疾病

1）肝胆疾病：胁肋痛、胆绞痛、肝癌引起的疼痛。

2）脾胃疾病：胃脘痛、呕吐、呃逆、泄泻、胰腺炎引起的腹痛。

3）其他疾病：腰背痛、肾绞痛。

4. 下焦区主治脐水平以下疾病

1）生殖泌尿系统疾病：痛经、遗尿、胎位不正、妊娠腹痛。

2）腰腿部疾病：腰骶痛、坐骨神经痛、中风下肢瘫痪、踝关节扭伤及其他原因引起的下肢痛证。

3）其他疾病：脱肛、痔疮疼痛。

三、取穴原则

1. 循经取穴

循经取穴即根据经脉辨证病变属于何经脉进行取穴。如腰椎间盘突出症表现为侧腰痛并向臀部、下肢外侧放射痛，属胆经，眼针选穴取胆区治疗。

2. 脏腑辨证取穴

脏腑辨证取穴即根据脏腑辨证病变在何脏腑进行取穴。如哮喘急性发作属痰浊阻肺者，取肺区、脾区。

3. 三焦辨证取穴

三焦辨证取穴即根据病变部位属三焦区域进行取穴。如头面五官、上肢、心肺等疾病可取上焦区，肝胆、脾胃疾病取中焦区，腰骶、泌尿生殖系统、下肢病变取下焦区。

四、操作规范（图 2-20）

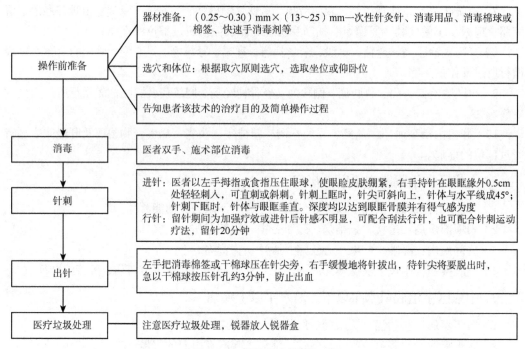

| 操作前准备 | 器材准备：（0.25～0.30）mm×（13～25）mm一次性针灸针、消毒用品、消毒棉球或棉签、快速手消毒剂等 |

选穴和体位：根据取穴原则选穴，选取坐位或仰卧位

告知患者该技术的治疗目的及简单操作过程

消毒 —— 医者双手、施术部位消毒

针刺 —— 进针：医者以左手拇指或食指压住眼球，使眼睑皮肤绷紧，右手持针在眼眶缘外0.5cm处轻轻刺入，可直刺或斜刺。针刺上眶时，针尖可斜向上，针体与水平线成45°；针刺下眶时，针体与眼眶垂直。深度均以达到眼眶骨膜并有得气感为度
行针：留针期间为加强疗效或进针后针感不明显，可配合刮法行针，也可配合针刺运动疗法，留针20分钟

出针 —— 左手把消毒棉签或干棉球压在针尖旁，右手缓慢地将针拔出，待针尖将要脱出时，急以干棉球按压针孔约3分钟，防止出血

医疗垃圾处理 —— 注意医疗垃圾处理，锐器放入锐器盒

图 2-20　眼针技术操作规范

五、技术要点

①穴区的选择：根据病变部位选穴，左病治左，右病治右，每侧选穴不超过 2 个穴区。②操作技术的选择。③进针角度与深度：针刺上眶时，针体与水平线成 45°；针刺下眶时，针体与眼眶垂直。针刺深度以针尖达到眼眶骨膜且有针感为度。④出针要慢：缓慢出针并按压 3 分钟，防止出血。

六、适应证

眼针技术适应证广泛，涉及内、外、妇、儿、五官各科病症，对于急性病症疗效显著。

1）痛证：对各种急慢性痛证有较好的镇痛作用，尤其是急性痛证，如急性腰扭伤、急性胆绞痛、急性肾绞痛、急性关节扭伤、急性痛风性关节炎等。

2）心脑病症：高血压，低血压，脑梗死、脑出血及脑外伤引起的偏瘫（病程在 3 个月以内且肌张力正常者疗效较好），面神经炎等。

3）肺系病症：气管炎、急性哮喘发作等。

4）肝胆脾胃病症：急性胆囊炎、胃肠神经症等。

5）妇科病症：月经不调、慢性盆腔炎等。

七、临床应用

1. 痛风性关节炎

适应证：痛风性关节炎急性发作期。

主穴：上焦区、下焦区。

配穴：行痹加心区；痛痹加肾区；着痹加脾区；风湿热痹证加肺区；痰瘀痹阻证加心区；肝肾两虚证加肝区；疼痛明显者加心区；肿胀明显者加脾区；慢性病程反复发作者加脾区。

操作方法：按操作规范执行。

2. 急性腰扭伤

适应证：适用于急性期疼痛明显及腰部活动受限者。

主穴：下焦区、膀胱区。

配穴：气滞证加肝区；瘀血证加心区；腰痛伴下肢外侧放射痛者加胆区；阳明腰痛加胃区；少阳腰痛加胆区；太阴腰痛加脾区；少阴腰痛加肾区；厥阴腰痛加肝区；督脉腰痛加肾区。

操作方法：按操作规范执行。

3. 中风偏瘫

适应证：适用于急性期及恢复期以肢体偏瘫为主症者。

主穴：上焦区、下焦区。

配穴：肝阳暴亢证加肝区；风痰阻络证加脾区；痰热腑实证加大肠区；气虚血瘀证加胃区；阴虚风动证加肾区；伴高血压头晕者加肝区；伴言语不利者加心区。

操作方法：按操作规范执行。

4. 哮喘

适应证：适用于哮喘急性发作期的平喘治疗。

主穴：上焦区、肺区。

配穴：寒哮证加肾区；热哮证加大肠区；肺气亏虚证加胃区；脾气亏虚证加脾区；肾气亏虚证加肾区；痰多者加脾区；哮喘持续状态者加心区；久病者加肾区。

操作方法：按操作规范执行。

5. 胆绞痛

适应证：适用于胆绞痛急性发作期。

主穴：中焦区、胆区。

配穴：肝郁气滞证加肝区；湿热蕴结证加脾区；蛔虫妄动证加胃区；胆石内阻证加心区；发热寒战者加肺区；恶心呕吐者加胃区。

操作方法：按操作规范执行。

6. 痛经

适应证：适用于原发性痛经。

主穴：肝区、下焦区。

配穴：气滞血瘀证加心区；寒湿凝滞证加肾区；肝郁湿热证加脾区；气血亏虚证加胃区；肝肾亏虚证加肾区。

操作方法：按操作规范执行。

八、注意事项

①针刺时注意方向、角度和深度，避免刺伤眼球。②眼睑肥厚，血管显露明显者慎用。③针刺下焦区方向应向外上，胃区方向应向外下，以防伤及内眦动脉。④预防晕针。⑤留针时可配合运动针法，以提高疗效。

九、禁忌证

①有出血倾向者。②神志障碍、躁动明显不合作者。③局部皮肤溃烂者。

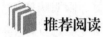 **推荐阅读**

1) 许能贵, 符文彬. 临床针灸学[M]. 北京：科学出版社, 2015.
2) 符文彬, 徐振华. 针灸临床特色技术教程[M]. 北京：科学出版社, 2016.
3) 符文彬, 黄东勉, 王聪. 符文彬针灸医道精微[M]. 北京：科学出版社, 2017.
4) 国家中医药管理局. 中医病症诊断疗效标准[S]. 北京：中国医药科技出版社, 2012.
5) 王国强. 中医医疗技术手册（2013普及版）[M]. 北京：国家中医药管理局, 2013.
6) 中国针灸学会. 针灸技术操作规范 第15部分：眼针[S]. 北京：中国标准出版社, 2009.

附：GB/T 21709.15—2021 针灸技术操作规范第15部分：眼针

1. 眼针分区定穴

双眼平视正前方，以瞳孔为中心作水平线及垂线，即从瞳孔发出的上、下、内、外4条线将眼球等分为4个区域，再将该4个区域各引一条平分线，此时以瞳孔为中心的8条线将眼球等分为8个区域，该8条线称为分区定位线，内上方的平分线为分区定位1线；瞳孔正上方的垂线为分区定位2线；外上方的平分线为分区定位3线；瞳孔至目外的水平线为分区定位4线；外下方的平分线为分区定位5线；瞳孔正下方的垂线为分区定位6线；内下方的平分线为分区定位7线；孔至目内眦的水平线为分区定位8线。

再以瞳孔为中心发出8条平分线，将上述8个区域等分为16个小区域。分区时，以分区定位1线为中心，将其邻近的2个小区域划分为1区；以分区定位2线为中心，将其邻近的2个小区域划分为2区；同理，陆续可以划分3~8区。

定穴时，沿自1~8区的方向，划分如下：1区为肺大肠区；2区为肾膀胱区；3区为上焦区；4区为肝胆区；5区为中焦区；6区为心小肠区；7区为脾胃区；8区为下焦区。

2. 眼针分区定穴示意图（图 2-21）

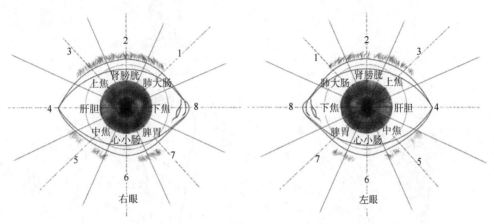

图 2-21 眼针分区定穴示意图

第三节 耳针技术

耳针技术是指使用毫针针刺或其他方法刺激耳穴，以防治疾病的一种针灸技术。耳针治病之法，早在春秋战国即有记载，如《灵枢·五邪》曰："邪在肝，则两胁中痛，寒中，恶血在内，行善掣节，时脚肿，取之行间以引胁下，补三里以温胃中，取血脉以散恶血，取耳间青脉，以去其掣。"《灵枢·厥病》曰："耳聋无闻，取耳中。"唐朝《备急千金要方》中有取耳中穴治疗黄疸、寒暑疫毒等病的记载。其后，以耳廓诊断疾病，以针刺、按摩、塞药、艾灸、温熨等方法刺激耳廓以防治疾病等有关叙述更是散见于历代医书之中，这些均为耳针的形成和发展奠定了理论基础。20 世纪 50 年代末，法国医学博士 P.Nogier 提出的 42 个耳穴点和形如胚胎倒影的耳穴图，在一定程度上推动了耳针技术在我国的普及和发展，初步形成了耳穴诊治体系。

迄今为止，采用耳针技术治疗的疾病种类已达 200 余种，涉及内、外、妇、儿、五官、皮肤、骨伤等临床各科。目前，世界范围内有三大耳针流派：由中国传统耳针理论技术继承与发展而来的轩辕耳针派；法国 P.Nogier 耳针派在中国本土化发展形成的耳针流派，分为黄氏耳针派，管氏耳针派和陈、许氏耳针派三个支流；中西医理论相结合且异于 P.Nogier 耳针派胚胎倒置理论的尉迟氏耳针派。黄氏耳针派，管氏耳针派，陈、许氏耳针派耳穴分布大体上均类似倒置胎儿（图 2-22）；尉迟氏耳针派和轩辕耳针派均将经脉排列在耳上，但具体分布形态不同（图 2-23、图 2-24）。

为促进耳穴应用的发展与研究，国家标准化管理委员会分别于 1992 年和 2008 年两次颁布和实施了《耳穴名称与定位》的国家标准；2021 年年

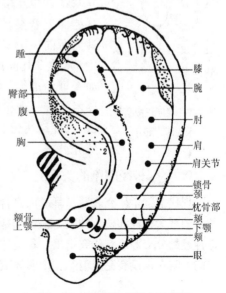

图 2-22 倒置胎儿耳穴示意图

初《耳穴名称与定位》国际标准的制定在进行中。

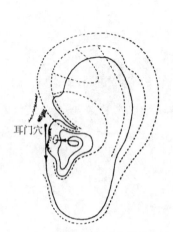

图 2-23　尉迟氏耳针派耳手太阴肺经路线图

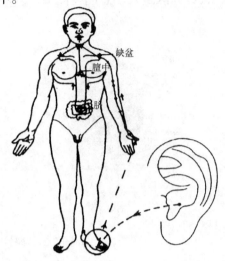

图 2-24　轩辕耳针派耳手太阴肺经路线图

一、理论基础

1. 耳与经脉、脏腑的关系

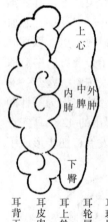

图 2-25　《厘正按摩要术》耳背部分

依据经络学说，十二经脉中，手太阳经、手足少阳经、手阳明经的经别入耳中，足阳明经、足太阳经分别上耳前、至耳上角。六条阴经虽不直接入耳或分布于耳廓周围，但均通过经别、络脉与阳经相合，与耳相联系。奇经八脉中阴跷、阳跷脉并入耳后，阳维脉循头入耳。故《灵枢·口问》说："耳者，宗脉之所聚也。"根据《黄帝内经》《难经》等著作记载，耳与脏腑在生理、病理上也相互联系、相互影响，如《灵枢·脉度》载："肾气通于耳，肾和则耳能闻五音矣。"《素问·脏气法时论》有"肝病者……虚则……耳无所闻……气逆则头痛，耳聋不聪"。《难经·四十难》也说："肺主声，故令耳闻声。"后世医家在论述耳与脏腑的关系时更为详细，如《证治准绳》有"肾为耳窍之主，心为耳窍之客"。《厘正按摩要术》进一步将耳背分为心、肝、脾、肺、肾五部（图 2-25），其云："耳珠属肾，耳轮属脾，耳上轮属心，耳皮肉属肺，耳背玉楼属肝。"

2. 耳与神经解剖的关系

现代解剖学研究表明，耳廓内富含神经组织和各种神经感受器部分。主要有来自脊神经颈丛的耳大神经和枕小神经，来自脑神经的三叉神经耳颞神经分支、面神经、舌咽神经、迷走神经的分支等。有研究指出，耳与体液也有一定的关系，即使将耳廓的全部神经切除，耳穴的电阻点也没有完全消除，说明体液也参与了耳穴与内脏联系的作用过程。

3. 耳的全息反射

全息理论认为，耳廓就是一个相对独立的全息元，从形式上成为人体整体的缩影，并包含了人体各部分的主要信息。人体各部位的异常，可以通过全息反射在耳部引起相应的变化，出现压痛敏感、皮肤电特异性改变、变形、变色等反应，为耳穴诊断疾病提供依据；对耳穴实施的各种刺激，也可以通过全息反射路径传达给身体相应的器官，从而调节其功能。1957年，法国医学博士 P.Nogier 发表了题为"Treatise of auriculotherapy"的相关耳针论文，其中载有根据压痛法形成的一幅"耳针治疗点图"，大致形似倒置胎儿。1975年，P.Nogier 及其学生发布了人体各系统在耳廓相应分布位置的新耳穴图，并提出耳廓正面反映感觉障碍，背面反映运动障碍，新图与最初的如倒置胎儿的耳针治疗点图有明显差别。同年，其在欧洲针刺学术会议上提出耳脉反射，又称耳心反射、Nogier 反射、血管自主神经信号。1981年，P.Nogier 提出三相位学说，认为人体各部的病理反应、投射是动态变化的。我国现代耳穴的发展多以"胚胎倒置"耳穴图为基础，用中医脏腑经络理论来阐释耳部与脏腑经络的整体联系。

二、耳针的定位及主治

1. 耳廓表面解剖（图 2-26、图 2-27）

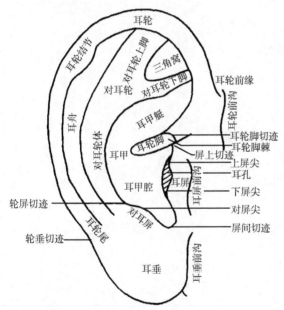

图 2-26 耳廓解剖名称示意图（正面）

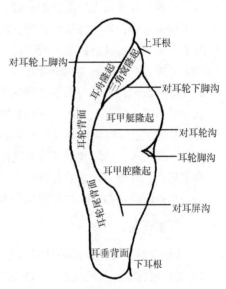

图 2-27 耳廓解剖名称示意图（背面）

（1）耳廓正面

1）耳垂：耳廓下部无软骨的部分。

2）耳垂前沟：耳垂与面部之间的浅沟。

3）耳轮：耳廓外侧边缘的卷曲部分。

4）耳轮脚：耳轮深入耳甲的部分。

5）耳轮脚棘：耳轮脚与耳轮之间的隆起。

6）耳轮脚切迹：耳轮脚棘前方的凹陷处。

7）耳轮结节：耳轮外上方的膨大部分。

8）耳轮尾：耳轮向下移行于耳垂的部分。

9）轮垂切迹：耳轮和耳垂后缘之间的凹陷处。

10）耳轮前沟：耳轮与面部之间的浅沟。

11）对耳轮：与耳轮相对呈"Y"字形的隆起部，由对耳轮体、对耳轮上脚和对耳轮下脚三部分组成。

12）对耳轮体：对耳轮下部呈上下走向的主体部分。

13）对耳轮上脚：对耳轮向上分支的部分。

14）对耳轮下脚：对耳轮向前分支的部分。

15）轮屏切迹：对耳轮与耳屏之间的凹陷处。

16）耳舟：耳轮与对耳轮之间的凹沟。

17）三角窝：对耳轮上、下脚与相应耳轮之间的三角形凹窝。

18）耳甲：部分耳轮和对耳轮、对耳屏、耳屏及外耳门之间的凹窝。由耳甲艇、耳甲腔两部分组成。

19）耳甲艇：耳轮脚以上的耳甲部。

20）耳甲腔：耳轮脚以下的耳甲部。

21）耳屏：耳廓前方呈瓣状的隆起。

22）屏上切迹：耳屏与耳轮之间的凹陷处。

23）上屏尖：耳屏游离缘上隆起部。

24）下屏尖：耳屏游离缘下隆起部。

25）耳屏前沟：耳屏与面部之间的浅沟。

26）对耳屏：耳垂上方，与耳屏相对的瓣状隆起。

27）对屏尖：对耳屏游离缘隆起的顶端。

28）屏间切迹：耳屏和对耳屏之间的凹陷处。

29）耳孔：耳甲腔前方的孔窍。

30）耳轮前缘：即耳轮与面部的分界线。

（2）耳廓背面

1）耳轮背面：耳轮背部的平坦部分。

2）耳轮尾背面：耳轮尾背部的平坦部分。

3）耳垂背面：耳垂背部的平坦部分。

4）耳舟隆起：耳舟在耳背呈现的隆起。

5）三角窝隆起：三角窝在耳背呈现的隆起。

6）耳甲艇隆起：耳甲艇在耳背呈现的隆起。

7）耳甲腔隆起：耳甲腔在耳背呈现的隆起。

8）对耳轮上脚沟：对耳轮上脚在耳背呈现的凹沟。

9）对耳轮下脚沟：对耳轮下脚在耳背呈现的凹沟。

10）对耳轮沟：对耳轮体在耳背呈现的凹沟。

11）耳轮脚沟：耳轮脚在耳背呈现的凹沟。

12）对耳屏沟：对耳屏在耳背呈现的凹沟。

13）上耳根：耳廓与头部相连的最上处。

14）下耳根：耳廓与头部相连的最下处。

2. 耳穴的定位及主治（图 2-28、表 2-1）

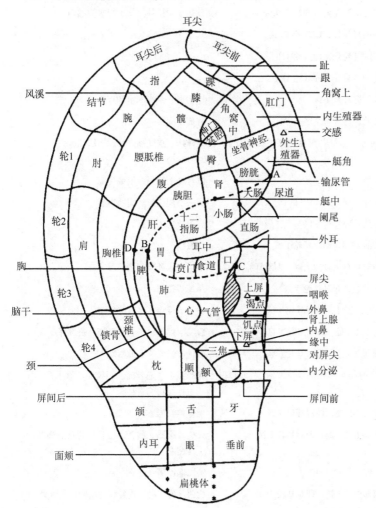
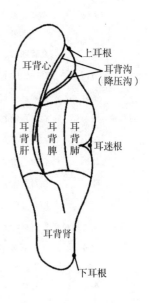

图 2-28　标准耳穴定位示意图

表 2-1　标准耳穴定位及主治

分区	穴名	定位	主治
耳轮	耳中	在耳轮脚处，即耳轮 1 区	呃逆、荨麻疹、皮肤瘙痒症
	直肠	在耳轮脚棘前上方的耳轮处，即耳轮 2 区	便秘、腹泻、脱肛、痔疮
	尿道	在直肠上方的耳轮处，即耳轮 3 区	尿频、尿急、尿痛、尿潴留
	外生殖器	在对耳轮下脚前方的耳轮处，即耳轮 4 区	睾丸炎、附睾炎、外阴瘙痒等外生殖器病症
	肛门	在三角窝前方的耳轮处，即耳轮 5 区	痔疮、肛裂
	耳尖前	在耳廓向前对折上部尖端的前部，即耳轮 6 区	感冒、痔疮

续表

分区	穴名	定位	主治
耳轮	耳尖	在耳廓向前对折的上部尖端处，即耳轮 6、7 区交界处	发热、高血压、急性结膜炎、睑腺炎、牙痛、失眠
	耳尖后	在耳廓向前对折上部尖端的后部，即耳轮 7 区	扁桃体炎
	结节	在耳轮结节处，即耳轮 8 区	头晕、头痛、高血压
	轮 1	在耳轮结节下方的耳轮处，即耳轮 9 区	发热、扁桃体炎、上呼吸道感染
	轮 2	在轮 1 区下方的耳轮处，即耳轮 10 区	
	轮 3	在轮 2 区下方的耳轮处，即耳轮 11 区	
	轮 4	在轮 3 区下方的耳轮处，即耳轮 12 区	
耳舟	指	在耳舟上方处，即耳舟 1 区	甲沟炎、手指麻木和疼痛
	腕	在指区的下方处，即耳舟 2 区	腕部疼痛
	风溪	在耳轮结节前方，指区与腕区之间，即耳舟 1、2 区交界处	荨麻疹、皮肤瘙痒症、过敏性鼻炎
	肘	在腕区的下方处，即耳舟 3 区	肱骨外上髁炎、肘部疼痛
	肩	在肘区的下方处，即耳舟 4、5 区	肩关节周围炎、肩部疼痛
	锁骨	在肩区的下方处，即耳舟 6 区	肩关节周围炎
对耳轮	跟	在对耳轮上脚前上部，即对耳轮 1 区	足跟痛
	趾	在耳尖下方的对耳轮上脚后上部，即对耳轮 2 区	甲沟炎、趾部疼痛
	踝	在趾、跟区下方处，即对耳轮 3 区	踝关节扭伤
	膝	在对耳轮上脚中 1/3 处，即对耳轮 4 区	膝关节疼痛、坐骨神经痛
	髋	在对耳轮上脚下 1/3 处，即对耳轮 5 区	髋关节疼痛、坐骨神经痛、腰骶部疼痛
	坐骨神经	在对耳轮下脚前 2/3 处，即对耳轮 6 区	坐骨神经痛、下肢瘫痪
	交感	在对耳轮下脚前端与耳轮内缘交界处，即对耳轮 6 区前端	胃肠痉挛、心绞痛、胆绞痛、输尿管结石、自主神经功能紊乱
	臀	在对耳轮下脚后 1/3 处，即对耳轮 7 区	坐骨神经痛、臀筋膜炎
	腹	在对耳轮体前部上 2/5 处，即对耳轮 8 区	腹痛、腹胀、腹泻、急性腰扭伤、痛经、产后宫缩痛
	腰骶椎	在腹区后方，即对耳轮 9 区	腰骶部疼痛
	胸	在对耳轮体前部中 2/5 处，即对耳轮 10 区	胸胁疼痛、肋间神经痛、胸闷、乳腺炎
	胸椎	在胸区后方，即对耳轮 11 区	胸痛、经前乳房胀痛、乳腺炎、产后泌乳不足
	颈	在对耳轮体前部下 1/5 处，即对耳轮 12 区	落枕、颈部疼痛
	颈椎	在颈区后方，即对耳轮 13 区	落枕、颈椎综合征
三角窝	角窝上	在三角窝前 1/3 的上部，即三角窝 1 区	高血压
	内生殖器	在三角窝前 1/3 的下部，即三角窝 2 区	痛经、月经不调、白带过多、功能失调性子宫出血、阳痿、遗精、早泄
	角窝中	在三角窝中 1/3 处，即三角窝 3 区	哮喘
	神门	在三角窝后 1/3 的上部，即三角窝 4 区	失眠、多梦、戒断综合征、癫痫、高血压、神经衰弱
	盆腔	在三角窝后 1/3 的下部，即三角窝 5 区	盆腔炎、附件炎

续表

分区	穴名	定位	主治
耳屏	上屏	在耳屏外侧面上 1/2 处, 即耳屏 1 区	咽炎、鼻炎
	下屏	在耳屏外侧面下 1/2 处, 即耳屏 2 区	鼻炎、鼻塞
	外耳	在屏上切迹前方近耳轮部, 即耳屏 1 区上缘处	外耳道炎、中耳炎、耳鸣
	屏尖	在耳屏游离缘上部尖端, 即耳屏 1 区后缘处	发热、牙痛、斜视
	外鼻	在耳屏外侧面中部, 即耳屏 1、2 区之间	鼻前庭炎、鼻炎
	肾上腺	在耳屏游离缘下部尖端, 即耳屏 2 区后缘处	低血压、风湿性关节炎、腮腺炎、链霉素中毒、眩晕、哮喘、休克
	咽喉	在耳屏内侧面上 1/2 处, 即耳屏 3 区	声音嘶哑、咽炎、扁桃体炎、失语、哮喘
	内鼻	在耳屏内侧面下 1/2 处, 即耳屏 4 区	鼻炎、上颌窦炎、鼻衄
	屏间前	在屏间切迹前方耳屏最下部, 即耳屏 2 区下缘处	咽炎、口腔炎
对耳屏	额	在对耳屏外侧面的前部, 即对耳屏 1 区	偏头痛、头晕
	屏间后	在屏间切迹后方对耳屏前下部, 即对耳屏 1 区下缘处	额窦炎
	颞	在对耳屏外侧面的中部, 即对耳屏 2 区	偏头痛、头晕
	枕	在对耳屏外侧面的后部, 即对耳屏 3 区	头晕、头痛、癫痫、哮喘、神经衰弱
	皮质下	在对耳屏内侧面, 即对耳屏 4 区	头痛、间日疟、神经衰弱、假性近视、失眠
	对屏尖	在对耳屏游离缘的尖端, 即对耳屏 1、2、4 区交点处	哮喘、腮腺炎、睾丸炎、附睾炎、神经性皮炎
	缘中	在对耳屏游离缘上, 对屏尖与轮屏切迹中点处, 即对耳屏 2、3、4 区交点处	遗尿、内耳性眩晕、尿崩症、功能失调性子宫出血
	脑干	在轮屏切迹处, 即对耳屏 3、4 区之间	眩晕、后头痛、假性近视
耳甲	口	在耳轮脚下方前 1/3 处, 即耳甲 1 区	面瘫、口腔炎、胆囊炎、胆石症、戒断综合征、牙周炎、舌炎
	食道	在耳轮脚下方中 1/3 处, 即耳甲 2 区	食管炎、食管痉挛
	贲门	在耳轮脚下方后 1/3 处, 即耳甲 3 区	贲门痉挛、神经性呕吐
	胃	在耳轮脚消失处, 即耳甲 4 区	胃痉挛、胃炎、胃溃疡、消化不良、恶心呕吐、前额痛、牙痛、失眠
	十二指肠	在耳轮脚及部分耳轮与 AB 线之间的后 1/3 处, 即耳甲 5 区	十二指肠溃疡、胆囊炎、胆石症、幽门痉挛、腹胀、腹泻、腹痛
	小肠	在耳轮脚及部分耳轮与 AB 线之间的中 1/3 处, 即耳甲 6 区	消化不良、腹痛、腹胀、心动过速
	大肠	在耳轮脚及部分耳轮与 AB 线之间的前 1/3 处, 即耳甲 7 区	腹泻、便秘、咳嗽、牙痛、痤疮
	阑尾	在小肠区与大肠区之间, 即耳甲 6、7 区交界处	单纯性阑尾炎、腹泻
	艇角	在对耳轮下脚下方前部, 即耳甲 8 区	前列腺炎、尿道炎
	膀胱	在对耳轮下脚下方中部, 即耳甲 9 区	膀胱炎、遗尿、尿潴留、腰痛、坐骨神经痛、后头痛
	肾	在对耳轮下脚下方后部, 即耳甲 10 区	腰痛、耳鸣、神经衰弱、肾盂肾炎、遗尿、遗精、阳痿、早泄、哮喘、月经不调
	输尿管	在肾区与膀胱区之间, 即耳甲 9、10 区交界处	输尿管结石绞痛

续表

分区	穴名	定位	主治
耳甲	胰胆	在耳甲艇的后上部，即耳甲 11 区	胆囊炎、胆石症、胆道蛔虫病、偏头痛、带状疱疹、中耳炎、耳鸣、急性胰腺炎
	肝	在耳甲艇的后下部，即耳甲 12 区	胁痛、眩晕、经前期紧张症、月经不调、围绝经期综合征、高血压、近视、单纯性青光眼
	艇中	在小肠区与肾区之间，即耳甲 6、10 区的交界处	腹痛、腹胀、胆道蛔虫病
	脾	在 BD 线下方，耳甲腔的后上部，即耳甲 13 区	腹胀、腹泻、便秘、食欲不振、功能失调性子宫出血、白带过多、内耳性眩晕
	心	在耳甲腔正中凹陷处，即耳甲 15 区	心动过速、心律不齐、心绞痛、多发性大动脉炎、神经衰弱、癔症、口舌生疮
	气管	在心区与外耳门之间，即耳甲 16 区	哮喘、支气管炎
	肺	在心、气管区周围处，即耳甲 14 区	咳嗽、胸闷、声音嘶哑、皮肤瘙痒症、荨麻疹、便秘、戒断综合征
	三焦	在外耳门后下，肺与内分泌区之间，即耳甲 17 区	便秘、腹胀、上肢外侧疼痛
	内分泌	在屏间切迹内，耳甲腔的底部，即耳甲 18 区	痛经、月经不调、围绝经期综合征、痤疮、间日疟、甲状腺功能减退或亢进症
耳垂	牙	在耳垂正面前上部，即耳垂 1 区	牙痛、牙周炎、低血压
	舌	在耳垂正面中上部，即耳垂 2 区	舌炎、口腔炎
	颌	在耳垂正面后上部，即耳垂 3 区	牙痛、颞颌关节功能紊乱症
	垂前	在耳垂正面前中部，即耳垂 4 区	神经衰弱、牙痛
	眼	在耳垂正面中央部，即耳垂 5 区	急性结膜炎、睑腺炎、近视
	内耳	在耳垂正面后中部，即耳垂 6 区	内耳性眩晕、耳鸣、听力减退、中耳炎
	面颊	在耳垂正面眼区与内耳区之间，即耳垂 5、6 区交界处	面瘫、三叉神经痛、痤疮、扁平疣、面肌痉挛、腮腺炎
	扁桃体	在耳垂正面下部，即耳垂 7、8、9 区	扁桃体炎、咽炎
耳背	耳背心	在耳背上部，即耳背 1 区	心悸、失眠、多梦
	耳背肺	在耳背中内部，即耳背 2 区	哮喘、皮肤瘙痒症
	耳背脾	在耳背中央部，即耳背 3 区	胃痛、消化不良、食欲不振
	耳背肝	在耳背中外部，即耳背 4 区	胆囊炎、胆石症、胁痛
	耳背肾	在耳背下部，即耳背 5 区	头痛、头晕、神经衰弱
耳根	耳背沟	在对耳轮沟和对耳轮上、下脚沟处	高血压、皮肤瘙痒症
	上耳根	在耳廓与头部相连的最上处	鼻衄
	耳迷根	在耳轮脚后沟的耳根处	胆囊炎、胆石症、胆道蛔虫病、腹痛、腹泻、鼻塞、心动过速
	下耳根	在耳廓与头部相连的最下处	低血压、下肢瘫痪、小儿麻痹后遗症

三、取穴原则

1. 根据病变部位选穴

根据病变部位选穴,如胃痛选胃穴;腹泻选大肠、小肠穴;肩痛选肩穴等。

2. 根据中医理论选穴

根据中医理论选穴,如皮肤病选肺穴,是根据"肺主皮毛"的理论;心律不齐选小肠穴,因"心与小肠相表里";偏头痛选胆穴,是因胆经循行时,"上抵头角"循行于侧头;目赤肿痛选肝穴,是因"肝开窍于目"等。

3. 根据现代医学知识选穴

根据现代医学知识选穴,如月经不调选内分泌穴;输液反应选肾上腺穴等。

4. 根据临床经验选穴

根据临床经验选穴,如高血压选高血压点;目赤肿痛选耳尖穴等。

以上方法可单独使用,亦可两种或两种以上方法配合使用,力求少而精,一般每次应用2~3穴,多用同侧,亦可取对侧或双侧。

四、操作规范(图2-29)

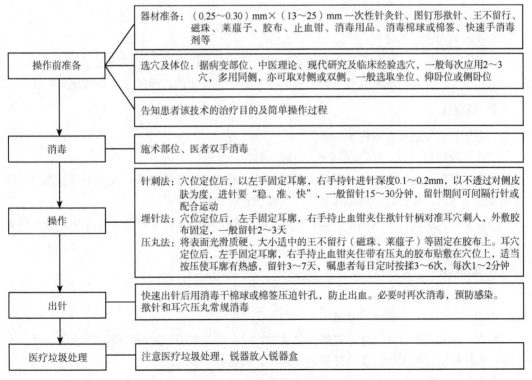

图2-29 耳针技术操作规范

五、技术要点

①取穴精准。②操作技术的选择。③耳穴毫针法进针要"稳、准、快",注意刺激强度。

六、适应证

1)痛证:各种扭挫伤、头痛、牙周炎和神经性疼痛等。

2)肺系病症:哮喘、过敏性鼻炎、咽喉炎、扁桃体炎、流行性感冒、百日咳、腮腺炎等。

3)心脑病症:心脏神经症、心律不齐、高血压、眩晕、神经衰弱、癔症等。

4)肝胆脾胃病症:胃肠神经症、急慢性结肠炎、胆囊炎、细菌性痢疾等。

5)肾膀胱病症:遗尿、肾结石、膀胱炎、输尿管结石等。

6)皮肤外科病症:荨麻疹、湿疹、痤疮、过敏性紫癜等。

7)气血津液病症:多汗症、甲状腺功能亢进或低下症、糖尿病、肥胖症等。

8)妇儿病症:月经不调、围绝经期综合征、小儿消化不良等。

9)其他:耳穴有催乳、催产,预防和治疗输血、输液反应的作用,同时还有美容、戒烟、戒毒、预防保健等作用。

七、临床应用

1. 失眠症

适应证:各种证型的失眠。

主穴:神门、心、肾。

配穴:心脾两虚证加脾;心虚胆怯证加胆;痰热内扰证加胃;肝郁化火证加肝。

操作方法:按操作规范执行,毫针针刺手法要轻,或用揿针埋针法、耳穴压丸法。

2. 高血压

适应证:原发性高血压病情轻者。

主穴:降压沟、心、肝、皮质下、交感、神门。

配穴:肝阳上亢证加耳尖;风痰上扰证加脾;瘀阻脑络证加脑干;气血不足证加胃;肝肾阴虚证加肾;高血压心脏病加耳背心,高血压肾病加肾。

操作方法:按操作规范执行,毫针针刺手法要轻,或用揿针埋针法、耳穴压丸法,耳尖可用三棱针刺络。

3. 肥胖症

适应证:单纯性肥胖症。

主穴:脾、胃、内分泌、直肠。

配穴:痰湿闭阻证加三焦;胃肠腑热证加大肠;肝郁气滞证加肝;脾肾阳虚证加肾、肾上腺;大便秘结者加大肠;食欲旺盛者加饥点、渴点。

操作方法:按操作规范执行,毫针针刺手法要轻,或用揿针埋针法。

4. 围绝经期综合征

适应证：围绝经期综合征表现为潮热盗汗、烘热、心烦易怒、失眠等症状。

主穴：肝、肾、内分泌、内生殖器。

配穴：肝肾阴虚证加心；肾阳亏虚证加肾上腺；肾阴阳俱虚证加交感；心烦失眠者加心、神门；潮热盗汗者加缘中；心慌者加心；情绪低落者加耳中；焦虑、紧张者加胆；尿频、尿急者加膀胱。

操作方法：按操作规范执行，毫针针刺手法要轻，或用揿针埋针法、耳穴压丸法。

5. 慢性胃炎

适应证：各种证型的慢性胃炎。

主穴：肝、胃、交感。

配穴：寒邪犯胃证加肺；饮食停滞证加大肠；气滞血瘀证加耳中；胃热炽热证加耳尖；脾胃虚寒证加脾；胃阴不足证加肾；胆汁反流者加胆。

操作方法：按操作规范执行，毫针针刺手法要轻，或用揿针埋针法、耳穴压丸法。

6. 糖尿病

适应证：糖尿病用药后血糖不稳定者。

主穴：胰、脾、内分泌、渴点、三焦。

配穴：上消证加肺；中消证加胃；下消证加肾；阴阳两虚证加缘中；心悸、失眠者加心；视物模糊者加肝；肌肤瘙痒者加心；肥胖者加胃。

操作方法：按操作规范执行，毫针针刺手法要轻，或用揿针埋针法、耳穴压丸法。

7. 缺铁性贫血

适应证：各种证型的缺铁性贫血。

主穴：肝、脾、胃、小肠、内分泌。

配穴：心气虚证加心；肾气虚证加肾；肺气虚证加肺；铁吸收不良者加交感；头晕者加脑干；血压低者加肾上腺。

操作方法：按操作规范执行，毫针针刺手法要轻，或用揿针埋针法、耳穴压丸法。

八、注意事项

①严格消毒，防止感染。②预防晕针。③对严重心脏病、高血压者手法要轻。④对扭伤和运动障碍者，进针后配合运动疗法，有助于提高疗效。⑤耳穴压豆要选择表面光滑、质硬、大小适中的压丸。

九、禁忌证

①耳穴局部有溃疡或炎症者。②习惯性流产者。③凝血功能障碍者。

推荐阅读

1）刘敬萱，王锐卿，张子迪，等. 中国耳针不同流派比较与分析[J]. 中国针灸，2020，40（12）：

1363-1368.

2）刘必文，沈建平. 耳针疗法治疗原发性高血压研究进展[J]. 按摩与康复医学，2020，11（6）：5-8.

3）钱拉拉，娄冉，黄克勤，等. 耳针综合疗法对 2 型糖尿病患者血糖的影响[J]. 上海针灸杂志，2017，36（5）：555-557.

4）符文彬，徐振华. 针灸临床特色技术教程[M]. 北京：科学出版社，2016.

5）方剑乔，王富春. 刺法灸法学[M]. 北京：人民卫生出版社，2012.

6）孙占玲，金亚蓓，金慧芳. 耳针治疗围绝经期综合征多中心临床疗效观察[J]. 上海针灸杂志，2010，29（4）：209-211.

7）李晓杰，毕丽萍. 辨证运用针灸加耳穴治疗失眠证 133 例[J]. 时珍国医国药，2007，18（3）：678.

8）张忠志，马峰峻，马野. 耳针治疗 418 例单纯肥胖的效果观察[J]. 黑龙江医药科学，2001，24（4）：75-76.

第四节　面　针　技　术

面针技术是在面部特定的穴位针刺以治疗全身疾病的一种针灸技术。它是由《黄帝内经》"面部色诊"发展而来的。

一、理论基础

《灵枢·本脏》指出："视其外应，以知其内脏。"《灵枢·五色》阐明了脏腑形身的病变反映于面部的特定位置，通过观察面部色泽的变化可以判断疾病所在。面针技术是根据《灵枢·五色》所划分的面部脏腑形身位置，在相应部位针刺以治疗全身疾病的一种针灸技术。

《灵枢·五色》载："五色各见其部，察其浮沉，以知浅深；察其泽夭，以观成败；察其散搏，以知远近；视色上下，以知病处。"《灵枢·邪气脏腑病形》又说："十二经脉，三百六十五络，其血气皆上于面而走空窍……其气之津液，皆上熏于面。"因此头面是全身脏腑、肢节、经脉的反映中心，正如《类经》所言："头面为人之首，凡周身阴阳经络无所不聚。"十二经脉中除手足三阳经直接分布于头面外，还有手少阴心经"循咽，上系目系"；足厥阴肝经"上入颃颡，连目系，上出额与督脉会于巅"，并"从目系，下颊里，环唇内"，也循行到面部。十二经脉的循行分布在体内沟通表里脏腑后，表里二经的经别都相合而上走头面部。在奇经八脉中，督脉"下额，抵鼻柱"，任脉"循面入目"；冲脉除并于任脉循面入目外，还渗诸阳，灌诸精，加强了头目与全身内外的联系，通过经脉气血的转输，使面部与全身的脏腑肢节联系为一个有机整体，故脏腑肢节的病理变化能在一定区域反映出来，针刺这些穴区则能对相应的脏腑肢节起"通经脉，调气血"作用，从而恢复机体的阴阳平衡。

《灵枢·五色》指出："明堂骨高以起，平以直，五脏次于中央，六腑挟其两侧。"即说明五脏依次分布于鼻的中部，六腑在鼻的两旁。《灵枢·五色》又说："庭者，首面也；阙上者，咽喉也；阙中者，肺也；下极者，心也；直下者，肝也；肝左者，胆也；下者，脾也；方上者，胃也；中央者，大肠也；挟大肠者，肾也；当肾者，脐也；面王以上者，小肠也；面王以下者，膀胱子处也；颧者，肩也；颧后者，臂也；臂下者，手也；目内眦上者，膺乳也；挟绳而上者，背也；循牙车以下者，股也；中央者，膝也；膝以下者，胫也；当胫以下者，足也；巨分者，股里也；巨屈者，膝膑也。此五脏六腑肢节之部也，各有部分。"这是五脏六腑腑肢节分布在面的部位，也是面针技术的治疗穴区（图 2-30）。

二、穴区定位及主治

面针技术穴区共有 7 个单穴和 17 对双穴，计 24 个穴区。面针穴区主治病症的规律：五脏六腑穴区主治相应脏腑及相应经脉的病症，如肺区主治肺系病症和肺经病变，依此类推；肢体形身穴区主治相应部位的病症，如股里主治股内侧痛、肩区主治肩周炎等。

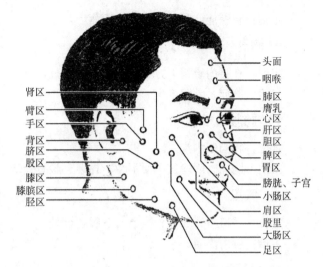

图 2-30 面针穴区分布图

1. 头面

定位：在额正中部，当眉间至前发际正中线的上、中 1/3 交界处。

主治：头面五官病症，如头痛、头晕、面瘫、鼻炎等。

2. 咽喉

定位：当眉心至前发际正中连线的中、下 1/3 交界处。

主治：咽喉病症，如咽痛、痰多、甲状腺肿等。

3. 肺区

定位：当两眉内侧端连线的中点（即相当于印堂穴）。

主治：咳嗽、哮喘、咽痛、惊风、失眠等。

4. 心区

定位：在鼻梁骨最低处，正当两眼内眦连线的中点。

主治：心绞痛、心悸、失眠、中风失语、癫狂等。

5. 肝区

定位：在鼻梁骨最高点之下方，当鼻正中与两颧骨连线的交叉点。

主治：痛经、月经不调、抑郁、头痛、胸胁痛等。

6. 脾区

定位：在鼻尖上方，当鼻准头上缘正中点。

主治：泄泻、腹痛、胃脘痛、四肢肌肉疼痛、消化不良等。

7. 胆区

定位：在鼻梁骨外缘偏下方，当肝区的两旁，目内眦直下。

主治：偏头痛、胁肋痛、胆绞痛、耳鸣等。

8. 胃区

定位：在鼻翼中央偏上方，当脾区的两旁，胆区直下，两线交叉处。

主治：胃脘痛、呕吐、呃逆、面瘫等。

9. 膺乳

定位：在目内眦稍上方，鼻梁外缘凹陷处。

主治：胸痛、乳腺增生。

10. 膀胱、子宫

定位：相当于水沟穴。

主治：阴痛、阴痒、小便不利、昏迷、腰脊痛等。

11. 股里

定位：在口角旁 5 分，当上、下唇吻合处。

主治：膝内侧痛。

12. 背区

定位：在耳屏前方，当耳屏内侧与下颌关节之间。

主治：腰背疼痛。

13. 小肠区

定位：在颧骨内侧缘，与肝区、胆区在同一水平线上。

主治：慢性泄泻、颈椎病、疝气等。

14. 大肠区

定位：在颧骨面部，当目外眦直下方，颧骨下缘处。

主治：便秘、泄泻、痤疮、头痛等。

15. 肩区

定位：在颧部，当目外眦直下方，颧骨上缘处。

主治：肩部病症。

16. 臂区

定位：在颧骨后上方，当肩区之后方，颧弓上缘处。

主治：上肢麻木、疼痛、肿胀等。

17. 手区

定位：在颧骨后下方，当臂区之下方，颧弓下缘处。

主治：手部病症。

18. 股区

定位：当耳垂与下颌角连线的上、中 1/3 交界处。

主治：大腿疼痛、活动受限等。

19. 膝区

定位：当耳垂与下颌角连线的中、下 1/3 交界处。

主治：膝关节病症。

20. 膝髌区

定位：当下颌角上方凹陷处。

主治：髌骨胀痛。

21. 胫区

定位：下颌角之前方，下颌骨上缘，膝髌区与足区连线的中点。

主治：胫骨酸痛、肿胀。

22. 足区

定位：在胫区前方，目外眦直下方，下颌骨上缘处。

主治：足部病症。

23. 肾区

定位：在颊部，当鼻翼下缘水平线与太阳穴直下垂线的交叉处。

主治：腰痛、遗精、早泄、肾绞痛、足心痛。

24. 脐区

定位：当肾区直下方约 3 分处，平子宫、膀胱水平线。

主治：脐周痛。

三、取穴原则

1. 脏腑辨证取穴

脏腑辨证取穴，即以脏腑辨证为基础进行选穴，如胃脘痛属肝气犯胃证者，取肝区、胃区；腰痛属肾虚证者，取肾区。

2. 经脉辨证取穴

经脉辨证取穴，即以经脉辨证为基础进行选穴，如腰肌两侧痛属膀胱经，取膀胱区；大腿外侧前缘痛属胃经，取胃区。

3. 相应部位取穴

相应部位取穴，即按病变所属部位进行选穴治疗，如肩痛取肩区、咽痛取咽喉区、膝关节痛取膝区。

4. 敏感点取穴

敏感点取穴，即用经穴探测仪或探测棒在面部相应穴区或周围进行探查，所查到的敏感点或压痛点即为取穴点，如高血压在肝区、肾区或附近探寻，所发现的敏感点即为针刺的部位。

四、操作规范（图 2-31）

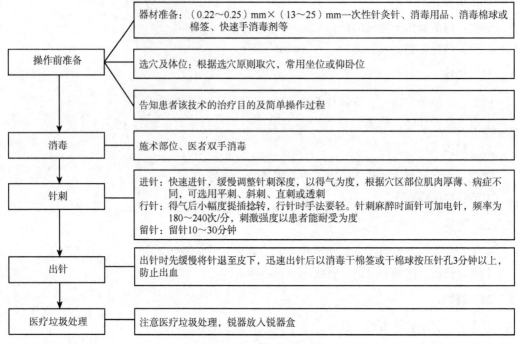

图 2-31　面针技术操作规范

五、技术要点

①精确地选取穴区。②操作技术的选择。③进针要快，行针手法要轻，深浅以得气为度。④根据穴区部位、病症，选用平刺、斜刺、直刺或透刺。

六、适应证

1）痛证：头痛、颈痛、肋间神经痛、急性腰扭伤、胆绞痛、肾绞痛、胃脘痛、膝关节痛等。

2）脏腑病症：胆囊炎、胆息肉、胃肠功能紊乱、高血压、咳嗽等。

3）其他：针刺麻醉、面部美容等。

七、临床应用

1. 偏头痛

适应证：适用于偏头痛急性发作期。

主穴：头面、胆区。

配穴：肝阳上亢证加肝区；肾虚证加肾区；血虚证加胃区；痰浊证加脾区；瘀血证加心区；有先兆偏头痛者加肝区。

操作方法：按操作规范执行。

2. 产后缺乳

适应证：适用于产褥期、哺乳期缺乳。

主穴：取膺乳、胃区。

配穴：气血不足证加脾区；肝气郁结证加肝区；食少便溏者加脾区；失血过多者加脾区；胸胁胀满或胃脘胀满者加肝区。

操作方法：按操作规范执行，可配合灸法。

3. 胃下垂

适应证：适用于轻中度胃下垂及重度胃下垂的辅助治疗。

主穴：胃区、肝区。

配穴：中气下陷证加脾区；气阴两虚证加肾区；恶心明显者加胆区；便秘明显者加大肠区。

操作方法：按操作规范执行，可配合灸法。

4. 肾绞痛

适应证：适用于肾绞痛急性发作及持续期的辅助止痛治疗。

主穴：肾区、心区。

配穴：湿热蕴结证加膀胱、子宫；气滞血瘀证加肝区；绞痛明显者加肝区；恶心呕吐者加胃区；尿中砂石者加膀胱、子宫；尿血者加小肠区。

操作方法：按操作规范执行。

5. 肩周炎

适应证：适用于肩周炎疼痛期及粘连期。

主穴：肩区、臂区。

配穴：风寒湿证加肺区；气血瘀滞证加肝区；气血不足证加胃区；疼痛明显者加心区；活动受限者加肝区。

操作方法：按操作规范执行，可选用透刺法和灸法。

6. 膝骨关节炎

适应证：适用于膝骨关节炎早中期关节尚未明显变形者。

主穴：肾区、膝区。

配穴：行痹加肝区；痛痹加心区；着痹加脾区；风湿热痹加大肠区；肝肾不足证加肝区；肿胀明显者加脾区；屈伸不利者加膀胱、子宫；内侧疼痛者加股里。

操作方法：按操作规范执行。

八、注意事项

①面部皮肤较柔嫩，也比较敏感，选用的针灸针要偏细。②出针时防止出血。③也可出现晕针，注意预防。④可配合运动针灸疗法，以加强疗效。

九、禁忌证

①局部有感染、溃疡、创伤者。②凝血功能障碍者。

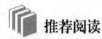 **推荐阅读**

1）符文彬，徐振华. 针灸临床特色技术教程[M]. 北京：科学出版社，2016.

2）张全明. 微针疗法[M]. 北京：中国医药科技出版社，2012.

3）张时宜，唐仲良，张瑞生. 面针的探源与临床应用（续一）[J]. 上海针灸杂志，1995，14（2）：88-89.

4）张时宜. 面针探讨与临床应用[J]. 中国针灸，1997，3：143-147.

5）符文彬，黄东勉，王聪. 符文彬针灸医道精微[M]. 北京：科学出版社，2017.

第五节 鼻针技术

鼻针技术是指在鼻部范围内的特定腧穴进行针刺，以治疗全身疾病的一种针灸技术。鼻针技术主要以《黄帝内经》鼻部"色诊"理论为基础发展而来。《灵枢·五色》载："五色独决于明堂……明堂者，鼻也"。《灵枢·五阅五使》载："五色之见于明堂，以观五脏之气"。这些均提出鼻部色泽变化可以反映五脏六腑的病症。《素问·五脏别论》尤其强调鼻与心肺两脏的联系，"五气入鼻，藏于心肺。"《针灸大成》载有鼻准穴治鼻上生酒渣风；迎香穴治鼻息肉等。20世纪50年代末发展起来的鼻针技术进一步扩大了鼻部腧穴的治疗范围，完善了鼻部诊疗全身疾病的理论体系。

一、理论基础

《灵枢·邪气脏腑病形》说："十二经脉，三百六十五络，其血气皆上于面而走空窍……其宗气上出于鼻而为嗅。"鼻是手阳明大肠经、足阳明胃经与督脉交会之处，手少阳小肠经、足太阳膀胱经、任脉也循行于鼻部，故鼻为阴阳会合、诸经聚集之处，气血运行旺盛，脏腑、气血的变化可反映于鼻部。金末《疮疡经验全书》言："鼻居面中，为一身之血运。"元代《东垣十书》言："以窍言之，肺也；以用言之，心也。"鼻部对全身气血，尤其是心肺功能活动有密切的联系。所以，针刺鼻部的特定穴位可疏通经络、调和气血，达到治疗疾病的目的。

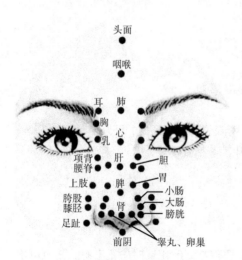

图2-32 鼻针穴位分布示意图

二、穴区划分、穴位定位及主治

鼻针穴位共23个，分布在三条线上（图2-32）。

1. 面中线（第一线）

面中线起于前额正中，止于水沟穴之上，共9个穴位。

（1）头面

定位：额正中处，眉心与前发际中点连线的上、中 1/3 交点处。

主治：头面五官疾病如头痛、面瘫、三叉神经痛、下颌关节功能紊乱。

（2）咽喉

定位：头面与肺之间，当眉心与前发际中点连线的中、下 1/3 交点处。

主治：咽喉痛、吞咽困难、梅核气、语言不利等。

（3）肺

定位：两眉头连线之中点。

主治：咳嗽、哮喘、肺咯血、肺癌引起的胸痛、急性荨麻疹及肺经体表循行所过部位的疼痛。

（4）心

定位：两目内眦连线之中点。

主治：心绞痛、心悸、失眠、癫痫发作、中风失语、舌尖痛、昏迷、面部痤疮及心经体表循行所过部位的疼痛。

（5）肝

定位：当鼻梁最高处，鼻正中线与两颧骨连线之交点处。

主治：高血压、痛经、月经不调、精神病、头痛、疝气、胸胁痛。

（6）脾

定位：当鼻准头上缘正中线上。

主治：泄泻、腹痛、胃脘痛、四肢肌肉疼痛、舌根痛及脾经体表循行所过部位的疼痛。

（7）肾

定位：在鼻尖端处。

主治：腰痛、遗精、早泄、全身骨痛、哮喘、肾绞痛、足心痛、脐周痛。

（8）前阴

定位：在鼻中隔下端尽处。

主治：阴肿、阴痒、阴痛等。

（9）睾丸、卵巢

定位：在鼻尖肾点的两侧。

主治：生殖泌尿系病症如月经病、痛经、遗精、阳痿、睾丸炎等。

2. 鼻孔线（第二线）

鼻孔线起于目内眦下方，紧靠鼻梁骨两侧，至鼻翼下端尽处止，共5个穴位。

（1）胆

定位：位于肝区的外侧，目内眦下方。

主治：偏头痛、胁肋痛、侧腰痛、坐骨神经痛、胆绞痛。

（2）胃

定位：位于脾区的外侧，胆区直下方。

主治：胃脘痛、呕吐、呃逆、面瘫及胃经体表循行所过部位的疼痛。

（3）小肠

定位：在鼻翼上 1/3 处，胃点下方。

主治：慢性泄泻、落枕、颈椎病及小肠经体表循行所过部位的疼痛。

（4）大肠

定位：在鼻翼正中处，小肠点下方。

主治：痔疮、便秘、脱肛、泄泻、头痛及大肠经体表循行所过部位的疼痛。

（5）膀胱

定位：在鼻翼壁尽处，大肠点下方。

主治：急性腰扭伤、腰肌劳损、落枕、颈椎病、后头痛、背痛、坐骨神经痛、肾绞痛、遗尿、小便失禁、尿潴留、抽筋。

3. 鼻旁线（第三线）

鼻旁线起于眉内侧，沿鼻孔线的外方，止于鼻翼尽端外侧，共 9 个穴位。

（1）耳

定位：在眉内侧端，与肺相平。

主治：耳疾。

（2）胸

定位：在眉棱骨下，目窠之上。

主治：胸痹痛、软组织损伤等。

（3）乳

定位：在睛明穴上方。

主治：乳疾。

（4）项背

定位：在睛明穴下方。

主治：颈椎病、肩背痛、颈背肌筋膜炎等。

（5）腰脊

定位：在胆区之外，项背点的外下方。

主治：腰扭伤、腰肌劳损、腰椎间盘突出症、腰部软组织损伤。

（6）上肢

定位：在胃区外方，腰脊点的外下方。

主治：上肢不遂、疼痛、麻木等。

（7）胯股

定位：在鼻翼上部相平处外侧，上肢点外下方。

主治：坐骨神经痛、髋关节病变、臀部疼痛。

（8）膝胫

定位：在鼻翼正中外侧，胯股点的下方。

主治：膝关节病、胫骨酸痛。

（9）足趾

定位：在鼻翼下部相平处外侧，膝胫点的下方。

主治：足趾疼痛、肿胀、麻木。

三、取穴原则

1. 脏腑经脉辨证取穴

脏腑经脉辨证取穴，如胃脘痛，证属肝气犯胃者取肝、胃，失眠证属心肾不交者取心、肾。

2. 相应取穴

相应取穴，如心脏病症取心、胆病取胆、膝痛取膝胫、颈痛取项背等。

3. 反应点取穴

反应点取穴，即在鼻部相应穴位点的附近进行探查，当测到针刺样或灼热样等痛觉时为反应点。

四、操作规范（图 2-33）

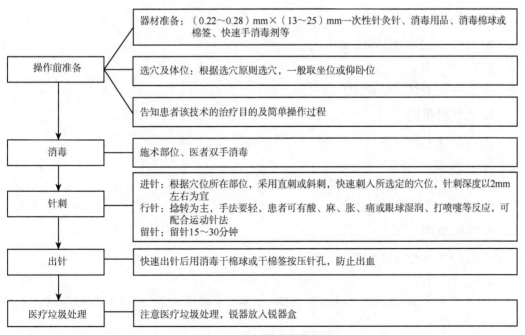

图 2-33　鼻针技术操作规范

五、技术要点

①取穴要准。②进针要快，掌握进针深度。③手法要轻，适当配合运动针法。

六、适应证

鼻针穴位都是按人体器官名称命名的，所以穴位名称即主治相应器官疾病。

1）痛证：落枕、肩周炎、腰肌劳损及各部位软组织损伤等。

2）心脑病症：偏头痛、面神经麻痹、神经衰弱等。

3）肺系病症：咳嗽、支气管炎等。

4）肝胆脾胃病症：急慢性胃炎、急慢性肠炎等。

5）肾膀胱病症：睾丸炎、前列腺炎等。

6）皮肤外科病症：痤疮、阑尾炎、胆囊炎等。

7）妇科病症：痛经、慢性盆腔炎等。

七、临床应用

1. 痤疮

适应证：各型痤疮。

主穴：头面、肺、胃。

配穴：肝郁气滞证加肝；湿热蕴结证加胆；痰湿凝结证加脾；失眠、健忘者加心；消化不良、大便异常者加大肠；月经不调、痛经、闭经者加肝。

操作方法：按操作规范执行。

2. 顽固性呃逆

适应证：顽固性呃逆持续48小时以上。

主穴：肝、胃。

操作方法：按操作规范执行。

3. 急性腰扭伤

适应证：急性腰扭伤。

主穴：腰脊、心。

配穴：下肢放射痛或腰肌两侧痛者加膀胱；脊柱痛者加肾。

操作方法：按操作规范执行。

4. 呼吸衰竭

适应证：肺源性呼吸衰竭。

主穴：肺、肾。

配穴：痰浊阻肺证加脾；痰热郁肺证加心；脾肾阳虚证加脾；呼吸困难者加咽喉；心律失常、烦躁者加心。

操作方法：按操作规范执行。

5. 突发性耳聋

适应证：突发性耳聋。

主穴：心、胆。

配穴：风邪外犯证加肺；肝火上炎证加肝；肾气亏虚证、肝肾亏虚证加肾；耳鸣明显者加肺。

操作方法：按操作规范执行。

6. 胆囊炎

适应证：各种急慢性胆囊炎。

主穴：心、胆。

配穴：湿热蕴结证加脾；腹痛剧烈者加肝；呕吐明显者加胃。

操作方法：按操作规范执行。

八、注意事项

①手法宜轻，进针不宜过深。②鼻针也可以晕针，注意避免。③鼻针针刺可以配合运动针法。

九、禁忌证

①局部有感染、溃疡、创伤者。②凝血功能障碍者。③孕妇、习惯性流产者。

推荐阅读

1）符文彬，徐振华. 针灸临床特色技术教程[M]. 北京：科学出版社，2016.

2）周春宇，尹金平，刘红梅，等. 鼻针疗法结合龙胆泻肝丸治疗突发性耳聋临床观察[J]. 四川中医，2015，33（7）：178-180.

3）刘宁英. 鼻针加刺血疗法治疗痤疮[J]. 湖北中医杂志，2014，7：59.

4）林志强. 鼻针疗法治疗急性腰扭伤 100 例[J]. 福建中医药，2003，34（4）：51.

5）边爱红，郭志强. 鼻针配体针治疗顽固性呃逆[J]. 针灸临床杂志，2001，7（11）：8.

第六节 颊 针 技 术

颊针技术是指在人的面颊部的特定穴位上进行针刺以治疗疾病的一种针灸技术。王永洲团队经过 30 年的临床实践发现，面颊部先天存在着一个涵盖整个人体的全息元，面颊部的特定穴位是整个人体在颊部的投影。颊针穴位的概念扩大为穴区，面颊部的人体投射缩影是穴区之间的无间隔延伸，例如，髋穴到膝穴之间是大腿投影，膝穴与踝穴间是小腿的分布。每一个颊针穴位的标准定位与体表骨性标志形成对应关系，临床中取穴在标准定位基础上根据疾病部位变化进行细化调整，以选取最合适的施术部位。

一、理论基础

1. 气街理论

《灵枢·卫气》指出："胸气有街，腹气有街，头气有街，胫气有街。"说明头、胸、腹、胫四个地方分别为经脉之气聚集循行的重要部位，气街具有上下分部、前后相连、贯通经络、紧邻脏腑的特点。《灵枢·动输》指出："四街者，气之径路也。"气街是经气聚集运行的共同通路，气街如同经络系统的强化循环系统，整合诸经，加强人体经气的运行。《灵枢·卫气》进一步解释："故气在头者，止之于脑。"头为脑府，脑为髓海，"头气有街"则是头面部经气与脑之间相互联系的通道。气街理论从经气运行的规律，为临床配穴分部治疗提供了理论依据。经脉气血流经头部，汇聚至脑，这样就把脑髓与经络系统的气血密切联系起来。《灵枢·邪气脏腑病形》认为："十二经脉，三百六十五络，其血气皆上于面而走空窍。"这也是颊针技术能够起到全身治疗作用的重要理论依据之一。

2. 经络理论

从经络理论来看，面颊部主要为手足阳明经和手足少阳经所经过、覆盖，阳明经多气多血，少阳经为枢机调节。《太素·五脏痿》云："阳明胃脉，胃主水谷，流出血气，以资五脏六腑，如海之资，故阳明称海。"阳明胃肠为气血生化之源，充养全身。《素问·热论》云："阳明者，十二经脉之长也，其血气盛。"阳明为多气多血之经，能为人体提供充足的能量。所以通过调节面颊部穴位可以调整全身气血。手足少阳经也从面颊部经过，少阳为枢，如同门户之枢机，气在半表半里，可出可入，调节气机出入升降，疏通表里内外，为调节人体之关键。《素问·六节藏象论》云："凡十一脏，取决于胆也。"三焦为人体元气之通道，胆主枢之启动运转，三焦畅达路径，二者有启运阳气、络合脏腑、沟通表里、调平情志、决断应变之功能。此外，任督二脉及多条经筋也与面颊有密切联系。

3. 全息理论

颊针技术能够产生局部和全身的治疗作用，它是根据全息思维及临床可重复性研究将其规律总结和提炼出来的，对颊针产生影响的理论可以追溯到《黄帝内经》。《灵枢·五色》指出："明堂骨高以起，平以直，五脏次于中央，六腑挟其两侧。"即是五脏依次分布于鼻的中部，六腑在鼻的两旁。《灵枢·五色》又说："庭者，首面也；阙上者，咽喉也；阙中者，肺也；下极者，心也；直下者，肝也；肝左者，胆也；下者，脾也；方上者，胃也；中央者，大肠也；挟大肠者，肾也；当肾者，脐也；面王以上者，小肠也；面王以下者，膀胱子处也；颧者，肩也；颧后者，臂也；臂下者，手也；目内眦上者，膺乳也；挟绳而上者，背也；循牙车以下者，股也；中央者，膝也；膝以下者，胫也；当胫以下者，足也；巨分者，股里也；巨屈者，膝膑也。此五脏六腑肢节之部也，各有部分。"这是五脏六腑肢节分布在面的部位（图 2-34）。面颊部存在一个

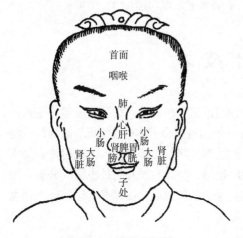

图 2-34　脏腑面部图

全息系统，也包括整个脏腑系统，相应部位命名为"上焦""中焦""下焦"穴。颊分左右，虽然都涵盖着人体全息，但左右功能并不完全对称一致。《素问·刺热》提到"肝热病者，左颊先赤""肺热病者，右颊先赤"。左肝右肺，影响人体的气旋呈左升右降，左右为阴阳之道路，顺应日月东升西降的自然规律。颊针的四肢与躯干穴符合全息原理，许多局部病症可以选用相应穴进行治疗，但脏腑及身心引起的病症需借助三焦理论组合配穴。

4. 大三焦理论

三焦在中医学里具有特殊性，它通过元气的运行而整合了五脏六腑的功能，《难经·六十六难》说："三焦者，原气之别使也，主通行三气，经历五脏六腑。"颊针强调的三焦为"大三焦"（图2-35，图2-36），以区别于"决渎之官"的三焦，与之相匹配的三焦理论也应当不隶属于藏象理论之下，《中藏经》概括为："三焦者，人之三元之气也，号曰中清之府，总领五脏六腑、荣卫、经络、内外、左右、上下之气也。三焦通，则内外左右上下皆通也，其于周身灌体，和内调外，荣左养右，导上宣下，莫大于此也。"三焦气化过程是一个多因素参与的过程，以通行元气为主轴，一气周流，木升金降，水火相济，中土斡旋，调控五脏六腑、四肢百骸、五官九窍、五志七情。气化的整体运动体现了中医对生命本质的深刻理解和准确把握，三焦就是人体气化运动的执行者和推动者。颊针以此为依据设定了提纲挈领的三焦穴，用于治疗和干预人体脏腑的各种常见疾病及部分疑难病。

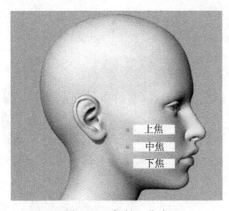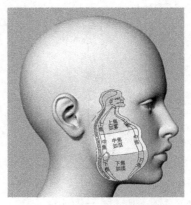

图 2-35 颊针三焦穴　　　　　图 2-36 颊针与三焦对应关系

5. 心身理论

颊针技术始终以"心身合一"为原则来理解完整的生命，五脏系统同时又称为"五神藏"，它以气为自然纽带，连接、统一了人的形、神之间的关系，在调理气机升降出入的过程中，对五脏为核心的躯体及情志为代表的精神进行同步干预。

另外，颊针区域分布着三叉神经和面神经两对脑神经，一个主要控制感觉，一个主要管理运动。所以面部的感觉及运动非常敏感和细微，同时有两对完整的脑神经重叠支配，这在微针系统是非常罕见的，这两对神经构成颊针解剖学及生理学基础。

二、穴位定位及主治

颊针技术包含头与三焦、上下肢及脊柱总共四大部分16个基础穴位。穴位代码解释：C为cheek，面颊；A为acupuncture，针灸；数字为穴位序号（图2-37～图2-40）。

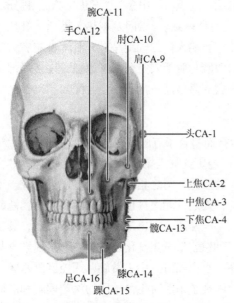

图 2-37 颊针标准穴位骨性定位图（正面观）

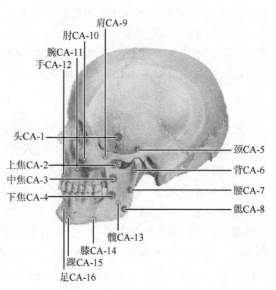

图 2-38 颊针标准穴位骨性定位图（侧面观）

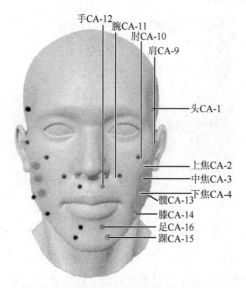

图 2-39 颊针标准穴位图（正面观）

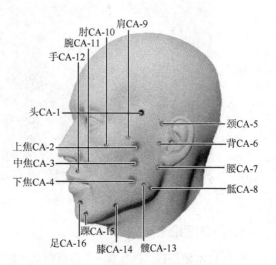

图 2-40 颊针标准穴位图（侧面观）

（一）头与三焦穴位

1. 头 CA-1

定位：颧弓中点上缘向上 1 寸。

主治：头痛、头晕、牙痛、失眠、焦虑、抑郁、中风、帕金森病、老年痴呆、耳鸣等。

2. 上焦 CA-2

定位：下颌骨冠突后方与颧弓下缘交叉处。

主治：头痛、颈痛、胸痛、胸闷、乳房胀痛、心悸、心律不齐、哮喘、咳嗽、支气管炎、紧张、焦虑、抑郁、眩晕、五官疾病、腹胀、腹痛、膈肌痉挛、咽痛、失眠等。

3. 中焦 CA-3

定位：上焦与下焦穴连线中点处。

主治：胃痛、急慢性胃炎、烧心反酸、呃逆、呕吐、腹胀腹痛、胆囊炎、胃溃疡、十二指肠球部溃疡、背痛、焦虑、抑郁、糖尿病、高血压、肝病、失眠、慢性疲劳综合征、肥胖、脂肪肝等。

4. 下焦 CA-4

定位：下颌内角前缘处。

主治：腹胀、腹痛、结肠炎、痛经、带下、盆腔炎、月经不调、子宫肌瘤、输卵管炎、慢性阑尾炎、膀胱炎、慢性结肠炎、腹泻、便秘、腰痛、腹股沟疼痛、水肿、失眠、阳痿早泄、遗尿、遗精、不孕不育、痔疮、痹证、痿证、前列腺炎等。

（二）脊柱穴位

1. 颈 CA-5

定位：颧弓根上缘处。

主治：落枕、颈椎病、眩晕、头痛、偏头痛、斜角肌痉挛、胸廓出口综合征、咽痛、耳鸣等。

2. 背 CA-6

定位：颧弓根下缘颞颌关节下。

主治：背痛、背凉、菱形肌劳损、胸闷、气短、胃痛、膈肌痉挛等。

3. 腰 CA-7

定位：背与骶穴连线中点处。

主治：腰痛、腰肌劳损、急性腰扭伤、坐骨神经痛、腰椎间盘突出症等。

4. 骶 CA-8

定位：下颌角前上 0.5 寸。

主治：骶棘肌劳损、妇科腰痛、骶髂韧带损伤、遗尿、性功能障碍、前列腺炎等。

（三）上肢穴位

1. 肩 CA-9

定位：颞颧缝中点处。

主治：肩痛、肱二头肌肌腱炎、肩峰下滑囊炎、冈上肌肌腱炎、肩袖损伤、胸锁乳突肌痉挛、肩胛提肌损伤等。

2. 肘 CA-10

定位：眼外眦与颧骨最下端连线中点。

主治：肘痛、网球肘、高尔夫球肘、腕伸肌总腱炎、腕屈肌总腱炎、肱三头肌肌腱炎等。

3. 腕 CA-11

定位：鼻孔下缘引水平线与鼻唇沟交点处。

主治：腕痛、腕关节扭伤、腕管综合征、指痛等。

4. 手 CA-12

定位：鼻孔下缘中点与上唇线连线的中点。

主治：手指关节炎、腱鞘炎、指尖麻木、手掌麻木等。

（四）下肢穴位

1. 髋 CA-13

定位：咬肌粗隆，下颌角前上 1 寸。

主治：坐骨神经痛、外伤性髋关节炎、梨状肌损伤、腹股沟疼痛等。

2. 膝 CA-14

定位：下颌角与承浆穴连线中点处。

主治：膝关节疼痛、腓浅神经痛、膝关节炎、腘肌损伤、腓肠肌痉挛、下肢静脉曲张、下肢水肿等。

3. 踝 CA-15

定位：膝与承浆穴连线靠人体中线 1/3 处。

主治：踝关节扭伤、踝关节肿痛、踝关节炎、跟腱炎、跟痛症等。

4. 足 CA-16

定位：承浆穴旁 0.5 寸处。

主治：痛风、跖筋膜损伤、足底痛、跟痛症、趾痛等。

三、取穴原则

1. 同位对应取穴

同位对应取穴，即与同名穴位保持完全一致，如左肩病变时，取左侧面颊的肩穴。

2. 左右对应取穴

左右对应取穴，即以缪刺法取穴，如左侧偏头痛时，取右侧面颊部的头穴。

3. 前后对应取穴

前后对应取穴，即根据人体解剖前后对应取穴，如腰痛时，可选下焦穴。

4. 交叉对应取穴

交叉对应取穴，即依照全息论的相似相应原理取穴，如左侧髋关节痛时，取右侧肩穴。

5. 上下对应取穴

上下对应取穴，即依照全息论的两极相关原理取穴，如头痛时，可取骶穴。

6. 相关对应取穴

相关对应取穴，即根据病变部位的解剖结构连续性取穴，如下肢静脉曲张，取髋、膝、踝穴。

7. 针效对应取穴

针效对应取穴，即可一穴一针，也可一穴（区）多针，可多穴一病，视病情而定，以气至为度。

8. 协同对应取穴

颊针可配合传统针灸取穴。

另外，慢性疾病的颊针取穴，一般会结合腹诊。以脐为中心的腹部为生命之源，其蕴含五脏气机及三焦的功能，腹诊是通过腹部触诊时的手下感觉及患者的感受来确定阻滞点的范围和硬度，然后用颊针治疗腹部的对应点，并对其效应进行评价。

四、操作规范（图 2-41）

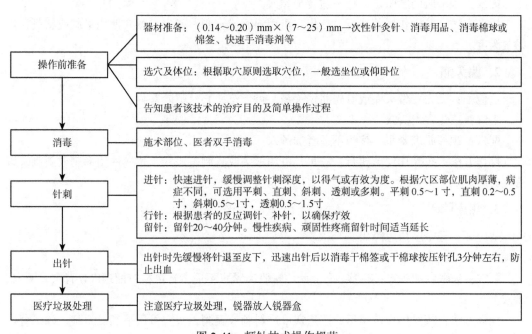

图 2-41 颊针技术操作规范

五、技术要点

①精确地选取穴位。②操作技术的选择。③进针要快，行针手法要轻，深浅以得气或有效为度，可配合腹诊评价。④根据穴位部位、病症，选用平刺、斜刺、直刺、透刺或多刺，多刺可采用三角刺、菱形刺、梅花刺、单排刺、双排刺等。

六、适应证

1）痛证：头痛、偏头痛，各种软组织损伤引起的急慢性疼痛，如颈椎病、腰椎间盘突出症、椎管狭窄等。

2）内脏病症：胸闷、心悸、咳喘、痰多、乳房胀痛、胃痛、泛酸、烧心、腹胀、腹泻、便秘、尿频、尿急、痛经等。

3）精神心理病症：烦躁、紧张、焦虑、顽固性失眠、记忆衰退等。

七、临床应用

1. 紧张性头痛

适应证：发作性或慢性紧张性头痛，可伴有失眠、抑郁、颈部疼痛不适。

主穴：三焦穴、头穴。

配穴：颈部肌肉紧张、疼痛不适者加颈穴。

操作方法：按操作规范执行，三焦穴可用斜刺或直刺，头穴、颈穴使用平刺或斜刺，以得气为度。

2. 偏头痛

适应证：无先兆偏头痛或有先兆偏头痛，可伴有恶心、呕吐等症。

主穴：三焦穴、头穴。

配穴：颈部肌肉紧张、疼痛不适者加颈穴。

操作方法：按操作规范执行，三焦穴可用斜刺或直刺，头穴、颈穴使用平刺或斜刺，以得气为度。

3. 焦虑障碍

适应证：轻中度焦虑障碍。

主穴：三焦穴。

配穴：失眠者加头穴；有颈、背、腰、臀肌肉紧张不适者，可相应配颈穴、背穴、腰穴、骶穴。

操作方法：按操作规范执行，三焦穴可用斜刺或直刺，头穴可用平刺或斜刺，颈、背、腰、骶可用直刺或斜刺，以得气为度。

4. 失眠症

适应证：轻中度原发性失眠症，广泛性焦虑、抑郁等伴随的失眠症状。

主穴：三焦穴。

配穴：伴有头痛者加头穴。

操作方法：按操作规范执行，三焦穴可用斜刺或直刺，头穴可用平刺或斜刺，以得气为度。

5. 胃肠功能紊乱

适应证：非器质性病变的轻中度胃肠功能紊乱。

主穴：三焦穴。

操作方法：按操作规范执行，三焦穴可用斜刺或直刺，以得气为度。

6. 慢性膀胱炎

适应证：轻中度慢性膀胱炎。

主穴：中焦穴、下焦穴。

操作方法：按操作规范执行，中焦穴、下焦穴可用斜刺或直刺，以得气为度。

八、注意事项

①颊部皮肤较柔嫩，也比较敏感，选用的针灸针要偏细。②出针时防止出血。③颊针也可出现晕针，要注意预防。④颊针可配合运动针灸疗法，以加强疗效。⑤对于整容或注射瘦脸针、抗皱针的患者要评估风险，决定是否采用颊针。⑥反复流产及人工受孕者慎用。

九、禁忌证

①局部有感染、溃疡、创伤者。②凝血功能障碍者。

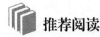

推荐阅读

1）王永洲. 颊针疗法[M]. 北京：人民卫生出版社，2017.

2）王永洲，王海东，方晓丽，等. 颊针在疼痛临床中的应用[J]. 中国针灸，2000（S1）：43-44.

3）方晓丽，王永洲，李啸红. 颊针理论及其临床应用[J]. 中国自然医学杂志，2007（1）：29-33.

4）黄盛滔，黄泳，黎秀，等. 颊针疗法及其临床应用概况[J]. 针灸临床杂志，2017（11）：72-75.

第七节　颅针技术

颅针技术是在头部枕外隆突、颅骨缝、颅底、前发际等特定穴区域针刺以治疗全身疾病的一种针类技术。

针刺头部腧穴治疗疾病由来已久。《史记·扁鹊仓公列传》记载扁鹊救治暴死的虢太子，便命其弟子"砺针砥石，以取外三阳五会。有间，太子苏"，是最早针刺百会急救的案例。《黄帝内经》中已经有很多利用头部单穴和穴组治病的记载。《素问·骨空论》载有"汗出头痛，身重恶寒，治在风府。"《灵枢·五乱》言："乱于头，则为厥逆，头重眩仆……气在于头者，取之天柱大杼。"之后的各朝代医家皆对头部取穴进行了探索。唐代孙思邈《备急千金要方》记载"脑户、通天、脑空主头重痛""风池、脑户、玉枕、风府、上星，主目痛不能视"。宋代王惟一在《铜人腧穴针灸图经》中说"承光疗呕吐心烦"；明代《针灸大成》有"完骨，主足痿失履不收"。20世纪50年代，头针开始形成微针体系，涌现出了较多的头针门派，有学者在70年代提出了颅针的概念，亦是在传统头部经穴理论基础上的演化和发展。于涛在经典理论的基础上，结合子午流注、十二消息卦和生物医学全息理论等形成现代颅针技术。

一、理论基础

中医学理论认为，"脑是奇恒之府，髓之海，真气之所聚"，是脏腑、经络之气血汇聚的部位，具有调整全身气血和脏腑功能的作用。

1. 头与脏腑的关系

《素问·脉要精微论》指出："头者精明之府。"《素问·五脏生成》说："诸髓者，皆属于脑。"《灵枢·海论》说："脑为髓之海。"脑是人体生命活动的中枢，掌管人的各种精神意识及思维活动。中医藏象学说将脑的生理病理统归于心之主而分属于五脏，认为心是君主之官，神明出焉。神明泛指一切的精神意识思维活动。人体虽形神统一，但是由神统领着形体，脏腑功能、四肢百骸、气血周流无不受神的控制与影响。而在藏象理论学说中，脑为元神之府，由脑髓汇聚而成，又名髓海。心与脑息息相通，脑的精髓充盈，窍系灵通，亦会使五脏安和，气血条达。

2. 头与经络的关系

头与全身经络的联系非常密切。《灵枢·邪气脏腑病形》记载："十二经脉，三百六十五络，其血气皆上于面而走空窍。"《难经》云："人头者，诸阳之会也。"《针灸大成》曰："首为诸阳之会，百脉之宗……是百脉之皆归于头。"这些都直接指出头部是全身四肢百骸、经络脏腑的统领，是人体经气汇聚的重要部位。故在头部的特定部位针刺可以起到疏通全身经络，运行内外气血，调和阴阳，扶正祛邪的作用。

在经络循行路线中，十二经脉的足三阳经、手少阳经、手太阳经、足厥阴经六条经脉上达头部。此外，足阳明胃经行于面部及前额部，足少阳经及阳维、阳跷脉行于侧头部，督脉纵行于项部、后头、头顶及面。其他经络也通过表里经脉、相互络属和交会等关系间接与头部相联系，如手阳明大肠经上达面部与足阳明经地仓交会并通过足阳明胃经上达头颅部；任脉循行至面部在目眶下与足阳明胃经承泣穴交会，通过足阳明胃经上达头顶；冲脉在气冲穴与足阳明胃经交会，通过足阳明胃经上达头颅部；带脉在维道穴与足少阳胆经交会，通过足少阳胆经上达头颅部；阴维脉在期门穴与足厥阴肝经交会，通过足厥阴肝经上达头顶；阴跷脉在睛明穴与足太阳膀胱经交会，通过足太阳膀胱经上达头顶。十二经别、经筋、皮部及十五络脉均与头有密切的联系。十二经别中，手三阴的经别分别合于手三阳经，足三阴经的经别分别合于足三阳经，通过这样的联系，十二条经脉就可以直接或间接地与头部相连。另外，十二经筋中手三阳、足三阳经的经筋也可上达于头部。所以上述诸经在生理上和病理上都与头部有不可分割的关系。

头部通过经络系统与脏腑、器官、四肢百骸相连，接收来自各方的信息，发布自己的调整信息；脏腑化生的气血精微通过经络输送到头部，大脑才能正常工作。

3. 枕外隆突、颅骨缝的解剖特点

枕外隆突是枕骨外面后中部的一个显著隆起，与枕骨内面的窦汇相对。它是项韧带颈夹肌浅筋膜、深筋膜附着点。枕外隆突内面是软脑膜、硬脑膜、蛛网膜和大脑镰、小脑幕的汇聚点，也是窦汇所在的部位。窦汇为上矢状窦、下矢状窦、直窦和左、右横窦的会合处。

人的冠状缝、矢状缝、人字缝等颅骨缝由致密的结缔组织连接，上面有导血管构成内外的通道，在每侧顶骨近矢状缝、人字缝可能有来自上矢状窦的小导静脉，额骨、顶骨、颞骨、蝶骨、枕骨和部分筛骨，全部覆以纤维性颅内膜，它穿过不同的孔与颅外骨膜相连；枕外隆

突、颅骨缝均与窄的骨间隙内的缝韧带或软骨混合，与其相伴随的交感神经分支、感受器错综交杂，组成网络组织。

颅针技术把头部这些部位的特殊性和子午流注、十二消息卦、现代生物医学全息理论结合起来，通过针刺刺激，不仅可以疏通经络、调节机体气血、平衡阴阳，同时也可以通过膜系统将相应的信号转导至脑内，通过调节和改变相应的神经连接，达到调整神经、改善机体相应功能的目的。

因枕外隆突和颅骨缝等部位没有大的血管和神经，颅骨又是一个相对密闭的骨性结构，且针刺只深及骨膜，故颅针技术治疗非常安全。

二、穴区定位及主治

枕外隆突，沿颈项韧带向上摸至枕后突起进行定位，以枕外隆突顶点为中心，在周边进行补泻治疗，其中上为午，下为子，左为卯，右为酉，其他地支依次排序。其穴位定位可分为以下三个体系。

1. 子午流注

子午流注中的十二时辰与十二正经一一对应，见图 2-42。其中子时对应胆经、丑时对应肝经、寅时对应肺经、卯时对应大肠经、辰时对应胃经、巳时对应脾经、午时对应心经、未时对应小肠经、申时对应膀胱经、酉时对应肾经、戌时对应心包经、亥时对应三焦经。

2. 十二消息卦

十二消息卦也称为"十二辟卦"，即十二月卦。这十二卦是复、临、泰、大壮、夬、乾、姤、遁、否、观、剥、坤。配以地支排序之月份为复主十一（子）月，临主十二（丑）月，

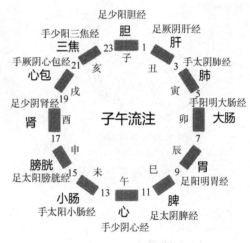

图 2-42　子午流注图

泰主正（寅）月，大壮主二（卯）月，夬主三（辰）月，乾主四（巳）月，姤主五（午）月，遁主六（未）月，否主七（申）月，观主八（酉）月，剥主九（戌）月，坤主十（亥）月。从复至乾，阳爻逐渐增加，从下往上增长，阴爻逐渐减少，表示阳气逐渐增强，阴气逐渐减弱，为息阴过程；从姤至坤，阴爻逐渐增加，从下往上增长，阳爻逐渐减少，表示阴气逐渐增强，阳气逐渐减弱，为消阳过程。十二消息卦图就是天地时令阴阳消长的全息模式图（图 2-43），其中寅卯辰相当于春季，巳午未相当于夏季，申酉戌相当于秋季，亥子丑相当于冬季。

3. 颅针技术的生物医学全息

将人体颅骨冠状缝、矢状缝、人字缝看作两个相互颠倒的全息人体图，此全息图仅包含人体四肢和躯干部分；而头面五官的全息影像分布在后枕部的颅底和前发际线附近。具体详见图 2-44 和图 2-45。

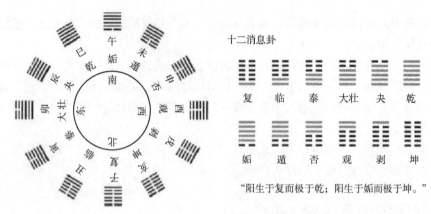

图 2-43　十二消息卦图

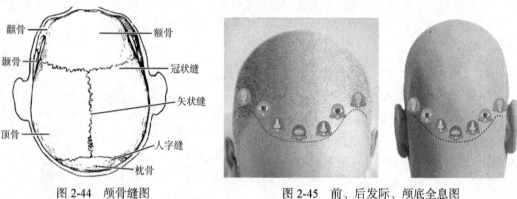

图 2-44　颅骨缝图　　　　　　　图 2-45　前、后发际、颅底全息图

三、取穴原则和常用处方

（一）取穴原则

1. 针方选择

依据四诊所查信息尤其脉诊的信息进行选方和补泻治疗。补泻方法是以枕外隆突为中心，针尖向内刺入为补，向外为泻。如小肠经经气阻滞、太过，可以取未时行泻法治疗，以泻其有余；如胃痛证属虚寒型，可以选取厥阴方治疗。

2. 全息反应点进针法

根据临床症状，在颅骨缝及颅底、前发际等全息区域相应区域内找反应点或压痛点。如左腰痛，可选取矢状缝相当于腰痛的部位的左侧一点找反应点或压痛点进针；右手痛可以在冠状缝或人字缝右侧末端相应的部位寻找反应点或压痛点进针，以输导局部经气。

（二）常用处方

1. 朱雀方或健脾方

巳午未（均用补法），可以祛风散寒，疏散上焦气血；同时还可以健脾化湿。

2. 升阳方

丑寅卯辰或丑寅卯巳（均用补法），可补助阳气，助其升发。

3. 滋阴方

未（泻法）或申（泻法）酉（泻法）戌（补法）亥（补法），可以泻火滋阴，使水火相济。

4. 补肾方

戌亥子丑寅（均用补法），可补肾填精。

5. 补北泻南方

子（补法）午（泻法），可交通心肾，静心安神。

6. 少阴方

子丑寅（均用补法），可以补肾升阳。

7. 厥阴方

丑（补法）寅（补法）卯（补或泻法），可以温阳暖胃，通络止痛。

8. 升降方

升阳方加滋阴方，可以升阳气、补阴气，燮理阴阳。

9. 温阳健脾方

厥阴方加健脾方，可以温阳健脾，宣肺化痰。

四、操作规范（图 2-46）

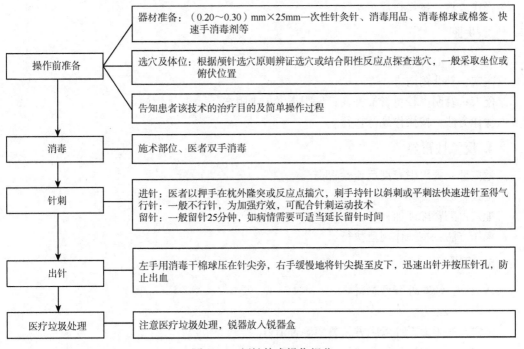

图 2-46　颅针技术操作规范

五、技术要点

①重视四诊尤其是脉诊。②阳性反应点的探查。③合理选穴和组方。④注意针刺方向。

六、适应证

1）痛证：颈、肩、腰、腿等急慢性痛证。
2）脾胃病症：慢性阑尾炎、急性胆囊炎、慢性胃炎等。
3）心脑病症：脑梗死恢复期、脑出血恢复期、周围性面神经麻痹等。
4）其他：过敏性鼻炎、干眼症、急性支气管炎等。

七、临床应用

1. 过敏性鼻炎

适应证：脾肺虚寒型过敏性鼻炎。
主穴：温阳健脾方。
配穴：肾虚证加补亥，兼湿重者泻酉。
操作方法：按操作规范执行。

2. 眩晕

适应证：痰湿郁滞型眩晕。
主穴：温阳健脾方。
配穴：湿重泻酉，肾虚补亥；气机失调者可以用升降方加减治疗。
操作方法：按操作规范执行。

3. 失眠

适应证：心肾不交型失眠。
主穴：补北泻南方。
配穴：肾阴虚较重者加补亥；偏阳虚者加少阴方。
操作方法：按操作规范执行。

4. 反流性胃炎

适应证：脾胃虚寒型反流性胃炎。
主穴：温阳健脾方。
配穴：兼肾虚证加补戌、亥。
操作方法：按操作规范执行。

5. 感冒

适应证：风寒外袭型感冒。
主穴：朱雀方。
配穴：兼阳虚者加厥阴方；兼痰湿者泻酉。
操作方法：按操作规范执行。

八、注意事项

①手法刺激不能过强，预防晕针。②头皮血管丰富，注意防止出针时出血。③留针期间可配合运动疗法。④血压过高时暂不治疗，须待血压平稳后方可治疗。

九、禁忌证

①7岁以下儿童、妊娠妇女及精神病患者等不能配合者。②头部颅骨缺损处或开放性颅脑损伤，头皮有严重感染、溃疡、瘢痕者。③高热、严重心脏病、凝血功能障碍者。④严重的肝肾功能不全、急性传染病、癌症晚期、恶病质、低蛋白水肿等全身情况较差者。

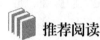

推荐阅读

1）俞昌德，吴炳煌，陈跃，等. 针刺颅骨缝治疗脑血管疾病的应用解剖[J]. 中国针灸，2002，22（3）：177-179.

2）王富春. 头针疗法[M]. 北京：人民卫生出版社，2008.

第八节　舌 针 技 术

舌针技术是通过在舌部及周围的特定穴进行针刺，以治疗全身疾病的一种针灸技术。目前有代表性的有管正斋和孙介光舌针。管氏舌针基础舌穴24个，新穴4个，共28个舌穴。孙氏舌针技术是著名针灸专家孙介光与其传承人孙雪然通过多年的临床验证和科学研究发明、总结的包括舌穴定位、功能、刺法等内容的新舌针技术。该技术起源于中医学原理，经过现代科学研究，开创性地对舌穴进行定位，确定了与人体解剖相对应40个舌穴。孙氏舌针技术首次发现了脑病患者伴有舌下囊肿这一病理现象，还发现了舌下伞襞（即脊柱、四肢舌穴部位）出现的阳性物（即粟米粒大小突起）与人体解剖相对应部位脊柱、四肢的病变有着直接的关系，为一些难治性疾病及常见病、多发病的治疗提供了新的思路与方法。

一、理论基础

舌通过全身经络系统，与各脏腑及各器官组织保持着密切的联系，使全身构成一个有机的整体，因而针刺舌部及周围的特定穴区可以疏通经络、调整脏腑，达到治疗疾病的目的。

1. 舌与脏腑的关系

舌与心脏联系密切，《灵枢·脉度》曰："心气通于舌，心和则舌能知五味矣。"《素问·阴阳应象大论》曰："心主舌……在窍为舌。"舌体的血脉极为丰富，从舌质的色泽可直接观察全身气血的运行，判断心主血脉的情况。舌的味觉感知与心脏功能关系密切，通过舌体的运动灵活程度和语言状况可以判断心主神明的功能。脾胃与舌联系紧密，舌为脾之外候，舌苔乃胃气熏蒸所化，《灵枢·邪气脏腑病形》曰："十二经脉，三百六十五络，其血气皆上于而走空窍……其浊气出于胃，走唇舌而为味。"肾藏精，足少阴肾经挟舌本，足少阴经别系舌本。

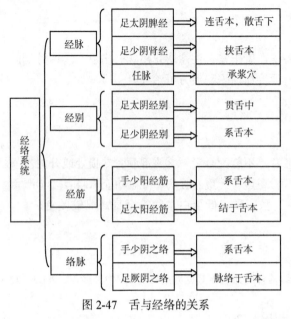

图 2-47　舌与经络的关系

肝藏血，注筋，其脉络于舌本。肺系上达咽喉，与舌根相连。

2. 舌与经络的关系

《灵枢·经脉》曰："手少阴之别……系舌本""肝脉也……而脉络于舌本也""脾足太阴之脉……连舌本，散舌下""肾足少阴之脉……其直者……挟舌本"。《灵枢·经筋》曰："足太阳之筋……其支者，别入结于舌本""手少阳之筋……其支者……入系舌本"。足太阴脾经、足少阴肾经、任脉、足太阴经别、足少阴经别、手少阳经筋、足太阳经筋、手少阴之络、足厥阴之络与舌密切联系，具体见图 2-47。

3. 观舌察病

舌诊是中医四诊望诊中的重要内容，曹炳章《辨舌指南》曰："辨舌质可辨脏腑的虚实，视舌苔可察六淫之浅深。"观察舌质的变化可以了解脏腑虚实、津液的盈亏；分辨舌之苔垢色泽、厚薄，可知其病邪性质、程度与进退；询问舌的味觉，可探知病症位置、脏腑之寒热；观察舌脉可知人体气血运行是否畅通；看其形态可判断脏腑的虚实、寒热。正如杨云峰《临症验舌法》所云："舌者，心之苗也，五脏六腑之大主，其气通于此，其窍开于此者也。查诸脏腑图，脾、肺、肝、肾无不系根于心，核诸经络，考手足阴阳，无脉不通于舌。则知经络脏腑之病，不独伤寒发热有苔可验，即凡内外杂症，亦无一不呈其形，着其色于舌，是以验舌一法，临症者不可不讲也。"

二、穴位定位及主治

（一）孙氏舌穴

孙氏舌穴系统不仅在舌面上有脏腑的分布区域，而且在舌下有一个形似倒置人形的穴位分布系统。这些穴位的定位与人体解剖相对应。

舌穴在舌面（舌背）和舌下（舌底）均有分布。舌面上的舌穴对应人体脏腑器官，从舌尖到舌根依次对应人体从上到下的内脏器官；舌下面的舌穴对应人体肢体躯干，从舌尖到舌根是一个倒置的人形，沿舌纵轴两侧依次分布有相应的下肢穴、上肢穴，舌根部与脑部相应。

1. 舌面穴位（图 2-48）

（1）心穴

定位：舌尖内 3 分（偏左斜刺）。

主治：心痛、胸闷、心悸、气短、胁肋疼痛、心肌供血不足、室性期前收缩、心房颤动、心律不齐等，以及脑供血不足、情志失调等。

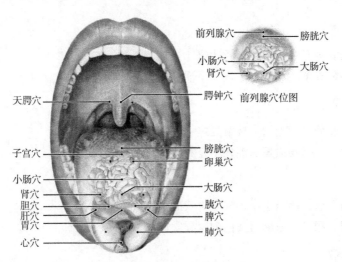

图 2-48 舌针舌面穴位分布图

（2）肺穴

定位：心穴与胃穴之间上 1/3 处旁开，舌中线与舌边缘 1/2 处。

主治：咳嗽、气喘、胸闷、胸痛、肺炎、胸膜炎、肋间神经痛、支气管炎、过敏性鼻炎（花粉症）等。

（3）胃穴

定位：心穴与小肠穴之中间点。

主治：胃脘痛、消化不良、胃纳不佳、反酸、胃及十二指肠溃疡、慢性胃炎、呃逆等。

（4）肝穴

定位：胃穴左侧舌中线与舌边缘外 1/3 处。

主治：肝病、胸满、呕逆及情绪、精神异常等。

（5）脾穴

定位：胃穴右侧舌中线与舌边缘外 1/3 处。

主治：呕逆、胃脘痛、腹胀、嗳气、大便不畅等。

（6）胆穴

定位：胃穴与大肠穴之间上 1/3，舌面中线与左侧舌边缘内 1/3 处。

主治：胆囊炎、胆结石、黄疸等，以及惊吓、情志失常、口苦、胸胁痛等。

（7）胰穴

定位：胃穴与大肠穴之间上 1/3，舌面中线与右侧舌边缘内 1/3 处。

主治：胰腺炎、糖尿病等。

（8）大肠穴

定位：胃穴与小肠穴之中间点。

主治：腹泻、便秘、腹痛、腹胀等。

（9）肾穴

定位：大肠穴旁开，舌中线与舌边缘 1/2 处。

主治：肾功能异常、腰痛、阳痿、早泄及内分泌失调等。

（10）小肠穴

定位：舌自然伸出，上齿尖接触处之中间点。

主治：胃及十二指肠溃疡、消化不良等。

（11）膀胱穴

定位：小肠穴后，相当于小肠穴与胃穴之距离处。

主治：尿频、尿急、尿潴留及前列腺异常等。

（12）前列腺穴

定位：膀胱穴后 2 分处。

主治：前列腺炎、前列腺肥大等。

（13）子宫穴

定位：膀胱穴前 2 分处。

主治：月经失调、痛经、不孕症、功能失调性子宫出血、更年期综合征及内分泌失调等。

（14）卵巢穴

定位：膀胱穴前 4 分旁开 3 分处，小肠穴与膀胱穴之间前 1/3 旁开 4 分处。

主治：卵巢炎、不孕症、更年期综合征及内分泌失调等。

（15）腭钟穴

定位：悬雍垂之根正中处。

主治：延髓麻痹所致软腭功能受限及构音障碍等。

（16）天腭穴

定位：腭钟穴旁开 3 分。

主治：延髓麻痹等致上腭功能受限及构音障碍等。

2. 舌下穴位（图 2-49）

（1）颈穴

定位：舌蒂与舌系带之中间点。

主治：颈椎病、颈部肌肉损伤、甲状腺功能异常、甲状腺肿、气管炎、肢体功能障碍等。

（2）胸穴

定位：颈穴与尾穴之间上 1/3 处。

主治：胸痛、肋间神经痛、胸

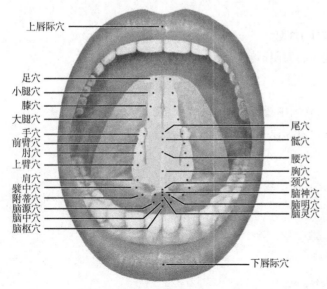

图 2-49　舌下面穴位对应人体图

骨痛及胸背肌肉痛等。

（3）腰穴

定位：颈穴与尾穴之间下 1/3 处。

主治：腰痛、腰肌劳损、腰椎间盘突出症、腰扭伤等。

（4）骶穴

定位：腰穴与尾穴之间下 1/3 处。

主治：骶骨痛、腰腿痛等。

（5）尾穴

定位：颈穴与舌尖之中间点。

主治：尾骨痛、腰腿痛等。

（6）肩穴

定位：颈穴与胸穴之中点旁开伞襞处。

主治：颈椎病、肩周炎、肩部肌肉损伤、韧带损伤、中风、上肢瘫、帕金森病及肩功能障碍等。

（7）上臂穴

定位：肩穴与肘穴之间旁开伞襞处。

主治：上臂功能障碍、肌肉痛、肌肉及肌腱损伤等。

（8）肘穴

定位：腰穴旁开伞襞处。

主治：肘关节损伤、网球肘、中风上肢瘫及肘关节功能障碍等。

（9）前臂穴

定位：肘穴与手穴之间旁开伞襞处。

主治：臂痛、肌肉损伤及其他原因致前臂功能障碍等。

（10）手穴

定位：颈穴与舌尖中间点旁开伞襞处。

主治：手或腕关节损伤或功能障碍、手指痉挛、腕管综合征、上肢末梢神经炎等。

（11）大腿穴

定位：尾穴与膝穴间旁开伞襞处。

主治：大腿肌肉痛、髋关节疾患、股骨头坏死等。

（12）膝穴

定位：尾穴与足穴之中间点旁开伞襞处。

主治：膝关节损伤或功能障碍、中风等。

（13）小腿穴

定位：膝穴与足穴间旁开伞襞处。

主治：小腿肌肉或韧带损伤、腓长肌痉挛、中风等。

（14）足穴

定位：舌尖内 1 分旁开 2 分处。

主治：足关节活动受限、关节损伤、痉挛萎缩，足跟痛及下肢末梢神经炎等。

（15）脑灵穴

定位：舌蒂下 1/3 处。

主治：小脑疾患、眼病、头晕、共济运动失调、读写困难、幻觉、肢体功能障碍、语言障碍等。

（16）脑明穴

定位：脑灵穴旁开近舌蒂外边缘处。

主治：视觉、听觉、语言障碍，肢体功能障碍等。

（17）脑中穴

定位：舌蒂中间凹陷处。

主治：躯体触觉、温度感觉、痛觉异常，方向、计算、写作、阅读等功能异常，不专注，失忆等。

（18）脑枢穴

定位：舌蒂之上端。

主治：中风、肢体功能障碍、不专注、沟通困难、社交障碍、情绪不稳、语言表达困难等。

（19）脑源穴

定位：脑中穴、脑枢穴中间旁开舌蒂外边缘处。

主治：智力低下、理解障碍、语言障碍、情绪失调等。

（20）脑神穴

定位：颈穴与脑灵穴之中点。

主治：脑性昏迷、呼吸和吞咽困难、运动平衡障碍、头晕、反胃、睡眠困难等。

（21）襞中穴

定位：舌下襞之正中点。

主治：脑瘫、智力障碍、语言障碍、小脑萎缩、老年痴呆、延髓麻痹、中风等。

（22）附蒂穴

定位：舌阜之正中点。

主治：脑瘫、智力障碍、自闭症、语言障碍、老年痴呆、中风、帕金森病等。

（23）上唇际穴

定位：上唇际之中点。

主治：肌肉萎缩、面瘫、肌肉痛等。

（24）下唇际穴

定位：下唇际之中点。

主治：肌肉萎缩、面瘫、肌肉痛等。

（二）管氏舌穴（图 2-50）

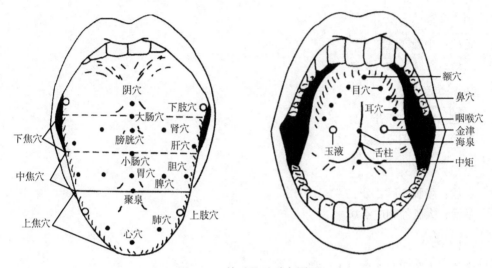

图 2-50　管氏基础舌穴图

（1）心穴

定位：舌尖部。

主治：心经相应疾病。

（2）肺穴

定位：心穴两旁 3 分。

主治：肺经相应疾病。

（3）胃穴

定位：舌面中央，心穴后 1 寸。

主治：胃经相应疾病。

（4）脾穴

定位：胃穴旁开 4 分。

主治：脾经相应疾病。

（5）胆穴

定位：胃穴旁开 8 分。

主治：胆经相应疾病。

（6）肝穴

定位：胆穴后 5 分。

主治：肝经相应疾病。

（7）小肠穴

定位：胃穴后 3 分。

主治：小肠经相应疾病。

（8）膀胱穴

定位：小肠穴后 3 分。

主治：膀胱经相应疾病。

（9）肾穴

定位：膀胱穴旁开 4 分。

主治：肾经相应疾病。

（10）大肠穴

定位：膀胱穴后 2 分。

主治：大肠经相应疾病。

（11）阴穴

定位：大肠穴后 2 分，舌根部。

主治：前后阴疾病。

（12）聚泉

定位：舌面中央，胃穴前 2 分。

主治：消渴、舌强等。

（13）上肢穴

定位：肺穴与胆穴之间中前 1/3 处，舌边缘。

主治：上肢病痛。

（14）下肢穴

定位：阴穴旁开 1 寸，近舌边缘。

主治：瘫痪。

（15）三焦穴

定位：从聚泉穴引一横线，舌尖部分统称上焦穴。通过小肠穴引第二横线，两横线之间为中焦穴。通过大肠穴引第三条横线，小肠穴与大肠穴横线之间为下焦穴。

主治：上、中、下焦三穴分别主治上、中、下焦相应疾病。

（16）额穴

定位：将舌向上卷起，舌尖抵上门齿舌尖正下 3 分。

主治：头痛、眩晕。

（17）目穴

定位：额穴斜下 3 分。

主治：目赤肿痛。

（18）鼻穴

定位：舌边缘与舌下静脉之间，目穴下 2 分。

主治：鼻塞、鼻渊。

（19）耳穴

定位：鼻穴斜下 2 分。

主治：耳鸣、耳聋。

（20）咽喉穴

定位：耳穴正下 2 分。

主治：咽喉肿痛。

（21）海泉

定位：将舌卷起，位于舌下中央系带上。

主治：呃逆、消渴。

（22）金津、玉液

定位：舌尖向上反卷，上下门齿夹住舌，使舌固定，舌下系带两侧静脉上，左名金津，右名玉液。

主治：口疮、舌炎、喉痹、呕吐、漏经。

（23）舌柱

定位：舌上举，在舌下之筋如柱上。

主治：重舌、舌肿。

（24）中矩

定位：舌上举，位于舌底与齿龈交界处。

主治：舌燥、中风舌强不语。

三、取穴原则

舌针技术的取穴原则是以脏腑辨证与局部辨证相结合。

1）脏腑辨证取穴。

2）根据病位与舌人体解剖模拟图相对应取穴。

3）根据脑病与舌下襞肿胀的区域选穴。

4）根据脏腑疾病（或脏腑辨证）与舌苔、舌型、舌质及舌下脉络的异常取穴。

5）肢体与脊椎在舌下相应的部位出现异常结节处取穴。

四、操作规范（图 2-51）

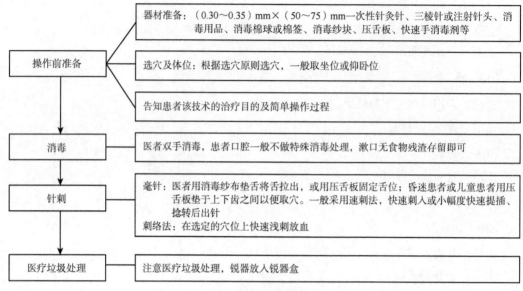

操作前准备
- 器材准备：（0.30～0.35）mm×（50～75）mm一次性针灸针、三棱针或注射针头、消毒用品、消毒棉球或棉签、消毒纱块、压舌板、快速手消毒剂等
- 选穴及体位：根据选穴原则选穴，一般取坐位或仰卧位
- 告知患者该技术的治疗目的及简单操作过程

消毒
- 医者双手消毒，患者口腔一般不做特殊消毒处理，漱口无食物残渣存留即可

针刺
- 毫针：医者用消毒纱布垫舌将舌拉出，或用压舌板固定舌位；昏迷患者或儿童患者用压舌板垫于上下齿之间以便取穴。一般采用速刺法，快速刺入或小幅度快速提插、捻转后出针
- 刺络法：在选定的穴位上快速浅刺放血

医疗垃圾处理
- 注意医疗垃圾处理，锐器放入锐器盒

图 2-51　舌针技术操作规范

五、技术要点

①患者配合。②选穴准确。③毫针操作时采取速刺法，快速刺入，小幅度快速提插、捻转。④舌针刺络法做到"稳、准、快"，注意出血量。

六、适应证

1）心脑病症：心肌炎、缺氧后遗症、脑性昏迷患者的复苏、难治性中风、多发性硬化、帕金森病、眩晕、老年性痴呆、假性延髓麻痹、小脑萎缩、顽固性面瘫、视神经萎缩等。

2）五官病症：青光眼、视网膜脱落、梅尼埃病、耳聋耳鸣等。

3）气血津液病症：甲状腺疾病、尿崩症等。

4）妇儿病症：功能失调性子宫出血、痛经、子宫内膜异位症、自闭症等。

5）其他：哮喘，减轻癌症化疗、放疗不良反应等。

七、临床应用

1. 中风后吞咽障碍

适应证：中风后吞咽障碍患者生命体征平稳 1 周左右。

主穴：脑神穴、襞中穴、天腭穴、腭钟穴。

配穴：伴肢体功能障碍者加相对应肢体的舌穴；伴言语不利者加心穴、肾穴；伴高血压者加心穴、肾穴；伴情感障碍者加心穴、肝穴；伴痰涎多者加心穴、肾穴。

操作方法：按操作规范执行。

2. 中风后失语

适应证：中风后失语患者生命体征平稳 1 周左右。

主穴：脑明穴、脑灵穴、脑中穴、襞中穴。

配穴：伴记忆力下降者加心穴；伴认知下降者加心穴、肾穴；烦躁者加肝穴；伴高血压者加心穴、肾穴。

操作方法：按操作规范执行。

3. 痴呆

适应证：阿尔茨海默病、血管性痴呆等。

主穴：脑中穴、脑源穴、脑枢穴、襞中穴、附蒂穴。

配穴：肝肾亏虚证加肝穴、肾穴；气血不足证加胃穴；痰浊闭窍证加心穴、脾穴；心肝火盛证加心穴、肝穴；瘀血阻络证加心穴；睡眠颠倒者加心穴、肾穴。

操作方法：按操作规范执行。

4. 脑瘫

适应证：痉挛性双瘫、脑性偏瘫、痉挛性四肢瘫伴舞蹈手足徐动症。

主穴：附蒂穴、襞中穴、脑枢穴、脑灵穴、脑明穴。

配穴：肝肾不足证加肾穴；心脾两虚证加心穴、脾穴；痰浊阻络证加肝穴、脾穴；伴言语不利者加心穴；智能差者加心穴、肾穴；四肢症状严重者加相对应肢体的舌穴；伴腰脊胸骶症状者加腰穴、胸穴、骶穴或尾穴。

操作方法：按操作规范执行。

5. 眩晕

适应证：梅尼埃病、良性阵发性眩晕、椎动脉型颈椎病、前庭神经元炎等所致眩晕。

主穴：脑灵穴、脑神穴、脑明穴、脑中穴。

配穴：肝阳上亢证加肝穴；痰湿中阻证加脾穴；痰瘀脑络证加心穴；气血不足证加胃穴；肝肾阴虚证加肝穴、肾穴；伴颈痛者加颈穴；伴耳鸣者加心穴、肾穴；呕吐明显者加胃穴。

操作方法：按操作规范执行。

6. 自闭症

适应证：各种自闭症。

主穴：脑枢穴、脑中穴、脑源穴、心穴。

配穴：伴急躁易怒者加肝穴；伴发育迟缓者加肾穴、脾穴。

操作方法：按操作规范执行。

7. 尿崩症

适应证：各种证型尿崩症。

主穴：脑源穴、膀胱穴、肾穴。

配穴：心脾两虚证加心穴、脾穴；肺胃热盛证加肺穴、胃穴。

操作方法：按操作规范执行。

八、注意事项

①过饥、过劳、精神过度紧张时，不宜立即进行针刺；对于身体瘦弱、气虚血亏的患者，

针刺手法不宜过强，并应尽量选用卧位。②可出现晕针现象，当注意预防及处理。③可配合运动疗法。④脑出血急性期昏迷者慎用。⑤孕妇慎用。

九、禁忌证

①舌面及舌下有感染、溃疡、瘢痕或肿瘤的部位。②有出血倾向者。③神志障碍、躁动明显不配合者。

 推荐阅读

1）孙介光，孙雪然. 舌针技术[J]. 中国针灸，2010, 30（5）: 599-600.

2）孙介光，孙雪然. 实用舌针疗法[M]. 北京：人民军医出版社，2008.

3）孙介光，孙雪然. 舌针疗法（续1）——舌穴定位、功能与研究[J]. 中国针灸，2010, 30（5）: 421-422.

4）张冰. 舌针在中风后吞咽障碍中的应用进展[J]. 内蒙古中医药，2017, 36（18）: 134.

5）张利泰，葛磊，谢博多. 舌针疗法临床应用研究进展[J]. 中国疗养医学，2001, 20（8）: 721-723.

第九节 手 针 技 术

手针技术是针刺手部一些特定穴位，用以治疗全身疾病的针类技术，是我国医务工作者在针刺手部经穴可以治疗身体其他部位疾病的启发下，以经络学说和全息理论为基础，经过大量临床实践总结形成的。例如，山东大学张颖清在生物全息理论指导下发现了第二掌骨的全息反应系统，并与针灸推拿结合而创立了第二掌骨针刺技术；朱振华以经络学说、整体观念、相对平衡学说为基础，提出手针新疗法，常用穴位159个，呈规律排列；方云鹏发现，在手上存在三个缩小的人形，分别排列和相互重叠于手的不同部位，提出手相针理论，其穴区分布主要由手伏象、手伏脏、桡倒象、桡倒脏、尺倒象、尺倒脏六部分组成；王新明深入探讨手针分布规律，以及手部经脉的分布和穴位的内在联系，绘制了手部十四经分布图——手经图；罗新弟手针技术记载穴位更加详细，手背部有37个穴位，手掌部有111个穴位。另外，还有医家根据手部八卦的分布来取穴治疗疾病，如葛钦甫以太极八卦为基础，结合手掌的经络腧穴和现代新医学理论，形成了独特的手掌八卦区进针治疗的葛氏掌针疗法体系。

一、理论基础

早在《黄帝内经》中已记载有手与脏腑经络存在联系。《素问·太阴阳明论》指出："阴气……循臂至指端，阳气从手上行至头。"《灵枢·动输》说："夫四末阴阳之会者，此气之尤络也。"《灵枢·逆顺肥瘦》论述："手之三阴，从脏走手，手之三阳，从手走头"，手为上肢之末端，为手三阴、三阳经络气血交会联系之处，对经气的接通具有重要作用。《灵枢·卫气失常》又说："皮之部，输于四末。"这样手部经脉又与全身经脉密切联系。按照十二经的标本、根结学说，手亦是经脉之气生发、布散之处。运用手针疗法，针刺手部特定穴位，易于激发经气，调节脏腑经络功能，从而对全身各部的疾病进行治疗，如《灵枢·热病》有："喉痹舌卷，口中干，烦心心痛，臂内廉痛，不可及头，取手小指次指爪甲下，去端如韭叶。"

手作为人体最为重要和灵活的器官之一，其所蕴含和携带的生物信息，是机体整体生理信息的缩影，能够反映全身的脏腑功能。同时，生物全息律与中医学的整体观念有着紧密的联系。中医学强调天人合一的整体观，认为人自身便是一个完整的功能有机体，机体内外、经络脏腑、四肢关节都有着生理上紧密关联、病理上相互影响的作用。当人体某一内在组织或脏腑发生病变，就会导致整体的阴阳平衡失调，气血经络异常；同时，也必然引起位于体表部的与之相对应脏腑、组织器官的局部功能区发生异常变化。比较具有代表性的是人的第二掌骨就能够涵盖人体全部健康信息，人体内在的脏腑器官可以在自身的第二掌骨桡侧找到与其相适应的反射点和穴位点。在手部第二掌骨桡侧的穴位点上有异常的触觉反应或者压痛点，则身体内的某一器官或者脏腑必然会产生异常或疾病。

二、穴位排列、定位及主治

（一）穴位的排列

手部的穴位排列也符合全息生物律，临床以纵向与横向的手全息象为主，以手的阳面为主分别称为手伏象与横伏象。

1. 纵向排列的全息象

像俯卧的人形，中指为头项，食指、无名指为上肢，拇指、小指为下肢，第三掌骨为脊柱。其余的身体器官依次排列。人体阳面的组织器官称为手伏象。同理，该人形阴面的内脏等组织器官位于手的掌面，称为手伏脏（图2-52）。

2. 横向排列的全息象

把手食指、小指向前伸出。拇指、中指、无名指缩起来，可以得到一个"全息人象"的雏形：桡骨小头及第一掌骨为头项，食指为上肢，小指为下肢，掌面及掌背即分别为躯干的内、外侧。其外侧称为横伏象，主要是人体阳面背部等组织器官；其内侧称为横伏脏，主要是人体内部的脏腑组织（图2-53）。

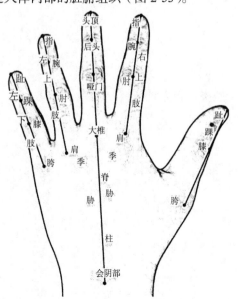

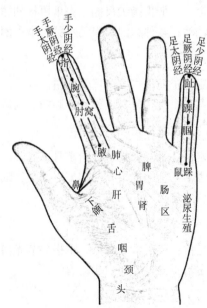

图 2-52　纵向排列全息象示意图　　　　图 2-53　横向排列全息象示意图

（二）穴位定位及主治（图2-54）

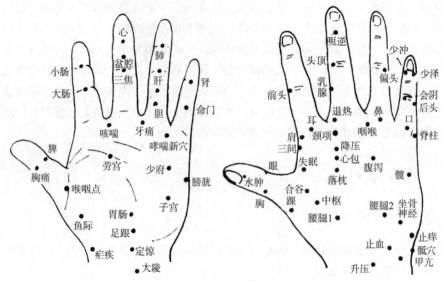

图 2-54　手针穴位定位图

（1）踝穴

定位：拇指掌指关节桡侧赤白肉际处。

主治：踝关节扭伤疼痛。

（2）胸穴

定位：拇指指关节桡侧赤白肉际处。

主治：胸痛、吐泻、癫痫、气喘。

（3）水肿穴

定位：拇指指尖尺侧，去爪甲根如韭叶。

主治：各种原因引起的水肿、全身困重。

（4）眼穴

定位：拇指指关节尺侧赤白肉际处。

主治：各种眼病，如目赤肿痛、迎风流泪、睑腺炎、青光眼等。

（5）中枢穴（后合谷穴）

定位：手背拇指、食指掌骨基底部。

主治：神经性头痛、抑郁障碍、失眠、三叉神经痛、精神分裂症、高血压、偏瘫、小儿麻痹后遗症。

（6）肩穴

定位：位于食指桡侧，掌指关节赤白肉际处。

主治：各种原因引起的肩痛。

（7）前头穴（阑尾炎穴）

定位：食指第一指节桡侧赤白肉际处。

主治：前头痛、胃痉挛、急性胃肠炎、急性阑尾炎早期、慢性胃炎等。

（8）耳穴

定位：手背，食指掌指关节骨尖中央。

主治：耳部疾患，如耳鸣、耳聋、耳源性眩晕等。

（9）乳腺穴

定位：手背中指第一指关节横纹桡侧点与掌指关节桡侧之中点，赤白肉际的外侧线上。

主治：乳腺疾病，如乳腺增生、乳腺炎等。

（10）头顶穴

定位：中指第一关节桡侧赤白肉际处。

主治：神经性头痛、头顶痛、痛经、高血压、痴呆等。

（11）偏头穴

定位：无名指第一指关节尺侧赤白肉际处。

主治：偏头痛、肋间神经痛、胆绞痛、耳痛等。

（12）会阴穴

定位：小指第一指关节桡侧赤白肉际处。

主治：会阴部疼痛、痛经、白带过多等。

（13）后头穴（扁桃体穴 1）

定位：小指第一指关节尺侧赤白肉际处。

主治：后头痛、扁桃体炎、脊背痛、颈椎病等。

（14）脊柱穴（尾骨痛点）

定位：小指掌指关节尺侧赤白肉际处。

主治：急性腰扭伤、椎间盘突出、尾骨痛、棘间韧带劳损等。

（15）坐骨神经穴

定位：手背第四、五掌指关节近第四掌指关节处。

主治：腰椎间盘突出症、坐骨神经痛、髋关节及臀部疼痛等。

（16）鼻穴

定位：手背无名指掌指关节骨尖中央。

主治：鼻部疾病，如慢性鼻炎、过敏性鼻炎、鼻息肉等。

（17）咽喉穴

定位：手背第三、四掌指关节近第三掌指关节处。

主治：急性扁桃体炎、咽喉炎、牙痛、三叉神经痛等。

（18）颈项穴

定位：手背第二、三掌指关节近第三掌指关节处。

主治：颈椎病、落枕、颈部扭伤等。

（19）心包穴

定位：手背食指掌指关节尺侧缘中点后 3/4 寸。

主治：心包之病，如热病之神昏、谵语、癫狂等。

（20）腰腿 1

定位：手背腕横纹前 1.5 寸，食指伸肌腱桡侧。

主治：腰椎间盘突出症、腰扭伤、腰肌劳损（同侧穴）等。

（21）腰腿 2

定位：手背小指与无名指掌骨歧骨基底部前陷中。

主治：腰椎间盘突出症、腰扭伤、尿路感染、慢性肾炎、肾结石引起的疼痛等。

（22）止血穴

定位：手背腕横纹与无名指中线交点处。

主治：各种出血。

（23）甲亢穴

定位：手背，小指中线的腕横纹后，尺骨前陷中。

主治：甲状腺功能亢进症。

（24）骶穴

定位：小指外侧线上，与腕横纹齐处。

主治：骶部酸痛、尾骨痛等。

（25）止痒穴

定位：腕横纹尺侧缘前 1 寸赤白肉际处。

主治：皮肤瘙痒，如荨麻疹、湿疹、神经性皮炎、皮肤干燥等。

（26）髋穴

定位：手背小指掌指关节与腕横纹之中点，近第五掌骨的尺侧缘，在小指中线与外侧线中间。

主治：髋部酸痛、股骨头坏死等。

（27）口穴

定位：手背小指掌指关节骨尖中央。

主治：口腔疾病、口眼㖞斜等。

（28）升压穴

定位：手背腕横纹中点。

主治：各种原因引起的低血压。

（29）降压穴

定位：手背食指掌指关节尺侧缘后 5 分。

主治：高血压。

（30）呃逆穴

定位：手背中指第二指关节横纹中点。

主治：呃逆。

（31）退热穴

定位：手背中指桡侧指蹼处。

主治：发热、腹泻、眼病等。

（32）腹泻穴

定位：手背第三、四掌指关节间，上1寸。

主治：腹泻、痢疾等。

（33）定惊穴

定位：掌面大小鱼际交界处。

主治：高热惊厥、心悸、焦虑、惊恐等。

（34）足跟穴

定位：胃肠穴（见下）与大陵穴中点。

主治：足跟痛。

（35）胃肠穴

定位：劳宫穴与大陵穴连线中点。

主治：慢性胃炎、溃疡病、消化不良、胆道蛔虫病、腹泻、尿潴留等。

（36）胸痛穴

定位：大拇指指关节掌侧横纹桡侧1/3处。

主治：胸闷、胸痛、肋间神经痛、心绞痛等。

（37）牙痛穴

定位：掌面第三、四掌指关节之间，近第三掌指关节处。

主治：牙痛、咽喉部疾病。

（38）脾穴

定位：掌面拇指指关节横纹之中点。

主治：消化不良、腹痛、腹泻、关节炎、肌肉萎缩等。

（39）咳喘穴

定位：掌面食指掌指关节尺侧缘。

主治：支气管炎、哮喘、神经性头痛、落枕等。

（40）大肠穴

定位：掌面食指第一指关节横纹中点。

主治：腹泻、便秘等。

（41）小肠穴

定位：掌面食指第二指关节横纹中点。

主治：小肠病，如腹泻、消化不良、口舌生疮等。

（42）三焦穴

定位：掌面中指第一指关节横纹中点。

主治：上中下三焦疾病，包括呼吸系统、循环系统、消化系统、泌尿及生殖系统疾病等。

（43）心穴（小儿消化不良穴）

定位：掌面中指第二指关节横纹中点。

主治：心悸、心痛、神经衰弱、失眠、小儿消化不良、荨麻疹、哮喘等，灸之可治白癜风。

（44）肝穴

定位：掌面无名指第一指关节横纹中点。

主治：胁肋疼痛、胃脘胀满等。

（45）肺穴

定位：掌面无名指第二指关节横纹中点。

主治：咳嗽、气喘、胸闷、咽喉痛、感冒等。

（46）命门穴

定位：掌面小指第一指关节横纹中点。

主治：腰痛、遗精、阳痿、眼病等。

（47）肾穴（夜尿穴）

定位：掌面小指第二指关节横纹中点。

主治：夜尿多、尿频、腰膝酸软、糖尿病等。

（48）哮喘新穴

定位：掌面第四、五掌指关节间，关节前凹陷中或取第二、三掌骨间隙两指间蹼后3分。

主治：哮喘。

（49）失眠穴

定位：手背合谷与三间穴连线的中点。

主治：失眠症。

（50）盆腔穴

定位：掌面中指第二节两横纹中点连线的中点。

主治：腹腔及盆腔疾病、流行性感冒等。

（51）子宫穴

定位：掌面小指与无名指交界点向远端第一掌横纹所引垂线的中点。

主治：生殖系统疾病、围绝经期综合征等。

（52）疟疾穴

定位：第一掌骨与腕关节结合处，大鱼际桡侧缘。

主治：疟疾往来寒热。

（53）鱼际穴（扁桃体穴2）

定位：位于掌面第一掌骨尺侧中点。

主治：扁桃体炎、喉炎等。

三、取穴原则

1. 相应部位取穴

相应部位取穴，如肺病取肺穴、肾病取肾穴、脾病取脾穴、胃痛取胃穴、眼病取眼穴、肩痛取肩穴、踝关节痛取踝穴等。

2. 脏腑辨证取穴

脏腑辨证取穴，如目疾肝肾不足者选肝穴、肾穴；失眠心肾不交者选心穴、肾穴；遗精肾精不固者选肾穴等。

3. 对症取穴

对症取穴，即针对某些症状选取有效穴位，如哮喘选哮喘穴、呃逆选呃逆穴、惊厥选定惊穴、瘙痒取止痒穴等。

三种取穴原则可单独应用或配合应用，手针技术一般选2～3穴为宜。左病取左，右病取右，两侧病或内脏病取双侧穴位。

四、操作规范（图 2-55）

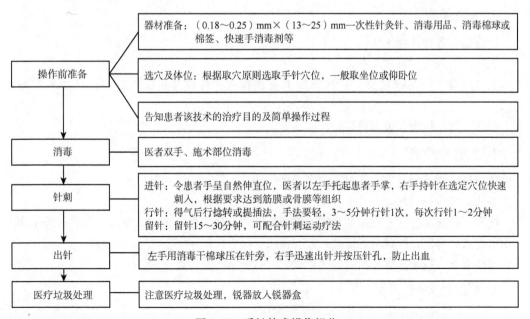

图 2-55　手针技术操作规范

五、技术要点

①取穴要精准，一般选用 2～3 穴为宜。②针刺以达到筋膜或骨膜并有针感为度。③行针手法要轻，可配合运动针灸疗法。

六、适应证

1）痛证：急性腰扭伤、头痛、胃痛、痛经、坐骨神经痛、风湿性关节炎、关节扭伤、落枕、颈痛、肩周炎、软组织挫伤等。

2）心脑病症：神经症、面肌痉挛、神经性头痛、三叉神经痛、面神经麻痹、多发性神经炎、偏瘫等。

3）肝胆脾胃病症：胆囊炎、胃痉挛、急慢性胃炎、腹泻等。

4）妇儿病症：产后缺乳、痛经、闭经、月经不调、阴周炎症、小儿遗尿、小儿哮喘等。

5）其他：鼻炎、感冒、荨麻疹、心绞痛、遗精、阴囊瘙痒等。

七、临床应用

1. 哮喘

适应证：支气管哮喘急性发作。

主穴：哮喘新穴、肺穴。

配穴：风寒外袭证加三焦穴；风热犯肺证加大肠穴；痰湿阻肺证加脾穴；水饮凌心证加水肿穴；喘甚者加肾穴。

操作方法：按操作规范执行。

2. 小儿遗尿

适应证：各种遗尿。

主穴：会阴穴、肾穴。

配穴：肾气不足证加肺穴；脾肺气虚证加脾穴；肝经湿热证加肝穴；夜梦多者加心包穴。

操作方法：按操作规范执行。

3. 坐骨神经痛

适应证：腰椎间盘突出症引起的坐骨神经痛。

主穴：坐骨神经穴。

配穴：行痹加肝穴；痛痹加肾穴；着痹加脾穴；风湿热痹证加大肠穴、肝穴；痰瘀痹阻证加水肿穴、脾穴；肝肾两虚证加肝穴、肾穴。

操作方法：按操作规范执行，缪刺取穴，可配合运动针灸疗法。

4. 原发性失眠

适应证：原发性失眠。

主穴：心穴、失眠穴。

配穴：心脾两虚证加脾穴；阴虚火旺证加肾穴；心虚胆怯证加胆穴；痰热内扰证加肺穴；肝郁化火证加肝穴。

操作方法：按操作规范执行。

5. 胃肠炎

适应证：急性胃肠炎。

主穴：胃肠穴。

配穴：寒湿困脾证加脾穴；肠道湿热证加大肠穴；食滞胃肠证加肺穴。

操作方法：按操作规范执行。

八、注意事项

①手针技术针感强，注意预防晕针。②针刺手穴，特别是沿骨膜斜刺时易损伤骨膜，故手法宜轻柔。③手部血管较为丰富，出针时注意按压，防止出血。④对肢体功能障碍者可配合针刺运动疗法。

九、禁忌证

①局部皮肤破溃、感染者。②精神紧张、疲劳、虚弱者。③有出血倾向者。

推荐阅读

1）许能贵，符文彬. 临床针灸学[M]. 北京：科学出版社，2015.

2）张颖清. 全息生物疗法[M]. 济南：山东大学出版社，1987.

3）许宏宝. 基于全息论对第二掌骨贴压合中药治疗肝郁型失眠的研究[D]. 广州：广州中医药大学，2016.

4）牟小文，刘建民，周焕娇. 第二掌骨全息理论在小儿推拿中的临床应用探讨[J]. 湖南中医杂志，2020，36（4）：119-121.

5）袁佳，豆运香，李媚慧. 第二掌骨侧全息疗法结合运动疗法治疗急性腰痛的临床观察[J]. 按摩与康复医学，2019，10（24）：16-17，20.

6）符文彬，徐振华. 针灸临床特色技术教程[M]. 北京：科学出版社，2016.

7）冯春祥. 中国特种针法全书[M]. 北京：华夏出版社，1995.

第十节 第二掌骨针刺技术

第二掌骨针刺技术是在第二掌骨桡侧的特定穴位群进行针灸，以治疗全身疾病的一种针灸技术。山东大学张颖清在生物全息理论指导下，于 20 世纪 70 年代发现了第二掌骨的全息反应系统，并与针灸理论结合而创立了此技术。

一、理论基础

第二掌骨全息反应系统认为，第二掌骨为整个人体的大致缩小，其对应的穴位有序排列，分别对应人体的不同部位，从而为临床应用提供理论依据。

（一）全息胚与生物全息律

全息胚是生物体相对独立的部分，其在结构与功能上和周围的部分有相对明确的边界，而其内部又有着结构和功能的相对完整性。如第二掌骨就是这样的一个全息胚单位。张颖清认为，第二掌骨是身体的一个节肢部分，与周围结构有明确的界限，但是其又包含着全部整体各部位的病理生理信息，是整体的缩形或胚胎。所以，生物全息律可以表述为：①全息胚的各个部位分别在整体或其他全息胚有各自的对应部位；②全息胚的一个部位，相对于该全息胚的其他部位，与整体或其他全息胚所相对应的部位生物学特性相似程度较大；③各部位在一个全息胚的分布规律与各对应部位在整体或其他全息胚的分布规律相同；④在生长轴线连续的两个全息胚，生物学特性相似程度最大的两端总是处于相隔最远的位置，从而总是对立的两极连在一起。第二掌骨符合这样一个生物全息律。

（二）穴位全息律

在全息胚与生物全息律的基础上，"穴位全息律"认为，在各个节肢及其他较大的相对独立的部分中，都有着与第二掌骨侧相同的穴位分布规律。节肢，是由长骨和包被该长骨的组织构成的系统，例如，上肢的肩关节和肘关节之间的部分是肱骨节肢，第二掌骨和包被该掌骨的组织构成了第二掌骨节肢。人体任一节肢或其他较大的相对独立的部分的穴位，如果以其相对应的整体上的部位名称来命名，则穴位排布的结果使得每一节肢或其他较大的相对独立部分恰如整体的缩影（图2-56）。并且，每两个生长轴线连续的节肢或每两个较大的相对独立的部分，总是对立的两极连在一起。因此，第二掌骨具有这样一个全息对应的法则。

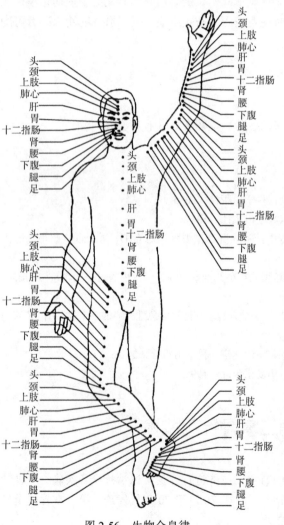

图2-56　生物全息律

二、穴位定位与主治

1. 穴位的定位

按照全息生物律的对应关系，第二掌骨上的穴位分布都遵循着同一比例。头穴位于食指掌指关节桡侧后凹陷处，相当于三间穴。足穴位于第三掌骨侧近心端，第二掌骨侧与拇指侧的交点。头穴与足穴连线的中点是胃穴；胃穴与头穴连线的中点为肺心穴；胃穴与肺心穴之中点是肝穴；肺心穴与头穴连线分为三等份，从头穴端算起的中间两个分点依次是颈穴和上肢穴；胃穴与足穴的连线分为六等份，从胃穴端算起的中间的五个分点依次是十二指肠穴、肾穴、腰穴、下腹穴和腿穴，见图2-57。

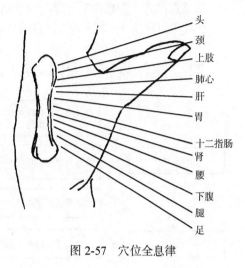

图 2-57 穴位全息律

2. 穴位的主治（表2-2）

表 2-2 第二掌骨上的穴位治疗相对应部位的疾病表

穴位名称	定位	穴位治疗所对应的部位或器官
头穴	食指掌指关节桡侧后凹陷处，相当于三间穴	头、眼、耳、鼻、口、牙
颈穴	肺心穴与头穴连线分为三等份，近头穴端1/3	颈、甲状腺、咽、气管上段、食管上段
上肢穴	肺心穴与头穴连线分为三等份，近肺穴端1/3	肩、上肢、肘、手、腕、气管中段、食管中段
肺心穴	胃穴与头穴之中点	肺、心、胸、乳腺、气管下段、支气管、食管下段、背
肝穴	胃穴与肺心穴之中点	肝、胆
胃穴	头穴与足穴连线的中点	胃、脾、胰
十二指肠穴	胃穴与足穴的连线分为六等份，近胃穴端1/5	十二指肠、结肠右曲
肾穴	胃穴与足穴的连线分为六等份，近胃穴端2/5	肾、大肠、小肠
腰穴	胃穴与足穴的连线中点	腰、脐周、大肠、小肠
下腹穴	胃穴与足穴的连线分为六等份，近足穴端2/5	下腹、子宫、膀胱、直肠、阑尾、卵巢、睾丸、阴道、尿道、肛门、骶
腿穴	胃穴与足穴的连线分为六等份，近足穴端1/5	腿、膝
足穴	第三掌骨侧近心端，第二掌骨侧与拇指侧的交点	足、踝

三、取穴原则

1. 对应取穴

对应取穴，即根据疾病部位选取相应的穴位，如胃痛选胃穴。

2. 脏腑辨证取穴

脏腑辨证取穴，即根据辨证所属脏腑选取相应脏腑穴位，如肝气犯胃型胃痛，选取肝穴、胃穴。

3. 敏感点取穴

敏感点取穴，即根据第二掌骨压痛的敏感点，选择该穴治疗。

此技术一般选1～2穴为宜。左病取左，右病取右，两侧病或内脏病取双侧穴位。

四、操作规范（图2-58）

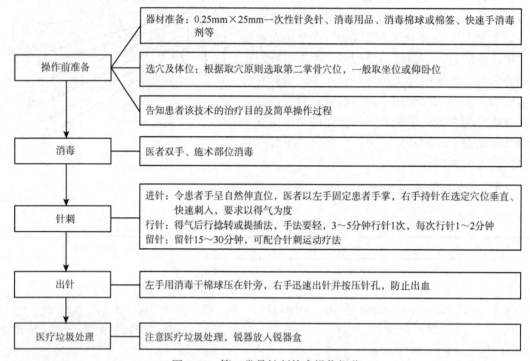

操作前准备	器材准备：0.25mm×25mm一次性针灸针、消毒用品、消毒棉球或棉签、快速手消毒剂等
	选穴及体位：根据取穴原则选取第二掌骨穴位，一般取坐位或仰卧位
	告知患者该技术的治疗目的及简单操作过程
消毒	医者双手、施术部位消毒
针刺	进针：令患者手呈自然伸直位，医者以左手固定患者手掌，右手持针在选定穴位垂直、快速刺入，要求以得气为度 行针：得气后行捻转或提插法，手法要轻，3～5分钟行针1次，每次行针1～2分钟 留针：留针15～30分钟，可配合针刺运动疗法
出针	左手用消毒干棉球压在针旁，右手迅速出针并按压针孔，防止出血
医疗垃圾处理	注意医疗垃圾处理，锐器放入锐器盒

图2-58　第二掌骨针刺技术操作规范

五、技术要点

①取穴要精准，一般选用1～2穴为宜。②针刺以得气为度。③行针手法要轻巧，可配合运动针灸疗法。

六、适应证

第二掌骨针刺技术主要用于各种功能性或器质性疾病，尤对疼痛有较好的疗效。

1）痛证：急性腰扭伤、头痛、胃痛、坐骨神经痛、风湿性关节炎、关节扭伤、落枕、颈痛、肩周炎、软组织挫伤、胆囊炎腹痛、胃痉挛、急慢性胃炎等。

2）心脑病症：高血压引起的眩晕、颈性眩晕、面瘫等。

3）妇儿病症：产后缺乳、痛经、阴周炎症、小儿遗尿、小儿哮喘等。

4）其他：鼻炎、感冒、荨麻疹、心绞痛、遗精、阴囊瘙痒等。

七、临床应用

1. 肩周炎

适应证：肩周炎急性发作或缓解期。

主穴：上肢穴。

配穴：疼痛缓解不明显时加颈穴。

操作方法：按操作规范执行。

2. 腰扭伤

适应证：急性腰扭伤。

主穴：腰穴。

配穴：疼痛缓解不明显时加肾穴。

操作方法：按操作规范执行。

3. 枕神经痛

适应证：枕神经痛急性发作或缓解期。

主穴：头穴。

配穴：疼痛缓解不明显时加颈穴。

操作方法：按操作规范执行。

4. 带状疱疹后遗神经痛

适应证：带状疱疹后遗神经痛。

主穴：肝穴。

配穴：带状疱疹发生在耳部、面部加头穴；发生在胸部加肺心穴；发生在腰部加腰穴。

操作方法：按操作规范执行。

5. 腱鞘炎

适应证：腱鞘炎急性发作期。

主穴：病变在手选上肢穴，病变在足选足穴。

配穴：疼痛缓解不明显时，病变在手加肺心穴，病变在足加肾穴。

操作方法：按操作规范执行。

6. 三叉神经痛

适应证：原发性三叉神经痛。

主穴：头穴。

配穴：风寒证、风热证加肺心穴；气血瘀滞证加肝穴。

操作方法：按操作规范执行。

八、注意事项

①此技术针感强，注意预防晕针。②手部血管较为丰富，出针时注意按压，防止出血。③对肢体功能障碍者可配合针刺运动疗法。

九、禁忌证

①局部皮肤破溃、感染者。②精神紧张、精神障碍、疲劳、虚弱者。③有出血倾向者。④孕妇。

 推荐阅读

1）许能贵，符文彬. 临床针灸学[M]. 北京：科学出版社，2015.

2）张颖清. 全息生物疗法[M]. 济南：山东大学出版社，1987.

3）许宏宝. 基于全息论对第二掌骨贴压合中药治疗肝郁型失眠的研究[D]. 广州：广州中医药大学，2016.

4）牟小文，刘建民，周焕娇. 第二掌骨全息理论在小儿推拿中的临床应用探讨[J]. 湖南中医杂志，2020，36（4）：119-121.

5）袁佳，豆运香，李媚慧. 第二掌骨侧全息疗法结合运动疗法治疗急性腰痛的临床观察[J]. 按摩与康复医学，2019，10（24）：16-17，20.

第十一节　足针技术

　　足针技术是刺激足部经穴和特定区域，以防治疾病的一种针类技术。《黄帝内经》已认识到足部穴位与人体脏器的关系，《灵枢》记载了"病在头者取之足"，刺激足部穴位具有治疗作用，为足针理论发展奠定了基础。晋代《针灸甲乙经》记载的 33 个正经足部穴位，沿用至今。20 世纪 70 年代，国内研究人员整理古人经验，结合实践，归纳总结形成了"足针疗法"。1962 年，萧少卿发表了《"足针"治疗 25 种疾病经验介绍》，是最早的足针疗法文献，其中记载了 17 个足部穴位；并在 1978 年对足针刺激区位进行修订。1998 年，李家康对足针疗法进行较为全面的总结，编著了《中国足针疗法》。

一、理论基础

1. 足与经脉的关系

　　足是四肢根本穴区之一，与机体经络、脏腑和气血密切相关。《灵枢·经脉》记载"足三阴经起于足部，足三阳经止于足部"。足阳明经止于足次趾外侧，其支脉入足大趾和足中趾；足太阳经起于足外侧赤白肉际处，止于足小趾外侧趾角旁；足少阳经行于足背外侧，止于足四趾外侧，其支脉斜入足大趾。足三阴经经脉分别受其相表里的阳经之交，分别起于足大趾内侧、外侧和足底，上行于足内侧赤白肉际处、足背和足底。足三阴经、三阳经又与手三阴经、三阳经相联属，循行全身。

2. 足与脏腑的关系

　　足与六经相联，与脏腑联系紧密。脏居于内，形见于外，内在脏腑的生理功能和病理变化必然会反映于体表。《外台秘要》云："凡手足内脉，皆是五脏之气所应也；手足外脉，皆是六腑之气所应也……其气系于五脏六腑出入。"经脉气血源于脏腑，经脉之气"所出为井，所溜为荥，所注为输，所行为经，所入为合"，足部六经的井、荥、输、原均在足部。《素问·刺热论》记载"肾热病者……足下热";《灵枢·五邪》曰"邪在肝……时脚肿";《素问·脏气法时论》曰"脾病者……足不收行,善瘛,脚下痛";《灵枢·邪气脏腑病形》曰"膀胱病者……及足小趾外廉及胫踝后皆热"。可见足部能反映脏腑气血盛衰。

3. 察足诊疾

机体五脏六腑与经脉的联系,是足部诊察疾病的依据。《素问·厥论》曰:"阳气胜则足下热也……故阴气胜则从五趾至膝上寒。"说明可通过足部观察机体健康状态,判断阴阳表里寒热虚实。《伤寒论》少阴、厥阴病,提到通过足部温度来判断病邪强弱、疾病转归。同时可以通过足的形态,判断疾病性质:形盛为有余,形瘦为不足,胫肿足背肿为水气实,胫枯脚瘦为脾虚,足下平满为伤肾等。此外,足部有冲阳、太溪、太冲"下三部脉"及跌阳脉。《伤寒论·辨脉法》记载"跌阳脉迟而缓,胃气如经也";《伤寒论·平脉法》"肾者水也,名曰少阴……肾病自得沉滑而濡者,愈也",说明诊察足部脉象也有助于判断疾病预后。

二、穴区划分及主治

(一)足部骨度分寸

为了取穴方便,规定以下几点取穴方法(图 2-59)。

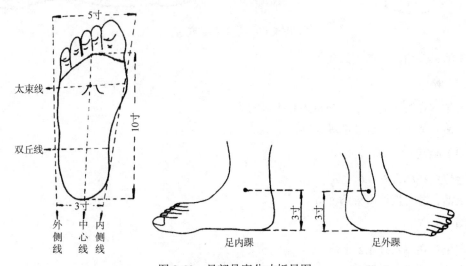

图 2-59 足部骨度分寸折量图

1)足跟后缘中点与二、三趾间连线折为 10 寸,此线定为正中线。
2)足底各趾间与足跟后缘连线平行于正中线,其间隔各为 1 寸。
3)足背以表面解剖定位取穴。
4)内外踝顶点与足底内外缘垂直线各折为 3 寸。

(二)足部基础穴位的定位与主治(图 2-60)

(1)头穴

定位:在足踝下赤白肉际中点处前 1 寸。

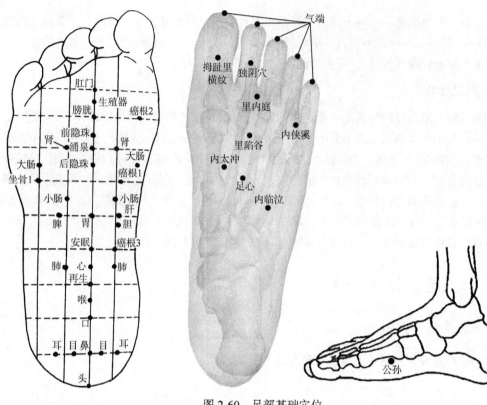

图 2-60　足部基础穴位

主治：头痛、牙痛、面痛等。

（2）鼻穴

定位：在头区前 1 寸，与足跟和头区对直。

主治：鼻窦炎、过敏性鼻炎等。

（3）目穴

定位：在鼻穴外 0.6 寸处。

主治：急、慢性眼科病症等。

（4）耳穴

定位：在鼻穴外 1.2 寸处。

主治：耳鸣、耳聋等。

（5）口穴

定位：鼻穴前 1 寸，与鼻穴对直。

主治：牙痛、面瘫、咽炎、扁桃体炎等。

（6）喉穴

定位：口穴前 0.6 寸，与口穴对直。

主治：发热、咽痛、咳嗽、扁桃体炎、上呼吸道感染等。

（7）再生穴

定位：喉穴前 0.6 寸，与喉穴对直。

主治：颅内、脊髓肿瘤引起的疼痛。针刺时透向跟腱两侧。

（8）心穴

定位：在再生穴前 0.5 寸，与再生穴对直。

主治：高血压、低血压、心力衰竭、喉炎、舌炎和失眠多梦、焦虑等。

（9）肺穴

定位：在心穴旁开 1 寸，稍后 0.1 寸。

主治：咳嗽、哮喘、胸痛、皮肤病等。

（10）安眠穴

定位：在心穴前 0.6 寸，与心穴对直。

主治：神经衰弱、精神分裂症、癔症、抑郁障碍等。

（11）胃穴

定位：在安眠穴前 0.8 寸，与安眠穴对直。

主治：胃痛、呕吐、消化不良、呃逆等。

（12）肝穴

定位：在胃穴内侧 1.2 寸。

主治：慢性肝炎、胆囊炎、目疾、肋间神经痛、精神压抑等。

（13）脾穴

定位：在胃穴外侧 1.2 寸。

主治：消化不良、尿闭、血液病、肌肉酸痛等。

（14）胆穴

定位：在肝穴后 0.3 寸，与肝穴对直。

主治：偏头痛、胆囊炎、胁肋痛等。

（15）小肠穴

定位：在胃穴外 1 寸、前 0.3 寸，与肺穴对直。

主治：肠鸣、腹痛、泄泻等。

（16）前后隐珠穴

定位：前隐珠穴在涌泉穴前 0.4 寸，后隐珠穴在涌泉穴后 0.6 寸，与涌泉穴对直。

主治：高血压、精神分裂症、双向情感障碍、癫痫、高热昏迷等。

（17）涌泉穴

定位：足底中，足趾跖屈时呈凹陷中。

主治：高血压、头顶痛、小儿抽搐、休克、癫痫等。

（18）肾穴

定位：涌泉穴旁开 1 寸，与小肠穴对直。

主治：高血压、低血压、失眠、精神分裂症、急性腰痛、尿潴留等。

（19）癌根 1 穴

定位：肝穴前 1 寸，与肝穴对直。

主治：胃、贲门、食管下段肿瘤引起的疼痛。

（20）大肠穴

定位：后隐珠穴向内侧 1.2 寸、后 0.2 寸为左大肠穴，后隐珠穴外侧 2 寸、后 0.2 寸为右大肠穴。

主治：腹痛、腹泻、便秘、肠功能紊乱等。

（21）公孙穴

定位：第一跖骨小头前缘、赤白肉际处。

主治：胃痛、呕吐、腹胀、消化不良、月经病等。

（22）膀胱穴

定位：涌泉穴前 1 寸。

主治：尿潴留、遗尿、尿失禁、坐骨神经痛等。

（23）生殖器穴

定位：膀胱穴前 0.3 寸。

主治：月经不调、痛经、白带、睾丸炎、尿潴留等。

（24）癌根 2 穴

定位：膀胱穴内侧 2 寸、前 0.1 寸。

主治：脐部以下的内脏肿瘤及淋巴转移癌引起的疼痛。针刺时向公孙、涌泉、癌根 1 穴透刺。

（25）内临泣

定位：足临泣穴掌侧面对应点。

主治：偏头痛、胁肋痛、目疾、耳鸣、耳聋、发热等。

（26）内侠溪

定位：侠溪穴掌侧面对应点。

主治：偏头痛、胁肋痛、目疾、耳鸣、耳聋、发热等。

（27）里陷谷

定位：陷谷穴掌侧面对应点。

主治：急性胃痛、消化不良、双相情感障碍、精神分裂症等。

（28）肛门穴

定位：里陷谷穴前 0.6 寸。

主治：腹泻、便秘等。

（29）内太冲

定位：太冲穴掌侧面对应点。

主治：睾丸炎、疝痛、功能失调性子宫出血、月经不调、白带、痛经、胁肋痛、抑郁症、精神分裂症、肝炎、高血压、目疾等。

（30）里内庭

定位：内庭穴掌侧面对应点。

主治：小儿抽搐、胃痛等。

（31）独阴穴

定位：足第二趾下横纹中点。

主治：疝气、月经不调、痛经、胎盘滞留、阴痒等。

（32）拇趾里横纹

定位：大拇趾下横纹中点。

主治：睾丸炎、疝痛、阴道炎等。

（33）癌根3穴

定位：安眠穴内侧1寸。

主治：食管上、中段与肺、颈、鼻、咽等处肿瘤引起的疼痛。

（34）气端穴

定位：足趾尖端。

主治：脚气、足趾麻木、闭塞性脉管炎、食物中毒等。

（35）足心穴

定位：足心。

主治：神经衰弱、精神分裂症、高血压、低血压等。

（36）坐骨1穴

定位：足第四趾根部后4寸处。

主治：坐骨神经痛、腰痛、荨麻疹、肩痛等。

（三）足部新穴组（图2-61～图2-68）

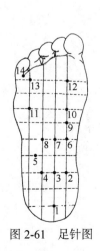

图2-61 足针图

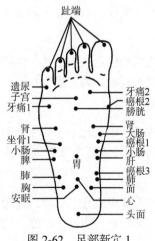

图2-62 足部新穴1

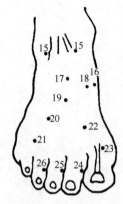

图 2-63 足部新穴 2

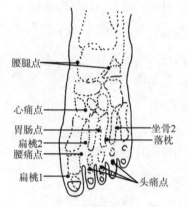

图 2-64 足部新穴 3

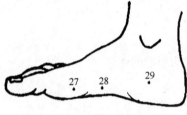

图 2-65 足部新穴 4

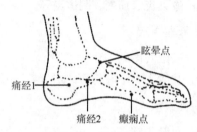

图 2-66 足部新穴 5

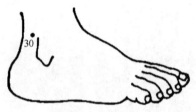

图 2-67 足部新穴 6

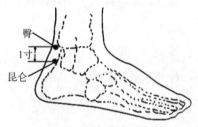

图 2-68 足部新穴 7

（1）1 号穴

定位：足底后缘中点直上 1 寸。

主治：感冒、咽痛、头痛、上颌窦炎、鼻炎等。

（2）2 号穴

定位：足底后缘中点直上 3 寸，内旁 1 寸。

主治：三叉神经痛、偏头痛等。

（3）3 号穴

定位：足底后缘中点直上 3 寸（外踝与内踝连线足底之中点）。

主治：神经衰弱、癔症、抑郁症、失眠、低血压、昏迷等。

（4）4 号穴

定位：足底后缘中点直上 3 寸，外旁 1 寸。

主治：肋间神经痛、胸闷、心悸、胸痛等。

（5）5 号穴

定位：足底后缘中点直上 4 寸，外旁开 1.5 寸。

主治：坐骨神经痛、阑尾炎、胸痛、腰痛等。

（6）6 号穴

定位：足底后缘中点直上 5 寸，内旁开 1 寸。

主治：痢疾、腹泻、十二指肠溃疡、消化不良等。

（7）7 号穴

定位：足底后缘中点直上 5 寸。

主治：哮喘、咳嗽、大脑发育不全、记忆力下降等。

（8）8 号穴

定位：7 号穴外旁开 1 寸。

主治：神经衰弱、癫痫、癔症、神经症等。

（9）9 号穴

定位：足底拇趾与第二趾间后 4 寸。

主治：痢疾、腹泻、痛经、子宫炎等。

（10）10 号穴

定位：涌泉穴内旁开 1 寸。

主治：急慢性胃肠炎、胃轻瘫、胃痉挛等。

（11）11 号穴

定位：涌泉穴外旁开 2 寸。

主治：肩痛、荨麻疹、湿疹等。

（12）12 号穴

定位：足底拇趾与第二趾间后 1 寸。

主治：牙痛、头痛等。

（13）13 号穴

定位：足底小趾横纹中点后 1 寸。

主治：牙痛、头痛等。

（14）14 号穴

定位：足底小趾横纹中点。

主治：遗尿、尿频、尿失禁等。

（15）15 号穴

定位：踝关节横纹中点下 5 分两旁的凹陷中。

主治：腰椎间盘突出症、腓肠肌痉挛、下肢麻木等。

（16）16号穴

定位：足内侧舟骨突起上凹陷中。

主治：高血压、低血压、腮腺炎、带状疱疹、急性扁桃体炎等。

（17）17号穴

定位：踝关节横纹中点下2.5寸。

主治：心绞痛、心律失常、哮喘、感冒等。

（18）18号穴

定位：足背第一跖骨头内前凹陷中。

主治：胸痛、胸闷、急性腰扭伤、腰椎间盘突出症等。

（19）19号穴

定位：足背二、三趾间后3寸。

主治：头痛、颈痛、中耳炎、急慢性胃肠炎、胃及十二指肠溃疡等。

（20）20号穴

定位：足背三、四趾间后2寸。

主治：落枕、枕神经痛等。

（21）21号穴

定位：足背四、五趾间后5分。

主治：肺炎、坐骨神经痛、腮腺炎、扁桃体炎等。

（22）22号穴

定位：足背一、二趾间后1寸。

主治：头痛、颈项痛、急性扁桃体炎、流行性腮腺炎、高血压等。

（23）23号穴

定位：拇长伸肌腱内侧第一跖趾关节处。

主治：急性扁桃体炎、流行性腮腺炎、颈椎病、高血压、湿疹、荨麻疹等。

（24）24号穴

定位：第二趾的第二关节内侧赤白肉际处。

主治：头痛、面痛等。

（25）25号穴

定位：第三趾的第二关节内侧赤白肉际处。

主治：头痛、面痛等。

（26）26号穴

定位：第四趾的第二关节内侧赤白肉际处。

主治：头痛、高血压、低血压等。

（27）27 号穴

定位：太白穴与公孙穴连线的中点。

主治：癫痫、癔症、痛经等。

（28）28 号穴

定位：足内侧舟状骨突起下后陷中。

主治：痛经、月经不调、功能失调性子宫出血、附件炎等。

（29）29 号穴

定位：内踝正中直下 2 寸处。

主治：功能失调性子宫出血、月经病、气管炎、哮喘等。

（30）30 号穴

定位：足外踝后上方 1.5 寸。

主治：坐骨神经痛、腰痛、头痛等。

（四）足针五线三区分区与主治

1. 分区划分

足内踝前缘商丘穴与外踝前缘丘墟穴向足底作一横向连线，为双丘线；第一趾骨小头后缘太白穴与第五趾骨小头后缘束骨穴向足底作一横向连线，为太束线；足内侧赤白肉际为内侧线；足外侧赤白肉际为外侧线；以涌泉穴为中心点作上下延长线为中心线。足底部分上、中、下三区，太束线至足趾为上区，太束线至双丘线为中区，双丘线至足跟为下区（图 2-69）。

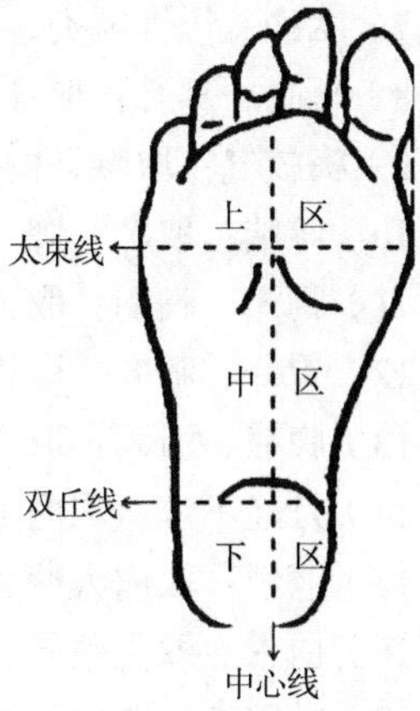

图 2-69 足部分区线图

2. 主治

1）上区配属中焦，主治心、肺及头部疾病。

A. 胸部疾病：心悸、心痛、咳嗽、哮喘、胸背痛等。

B. 颈项部疾病：颈椎病、落枕、扭伤等。

C. 头面五官疾病：头痛、眩晕、面瘫等。

2）中区配属中焦，主治脾胃及消化系统疾病。

A. 脾胃疾病：胃脘痛、恶心、呕吐、便秘、泄泻等。

B. 肝胆疾病：胆绞痛、胁肋痛等。

3）下区配属下焦，主治泌尿、生殖系统疾病。

A. 泌尿系统疾病：尿频、遗尿等。

B. 生殖系统疾病：痛经、胎位不正等。

三、取穴原则

根据病变部位的三焦归属进行取穴。如头面五官、颈项、心肺疾病取上区（上焦），肝胆、脾胃疾病取中区（中焦），泌尿生殖、下肢部位疾病取下区（下焦）。

1. 依据疾病的相应部位取穴

依据疾病的相应部位取穴，如肺病取肺穴、腹泻取大肠穴、头痛取头穴、眼疾取目穴。

2. 依据中医理论选穴

依据中医理论选穴，即根据中医脏腑经脉理论辨证取穴，取对应的局部和全身穴位。如目疾除选目穴外，还须选肝穴，因"肝开窍于目"；腰痛除选腰穴外，还须配合肾穴治疗，因"腰为肾之府"。

3. 依据经验取穴

1）头痛：取头穴。

2）偏头痛：取内临泣、内侠溪。

3）头顶痛：取内太冲、涌泉穴。

4）目赤肿痛：取目、肝、肾、内太冲、内临泣。

5）鼻疾（急慢性鼻炎）：取鼻、肺穴。

6）牙痛：取口、里内庭。

7）咽痛（慢性咽炎、喉炎、扁桃体炎）：取喉、口、里内庭。

8）耳鸣、耳聋：取耳、内侠溪、内临泣、肾。

9）梅核气：取喉、内太冲、里内庭。

10）咳喘：取肺、脾、肾穴。

11）胸痛、胸闷：取肺、心穴。

12）胃痛、呕吐：取胃、里内庭、里陷谷、公孙。

13）腹痛、泄泻：取大肠、小肠、里陷谷。

14）月经不调：取内太冲、生殖器、独阴。

15）痛经：取内太冲、独阴。

16）白带：取生殖器、内太冲、内临泣。

17）乳腺炎：取内临泣、胃、内太冲。

18）疝气（包括睾丸炎）：取生殖器、内太冲。

19）高血压：取足心、涌泉、心、肾穴。

20）尿潴留：取生殖器、膀胱、肾穴。

21）胁痛：取肝、胆、内太冲、内侠溪。

22）肝胆疾患（包括肝炎、胆囊炎）：取肝、胆、内临泣、内太冲。

23）癫痫：取前后隐珠、涌泉、心穴。

24）神经衰弱（包括失眠、多梦）：取足心、安眠、心、肾穴。

25）小儿惊风：取涌泉、内太冲、心穴。

26）癫狂（精神分裂症）：取足心、涌泉、心、肝、内太冲、前后隐珠。

27）遗尿：取膀胱、生殖器、心、肾穴。

28）高热昏迷：取前后隐珠、涌泉、内太冲。

29）胎盘滞留：取独阴。

30）脚气、足趾麻木：取气端。

31）闭塞性脉管炎：取气端、八风。

四、操作规范（图 2-70）

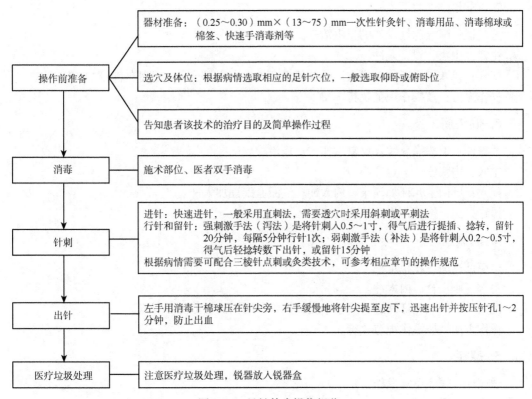

图 2-70 足针技术操作规范

五、技术要点

①明确定位选穴。②把握取穴原则。③掌握操作规范。

六、适应证

1）痛证：足针有良好的镇痛效果，适用于各类急慢性疼痛。
2）心脑病症：中风、昏迷、失眠、癫痫、癔症、贫血、高血压、心律失常等。
3）妇科病症：月经不调、功能失调性子宫出血、胎位不正、滞产等。
4）其他：尿潴留、水肿、便秘、胃肠炎、急慢性哮喘等。

七、临床应用

1. 中风

适应证：中风急性期、恢复期的偏瘫。

主穴：气端、内太冲、肾、涌泉。

配穴：肝阳上亢证加肝；风痰阻络证加里内庭；痰热腑实证加大肠；气虚血瘀证加胃。

操作方法：按操作规范执行，气端穴可采用点刺放血。

2. 呕吐

适应证：呕吐急性发作的止呕治疗。

主穴：中焦、胃、太冲。

配穴：风寒犯胃证加 1 号穴；饮食停滞证加里内庭、公孙；肝郁气滞证加 18 号穴。

操作方法：按操作规范执行。

3. 偏头痛

适应证：偏头痛急性及反复发作的止痛治疗。

主穴：内临泣、上焦、心。

配穴：肝阳上亢证加涌泉、内太冲；气滞血瘀证加太冲。

操作方法：按操作规范执行。

4. 高血压

适应证：高血压稳定期。

主穴：心、肾、内太冲。

配穴：肝阳上亢证加肝；痰湿中阻证加脾；阴阳两虚证加 3 号穴。

操作方法：按操作规范执行。

5. 癔症

适应证：癔症反复发作。

主穴：安眠、涌泉。

配穴：肝气郁滞证加内太冲；痰热郁结证加大肠、心。

操作方法：按操作规范执行。

八、注意事项

①体质虚弱者，手法不能过强。②足底较敏感，手法要轻，注意预防晕针。③注意根据病情，选择适当的手法。

九、禁忌证

①足部皮肤感染、溃疡、瘢痕患者。②有出血倾向者。③患精神病等不能配合者。

推荐阅读

1）李家康. 中国足针疗法[M]. 北京：科学技术文献出版社，1998.

2）郭长青. 中国微针疗法[M]. 北京：学苑出版社，2007.

3）张晔，李镤. 足针疗法[M]. 北京：中国中医药出版社，2002.

4）李铁浪，李江山. 足反射区疗法规范化操作图解[M]. 北京：人民军医出版社，2014.

第十二节 背腧针技术

背腧针技术是通过对背部腧穴进行针刺，以治疗全身疾病的一种针灸技术。刘炳权、梁俭昌根据《黄帝内经》《脉经》《针灸甲乙经》《备急千金要方》《千金翼方》《肘后备急方》对背部腧穴的论述，于 2006 年编著出版《背针疗法》，形成了背腧针技术。

一、理论基础

背部的浅层为经脉所过，深层为脏腑所居，五脏六腑及奇恒之腑均居其中。背部腧穴包括从大椎穴至尾闾骨长强穴的一切背部经穴及经外奇穴。背部正中线是督脉，背部正中线旁开 1.5 寸和旁开 3 寸是足太阳膀胱经，手太阳小肠经、手少阳三焦经、足少阳胆经经过背部，华佗夹脊穴在背部正中线旁开 0.5 寸。

督脉循行于人体背部正中线，分布于脑、脊部位，《灵枢·经脉》曰："督脉，起于下极之腧，并于脊里，上至风府，入脑上巅，循额至鼻柱。"督脉与十二经脉的手三阳经与足三阳经均会于督脉，因此督脉为"阳经之海"，有调整全身诸阳之气的作用。督脉循行的路线，正好是脊椎的位置；督脉在背部正中线上的穴位，位于相邻两个椎体之间，由表到里，分别是棘间韧带、黄韧带、脊髓、后纵韧带、椎间盘、前纵韧带。因此，督脉与脊柱关系密切。

足太阳膀胱经在背部纵向循行于椎旁 1.5 寸和 3 寸，局部有背部皮肤、筋膜、肌肉、肋骨、脊神经、内脏等，因此，背部膀胱经穴位可以治疗背部疼痛，如带状疱疹感染、背部筋膜无菌性炎症、内脏痛等；背部膀胱经的腧穴以背俞穴为代表，背俞穴是脏腑之气输注于背腰部的腧穴。背俞穴位于背腰部足太阳膀胱经的第一侧线（椎旁 1.5 寸）上，大体依脏腑位置的高低而上下排列。五脏六腑各有 1 个背俞穴，共 12 个，分别冠以脏腑之名。背俞穴治疗脏腑诸症，最早记载于《灵枢·背俞》，它既有治疗相应脏腑病变的作用，又有通过相应部位的阳性反应点，对相应脏腑病变进行诊治的作用。同时，足太阳膀胱经循行上至头部，下至足趾末端，它还治疗头部和下肢经脉所过部位的病变。循行于背部的手太阳小肠经、手少阳三焦经和足少阳胆经，均有治疗局部病变、所在经脉循行部位病变及相应脏腑病变的作用。

背部的经外奇穴，以华佗夹脊穴为代表。华佗夹脊穴最早出自《素问·疟论》。位置在 T_1 到 L_5 棘突下旁开 0.5 寸，每侧 17 穴，左右共 34 穴。其作用类似于背俞穴或督脉相应水平穴位的作用。现代研究发现，穴位感受器主要分布于各穴深浅不同部位中的各种游离神经末梢。针刺冲动主要通过支配穴区的躯体神经传递到脊髓后角，然后沿传导痛温觉的腹外侧索上传，最终到达大脑。夹脊穴的解剖位置正好是脊神经所在之处，其附近均有相应的脊神经后支平行和伴行，尽管此神经后支穿皮下处有高于或低于夹脊穴水平者，但神经纤维所支配的范围覆盖了穴区部位。脊柱两旁分布着椎旁神经节，它们借节间支连成交感干，交感神经干与脊神经的连接点在体表的投影与夹脊穴密切相关。针刺夹脊穴时，针体沿棘突下两侧刺入，深达椎体，针感可沿肋间传导。针刺夹脊穴可影响神经内分泌网络功能，起到调节内脏功能的效果。

二、穴位定位与主治（图 2-71）

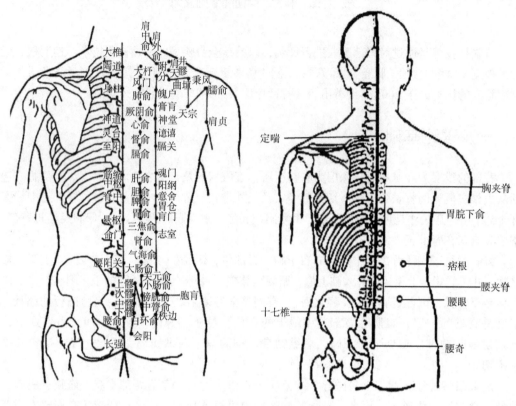

图 2-71　背部腧穴

1. 督脉背部腧穴

（1）长强（络穴）

定位：在尾骨端下 0.5 寸，当尾骨端与肛门连线的中点处。

主治：泄泻、便血、便秘、痔疾、脱肛、癫狂痫等。

（2）腰俞

定位：在骶部，当后正中线上，适对骶管裂孔。

主治：癫狂、癫痫、痔疾、腰脊强痛、下肢痿痹、月经不调等。

（3）腰阳关

定位：在腰部，当后正中线上，L$_4$ 棘突下凹陷中。

主治：月经不调、遗精、阳痿、腰骶痛、下肢痿痹等。

（4）命门

定位：在腰部，当后正中线上，L$_2$ 棘突下凹陷中。

主治：遗精、阳痿、月经不调、带下、泄泻、腰脊强痛等。

（5）悬枢

定位：在腰部，当后正中线上，L$_1$ 棘突下凹陷中。

主治：腰脊强痛、泄泻、腹痛等。

（6）脊中

定位：在背部，当后正中线上，T_{11}棘突下凹陷中。

主治：泄泻、黄疸、痔疾、癫痫等。

（7）中枢

定位：在背部，当后正中线上，T_{10}棘突下凹陷中。

主治：黄疸、呕吐、腹胀、腰脊强痛等。

（8）筋缩

定位：在背部，当后正中线上，T_9棘突下凹陷中。

主治：癫痫、脊强、胃痛等。

（9）至阳

定位：在背部，当后正中线上，T_7棘突下凹陷中。

主治：急性胃痛，黄疸，胸胁胀痛，咳嗽，背痛等。

（10）灵台

定位：在背部，当后正中线上，T_6棘突下凹陷中。

主治：急性胃痛、疔疮、咳嗽、脊背强痛等。

（11）神道

定位：在背部，当后正中线上，T_5棘突下凹陷中。

主治：心悸、心痛、失眠、健忘、咳嗽、噎膈、脊背强痛等。

（12）身柱

定位：在背部，当后正中线上，T_3棘突下凹陷中。

主治：咳嗽、气喘、癫痫、脊背强痛等。

（13）陶道

定位：在背部，当后正中线上，T_1棘突下凹陷中。

主治：热病、疟疾、头痛、脊背强痛等。

（14）大椎

定位：在后正中线上，C_7棘突下凹陷中。

主治：热病、疟疾、骨蒸盗汗、周身畏寒、感冒、目赤肿痛、头项强痛、癫痫、咳喘等。

2. 足太阳膀胱经背部腧穴

（1）大杼

定位：在背部，当T_1棘突下，旁开1.5寸。

主治：各种骨病（骨痛，颈、肩、腰、骶、膝关节痛）、发热、咳嗽、头痛、鼻塞等。

（2）风门

定位：在背部，当T_2棘突下，旁开1.5寸。

主治：伤风、咳嗽、发热、头痛、项强、胸背痛等。

（3）肺俞

定位：在背部，当 T_3 棘突下，旁开 1.5 寸。

主治：发热、咳嗽、咳血、盗汗、鼻塞、毛发脱落、痘、疹、疮、癣等。

（4）厥阴俞

定位：在背部，当 T_4 棘突下，旁开 1.5 寸。

主治：心痛、心悸、咳嗽、胸闷、牙痛等。

（5）心俞

定位：在背部，当 T_5 棘突下，旁开 1.5 寸。

主治：心痛、心悸、胸闷、气短、咳嗽、吐血、失眠、健忘、癫痫、梦遗、盗汗等。

（6）督俞

定位：在背部，当 T_6 棘突下，旁开 1.5 寸。

主治：心痛、胸闷、胃痛、腹痛、咳嗽、气喘等。

（7）膈俞

定位：在背部，当 T_7 棘突下，旁开 1.5 寸。

主治：急性胃脘痛、呃逆、噎膈、便血、咳嗽、气喘、吐血、骨蒸盗汗等。

（8）肝俞

定位：在背部，当 T_9 棘突下，旁开 1.5 寸。

主治：胁痛、黄疸、目疾、吐、衄、癫狂、脊背痛等。

（9）胆俞

定位：在背部，当 T_{10} 棘突下，旁开 1.5 寸。

主治：黄疸、口苦、胁痛、肺痨、潮热等。

（10）脾俞

定位：在背部，当 T_{11} 棘突下，旁开 1.5 寸。

主治：腹胀、黄疸、呕吐、泄泻、痢疾、便血、水肿等。

（11）胃俞

定位：在背部，当 T_{12} 棘突下，旁开 1.5 寸。

主治：胃脘痛、呕吐、腹胀、肠鸣等。

（12）三焦俞

定位：在腰部，当 L_1 棘突下，旁开 1.5 寸。

主治：水肿、小便不利、腹胀、肠鸣、泄泻、痢疾、膝关节无力等。

（13）肾俞

定位：在腰部，当 L_2 棘突下，旁开 1.5 寸。

主治：遗尿、小便不利、水肿、遗精、阳痿、月经不调、白带异常、耳聋、耳鸣、咳嗽、气喘、中风偏瘫、腰痛、骨病等。

（14）气海俞

定位：在腰部，当L_3棘突下，旁开1.5寸。

主治：腹胀、肠鸣、痔漏、痛经、腰痛等。

（15）大肠俞

定位：在腰部，当L_4棘突下，旁开1.5寸。

主治：腹胀、泄泻、便秘、痔疮出血、腰痛、荨麻疹等。

（16）关元俞

定位：在腰部，当L_5棘突下，旁开1.5寸。

主治：腰骶痛、腹胀、泄泻、小便频数或不利、遗尿等。

（17）小肠俞

定位：在骶部，当骶正中嵴旁开1.5寸，平第1骶后孔。

主治：腰骶痛、膝关节痛、小腹胀痛、小便不利、遗精、白带异常等。

（18）膀胱俞

定位：在骶部，当骶正中嵴旁开1.5寸，平第2骶后孔。

主治：小便不利、遗尿、腰脊强痛、腿痛、泄泻、便秘等。

（19）中膂俞

定位：在骶部，当骶正中嵴旁开1.5寸，平第3骶后孔。

主治：泄泻、疝气、腰脊强痛等。

（20）白环俞

定位：在骶部，当异常骶正中嵴旁开1.5寸，平第4骶后孔。

主治：遗精、白带异常、月经不调、遗尿、腰骶痛、疝气等。

（21）上髎

定位：在骶部，当髂后上棘与后正中线之间，适对第1骶后孔处。

主治：月经不调、赤白带下、阴挺、遗精、阳痿、大小便不利、腰骶痛等。

（22）次髎

定位：在骶部，当髂后上棘内下方，适对第2骶后孔。

主治：遗精、阳痿、骶月经不调、赤白带下、腰骶痛、下肢痿痹等。

（23）中髎

定位：在骶部当次髎内下方，适对第3骶后孔。

主治：月经不调、白带异常、小便不利、便秘、泄泻、腰骶痛等。

（24）下髎

定位：在骶部，当中髎内下方，适对第4骶后孔。

主治：腰骶痛、小腹痛、小便不利、带下等。

（25）会阳

定位：在骶部，尾骨端旁开 0.5 寸。

主治：大便失禁、泄泻、便血、痔疾、阳痿、带下等。

（26）附分

定位：在背部，当 T_2 棘突下，旁开 3 寸。

主治：颈项强痛、肩背拘急、肘臂麻木等。

（27）魄户

定位：在背部，当 T_3 棘突下，旁开 3 寸。

主治：咳嗽、气喘、肺痨、项强、肩背痛等。

（28）膏肓

定位：在背部，当 T_4 棘突下，旁开 3 寸。

主治：肺痨、咳嗽、气喘、纳差、便溏、消瘦乏力、遗精、盗汗、健忘、肩背酸痛等。

（29）神堂

定位：在背部，当 T_5 棘突下，旁开 3 寸。

主治：心痛、心悸、失眠、胸闷、咳嗽、气喘、肩背痛等。

（30）譩譆

定位：在背部，当 T_6 棘突下，旁开 3 寸。

主治：胸痛引背、肩背痛、咳嗽、气喘、目眩、目痛、鼻衄、热病无汗、疟疾等。

（31）膈关

定位：在背部，当 T_7 棘突下，旁开 3 寸。

主治：饮食不下、呃逆、呕吐、脊背强痛等。

（32）魂门

定位：在背部，当 T_9 棘突下，旁开 3 寸。

主治：胸胁胀满、呕吐、泄泻、背痛等。

（33）阳纲

定位：在背部，当 T_{10} 棘突下，旁开 3 寸。

主治：黄疸、腹痛、肠鸣、泄泻、消渴等。

（34）意舍

定位：在背部，当 T_{11} 棘突下，旁开 3 寸。

主治：腹胀、肠鸣、呕吐、泄泻等。

（35）胃仓

定位：在背部，当 T_{12} 棘突下，旁开 3 寸。

主治：胃脘痛、腹胀、小儿食积、水肿等。

（36）肓门

定位：在腰部，当 L_1 棘突下，旁开 3 寸。

主治：腹痛、便秘、痞块、乳疾等。

（37）志室

定位：在腰部，当 L_2 棘突下，旁开 3 寸。

主治：遗精、阳痿、小便不利、水肿、腰脊强痛等。

（38）胞肓

定位：在臀部，平第 2 骶后孔，骶正中嵴旁开 3 寸。

主治：尿闭、阴肿、腰脊痛、肠鸣、腹胀等。

（39）秩边

定位：在臀部，平第 4 骶后孔，骶正中嵴旁开 3 寸。

主治：腰骶痛、下肢痿痹、小便不利、便秘、痔疾等。

3. 手太阳小肠经背部腧穴

（1）肩贞

定位：在肩关节后下方，臂内收时，腋后纹头上 1 寸。
主治：肩臂疼痛、瘰疬、耳鸣等。

（2）臑俞

定位：在肩部，当腋后纹头直上，肩胛冈下缘凹陷中。
主治：肩臂疼痛、瘰疬等。

（3）天宗

定位：在肩胛部，当冈下窝中央凹陷处，与 T_4 相平。
主治：肩胛疼痛、气喘、乳痈等。

（4）秉风

定位：在肩胛部，当冈上窝中央，天宗直上，举臂有凹陷处。
主治：肩胛疼痛、上肢酸麻等。

（5）曲垣

定位：在肩胛部，当冈上窝内侧端，臑俞与 T_2 棘突连线的中点处。
主治：肩胛疼痛等。

（6）肩外俞

定位：在背部，当 T_1 棘突下，旁开 3 寸。
主治：肩背疼痛、颈项强急等。

（7）肩中俞

定位：在背部，当C_7棘突下，旁开2寸。

主治：咳嗽、气喘、咳血、肩背疼痛等。

4. 手少阳三焦经背部腧穴

天髎

定位：在肩胛部，肩井与曲垣的中间，当肩胛骨上角处。

主治：肩臂痛、颈项强痛、胸中烦满等。

5. 足少阳胆经背部腧穴

肩井

定位：在肩上，大椎与肩峰端连线的中点上。

主治：肩背痹痛、手臂不举、颈项强痛、乳痈、中风、瘰疬、难产、诸虚百损等。

6. 背部经外奇穴

（1）定喘

定位：在背部，当C_7棘突下，旁开0.5寸。

主治：哮喘、咳嗽、肩背痛等。

（2）夹脊穴

定位：在背腰部，当T_1至L_5棘突下两侧，后正中线旁开0.5寸，一侧17穴，左右共34穴。

主治：适应范围较广，其中上胸部的穴位治疗心肺及上肢疾病；下胸部的穴位治疗胃肠疾病；腰部的穴位治疗腰腹及下肢疾病。

（3）胃脘下俞

定位：在背部，当T_8棘突下，旁开1.5寸。

主治：胃痛、腹痛、胸胁痛、消渴等。

（4）痞根

定位：在腰部，当L_1棘突下，旁开3.5寸。

主治：痞块、腰痛等。

（5）腰眼

定位：在腰部，当L_4棘突下，旁开3.5寸凹陷中。

主治：腰痛、月经不调、带下等。

（6）十七椎

定位：在腰部，在后正中线上，当L_5棘突下。

主治：腰腿痛、下肢瘫痪、崩漏、月经不调等。

（7）腰奇

定位：在骶部，当尾骨端直上2寸，骶角之间凹陷中。

主治：癫痫、头痛、失眠、便秘等。

三、取穴原则

1. 脏腑辨证取穴

脏腑辨证取穴，即根据脏腑辨证，选用相应的背俞穴治疗。如心脏病选用心俞、肝病选取肝俞等。

2. 经脉辨证取穴

经脉辨证取穴，即根据病变部位所属经脉，选用腰背部相应经脉穴位，脊椎病变选用督脉穴位等。

3. 近部取穴

近部取穴，即采用附近穴位进行治疗，如腰肌劳损引起的疼痛，在疼痛部位取穴（阿是穴）或附近取穴，如肾俞、大肠俞等。

4. 特殊取穴

某些背部穴位具有特殊作用。如大椎可退热、命门可温肾、大杼可治疗骨病。华佗夹脊穴除了有局部治疗作用，还有相应神经节段的调节作用。

四、操作规范（图 2-72）

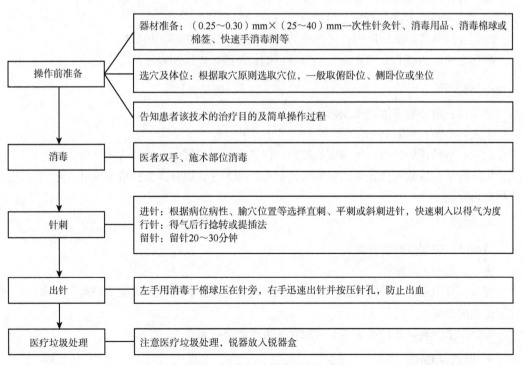

图 2-72 背腧针技术操作规范

五、技术要点

①取穴要准确。②把握好进针方向、角度和深度。

六、适应证

1）背部局部病症：如脊柱病症、背部肌肉病症及脊神经病变。

2）脏腑病症：如心俞治疗心脏病症和神志病症；肺俞治疗肺系病症。

3）相应经脉病症：如膀胱俞治疗后头痛。

七、临床应用

1. 哮喘

适应证：哮喘急性发作期和缓解期。

主穴：定喘、肺俞。

配穴：寒哮证加风门；热哮证加大椎；痰多者加脾俞；喘甚者加身柱；哮喘持续状态者加百劳；肺气亏虚证加胃俞；脾气亏虚证加脾俞；肾气亏虚证加肾俞；久病者加膏肓。

操作方法：斜刺 0.5～0.8 寸，热哮证可配合刺络，虚证和寒证配合艾灸。

2. 过敏性咳嗽

适应证：因过敏等原因导致的刺激性干咳。

主穴：定喘、肺俞、心俞、胆俞。

配穴：风寒袭肺证加风门；风热犯肺证加大椎；燥邪伤肺证加肝俞。

操作方法：斜刺 0.5～0.8 寸，热咳者可配合刺络，虚证和寒证配合艾灸。

3. 冠心病

适应证：冠心病缓解期或预防发作。

主穴：心俞、至阳。

配穴：血瘀证加膈俞；气虚证加肺俞；伴高血压者加肝俞；心悸者加肾俞。

操作方法：督脉穴位直刺，背俞穴斜刺 0.5～0.8 寸，短时间留针或不留针，可结合艾灸或埋皮内针法。

4. 呃逆

适应证：呃逆急性发作期。

主穴：膈俞、肝俞。

配穴：胃中寒冷证、胃火上逆证、胃阴不足证加胃俞；脾胃阳虚证加脾俞、胃俞；顽固性呃逆者加心俞。

操作方法：斜刺 0.5～0.8 寸，可配合艾灸或刺络拔罐。

5. 慢性结肠炎

适应证：慢性结肠炎。

主穴：脾俞、大肠俞。

配穴：脾肾两虚证加肾俞、胃俞；湿热内蕴证加三焦俞；气滞血瘀证加肝俞；腹痛者加肓门；腹胀者加意舍、胃仓；腹泻者加悬枢、三焦俞。

操作方法：斜刺 0.5~0.8 寸，可配合艾灸或埋皮内针法。

6. 截瘫

适应证：各期截瘫。

主穴：相应病变节段的华佗夹脊穴和督脉穴位。

配穴：脾肾两虚证加脾俞、肾俞；下焦湿热证加三焦俞、大肠俞；气滞血瘀证加肝俞、膈俞；久病者加膈俞、肝俞、肾俞。

操作方法：督脉穴位直刺，背俞穴斜刺 1.0~1.2 寸，可配合刺络拔罐。

八、注意事项

①针刺背腰部穴位要注意方向、角度和深度，避免刺伤内脏。②在背部留针期间，注意保暖。③对于晕针现象，当注意预防并及时处理。

九、禁忌证

①有出血倾向者。②局部有皮肤溃疡或瘢痕。③孕妇的腰骶部穴位。

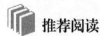 **推荐阅读**

1）许能贵，符文彬. 临床针灸学[M]. 北京：科学出版社，2015.
2）符文彬，许能贵. 针灸临床特色疗法[M]. 北京：中国中医药出版社，2011.
3）刘炳权，梁俭昌. 背针疗法[M]. 广州：广东科技出版社，2006.
4）符文彬，徐振华. 针灸临床特色技术教程[M]. 北京：科学出版社，2016.

第十三节　夹脊针技术

夹脊针技术是以针刺华佗夹脊穴来治疗全身疾病的一种针类技术。"夹脊"一词最早见于《黄帝内经》，《素问·缪刺论》载有："邪客于足太阳之络，令人拘挛背急，引胁而痛，刺之从项始，数脊椎侠脊，疾按之。应手如痛，刺之傍三痏，立已。"《后汉书·华佗别传》最早记载了夹脊穴的位置："有人病脚躄不能行……言灸此各七壮，灸创愈，即能行也。后灸愈，灸处夹脊一寸，上下行，端直均调，如引绳也。"《类经图翼》云："夹脊穴，《肘后》云，此华佗法。"近代针灸家承淡安在其编著的《中国针灸学》中明确了华佗夹脊穴的定位，即自 T_1 至 L_5 棘突下两侧，沿后正中线旁开 0.5 寸，左右共 34 穴，称为"华佗夹脊穴"，也称"华佗穴"。20 世纪 70 年代出版的《常用新医疗法手册》又将颈椎旁开的 7 对穴位和骶骨两侧八髎穴归入夹脊穴，从而扩大了夹脊穴的主治范围。

一、理论基础

1. 脊柱与经络

足太阳经"挟脊抵腰中……其支者，从腰中，下挟脊……其支者，从髆内左右别下贯胛，挟脊内"；足少阴经"贯脊属肾"；手阳明经筋"绕肩胛，挟脊"；足阳明经筋"上循胁，属脊"；足太阴经筋"其内者着于脊"；足太阳经筋"上挟脊上项"；足少阴经筋"循膂内挟脊，上至项"；督脉"行于后背正中"；且手足三阳经交会于此。由此可见，脊柱与经脉循行有着广泛而密切的联系。

2. 夹脊穴的解剖

夹脊穴的解剖层次为皮肤、皮下筋膜层、肌肉层及相应椎骨下方发出的脊神经支及其伴行的动脉、静脉丛等。由于夹脊穴贯穿整个后背，因位置不同，穴下解剖结构有不同的特点。如颈夹脊穴下有丰富的感受器，如肌梭、环层小体、关节感受器和游离神经末梢等，所以颈夹脊穴与头面部的神经肌肉关系密切；同时，颈夹脊穴下分布有椎动静脉及分支，刺激颈夹脊穴，可明显地改善颅内血供。胸、腰段的夹脊穴下的肌肉层次更加多样，且穴下分布包括脊神经后支、交感神经干和大量的感觉神经末梢。夹脊穴通过广泛分布的网状神经组织与胸腹腔内的内脏密切联系起来，针刺到达一定的深度，不仅可以明显刺激肌层的感觉神经末梢以调节肌肉张力，还可以刺激交感神经的神经末梢，释放化学因子，从而起到调节内脏功能的作用。

二、穴区划分、定位及主治（图 2-73）

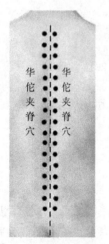
华佗夹脊穴
华佗夹脊穴

图 2-73　华佗夹脊穴图

（1）颈夹脊（$C_1 \sim C_7$）

定位：$C_1 \sim C_7$棘突下两侧，后正中线旁开 0.5 寸，左右各 7 个穴位，共 14 穴。

主治：颈项头面部、上肢病症，如面瘫、结膜炎、颈痛、肩周炎、网球肘等。

（2）胸夹脊（$T_1 \sim T_{12}$）

定位：$T_1 \sim T_{12}$棘突下两侧，后正中线旁开 0.5 寸，左右各 12 个穴位，共 24 穴。

主治：胸夹脊穴 1～3 主治上肢及胸部病症，如上肢麻木乏力、胸痛、哮喘等；胸夹脊穴 4～7 主治心肺及胸壁病症，如心绞痛、胸膜炎、肋软骨炎等；胸夹脊穴 8～10 主治上腹部病症，如慢性肝炎、胆绞痛、胆道蛔虫病等；胸夹脊穴 11～12 主治胃肠病症，如胃痛、腹泻、呕吐等。

（3）腰夹脊（$L_1 \sim L_5$）

定位：$L_1 \sim L_5$棘突下两侧，后正中线旁开 0.5 寸，左右各 5 个穴位，共 10 穴。

主治：腰夹脊穴 1 主治腹部肠道病症，如阑尾炎、腹痛、肠梗阻等；腰夹脊穴 2～5 主治泌尿生殖系统及下肢病症，如痛经、月经不调、遗尿、阳痿、下肢疼痛等。

三、取穴原则

1. 脏腑辨证取穴

脏腑辨证取穴，即根据病症属何脏腑选取相应背俞穴同一水平的夹脊穴。如胆绞痛属胆腑病症，取胆俞同一水平的 T_{10} 夹脊穴。

2. 按神经节段分布取穴

按神经节段分布取穴，如头面上颈部病变一般取 $C_1 \sim C_4$ 夹脊穴；上肢疾病一般取 $C_5 \sim T_1$ 夹脊穴；胸部疾病一般取 $T_2 \sim T_6$ 夹脊穴；下胸部及上腹部疾病一般取 $T_7 \sim T_{12}$ 夹脊穴；下腹部及上腰段疾病取 L_1、L_2 夹脊穴；下腰臀部疾病及下肢病变一般取 $L_3 \sim L_5$ 夹脊穴。

3. 反应点取穴

反应点取穴，即脏腑功能失调，常在背部出现反应点，如压痛点、条索、结节、颜色异常等，可在邻近水平的夹脊穴进行选穴。

4. 局部取穴

局部取穴，即根据病变部位在颈、胸、腰部分布的不同，取相应的夹脊穴治疗。如下腰部疼痛取 L_4、L_5 夹脊穴。

四、操作规范（图 2-74）

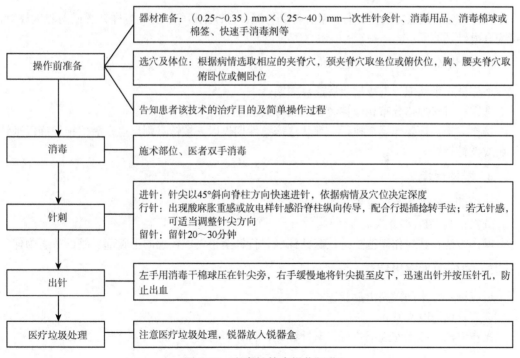

图 2-74 夹脊针技术操作规范

五、适应证

1）痛证：三叉神经痛、紧张性头痛、颈肩综合征、带状疱疹后遗神经痛、腰椎间盘突出症、肩周炎、足底筋膜炎等。

2）肺系病症：哮喘、支气管炎、慢性咳嗽等。

3）心脑病症：冠心病、高血压、心脏神经症等。

4）脾胃病症：胃十二指肠溃疡、便秘、慢性胃炎、膈肌痉挛等。

5）妇科、肾膀胱病症：痛经、月经不调、遗尿、阳痿等。

6）其他：视神经萎缩、湿疹、荨麻疹、瘙痒症等。

六、临床应用

1. 颈椎病

适应证：除脊髓型颈椎病外的各型。

选穴：相应节段颈夹脊穴。

操作方法：按操作规范执行，毫针针刺或配合电针、温针灸，C_1、C_2 夹脊穴不行手法，$C_3 \sim C_7$ 夹脊穴行轻捻转手法，至出现针感。

2. 胆绞痛

适应证：胆绞痛急性发作期。

选穴：$T_{10} \sim T_{12}$ 夹脊穴。

操作方法：按操作规范执行，毫针针刺，配合行针至得气，有放电样针感或向胆区放射，可配合电针。

3. 带状疱疹

适应证：带状疱疹发疹期或后遗疼痛期。

选穴：带状疱疹分布相应神经节段夹脊穴。

操作方法：按操作规范执行，带状疱疹急性期仅以三棱针点刺出血；后遗神经痛以毫针针刺或掀针埋针。

4. 慢性胃炎

适应证：慢性胃炎反复胃痛者。

选穴：$T_9 \sim T_{12}$ 夹脊穴。

操作方法：按操作规范执行，毫针针刺，行针至得气或针感向上腹部、脐部放射为佳。

5. 腰椎间盘突出症

适应证：腰椎间盘突出症。

选穴：$L_1 \sim L_5$ 夹脊穴。

操作方法：按操作规范执行，毫针针刺，行针至得气。

七、注意事项

①C_1、C_2 夹脊穴不可斜向上方深刺，以免误入枕骨大孔，误伤延髓。②胸段、上腰段夹

脊穴针刺时注意方向、深度，防伤内脏。③注意患者的体质，手法不宜过强，防止晕针。

八、禁忌证

①有出血倾向者。②局部皮肤有感染、溃疡或恶性肿瘤者。③孕妇的腰部。④严重的肝肾功能不全、心脏病、肺结核等。⑤患精神病等不能配合者。

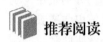 **推荐阅读**

1）郭长青，金燕. 实用颈、背俞、脊针疗法[M]. 北京：化学工业出版社，2009.
2）冯春祥. 中国特种针法全书[M]. 北京：华夏出版社，1995.

第十四节 腹 针 技 术

腹针技术是通过针刺腹部特定穴位治疗全身疾病的一种针刺技术，是薄智云经过 20 多年对腹部穴位进行探索，临床研究，并总结而形成的。

一、理论基础

脐位于大腹中央，又名神阙，是胚胎时期胎儿与母体气血相通的唯一纽带。因此，脐（神阙）系血脉之蒂、生命之蒂，为精、神、气、血往来之要，并为人体上下左右交会之中心，内通五脏而关系于肾，为生命所系。临床上，触脐上下任脉之硬坚，可知脾肾之虚；触脐周硬满压痛，可知脾胃之不和。

1. 先天经络系统

胎儿位于胞宫中，通过脐带这一唯一的途径将母体的气血输注至胎儿全身，促进胎儿的生长和发育，也就是说，胎儿所获得的气血是以胎儿的脐为中心，将母体的气血输注到胎儿全身。中医学将输送气血的通道称为经络，这一经络是胎儿出生前已在母体中存在而不为人知的经络，称为先天经络。它是以神阙为中心的经络系统，称为先天经络系统或神阙调控系统。胎儿得到母体气血的供给，胚胎期的胎儿脏腑组织器官逐渐产生、发育，并建立新的经络系统。新的经络系统是通过先天经络系统产生的子系统，称为后天经络系统，故先天经络系统亦可称为母系统。当胎儿的脏腑经络系统发育健全后，胎儿出生，离开母体胞宫，在新的环境中启用新的经络系统，断开与母体相连接的旧经络系统（神阙调控系统或先天经络系统）。虽然新的经络系统启用，旧的经络系统弃用，但旧的经络系统输注气血的通道依然客观存在。薄智云通过 20 多年临床研究，探索出腹部脏腑经络穴位的主治规律，勾画出腹部与全身具有明确应答关系的"神龟图"，又称为腹部全息图。腹针技术是由以神阙为中心的腹部经络系统理论发展而来的。

经络循行路线的研究最主要的是循经感传，通过对经脉穴位的刺激，经气沿着经脉循行的方向传导。有研究者以经络敏感人为观察对象，分别反复针刺气海、石门、关元和神阙，发现针刺气海、石门、关元时，针刺感传是沿着任脉循行方向进行上下传导的。而针刺神阙时，发现针刺感传具有纵行、横行、斜行传导的特点，即具有以神阙为中心，呈弥漫性、放射性的传导特点。在一些腹部疾病中，也观察到腹部的异常现象，如腹壁静脉曲张可表现为以脐为中心向周围呈星形散布的征象；在腹部炎症感染和恶性肿瘤的转移播散中，具有以脐为中心呈"X"状扩散转移的特点。这一结果与先天经络系统的循行路线相符合。

2. 后天经络系统

后天经络系统包含十二正经和奇经八脉，十二正经有五条经脉经过腹部，分别是足少阴肾经、足阳明胃经、足太阳脾经、足厥阴肝经和足少阳胆经。经络系统是人体内沟通表里内外，联系上下左右，网络周身前后，将五脏六腑、四肢百骸、五官九窍、筋脉肌肤联成统一的整体的组织结构，并将气血运行到全身的循行系统。

1）腹部通过的十二经脉，在头面部、手足末端与其表里经脉相交接，通过脏腑或经别使人体形成一个完整的有机整体。

2）腹部通过的经脉，都可治疗与其相表里经脉的病变。

3）奇经八脉中有六条经过腹部，分别是任脉、督脉、冲脉、带脉、阴维脉和阴跷脉。督脉与六阳经相联系，是"阳脉之海"，具有调节全身阳经经气的作用；任脉与六阴经相联系，是"阴脉之海"，具有调节全身诸阴经经气的作用；冲脉与任脉、督脉、足阳明、足少阴等经相联系，有"十二经之海""血海"之称，具有涵蓄十二经气血的作用；带脉约束、联系纵行躯干部的诸条足经；阴阳维脉联系阴经与阳经，分别主管一身之表里；阴阳跷脉主持阳动阴静，共司下肢运动与寤寐。同时，奇经八脉对十二经气血有蓄积和渗灌的调节作用。当十二经脉及脏腑气血旺盛时，奇经八脉能加以蓄积；当人体功能活动需要时，奇经八脉又能渗灌供应。

4）针刺腹部腧穴既可调脏腑，又可通经络、行气血。近可调脏腑，远可及头、面和四肢末端；既可调阴，又可调阳，为治疗各种疾病提供了理论基础。

3. 腹部脏腑

腹部脏腑有肝、脾、肾、胃、大肠、小肠、胆和膀胱，而在胸部的心、肺两脏，均与腹部有直接或间接的联系：如手太阴肺经起于中焦；手少阴心经虽然起于心中，但随后经脉下膈络小肠。经研究发现，五脏六腑在腹部分布，是有一定规律的：以神阙为中心，心在上，肾在下，脾在左上，胆在右上，大肠在右下；肝、胆、脾位于中焦，肺与大肠相表里，肺位于上焦。因此，根据脏腑的生理位置和上、中、下三焦的配属关系，以脏腑所属的五行（木、火、土、金、水）和三焦所组成的八个方位，正好与后天八卦图吻合，在腹针技术中称为腹针八廓图（图 2-75）。

4. 第二大脑理论

美国科学家声称，每个人生来有两个脑，即颅脑与肠脑，两脑相互作用与影响，如颅脑面临惊恐释放的应激激素会刺激胃发生痉挛；惊恐又可刺激交感神经，影响肠脑的血清素分泌量。2000 年 11 月，德国《地球》杂志报道，一些科学家认为人类的许多感觉和知觉都是从肚子里传出来的，肚子里有一个非常复杂的神经网络，也被称为"腹部大脑"，它拥有大约1000 亿个神经细胞。据报道，人体的神经传递物质——血清素（与女性月经期偏头痛相关），95%都产生于腹部的"第二大脑"。纽约哥伦比亚大学的迈克尔·格肖恩说，"第二大脑"也会生病，并导致神经功能病。许多科学家已将一些病症的起因归为"第二大脑"的神经系统未发挥功能，如神经性恐惧症和抑郁症等。

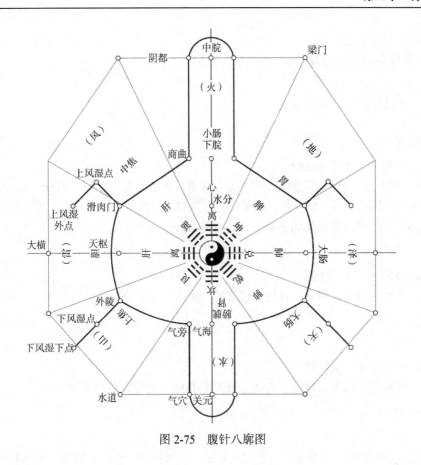

图 2-75　腹针八廓图

二、腹部穴位的取穴方法

1. 腹部分寸的标定

1）上腹部分寸的标定：中庭至神阙确定为 8 寸。

2）下腹部分寸的标定：神阙至曲骨确定为 5 寸。

3）侧腹部分寸的标定：神阙经天枢至侧腹部确定为 6 寸。

2. 腹部分寸的测量

1）上腹部中庭至神阙确定为 8 寸，是指患者平卧时，中庭至神阙两个穴位点之间的水平线上的直线距离为 8 寸。

2）下腹部神阙至曲骨确定为 5 寸，是指患者平卧时，神阙至曲骨两个穴位点之间的水平线上的直线距离为 5 寸。

3）侧腹部从神阙过天枢至侧腹部确定为 6 寸，是指患者平卧时，侧腹部的止点至神阙两个穴位点之间的水平线上的直线距离为 6 寸。

水平线、比例寸的取穴方法是腹针技术中为排除人体胖瘦的个体差异而采取的取穴方法。

3. 任脉的定位

任脉位于腹白线的下面，是否能够准确地对任脉的位置进行判断是取穴正确与否的主要因素。定位任脉的方法有两种。

1）观察毛孔的走向。

2）分辨任脉的色素沉着。

三、穴位定位与主治

（1）中脘

定位：神阙穴上 4 寸的任脉上。

主治：中刺主治胃炎、胃溃疡、胃下垂、胃痛、消化不良、呕吐、腹胀、腹泻、便秘、痢疾、高血压、神经衰弱、精神病、虚劳吐血、气喘等；浅刺相当于口穴，可以治疗口、鼻、牙部及头面部的各种病症；深刺主治心、小肠病症。

（2）下脘

定位：神阙上 2 寸的任脉上。

主治：中刺主治消化不良、胃痛、胃下垂、腹泻、反胃等；浅刺相当于 C_7，可以治疗颈椎病。

（3）水分

定位：神阙上 1 寸的任脉上。

主治：中刺主治腹水、呕吐、腹泻、肾炎、肠鸣、泄痢、小便不通等。

（4）神阙

定位：脐之正中。

主治：急慢性肠炎、慢性痢疾、小儿乳痢脱肛、肠结核、水肿、臌胀、中风脱证、中暑、妇人血冷不受胎气等。

（5）气海

定位：神阙下 1.5 寸的任脉上。

主治：中刺主治下焦虚冷、呕吐不止、腹胀、腹痛、肠麻痹、遗尿、尿频、尿潴留、遗精、阳痿、赤白带下、月经不调、虚阳不足、神经衰弱、四肢厥冷等；浅刺相当于 L_2、L_3，可以治疗 L_2、L_3 的病症。

（6）石门（别名：绝孕，禁针）

定位：神阙下 2 寸的任脉上。

主治：腹胀坚硬、水肿、尿潴留、小便不利、小腹痛、泄泻、身寒热、咳逆上气、呕血、疝气疼痛、产后恶露不止、崩漏、闭经、乳腺炎、妇人绝孕等。

（7）关元（别名：丹田）

定位：神阙下 3 寸的任脉上。

主治：中刺主治诸虚百损、脐下绞痛、腹痛、腹泻、肾炎、月经不调、妇女不孕、痛经、盆腔炎、血崩、子宫脱垂、遗精、阳痿、遗尿、闭经、带下、尿路感染、产后恶露不止、疝气等；浅刺相当于 L_4、L_5，可以治疗 L_4、L_5 的病症。

（8）商曲

定位：下脘旁开 0.5 寸处。

主治：中刺主治腹中切痛、积聚不嗜食、目赤痛从内眦始、腹膜炎、颈肩痛等；浅刺相当于颈肩结合部，治疗颈肩痛、椎基底动脉供血不足。

（9）气旁

定位：气海旁开 0.5 寸。

主治：中刺主治腰肌劳损，腰部疼痛、酸困，下肢无力等。浅刺相当于 L_2、L_3 旁，治疗相应部位的病症。

（10）气穴

定位：关元旁开 0.5 寸处。

主治：中刺主治奔豚痛引腰脊、月经不调、带下、不孕症、尿路感染、泄痢、腹泻等；浅刺相当于 L_4、L_5 旁，治疗相应部位的病变。

（11）滑肉门

定位：水分旁开 2 寸。

主治：中刺主治癫痫、呕逆吐血、重舌舌强、胃肠炎、肩关节炎等；浅刺相当于肩，治疗肩关节周围病症。

（12）天枢

定位：脐正中旁开 2 寸处。

主治：中刺主治呕吐、泄泻、赤白痢、消化不良、水肿、腹胀、肠鸣、冷气绕脐切痛、烦满便秘、赤白带下、月经不调、淋浊、不孕、癫痫等；浅刺相当于侧腰，治疗腰肌疼痛及其他病症。

（13）外陵

定位：阴交旁开 2 寸。

主治：中刺主治腹痛心下如悬、下引脐痛、疝气、痛经、髋关节疼痛、坐骨神经痛等；浅刺相当于髋，治疗髋关节及股骨头周围病症。

（14）大横

定位：神阙旁开 3.5 寸。

主治：中刺有健脾利湿、滑利关节的作用，主治中风偏瘫、四肢无力、风湿性及类风湿关节炎、风湿性肌炎等；深刺左侧大横，主治下焦病症；浅刺右侧大横，主治肝胆病症。

（15）上风湿点

定位：滑肉门穴外 0.5 寸、上 0.5 寸。

主治：浅刺相当于肘，治疗肘关节周围病症；深刺左侧穴位，主治脾、胃病症；浅刺右侧穴位，主治胆及中焦病症。

（16）上风湿外点

定位：滑肉门外 1 寸。

主治：浅刺相当于腕，治疗腕关节周围病症。

（17）下风湿点

定位：外陵穴下 0.5 寸、外 0.5 寸。

主治：浅刺相当于膝，治疗膝关节的各种病症；深刺左侧穴位，主治肺与大肠病症，深刺右侧穴位，主治上焦病症。

（18）下风湿下点

定位：下风湿点下 0.5 寸、外 0.5 寸。

主治：浅刺相当于踝，治疗踝关节的各种病症。

四、常用的穴位组合

1. 天地针

天地针由中脘和关元组成。中脘是胃之募穴，胃与脾相表里，有"水谷之海"之称；关元是小肠的募穴，有培肾固本、补气回阳之功，故两穴合用，具有补脾肾之功能。

2. 引气归元

引气归元由中脘、下脘、气海、关元四穴组成。方中中脘、下脘均属胃脘，两穴具有理中焦、调升降的作用；且手太阴肺经起于中焦，故兼有主肺气肃降的功能。气海为气之海，关元培肾固本；肾又主先天之元气，因此，四穴含有"以后天养先天"之意，故名"引气归元"。

3. 腹四关

腹四关由滑肉门、外陵左右共四穴组成。滑肉门位于神阙之上，治疗躯干上段及上肢的病症，外陵位于神阙之下，治疗下腹及下肢的病症。此四穴具有通调气血、疏理经气，使之上输下达肢体末端的作用，是引脏腑之气向全身布散的妙穴，故称"腹四关"。临床用于治疗全身性疾病，与引气归元或天地针合用时，兼有通脏腑之妙。

4. 调脾气

调脾气由左右两个大横穴组成。大横是足太阴脾经的经穴，具有调理脾脏功能，祛湿、健脾、滑利关节的作用，故常与腹四关合用，治疗腰部病症和坐骨神经痛；与风湿点合用治疗全身关节炎或肩周炎等。

5. 风湿点

风湿点由上风湿点和下风湿点组成。风湿点有消肿止痛的作用，与大横合用，可祛风滑利关节、消肿痛开瘀血。治疗肩、肘疾病时，可仅用上风湿点；治疗下肢疾病时，也可仅配下风湿点。

五、取穴原则

腹针技术的取穴以脏腑经络辨证为基础。

1. 相应取穴

相应取穴，即根据腹部全息律特点，以人体病变部位选取腹部相对应穴位治疗。如口腔病症取中脘、肩周炎取滑肉门，浅刺操作。

2. 循经取穴

循经取穴，即根据病变部位所在的经脉选取相应经穴治疗。如阳明经头痛取滑肉门或外陵、膝关节病取外陵，中刺操作。

3. 八廓取穴

八廓取穴，即根据病变所属脏腑选取相应八廓穴治疗。如膝关节病变证属肾虚，取关元；胆囊炎证属胆腑郁热，取右侧大横，深刺操作。

六、操作规范（图 2-76）

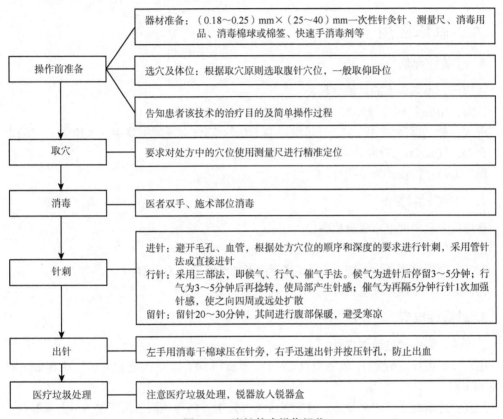

操作前准备	器材准备：（0.18～0.25）mm×（25～40）mm一次性针灸针、测量尺、消毒用品、消毒棉球或棉签、快速手消毒剂等
	选穴及体位：根据取穴原则选取腹针穴位，一般取仰卧位
	告知患者该技术的治疗目的及简单操作过程
取穴	要求对处方中的穴位使用测量尺进行精准定位
消毒	医者双手、施术部位消毒
针刺	进针：避开毛孔、血管，根据处方穴位的顺序和深度的要求进行针刺，采用管针法或直接进针 行针：采用三部法，即候气、行气、催气手法。候气为进针后停留3～5分钟；行气为3～5分钟后再捻转，使局部产生针感；催气为再隔5分钟行针1次加强针感，使之向四周或远处扩散 留针：留针20～30分钟，其间进行腹部保暖，避受寒凉
出针	左手用消毒干棉球压在针旁，右手迅速出针并按压针孔，防止出血
医疗垃圾处理	注意医疗垃圾处理，锐器放入锐器盒

图 2-76 腹针技术操作规范

七、技术要点

①准确识别腹白线，正确取穴。②把握进针的深浅度，浅刺（S）是将毫针刺入皮下，调局部气血；中刺（M）是将毫针刺入浅层和肌层之间的脂肪层，具有调经脉的功能；深刺（D）是将毫针刺入较深的肌层，具有调脏腑功能。③出针时，按照进针的顺序，缓慢有序地起针。

八、适应证

1）痛证：头痛、三叉神经痛、颈椎病、落枕、肩周炎、肘腕痛、腰背痛、腰椎间盘突出症、膝关节疼痛、肌肉关节扭挫伤、肌筋膜炎、关节炎、强直性脊柱炎等。

2）心脑病症：眩晕、中风、焦虑性神经病、失眠症、面瘫、原发性面肌痉挛、抑郁症、帕金森病等。

3）肺系病症：外感发热、咳嗽、哮喘等。

4）肝胆脾胃病症：慢性肠胃炎、胆囊炎、便秘等。

5）气血津液病症：肥胖、汗证、放疗后不良反应等。

6）皮肤外科病症：慢性荨麻疹、带状疱疹及后遗神经痛、黄褐斑等。

7）妇儿病症：继发性闭经、更年期综合征、月经不调、慢性盆腔炎、痛经、乳腺小叶增生、良性卵巢囊肿、小儿腹泻、小儿抽动障碍、小儿肠胃炎、小儿遗尿等。

8）五官病症：电光性眼炎、特发性眼睑痉挛、耳鸣耳聋、咽喉炎、失音、扁桃体炎等。

九、临床应用

1. 过敏性鼻炎

适应证：不同程度的过敏性鼻炎。

主穴：中脘上 S、下脘 D、气海 D、关元 D、滑肉门 M。

配穴：肺气虚证加中脘 M、下风湿点 D（双）；脾气虚证加中脘 M、大横 M；肾阳虚证加气旁 D、气穴 D；打喷嚏甚者加下风湿点 D（双）。

操作方法：按操作规范执行。

2. 上呼吸道感染

适应证：轻中度上呼吸道感染。

主穴：中脘 M；下脘 M；上风湿点（双侧）S。

配穴：咽部疼痛者加下脘下 S；高热不退者加气海 D、关元 D。

操作方法：按操作规范执行。

3. 过敏性皮炎

适应证：轻中度过敏性皮炎。

主穴：中脘 D、下脘 D、气海 D、关元 D、滑肉门 M（双）、天枢 M（双）、大横 M（双）、外陵 M（双）。

配穴：脾虚湿盛证加水分 D；肾阳虚证加气穴 D；瘙痒难耐者加下脘 S、上风湿点 S；皮肤潮红者加建里 M、气旁 M。

操作方法：按操作规范执行。

4. 颈椎病

适应证：轻中度颈椎病。

主穴：中脘 D、关元 D、商曲 S（双）、滑肉门 M（双）。

配穴：神经根型加石关 D（双）；椎动脉型加下脘 D；上肢麻木、疼痛者加患侧滑肉门三角 S。

操作方法：按操作规范执行。

5. 肩周炎

适应证：各类型的肩周炎。

主穴：中脘 D、商曲 M（健）、滑肉门 S（患）。

配穴：肩部疼痛的范围较大时，用滑肉门三角 S（患）；肩部疼痛的范围较局限时，以滑肉门为顶点的三角取穴距离缩短。

操作方法：按操作规范执行。

6. 腰椎间盘突出症

适应证：各类型的腰椎间盘突出症。

主穴：水分 M、气海 D、关元 D。

配穴：急性者加人中、印堂；陈旧性者加气穴 D（双）；以腰痛为主者加外陵 D（双）、气穴 D（双）、四满 D（双）；合并坐骨神经痛者加气旁 D（对侧）、外陵 S（患侧）、下风湿点 S（患侧）、下风湿下点 S（患侧）。

操作方法：按操作规范执行。

7. 脑血管病及其后遗症

适应证：缺血性脑血管病各期和出血性脑血管病恢复期及后遗症期。

主穴：中脘 D，下脘 D，气海 D，关元 D，双商曲 M、双气穴 M，双滑肉门 M，患侧上风湿点 S、外陵 M、下风湿点 S。

配穴：伴手功能障碍者配患侧上风湿外点 S，踝关节不利者配患侧下风湿下点 S，有足内翻时用下风湿内点 S；为加强改善头部供血，可在下脘上 M 与商曲 M 中点处加针；伴语言不利者，配中脘上 S、下 S 各 0.1 寸处加针。

操作方法：按操作规范执行。

8. 更年期综合征

适应证：各类型的更年期综合征。

主穴：中脘 D、下脘 D、气海 D、关元 D、关元下 D。

配穴：烘热者加上脘 M、阴都 M；畏寒者加气旁 D、气穴 D；心悸者加水分 D；情绪低落者加右大横 D、右上风湿点 D；焦虑、紧张者加右大横 D、水分 D。

操作方法：按操作规范执行。

十、注意事项

①过饥、过劳、过度紧张者，暂不针刺。②同一患者选用同一规格针灸针。③避开腹部血管、毛孔快速进针，不能将针尖刺入腹腔内，以防损伤内脏器官。④留针时注意腹部保暖。

十一、禁忌证

①凝血功能障碍者。②不明原因的急腹症。③急性腹膜炎、肝脾肿大引起的脐静脉曲张、腹腔内部肿瘤并广泛转移。④孕妇。⑤针刺皮肤局部破损、感染者。

推荐阅读

1）许能贵，符文彬. 临床针灸学[M]. 北京：科学出版社，2015.

2）符文彬，许能贵. 针灸临床特色疗法[M]. 北京：中国中医药出版社，2011.

3）薄智云. 腹针疗法（中国针灸名家特技丛书）[M]. 北京：中国中医药出版社，2012.

4）薄智云. 腹针无痛治百病[M]. 北京：科学普及出版社，2006.

5）符文彬，徐振华. 针灸临床特色技术教程[M]. 北京：科学出版社，2016.

第十五节　脐针技术

脐针技术是运用中医理论在脐部针刺以治疗疾病的一种针灸技术。早在殷商时期，太乙真人就用熏脐法治病；彭祖也用蒸脐法疗疾。《黄帝内经》记载了许多关于脐疗的论述。春秋战国时期，《五十二病方》中有肚脐填药之记载。晋代葛洪《肘后备急方》率先总结和提倡脐疗，开了药物填脐疗法的先河。此后，脐疗历经各朝代的发展，直至晚清进入鼎盛时期。中医外治宗师、清代吴师机所著的《理瀹骈文》对脐疗作了系统阐述，强调"中下焦之病，以脐疗为第一大法"。《医学入门》有神阙"主百病及老人虚人泄泻如神，又治水肿，臌胀，肠鸣，卒死，产后腹胀，小便不通，小儿脱肛"。

目前，临床常用的脐针技术主要是由温州齐永把中医理论、针刺技术和易学原理结合起来，所创立的独特的易医体系。此外，湖北杨必显在研究腹针疗法的过程中，认为脐中穴为腹针处方第一主穴，临床上针刺脐壁的反应点或从脐中向病灶方向透针，对部分病症有较好的疗效。

一、理论基础

1. 脐是特殊的穴位信息点

生物全息律认为，生物的任何一个小的局部都包含整体的缩影。任何一个在结构和功能上有相对完整性，并与周围部分有相对明确边界的相对独立部分都是全息胚。人体内存在着大全息元，大全息元中又有小全息元。虽然，每一个全息元都包含着整体信息，但各全息元之间对整体信息的浓缩度又存在差异。越是大的全息元，其含有的信息量就越大，提取的信息就越多，这也是易医学里的"察微知著"理论。

2. 脐是人体的正中点

如果将人体分为左右两半，这两半分离的人体基本上是对称的，而脐正在这条分离线上的正中位置，与任、督、带脉相连接，又与冲脉相交会，有"一源三歧"之说，脐是任脉的要穴，任脉为阴脉之海，总领一身之阴经。脐与诸经密切相关，故可治百病。

3. 脐是人体的敏感点

脐乃神阙，道家所说的"玄关一窍"，即"气舍"，是气会聚之所。古代功法理论也认为，人体有一个以脐为中心的太极图，产生阴阳相感，气血升降出入，生机周流不息。

4. 脐是先天与后天的连接点

脐是胎儿出生前唯一与母体相连的通道。子体脐带未断之前，尚属先天，并非一个完整的独立生命，它通过脐带，从母体吸收营养，再将代谢产物从脐带输出到母体。一旦脐带断离，子体就由先天态转为后天态，这时，一个新的、完整的生命才算真正降临。脐是先天与后天的连接门户，通过对脐的针刺，可以治疗先后天的疾病。

5. 脐与各系统的关系

国外学者认为，脐有动脉、静脉，并形成一个广泛的动脉-毛细血管-静脉系统，这个血管系统的功能主要是在母体与胚胎或胎儿的血液之间执行物质交换，将带氧的血液输入到胎儿，又将不带氧的血液从胎儿带到胎盘，经胎盘带到母体。

脐与腹膜直接相连，与大肠、小肠、肝脏、脾、胃、胰等中、下焦脏腑的距离很近。

脐位于"阴脉之海"任脉上，其位凹陷似井，为阴中之阴，又称老阴，八卦为坤。坤，五行属土，先天数为八，与人体脏器脾相对应，与胃相表里，故坤主人体消化系统。

古人认为"先天之呼吸在脐，后天之呼吸在肺"。胚胎学的研究也证明人在出生前，呼吸功能是由脐带和胎盘共同承担的，并执行着保护和营养胚体，排泄废物和产生激素的功能。

李时珍曰："脐者，人之命蒂也。以其当心肾之中，前直神阙，后直命门，故谓之脐。一点真元，属之命门丹田。"脐为"命蒂"，肾为"坎"。"坎"，水之义也，肾属水脏，故曰坎。心为"离火"，心肾相交，水火既济。古人将脐看作肾水与心火的天然混合区。

《素问》曰"两精相搏谓之神"，从根本上揭示了"神"产生的原始机制。脐为神阙，已暗示脐与心的关系，"神"指人之元神，心主神志。"阙"为中门，神阙就是心之神气通行的门户之合称。

所以，脐与循环、消化、呼吸、泌尿生殖、精神神经系统密切相关。

二、脐的重要解剖标志

脐针的三个解剖标志：①脐芯：脐中央朝外凸出的瘢痕组织。②脐壁：脐孔周缘壁。③脐谷：脐壁与脐芯相连的皮肤凹陷处。其中，脐壁是脐针疗法的主要进针区，脐芯一般不作为针刺治疗部位。

三、穴位定位

按生物全息理论，脐部有人体整体的缩影，有与整体各部位相应的穴位。如果人体某一部位或器官发生病变时，在脐全息穴位中的相应点可出现敏感压痛点等异常变化，对其进行针刺或按压，即可治疗相应器官的病变。

目前，脐全息穴位可分为以下三个体系：

1. 脐洛书全息律

《河图》《洛书》被称为"华夏文化之源头"。《洛书》记载"其数戴九履一，左三右七，二四为肩，六八为足［实为股］，五居中央"。如果将《洛书》结合人体，"戴九履一"，"戴"指的是头上，"履"表示鞋，即从头到脚。人体左边最外侧为左手臂，右边是右手臂，左右手臂到头之间是肩，亦即"二四为肩"。左下为左股（左腿），右下为右股（右腿），此为"六八为股"，而三七就是腰。脐洛书全息律就是把这个投影纳入脐部（图2-77、图2-78）。

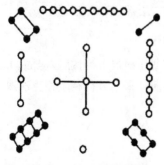

图 2-77　《洛书》示意图

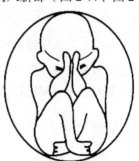

图 2-78　脐洛书全息律

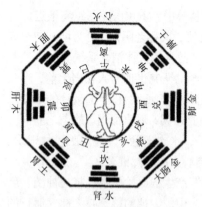

图 2-79　八卦与人体脏腑对应图

2. 脐八卦全息律

八卦是《易经》的主体部分，历代不少医家用八卦原理来阐述人体生理、病理等现象，创立了独特的治疗疾病和诊断疾病的方法，所谓"易肇医之端，医蕴易之秘"。八卦又分为先天八卦与后天八卦，脐针所用的脐八卦全息则多采用后天八卦。八卦原意用八个符号来表示八个不同的方位、不同的节气，因为八卦与五行、五行与人体脏腑有密切的联系，故八卦与人体脏腑有对应的医学联系，见图 2-79。

3. 十二地支穴位

十二地支也是脐针全息的重要内容。十二地支与十二正经一一对应。其中，子时对应胆经、丑时对应肝经、寅时对应肺经、卯时对应大肠经、辰时对应胃经、巳时对应脾经、午时对应心经、未时对应小肠经、申时对应膀胱经、酉时对应肾经、戌时对应心包经、亥时对应三焦经。各经病变时，可选择对应地支进行针刺治疗，如腿部胃经病变可取辰时治疗、耳部病变可取子时治疗。

四、取穴进针方法

1. 压痛点进针法

用探针在脐壁上脐谷、脐芯处寻找压痛点。约 20% 的患者有压痛点，越是急性病，压痛点越明显，只要用探针找到这个压痛点，往往一针即可见效。

2. 寻找皮下结节法

许多患者因长期患病，在脐部相应的体表投影区产生了一些皮下结节，与皮肤同色，质硬，活动度差，大小如同小米粒，按之有疼痛，但可忍受。发现结节后，可进针，亦可让患者用手指按压，每日数次。

3. 脐全息穴位进针法

根据全息穴位定位，选择相应全息穴位进行针刺。

（1）脐洛书全息进针法

在临床上遇到运动系统疾病、急性病可按脐洛书全息律寻找压痛点。如左肩疼痛取脐左上相应的左肩部位、右腰扭伤取脐右下相应的右腰部位，然后进针。

（2）脐八卦或十二地支全息进针法

临床上，脏腑经脉疾病或慢性疾病（未找到结节或压痛点）可按脐八卦或十二地支全息律，在其脏腑经脉对应的脐部进针，或根据疾病的性质，采用五行相生相克法取穴进针。

五、治疗顺序

在临床治疗中，脐针顺序是先取症状，次取系统，再取疾病。在治疗中，首先针对患者最感痛苦的症状进针，如急性腰扭伤，应先予以止痛。许多疾病往往因症状解除了，疾病也随之消失。其次寻找疾病所属的系统，根据该系统在脐八卦全息律的对应关系进行定位进针。支气管炎伴咳嗽、咳痰，应属呼吸系统，取脐八卦全息的兑位（主呼吸系统），可收到不错的疗效；腰痛病位在膀胱经的可取十二地支中的申时进行治疗，常可一针止痛。有些疾病已非常明确，可根据该病的全息定位，直接予以治疗，如肝炎或胆囊炎，可取其对应的震位或巽位进针。

六、操作规范（图 2-80）

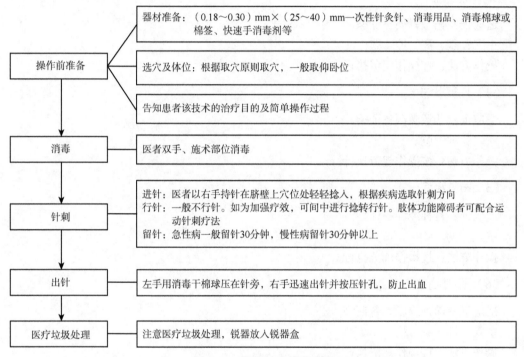

图 2-80　脐针技术操作规范

七、技术要点

①选穴定位准确。②针刺手法轻巧，注意进针方向和深度。③掌握留针时间：急性病留针时间短，慢性病留针时间长。④痛证可配合运动针灸疗法。

八、适应证

脐针技术主要用于治疗痛证和脏腑器官相应的病症。

九、临床应用

（1）窦性心律不齐、阵发性心动过速

适应证：窦性心律不齐、阵发性心动过速。

主穴：升阳三针（男取坎、巽、离，女取坎、震、离）。

操作方法：按操作规范执行。

（2）肾绞痛

适应证：肾绞痛。

主穴：坤、坎、巽。

操作方法：按操作规范执行。

（3）帕金森病

适应证：帕金森病各证型。

主穴：震、离、坤、巽。

操作方法：按操作规范执行。

（4）儿童腹泻

适应证：儿童腹泻各证型。

主穴：坤、乾。

操作方法：按操作规范执行。

（5）胃神经症

适应证：胃神经症各证型。

主穴：艮。

操作方法：按操作规范执行。

（6）前列腺肥大

适应证：前列腺肥大各证型。

主穴：坤、兑、坎。

操作方法：按操作规范执行。

（7）膝关节痛

适应证：膝关节痛各证型。

主穴：巽。

操作方法：按操作规范执行。

十、注意事项

①注意严格消毒。②脐部特别敏感，不主张强刺激，对于急性痛证，可间断行针以加强疗效。③注意针刺方向和深度，防伤内脏。

十一、禁忌证

①局部感染者。②小儿及妊娠妇女。③休克、多脏器衰竭、急性传染病、癌症晚期、低蛋白水肿者。④有出血倾向的血液病、烧烫伤者。

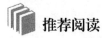 **推荐阅读**

1）符文彬，许能贵. 针灸临床特色疗法[M]. 北京：中国中医药出版社，2011.

2）齐永. 脐针入门[M]. 北京：人民卫生出版社，2015.

附：杨必显穴位定位及主治

定位：以脐中心引一水平线，再经脐中心引一垂直线，即将脐分为四个象限。然后再将每个象限划分为 6 个时点，分别用 "0、1、2、3、4、5、6、7、8、9、10、11" 十二个阿拉伯数字代表。0 代表脐上、脐下，1~11 分别代表头面、颈肩、上肢、胸肺心、肝胆、脾胃、肾、腰、下腹、下肢、足（图 2-81）。

主治：各穴点主治相应解剖部位的病症，如头面点主治头面五官病症。

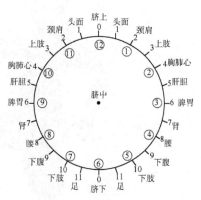

图 2-81 脐针穴位图

第十六节 体环针技术

体环针是以人体表面环网状构想为治疗原则确定治疗穴位的一种针刺技术，由方云鹏所发明。

一、理论基础

1）它以传统经络理论与现代胚胎发生学认知相结合为基础。人体的经络与人体的血管和神经均沿长轴方向走行。方氏提出，人体存在一组相互移行的纵向穴位带，此穴位带在人体末梢阴阳相交形成闭合的体环线。体环线在联系和作用部位上具有同功性，故临床取穴都在此环线上。

2）人体是一个有机统一的整体，内脏、躯干、体表、四肢的功能相互关联，当机体某部发生病变时，可影响整个机体的功能，而整体的变化又可能在局部反映出来。故各种非特异性刺激作用于体表的敏感点、线、带，再通过"体环线"，可以传导到各个相互衔接的对应部位，从而产生局部或者远端的治疗效应。

3）临床上的体环线实际上有两种，一种是纵向的环，称为传导环，其确定了治疗方向；另一种是横向的环，称为作用环或横环、小环，确定了取穴点及穴位。传导环，左右两侧共有五对。传导环属于肢体的传导通路，无论外界刺激，还是局部病痛，都可以依据它而表现出来。作用环，实际上是对人的肢体的一种横断。从外观看，传导环与作用环相互交叉、支撑，形成人体整体双环的交叉点，这就是体环针的作用点。

二、体环针体系（图 2-82～图 2-85）

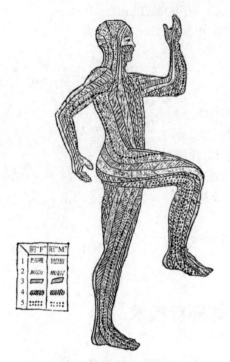

图 2-82 侧面传导路

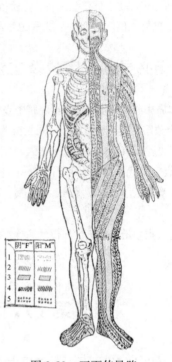

图 2-83 正面传导路

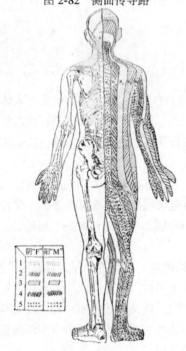

图 2-84 背面传导路

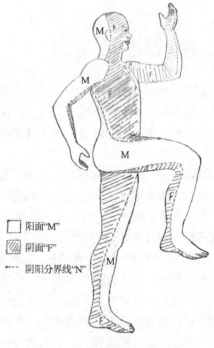

图 2-85 各肢体阴阳分界线

（一）两面

两面指人体的阴阳两面，传统中医学认为人有阴阳两面，屈侧为阴面，伸侧为阳面。各肢体阴阳分界线规定如下（阴面用 F 表示，阳面用 M 表示）。

1. 躯干

从头顶矢状缝正中点，左右向下，过两耳孔，两颈侧，经肩缝后缘、腋窝后缘，达于大转子。

2. 上肢

由第三指端向两侧，循沿各指掌尺、桡侧赤白肉际，上经尺骨茎突、桡骨茎突，再向上过肱骨内髁、外髁，止于腋窝前缘和腋窝后缘。

3. 下肢

由第三趾端向两侧，循沿各趾、胫旁两侧赤白肉际，过内踝、外踝；向上，经股骨内髁、外髁，内侧线绕外向上，止于大转子；外侧线绕向上，沿股二头肌髂胫束间隙、臀大肌后下缘，止于尾骨尖。

（二）五部

在人体肩关节和髋关节处，各划一剖断线，分别称为肩分线和髋分线，通过肩分线和髋分线，以头与躯干为一部，上、下肢为一部合四部，共为五部。

（三）传导带

1. 头颈部传导带

阴面：以天突至肩峰，把左右锁骨由外向内，共分为五段。

F1：矢状缝中点到前发际，止于两锁骨最外的 1/5。

F2：前发际到眉间棘，止于两锁骨 F1 内侧的 1/5。

F3：眉间棘以下至两鼻翼以上，止于两锁骨 F2 内侧的 1/5。

F4：两鼻翼以下到嘴角，止于两锁骨 F3 内侧的 1/5。

F5：两嘴角以下到两锁骨最内侧的 1/5。

阳面：以大椎至两肩峰，由外向内，也各分为五段，与前锁骨对称。肩峰大椎，简称肩椎。

M1：矢状缝中点到人字缝尖，止于肩椎最外的 1/5，和 F1 对称。

M2：人字缝尖到枕骨外粗隆，止于肩椎 M1 内侧的 1/5，和 F2 对称。

M3：枕骨外粗隆到后发际，止于肩椎 M2 内侧的 1/5，和 F3 对称。

M4、M5：后发际到第 4 颈椎，止于肩椎 M3 内侧的 1/5、最内侧的 1/5。

2. 躯干部传导带

以人体正中矢状线为界，左右纵向，将身体阴阳两面各分为等距五带。阴面，由外向内，依次排列为 F1～F5；阳面，由外向内，依次排列为 M1～M5。

3. 上肢传导带

由手指阴阳分界线上行，止于腋窝前缘和后缘阴阳分界线。以手五指纵向，将上肢阴阳面各分为五带。大拇指到小指依次排列，阴面依次为 F1～F5 带，阳面依次为 M1～M5 带。

4. 下肢传导带

由足趾阴阳分界线上行，止于骶尾骨尖和大转子阴阳分界线。以足五趾纵向将下肢阴阳面各分为五带，小趾到拇趾依次排列，阴面依次为 F1～F5 带，阳面依次为 M1～M5 带。

（四）传导环

同侧、同面与相对部位的传导带相互移行连接，形成一条大的传导带。阴阳相对，前后相应的两条大传导带在人体的四肢末梢相连接，形成一个封闭的环，这就是传导环。例如，右上肢 M3、右躯体 M3、右下肢 M3 相互移行连接，成为右 M3 传导带。它与相对应的右 F3 带相接，成为右 3 环。

（五）作用环

肢体接受和传导刺激比较敏感的地方，以一定的宽幅横向环绕于人体四肢关节及躯干的某一部位，所呈现之区域形如短节的管环束于人体特定部位周围，故称为小环，也称作用环。比较常用的有头颈环、颈胸环、胸腰环、肩环、肘环、腕环、髋环、膝环、踝环。由于人体各部形态不同，所定各环的上下宽窄幅度也不完全相同，一般各环宽以 3～4.5cm 为宜，多在关节上下针刺，故名上环、下环。

三、取穴原则

运用体环针治病时，其基本原则是"宁失环束，勿失环线"。

1. 病位定传导环

病位定传导环，即以患处所在肢体部位及个体敏感性差异定作用环。如肢体上部疾病多取上肢体环，个体对刺激反应敏感，可选取远距离环束节段。

2. 局部取穴

局部取穴，适用于许多具有敏感性质的点、线、区。

3. "反治"法取穴

"反治"法取穴，如阴病取阳、上下对应取穴及缪刺等。

四、操作规范（图 2-86）

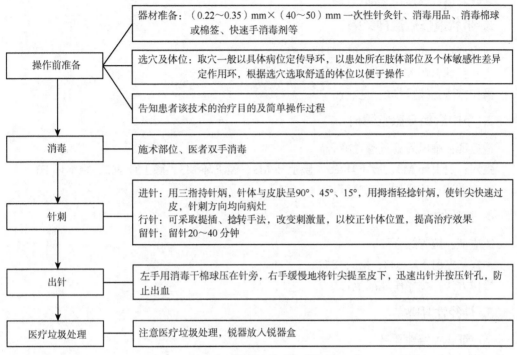

```
操作前准备 ─┬─ 器材准备：（0.22～0.35）mm×（40～50）mm 一次性针灸针、消毒用品、消毒棉球
            │   或棉签、快速手消毒剂等
            │
            ├─ 选穴及体位：取穴一般以具体病位定传导环，以患处所在肢体部位及个体敏感性差异
            │   定作用环，根据选穴选取舒适的体位以便于操作
            │
            └─ 告知患者该技术的治疗目的及简单操作过程

消毒 ─── 施术部位、医者双手消毒

针刺 ─┬─ 进针：用三指持针炳，针体与皮肤呈90°、45°、15°，用拇指轻捻针炳，使针尖快速过
       │   皮，针刺方向均向病灶
       ├─ 行针：可采取提插、捻转手法，改变刺激量，以校正针体位置，提高治疗效果
       └─ 留针：留针20～40分钟

出针 ─── 左手用消毒干棉球压在针旁，右手缓慢地将针尖提至皮下，迅速出针并按压针孔，防
         止出血

医疗垃圾处理 ─── 注意医疗垃圾处理，锐器放入锐器盒
```

图 2-86　体环针技术操作规范

五、技术要点

①正确选取点、线、带、区。②掌握针刺深度：一般分为表皮、真皮、皮下组织、肌肉组织和骨膜五层。针刺的深浅主要从两方面来考虑：一是患者个体的耐针情况；二是病变所在位置。体质虚弱或首次受针者宜轻刺，反之则可深刺。人体浅感觉疾病，以取表皮和真皮组织为佳；深感觉和内脏感觉，以取肌肉组织为佳；运动障碍、本体感觉和疼痛类疾病，以取骨膜为佳。

六、适应证

1）痛证：神经性头痛、枕大神经痛、腰椎间盘突出症、膝骨关节炎、癌性疼痛、腕管综合征、陈旧性外伤、网球肘、风湿性关节炎、类风湿关节炎、骨质增生、骨膜炎等。

2）脑病：脑动脉硬化、脑血栓形成、小儿舞蹈病、癔症、癔性偏麻等。

3）其他：感冒、神经性耳鸣等。

七、临床应用

1. 枕大神经痛

适应证：枕大神经痛。

主穴：头颈环 M1、M2，颈胸环 M2、M4，腕上环 M2、M4。

操作方法：按操作规范执行。

2. 带状疱疹后遗神经痛

适应证：胸腰部带状疱疹后遗神经痛。

主穴：踝上环 M2、M4，胸腰环 M2、M4。

操作方法：按操作规范执行。

3. 卒中后偏身感觉障碍

适应证：中风后偏身感觉障碍。

主穴：肘上环 M3、肩下环 F3、腕上环 M3、髋下环 M3、膝上环 M3、踝上环 F3。

操作方法：按操作规范执行。

4. 腕管综合征

适应证：腕管综合征。

主穴：左肘下环 M3、M5、F3。

操作方法：按操作规范执行。

5. 神经性耳鸣

适应证：神经性耳鸣。

主穴：右腕上环 M1、M5。

操作方法：按操作规范执行。

6. 末梢神经炎

适应证：末梢神经炎。

主穴：肘下环 M3、F3，膝下环 M3、F3，踝下环 M3、F3。

操作方法：按操作规范执行。

八、注意事项

①注意针刺的方法和手法的运用，不强调针感。②预防晕针。③体质虚弱或首次接受针者宜轻刺、浅刺。

九、禁忌证

①皮肤感染溃烂、凝血功能障碍及有出血倾向者。②孕妇的腹部、腰骶部。③患精神病等不能配合者。

推荐阅读

1）符文彬，许能贵. 针灸临床特色疗法[M]. 北京：中国中医药出版社，2011.

2）许能贵，符文彬. 临床针灸学[M]. 北京：科学出版社，2015.

3）赵吉平，符文彬. 针灸学[M]. 北京：人民卫生出版社，2020.

4）方云鹏. 体环针[M]. 北京：科学普及出版社，1985.

5）张欣，洪菲，王金香，等. 方云鹏及方氏微型针灸体系[J]. 上海针灸杂志，2020，39（7）：932-936.

6）方本正. 方氏针灸创新之三体环针[M]. 西安：陕西科学技术出版社，1994.

第十七节　腕踝针技术

腕踝针技术是在人体的腕部及踝部区域行皮下浅刺来治疗疾病的一种针刺技术。由长海医院张心曙于 20 世纪 60～70 年代，在电刺激疗法治疗神经症为主的病症经验基础上，受中医经络学说、传统针刺法和耳针疗法的启发，结合人体胚胎发育的生物进化过程和神经反射调整原理，通过大量临床实践探索而总结出来的。本技术将人体病症表现的部位归纳为 6 个纵区，在四肢腕部和踝部 6 个纵区内各定一个针刺点，与分区编号相同，按病症所在区选取编号相同的针刺点进行治疗，要求不出现针感。技术具有取穴简单、操作方便、无痛安全、应用面广、简明易学的优点，适用于多种痛证、某些神经精神疾病及其他临床各科的许多病症。

一、理论基础

1. 与十二皮部相关

腕踝针与经络学说十二皮部有关，《素问·皮部论》曰："凡十二经络脉者，皮之部也。"皮部作为十二经脉的体表络区，参与十二经脉气血的循行。它和经络的不同之处在于经脉呈线状循行分布，而皮部则重在"面"的结构。腕踝针的 6 个区域也正是气在"面"上的循行分布，它的分区基本上与十二经脉皮部一致，涵盖十二经脉络穴的功能。腕踝针正是通过类似十二经脉浅刺法之机制，以调整经脉之气，起到祛邪扶正、行气止痛的作用。

2. 胚胎发育——分区全息理论

在人类胚胎发育过程中，受精卵发育成球形囊胚后逐渐纵向延伸，因此，肢体与躯体具有密切的对应关系。纵观身体各处病症，不论体表或体内，其排列有一定的规律，即按阴阳面，并呈层次排列。这与中医"腹为阴，背为阳，四肢部靠近躯体正中线的内侧为阴，外侧为阳"的观点相一致。由此将躯体分为 6 个纵区。既然躯体与肢体各纵区相对应，当躯体某纵区出现病症时，在肢体末端腕踝部同一纵区内给予刺激，即可调整身体反应。

3. 神经反射调整观

张心曙认为，腕踝针之所以有疗效，是由于神经末梢受刺激，通过神经传导引起反射弧中联络神经的复杂调整作用。这是一种客观存在的神经传导功能活动。腕踝针这样轻微的不引起酸麻胀痛感觉的针刺刺激，能迅速反映在远距离的局灶部位上，只有通过神经传导才有可能实现。因此，初步认为腕踝针的治疗机制是皮下针刺通过神经末梢的传导，引起病灶部位的反射调整，改善病理环境，从而使症状缓解或消除。

二、穴区的区域范围、定位及主治

1. 穴区的区域范围（图 2-87）

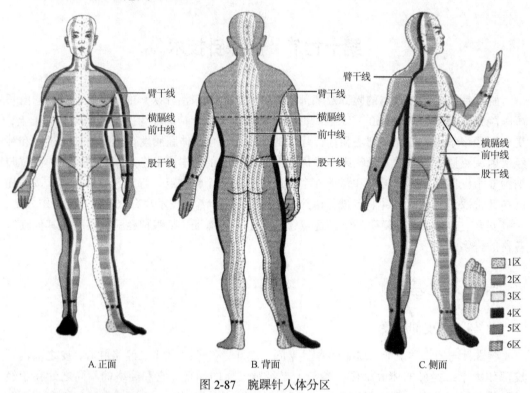

A. 正面   B. 背面   C. 侧面

图 2-87　腕踝针人体分区

1）1 区：前正中线两侧的区域。包括额部、眼、鼻、舌、气管、口唇、前牙、咽喉、食管、心脏、上腹部、脐部、下腹部和会阴部。

2）2 区：身体前面两旁。包括颞部、颊部、后牙、颌下部、甲状腺、锁骨上窝、乳旁、肺、肝、胆和侧腹部。

3）3 区：身体前面外缘，范围狭窄。头面部：沿耳廓前缘的垂直线。胸腹部：沿腋窝前缘向下的垂直线。

4）4 区：身体前后面交界处。包括头顶至耳垂直下的区域、肩部的斜方肌缘、胸腹部的腋窝顶至髂前上棘间的垂直区域。

5）5 区：身体后面两旁，与前面的 2 区相对。包括颞后部、颈的后外侧部、自肩胛区向下的区域。

6）6 区：后正中线两侧的区域，与前面的 1 区相对。包括后头部、枕项部、脊柱棘突与椎旁、骶尾部、肛门等。

四肢分区：当两上肢和两下肢处于内侧面向前、两侧互相靠拢的位置时，四肢的内侧面相当于躯干的前面；外侧面相当于躯干的后面；前面的一条缝相当于前中线；后面的一条缝相当于后中线。这样，四肢的分区就与躯干相仿。

2. 穴区定位及主治

穴区定位：包括腕关节为上 1 至上 6，踝关节为下 1 至下 6，全身共 12 个进针穴位，又分左右两侧，共24个治疗穴区（表2-3），进针点见图2-88、图2-89。

表2-3 腕踝针穴区定位与主治表

穴区名称	定位	主治疾病
上1区	在小指侧的尺骨缘与尺侧屈腕肌腱之间，腕横纹上2寸	前额部头痛、眼病、鼻病、三叉神经痛、面肿、前牙痛、流涎、咽炎、气管炎、恶心、呕吐、呃逆、厌食、心悸、胸闷等；全身或不能定位的病症：盗汗、寒战、失眠、癔症、荨麻疹、皮肤瘙痒症等
上2区	在腕掌侧面的中央，掌长肌腱与桡侧屈腕肌腱之间，腕横纹上2寸（相当于内关）	颞前部痛、后牙痛、腮腺炎、颌下肿痛、胸痛、胸闷、回乳、哮喘、手掌心痛、指端麻木等
上3区	靠桡动脉外侧，在腕横纹上2寸，桡骨边缘处。位于桡骨与桡动脉之间	耳前痛、腮腺肿痛、胸前侧壁痛
上4区	手掌向内，位于拇指侧的桡骨缘上，腕横纹上2寸，桡骨内外缘之中点	头顶痛、耳痛、耳鸣、耳聋、下颌关节功能紊乱、肩周炎（肩关节前部痛）、肘关节痛、拇指关节痛等
上5区	腕背面的中央，桡骨与尺骨中间，腕背横纹上2寸（相当于外关）	颞后部痛、头昏、眩晕、晕厥、颈背疼痛、肩痛、肩周炎（肩关节外侧部痛）、上肢感觉障碍（麻木、过敏）、上肢运动障碍（瘫痪、肢颤、指颤、舞蹈症）、肘关节痛、腕和指关节痛、手部冻疮等
上6区	小指侧尺骨缘1cm，腕横纹上2寸	后头痛及脊柱（颈胸段）痛，肩关节后侧疼痛，小指关节痛等
下1区	靠跟腱内侧缘，太溪上3寸（相当于三阴交）	胃区痛、胆囊部痛、脐周围痛、下腹疼痛、痛经、白带多、遗尿、尿频、阴部瘙痒症、足跟痛等
下2区	内踝尖上3寸，小腿内侧面中央，靠胫骨后缘处	肝区痛、少腹痛、大腿内侧肌痛、膝内侧痛、内踝关节痛等
下3区	内踝尖上3寸，胫骨前缘向内约1cm处	膝关节（内缘）痛等
下4区	外踝尖上3寸，胫骨前嵴与腓骨前缘的中点处（相当于悬钟）	侧腰痛、股四头肌酸痛、膝关节痛、下肢感觉障碍（麻木、过敏）、下肢运动障碍（瘫痪、肢颤、舞蹈症）、趾关节痛等
下5区	外踝尖上3寸，小腿外侧面中央，靠腓骨后缘处	腰背痛、腿外侧痛、外踝关节扭伤等
下6区	外踝尖上3寸，小腿后侧靠跟腱外缘处	急性腰扭伤、腰肌劳损、骶髂关节痛、坐骨神经痛、腓肠肌痛、脚前掌痛、痔痛、便秘等

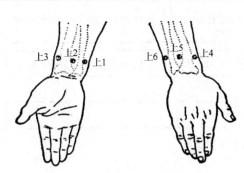

图 2-88 腕部进针点示意图

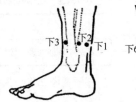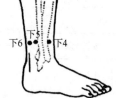

图 2-89 踝部进针点示意图

三、选穴原则

1）以中线为界，进针点取在病症的同一侧。

2）以横线为界，病在上半身进针点取腕部，病在下半身进针点取踝部。

3）若病症恰恰在中线位置，分不清左右时，要同时针两侧，在前中线位置上的病症针两侧 1 区，如气管炎所致的频咳，进针点取两侧上 1 区；遗尿或白带多，针两侧下 1 区；腰椎棘突部位痛，针两侧下 6 区。

4）有时病症虽在中线上，但尚有其他症状可作定侧时，按其能定侧的症状指向为依据，选取一侧的进针点 1 区或 6 区。

5）有几种症状同时存在时，要分析症状的主次。若症状中有痛，以痛为主要症状，并尽可能查出压痛点，以压痛点所在区域为依据选取进针点。

6）上肢或下肢有运动障碍，如瘫痪、震颤，发生在上肢，进针点取上 5 区；发生在下肢，取下 4 区。

7）对全身或不能定位的病症，如全身瘙痒症、荨麻疹、盗汗、失眠或某些精神症状，进针点取两侧上 1 区。

四、操作规范（图 2-90、图 2-91）

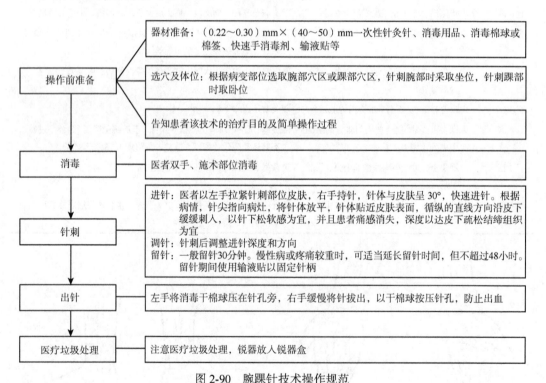

图 2-90　腕踝针技术操作规范

五、技术要点

①明确病症所在区域。②掌握进针角度与方向，不要求针感。③把握针刺后，调整进针深度和方向。

六、适应证

1）各种痛证：如血管神经性头痛、腰痛、肩周炎、癌痛、术后疼痛、胃脘痛、痛经、痛风性关节炎、膝骨关节炎等。

2）心脑病症：如中风偏瘫、中风后感觉障碍、焦虑障碍、眩晕、耳鸣、面瘫、面肌痉挛、抑郁障碍、创伤后应激障碍、失眠及癔症等。

3）脏腑病症：肝、心、脾、肺、肾等相关脏腑病症。

4）其他：乳腺炎、产后尿潴留、小儿夜啼、小儿遗尿、皮肤瘙痒症、荨麻疹等。

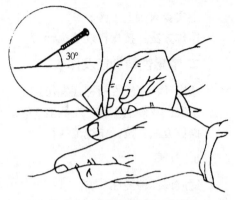

图 2-91　腕踝针操作示意图

七、临床应用

1. 恐惧症

适应证：恐惧症发作。

主穴：双侧上 1 区。

操作方法：按操作规范执行。

2. 焦虑障碍

适应证：焦虑障碍。

主穴：双侧上 1 区、下 1 区。

操作方法：按操作规范执行。

3. 围绝经期综合征

适应证：围绝经期综合征。

主穴：双侧上 1 区、下 1 区。

操作方法：按操作规范执行。

4. 高血压

适应证：高血压见血压不稳定者。

主穴：双侧上 3 区。

操作方法：按操作规范执行。

5. 小儿夜啼

适应证：小儿夜啼。

主穴：双侧上 1 区。

操作方法：按操作规范执行。

6. 荨麻疹

适应证：荨麻疹急性期。

主穴：双侧上 1 区。

操作方法：按操作规范执行。

7. 情感性精神症发作

适应证：情感性精神症发作。

主穴：双侧上 1 区、左侧上 5 区。

操作方法：按操作规范执行。

8. 耳鸣

适应证：神经性耳鸣。

主穴：双侧上 4 区，若天柱和肩井有压痛者，加上 5 区。

操作方法：按操作规范执行。

八、注意事项

①针刺时防止刺伤血管。②针刺要求没有针感，若出现针感，需要调针。③留针时不做相关手法。④注意预防晕针。

九、禁忌证

①进针局部有瘢痕、伤口、溃疡及肿物者。②严重的神志障碍、躁动明显而不配合者。③孕妇不宜针刺双侧下 1 区。④有出血倾向者。

推荐阅读

1）张心曙，凌昌全，周庆辉. 实用腕踝针疗法[M]. 北京：人民卫生出版社，2002.

2）凌昌全，周庆辉，顾伟，等. 腕踝针[M]. 上海：上海科学技术出版社，2019.

3）许能贵，符文彬. 临床针灸学[M]. 北京：科学出版社，2018.

4）王雪苔. 中华针灸图鉴[M]. 北京：人民军医出版社，2007.

5）黄龙祥. 中国针灸刺灸法通鉴[M]. 青岛：青岛出版社，1996.

第十八节　五行补泻技术

五行补泻技术是依据"实则泻之，虚则补之"的原则而确立的具体针灸技术。该技术源于《难经》，《难经·六十八难》曰："井主心下满，荥主身热，俞主体重节痛，经主喘咳寒热，合主逆气而泄。"《难经》以五输穴为基础，依照五行生克的关系进行选穴，创立了"补母泻子""刺井泻荥""泻火补水（泻南补北）""迎随与子母结合"等多种补泻技术，对后世的针灸治疗产生重要的影响。

一、理论基础

1. 补母泻子法

《难经·六十九难》曰："虚者补其母，实者泻其子。"《难经·七十五难》曰："子能令母实，母能令子虚。"所谓"子母"，是《难经》根据《灵枢·本输》的阴阳刚柔相济，五输穴配属五行的原理而来。如《难经·六十四难》曰："阴井木，阳井金；阴荥火，阳荥水；阴俞土，阳俞木；阴经金，阳经火；阴合水，阳合土。"十二经脉中，阴经为井木、荥火、俞土、经金、合水；阳经为井金、荥水、俞木、经火、合土。按照五行相生关系，十二经脉中的每条经脉各有一个"母穴"和一个"子穴"。五行学说认为"母能令子虚，子能令母实"。因为母能使子虚，当子虚之时就应补其母。子能使母实，当母实之时则应泻其子。以五行配属脏腑经脉，于是脏与脏、腑与腑、经脉与经脉之间也有母子关系。在具体运用时，分本经子母补泻和他经子母补泻两种方法。例如，肺经实证应"泻其子"，肺在五行中属"金"，因"金生水"，"水"为"金"之子，故可选本经五输穴中属"水"的合穴，即尺泽；肺经虚证应"补其母"，肺属"金"，"土生金"，"土"为"金"之母，因此，应选本经属"土"的五输穴，即输穴太渊。这都属于本经子母补泻法。同样用肺经实证来举例，在五行配属中肺属"金"，肾属"水"，肾经为肺经的"子经"，根据"实则泻其子"的原则，应在其子经（肾经）上选取"金"之"子"，即属"水"的五输穴，为肾经合穴阴谷（表2-4）。

表2-4 补母泻子法取穴表

子母穴		脏						腑					
		金	水	木	火	相火	土	金	水	木	火	相火	土
	经脉	肺经	肾经	肝经	心经	心包经	脾经	大肠经	膀胱经	胆经	小肠经	三焦经	胃经
本经子母穴	母穴	太渊	复溜	曲泉	少冲	中冲	大都	曲池	至阴	侠溪	后溪	中渚	解溪
	子穴	尺泽	涌泉	行间	神门	大陵	商丘	二间	束骨	阳辅	小海	天井	厉兑
他经子母穴	母经	脾经	肺经	肾经	肝经	肝经	心经	胃经	大肠经	膀胱经	胆经	胆经	小肠经
	母穴	太白	经渠	阴谷	大敦	大敦	少府	足三里	商阳	足通谷	足临泣	足临泣	阳谷
	子经	肾经	肝经	心经	脾经	脾经	肺经	膀胱经	胆经	小肠经	胃经	胃经	大肠经
	子穴	阴谷	大敦	少府	太白	太白	经渠	足通谷	足临泣	阳谷	足三里	足三里	商阳

2. 刺井泻荥法

《难经·七十三难》曰："诸井者，肌肉浅薄，气少不足使也，刺之奈何？然：诸井者，木也；荥者，火也。火者，木之子，当刺井者，以荥泻之。故经言，补者不可以为泻，泻者不可以为补。此之谓也。"针刺井穴以泻之者，可以用荥穴代替泻之，正是实则泻其子也。

3. 泻火补水法

《难经·七十五难》曰："经言，东方实，西方虚，泻南方，补北方，何谓也？然：金、木、水、火、土，当更相平。东方木也，西方金也。木欲实，金当平之；火欲实，水当平之；土欲实，木当平之；金欲实，火当平之；水欲实，土当平之。东方肝也，则知肝实；西方肺也，则知肺虚；泻南方火，补北方水。南方火，火者，木之子也；北方水，水者，木之母也。水胜火，子能令母实，母能令子虚，故泻火补水，欲令金不得平木也。经曰：不能治其虚，何问其余。此之谓也。"

另外，《难经·七十九难》曰："然：迎而夺之者，泻其子也，随而济之者，补其母也。假令心病，泻手心主俞，是谓迎而夺之者也；补手心主井，是谓随而济之者也。"这也可以看作迎随与子母补泻合用法。

二、操作技术的选择

1. 针法补泻

针法补泻，即根据相应的五输穴进行补泻。

2. 灸法补泻

灸法治病，既可补虚又可泻实。《灵枢·背腧》曰："气盛则泻之，虚则补之。以火补者，毋吹其火，须自灭也；以火泻之，疾吹其火，传其艾，须其火灭也。"此段主要论述灸法的补泻，艾灸补法即点燃艾炷后，不吹其火，等其慢慢燃尽自灭，火力温和，灸治时间长；艾灸泻法是点燃艾炷后，用口快速吹旺其火，使其尽快燃烧，火力较猛，灸治时间短。

3. 其他技术补泻

临床须根据患者的具体情况，灵活应用，如三棱针刺络可泻实等。

三、操作规范（图 2-92）

此部分只列针法和灸法操作，其他方法见相应章节。

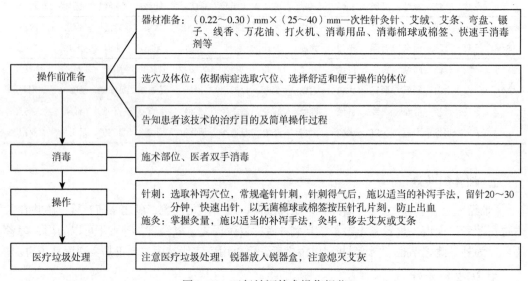

图 2-92　五行补泻技术操作规范

四、技术要点

①掌握"补母泻子"相生相克关系。②掌握五输穴脏腑、五行、子母属性。③灵活选用特色技术。

五、适应证

本技术适应证范围较广，主要适用于证候表现有虚实的各类病症。

六、临床应用

1. 痛经

适应证：各种证型的痛经。

主穴：实证取行间、少府；虚证取曲泉、阴谷。

配穴：气滞血瘀证加太冲；寒湿凝滞证加关元；肝郁湿热证加肝俞；气血虚弱证加足三里；肝肾虚损证加三阴交。

操作方法：按操作规范执行。

2. 慢性咽炎

适应证：各种证型的慢性咽炎。

主穴：实证取尺泽、阴谷；虚证取太渊、太白。

配穴：痰热蕴结证加商阳；阴虚肺燥证加照海；肺脾气虚证加足三里；慢性单纯性咽炎者加肺俞；慢性肥厚性咽炎者加百劳；慢性干燥性咽炎者加鱼际。

操作方法：按操作规范执行。

3. 慢性咳嗽

适应证：各种证型的慢性咳嗽。

主穴：实证取尺泽、阴谷；虚证取太渊、太白。

配穴：痰热壅肺证加鱼际、丰隆；肝火犯肺证加大陵、行间；痰湿蕴肺证加中脘、脾俞；肺气亏虚证加气海、足三里；肺阴亏虚证加列缺、照海；支气管扩张者加孔最、照海、足三里；过敏性咳嗽者加内关、心俞。

操作方法：按操作规范执行。

4. 便秘

适应证：各种证型的便秘。

主穴：实证取通谷、二间；虚证取足三里、曲池。

配穴：热秘证加天枢、内庭；气秘证加太冲、腹结；气虚便秘证加气海、大肠俞；阴虚便秘证加照海、上巨虚；阳虚便秘证加肾俞、关元、大巨。

操作方法：按操作规范执行。

5. 癃闭

适应证：各种证型的癃闭。

主穴：实证取束骨、大敦；虚证取至阴、经渠。

配穴：膀胱湿热证加水道、膀胱俞；肺热壅盛证加鱼际；肺郁气滞证加太冲；瘀浊阻塞证加归来、血海；中气虚陷证加百会、足三里；肾阳虚衰证加神阙、命门；前列腺肥大者加气海、水道；神经源性膀胱者加水沟、命门、膀胱俞。

操作方法：按操作规范执行。

6. 心悸

适应证：各种类型的心悸。

主穴：实证取神门、太白；虚证取少冲、足临泣。

配穴：心虚胆怯证加胆俞；心脾两虚证加心俞、脾俞；阴虚火旺证加太溪；心阳虚弱证加心俞、至阳；水气凌心证加水分、建里；心血瘀阻证加膈俞、太冲。

操作方法：按操作规范执行。

七、注意事项

①注意预防晕针。②孕妇、习惯性流产者慎用。③严重心、肝、肾功能不全者慎用。

八、禁忌证

1）凝血功能障碍者。
2）局部皮肤有感染、溃疡或肿瘤者。

 推荐阅读

1）杨广林.《难经》穴位配伍补泻法的临床应用[J]. 北京中医，1991（3）：48-51.
2）王传乐，李志刚.《难经》针刺补泻试析[J]. 吉林中医药，2009（12）：9-11.
3）付漫娣.《难经》的针灸学术思想研究[D]. 广州：广州中医药大学，2010.
4）李金牛，霍素坤，乔晋琳. 五行生克针法[J]. 四川中医，2009（2）：120-121.
5）李素云.《内经》与《难经》针刺补泻理论之区别[J]. 针刺研究，2017，42（1）：79-84.
6）张学伟. 子母补泻法文献研究[D]. 济南：山东中医药大学，2015.

第十九节　疏肝调神针灸技术

疏肝调神针灸技术是符文彬传承大师学术思想，精研医理典籍，形成具有岭南特色的创新理论，用于治疗主要病机为"肝失疏泄、脑（心）神失调"一类病症的针灸技术。

一、理论基础

人体的功能活动，如肺气的宣发与肃降、肝气的升发与疏泄、脾气的升清和胃气的降浊、心火的下降与肾水的上升等，都是脏腑气机升降运行的具体表现。肝处中焦，其气疏畅发泄，能上通下达，旁调中州，疏畅内外，无处不至，为三焦一身气机升降出入之枢纽。《血证论》曰："三焦之原，上连肝气胆气。"《读医随笔》认为"凡脏腑十二经之气化，皆必藉肝之气化以鼓舞之，始能调畅而不病。凡病之气结、血凝、痰饮、浮肿、臌胀、痉厥、癫狂、积聚、痞满、眩晕、呕吐、哕呃、咳嗽、哮喘、血痹、虚损，皆肝气不能舒畅所致"。《医碥》有"百病皆生于郁。而木郁是五郁之首，气郁乃六郁之始，肝郁为诸郁之主"。《石室秘录》认为"论此症［痛证］满身上下中央俱病矣，当先治肝为主，肝气一舒，则诸症自愈"。这说明肝气不畅可导致诸多疾病，如痰饮、瘀血、郁证、疼痛等，故《读医随笔》指出："医者善于调肝，乃善治百病。"

符文彬认为，疏肝是调神的基础，而调神能更好地疏肝，二者不可分割。疏肝的本质为调气，通过改善肝的疏泄功能，帮助一身气机恢复正常运行，从而保护（心）脑神不再继续受扰，得以正常完成意识与思维活动。调神的重点在心脑，《黄帝内经》曰："心者，君主之官也，神明出焉。"《医学衷中参西录》明确"人之元神在脑，识神在心，心脑息息相通"。因脑为神明之府，心为五脏六腑之大主，心脑能调节脏腑功能，处理情志变化，协调形体平衡。故调心脑之神，是为进一步协调五脏六腑，使机体维持正常生命活动。心脑之神受护，则肝主疏泄的功能更加完善，进而实现良性循环。疏肝调神即从整体观出发，调节整个机体，使机体保持统一性和完整性，"神动则气行，气畅则神安"。

二、常用穴位及基础治疗方案

1. 常用穴位

常用穴位，如百会、印堂、水沟、承浆、廉泉、合谷、太冲、心俞、厥阴俞、肝俞、神堂、魂门、魄户、期门、大敦、行间、神门、大陵等；耳穴如心、肝、胆、神门、脑。

2. 基础治疗方案

1）针刺：百会、印堂、四关穴、引气归元。
2）精灸：膈俞、胆俞、涌泉。
3）埋针或刺络：心俞、肝俞或神堂、魂门。

三、操作规范（图 2-93）

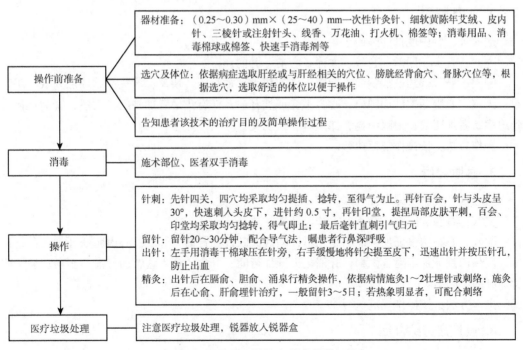

图 2-93 疏肝调神针灸技术操作规范

四、技术要点

①严格按照顺序针刺。②行针至有针感后行导气法。③把握灸度和灸量。④巧用背俞穴，可埋针或刺络。

五、适应证

1）抑郁相关病症：阈下抑郁、抑郁障碍、焦虑障碍、睡眠障碍、双相障碍、慢性疲劳综合征、经前期紧张综合征、产后抑郁、围绝经期综合征、肠易激综合征、神经性厌食等。

2）疼痛类病症：紧张性头痛、胃脘痛、胁痛、心痛、痛经、癌性疼痛等。

3）脑病：颤症、中风、面瘫、面肌痉挛等。

4）其他：高血压、血糖不稳定等。

六、临床应用

1. 阈下抑郁

主穴：百会、印堂、合谷、太冲。

耳穴：心、肝或神门、胆。

配穴：肝气郁结证加膻中、期门；气郁化火证加行间；痰气郁结证加列缺；心脾两虚证加心俞、脾俞；心肾不交证加心俞、肾俞；失眠明显者加照海、三阴交。

操作方法：按操作规范执行。

2. 抑郁障碍

适应证：轻中度抑郁障碍。

主穴：百会、印堂、合谷、太冲、心俞、肝俞。

配穴：肝气郁结证加膻中、期门；气郁化火证加行间、侠溪；痰气郁结证加列缺、阴陵泉、天突；心脾两虚证加脾俞；心肾不交证加肾俞；伴有焦虑者加神门、太溪、肾俞；伴有强迫症状者加胆俞；失眠明显者加照海、三阴交。

操作方法：按操作规范执行。

3. 睡眠障碍

适应证：轻中度原发性失眠。

主穴：百会、印堂、合谷、太冲、列缺、照海。

配穴：心脾两虚证加脾俞、足三里；阴虚火旺证加肾俞、肝俞；心虚胆怯证加胆俞、丘墟；痰热内扰证加丰隆、大都；肝郁化火证加行间、肝俞；难入睡者加肾俞、胆俞；易早醒者加肝俞、肺俞。

操作方法：按操作规范执行。

4. 慢性疲劳综合征

适应证：慢性疲劳综合征。

主穴：百会、印堂、太冲、合谷、中脘、下脘、气海、关元。

配穴：肝气郁结证配膻中、期门；心肾不交证加神门、太溪；脾气虚弱证加太白、大包、章门；眠差者加安眠、照海；心悸、焦虑者加列缺、照海；健忘者配绝骨、水沟；头晕、注意力不集中者配四神聪、绝骨；咽痛者加列缺、照海；肌肉酸痛者加地机、大包。

操作方法：按操作规范执行。

5. 围绝经期综合征

适应证：轻中度围绝经期综合征。

主穴：百会、印堂、太冲、合谷、三阴交、子宫、公孙。

配穴：肝肾阴虚证加照海、列缺；肾阳虚证加关元、命门、大椎；肾阴阳俱虚证加关元、命门、照海、列缺；胸闷者加膻中；烘热者加厥阴俞、三焦俞；怕热、怕冷者加肺俞、身柱；心悸者加心俞；焦虑、紧张者加胆俞、心俞；尿频、尿急者加膀胱俞。

操作方法：按操作规范执行。

6. 肠易激综合征

适应证：各种肠易激综合征。

主穴：百会、印堂、太冲、合谷、足三里、天枢。

配穴：寒滞胃肠证配神阙、公孙；食滞胃肠证配滑肉门、胃俞；肝气郁结证配膻中、阳陵泉；脾肾阳虚证配脾俞、肾俞、关元。

操作方法：按操作规范执行。

7. 帕金森病

适应证：帕金森病各期。

主穴：百会、印堂、风池、合谷、太冲、中脘、下脘、气海、关元、心俞、胆俞。

配穴：阴虚风动证配肝俞、肾俞；痰热动风证配丰隆；气血不足证配足三里；阳虚风动证配大椎、肾俞；震颤甚者加后溪、申脉、风府；强直明显者加肺俞、脾俞、肾俞；运动迟缓者加绝骨、大椎、命门；姿势平衡障碍者加外关、足临泣；汗多者加肺俞；便秘者加天枢、腹结；吞咽困难者加廉泉、天柱。

操作方法：按操作规范执行。

8. 纤维肌痛综合征

适应证：纤维肌痛综合征各期。

主穴：百会、印堂、合谷、太冲、脾俞、膈俞、胆俞、阿是穴。

配穴：气血两虚证加足三里、气海；肝肾不足证加肝俞、肾俞；瘀血痹阻证加血海、三阴交；肝气郁结证加璇玑、气海；疼痛在枕部、下颈部、斜方肌、冈上肌、肘关节部位属手三阳经者，配三间、中渚、后溪；疼痛在臀部、股骨大粗隆、膝部属足三阳经者，配束骨、足临泣、陷谷；疼痛在腰背部者，配肺俞、肾俞、心俞。

操作方法：按操作规范执行。

七、注意事项

①针刺过程中注意调气。②注意防止晕针，防止损伤内脏及神经。③埋针严格消毒，

注意针刺方向，勿影响活动，注意留针时间。④颜面及大动脉处、关节部位注意控制灸度。⑤热象明显者只灸 1 壮。

八、禁忌证

①皮肤感染溃烂、凝血功能障碍者及出血倾向者禁针。②孕妇的腹部、腰骶部，以及合谷、三阴交等穴位禁针。③患精神病等不能配合者禁针。

 推荐阅读

1）罗丁，伍亚男，蔡莉，等. 疏肝调神针刺法治疗抑郁相关失眠的临床疗效[J]. 中国老年学杂志，2017，37（15）：3837-3839.

2）樊凌，符文彬，许能贵，等. 疏肝调神针灸方案治疗抑郁症的随机对照研究[J]. 中华中医药杂志，2012，27（4）：841-846.

3）符文彬，樊莉，朱晓平，等. 针刺治疗抑郁性神经症：多中心随机对照研究[J]. 中国针灸，2008（1）：3-6.

4）罗璧玉，符文彬. 针灸疏肝调神法治疗抑郁症伴随颈痛躯体症状的临床疗效评价[J]. 按摩与康复医学，2016，7（19）：22-23.

5）刘渡舟，杨波. 肝胆源流论[M]. 北京：人民卫生出版社，2016.

6）石学敏. 中风病与醒脑开窍针刺法[M]. 天津：天津科学技术出版社，1998.

第二十节　通督调神针刺技术

通督调神针刺法是以许能贵为首的研究团队在多年的临床实践和实验研究基础上提出来的，以经络学说、中医神志学说为指导，选取督脉经穴为主治疗中风，以达到形神同治的一种针刺方法。主要是督脉调神腧穴针刺法、五脏俞＋膈俞左右交叉刺法及背俞穴螺旋式刺法三种刺法组合的统称。

一、理论基础

1. 督脉的循行及生理

《素问·骨空论》曰："督脉者……与太阳起于目内眦，上额交巅，上入络脑，还出别下项……挟脊抵腰中，入循膂，络肾……其少腹直上，贯脐中央，上贯心。"从督脉的循行来看，督脉与足太阳经相接，与足厥阴肝经会于"巅上"，与冲任二脉通行于少腹，更与心肾相联络。同时，《素问·骨空论》曰："所以谓之督脉者，以其督领经脉之海也。"《难经·二十八难》曰："督脉者，起于下极之俞，并于脊里，上至风府，入属于脑。"《针灸甲乙经·奇经八脉篇》曰："督脉者……为阳脉之海也。"督脉除了行于人体的后中线，还有分支和络脉。督脉分支与任脉相循行，《素问·阴阳应象大论》中提出"故善用针者，从阴引阳，从阳引阴"。所以许能贵认为，通督调神针刺法是"从阳引阴"之法，是任督二脉同治之法。还有一个络脉分支，是督脉之别，与足太阳膀胱经同起于目内眦，上行至前额，于巅顶交会，入络于脑，再别出下项，沿肩胛骨内，脊柱两旁，到达腰中，进入脊柱两侧的肌肉，与肾脏相联络。督脉不仅别络太阳，而且有一部分与太阳经并行，在膀胱经上有各脏腑精气输注的背俞穴，说明背俞穴与督脉相联系，体腔内的脏腑受足太阳膀胱经与督脉的经气相支配。因此，督脉居于背之阳，不仅统领全身的阳脉，还督统着"经脉之海"，在十二经脉中居于统领地位。督脉的主要生理活动与足太阳经、足厥阴经、冲脉、任脉四经直接联系，并统领全身经脉，联络心肾，影响着这些经脉与脏腑的经气变化、运行。督脉循行于脊里，入络于脑，与脑和脊髓有密切的联系。其主干循行于人体后中线，有"总督诸阳""阳脉之都纲""阳脉之海"之称。督脉入属于脑，脑府异常，不能发挥其正常主神明、主感觉和知觉、主运动的生理功能，多表现为不省人事、半身不遂、口眼㖞斜、语言不利等，因此提出了"督脉为脑脉、主治脑腑疾病"的学术思想。

2. 督脉与神的关系

神有广义与狭义之分。广义的神，指的是自然界的变化规律。狭义的神，指的是人体一切生命活动的功能或能力，以及通过各种功能活动而产生的外部征象。中医学认为，心主神明，又灵机记性皆出于脑。心神与脑神的结合，是人体神的总的生理及心理活动的必备条件。而督脉为阳脉之海，居于经脉的统领地位，又与心脑相连，其生理功能的正常与否，直接影响人体神的调控功能的协调平衡。《素问·生气通天论》曰："阳气者，精则养神，柔则养筋。"通调督脉，对脑及各脏腑功能均有一定的作用。督脉不仅在循行路线上与脑直接相联，而且在生理功能和病理变化方面也有密切的联系。现代神经医学中皮质脊髓束与督脉在项背部的循行密切相关，而皮质脑干束是督脉在头面部的主要实质内容，进一步强调了督脉与脑的关系。因此，通督调神针刺法的施行，非常强调"调神"的重要性。调神，包括治疗前医者必须"定神"、针刺时必须"治神"、运针时善于"守神"、得气后能够"养神"。通过针刺的四个阶段，达到人体气机的调和、祛除疾病的目的。

二、常用穴位及基础治疗方案

1. 常用穴位

常用穴位，如百会、大椎、人中、神庭、上星、肺俞、心俞、肝俞、脾俞、肾俞、膈俞、华佗夹脊穴等。

2. 基础治疗方案

1）督脉调神腧穴针刺法。第一是医者守神：医者在针刺前就应静心安神。针刺操作时，医生必须端正态度，安定心神，全神贯注，不要为其他事务所分心。医者只有静下心来，注意患者呼吸、血脉的变化，以神御之，才能抓住气血的微妙变化，辨明邪正，才能候来所候之气，正确补泻。针刺手法的实施过程中始终贯穿精神的作用，医生的内在心神和手法外形动作协调合一，才能起到调神的作用。第二是调病者之神：在针刺治病的整个过程中，医者精通医理，处于主导地位，故须属意患者，掌握患者的神气，调摄患者的神气，以激发其神，促使得气。如果患者不信针，或不信医者，医者就当先安其心神。第三是要重视督脉上具有安神作用的腧穴的运用：针刺百会、大椎、人中、神庭、上星。

2）五脏俞＋膈俞左右交叉刺法：五脏俞＋膈俞是金针王乐亭的经验方，许能贵及其团队在此基础上，对针刺方法进行了创新，采用向脊柱反方向斜刺五脏俞、膈俞，左右针柄相交，针刺肺俞、心俞、肝俞、脾俞、肾俞、膈俞，均双侧取穴。五脏俞＋膈俞左右交叉刺法蕴含《易经》"咸卦"的含义，即"咸者，感也"。许能贵认为可以从"针"的繁体字来理解，左边是"金"＋右边"咸"，"咸"与"感"本是一对古今字，"感"只是"咸"的古字上加意符而造的今字。《灵枢·根结》曰"用针之要，在于知调阴与阳。调阴与阳，精气乃光""左右者，阴阳之道路也"。通过左、右针柄相交来达到阴阳的自和与平衡，正如《伤寒论》中第五十八条原文所载"阴阳自和者，必自愈"。

3）背俞穴螺旋式刺法：事物的发展呈波浪式前进，螺旋式上升。气的运行也是按螺旋式运行，故督脉脉中之气，也要按气的螺旋式运行。《黄帝内经》提到"用针之要，在于调气"。针灸肺俞（左）→厥阴俞（右）→心俞（左）→膈俞（右）→肝俞（左）→脾俞（右）→三焦俞（左）→肾俞（右）。如有明显压痛点或异常反应点，当"以痛为输"，不必拘泥。

三、操作规范（图 2-94）

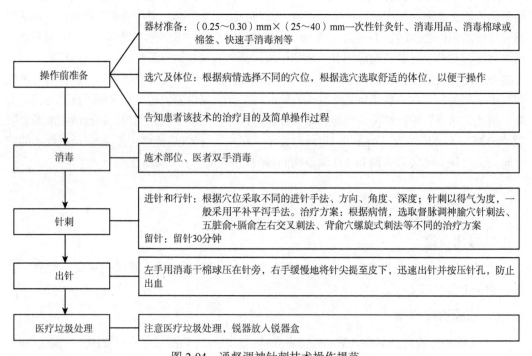

图 2-94　通督调神针刺技术操作规范

四、技术要点

①注重针刺"感而遂通"。②重视守神。

五、适应证

通督调神针刺法疾病谱分为 3 级。

1 级：只应用通督调神针刺法就可以治愈或临床治愈的疾病。如慢性功能性疾病，包括慢性疲劳综合征、更年期综合征、胃肠功能紊乱、癔症、慢性失眠、轻度记忆力减退、神经衰弱等。

2 级：以通督调神针刺法治疗为主，对其主要症状和体征能产生较好的治疗作用的疾病。其中，缺血性中风是通督调神针刺法治疗的特色和优势病种，主要包括中风后偏瘫、语言障碍、吞咽障碍、认知障碍、感觉障碍、抑郁症、肩手综合征。

3 级：对疾病的某些症状起到缓解作用，如急性疼痛类疾病、帕金森病、癌症、小儿多动症、皮质下动脉硬化性脑病、抽动障碍等。

六、临床应用

1. 中风肢体功能障碍

（1）急性期

在督脉调神腧穴针刺法的基础上，配合十宣放血。

主穴：人中、神庭、上星、百会、大椎、足三里、尺泽、十宣。

配穴：风痰阻络证加丰隆、天枢；肝阳暴亢证加太冲、合谷；气虚血瘀证加气海、膈俞；痰热腑实证加丰隆、天枢；阴虚风动证加三阴交、太冲。

操作方法：按操作规范执行。

（2）恢复期

在五脏俞＋膈俞左右交叉刺法的基础上，配合大接经法。

主穴：五脏俞、膈俞、十二井穴、十二原穴、十二络穴。

配穴：风痰阻络证加丰隆、天枢；肝阳暴亢证加太冲、合谷；气虚血瘀证加气海；痰热腑实证加丰隆、天枢；阴虚风动证加三阴交、太冲；髓海不足证加太溪、绝骨、大椎；肝肾不足证加命门。

操作方法：按操作规范执行。

（3）后遗症期

在背俞穴螺旋式刺法的基础上，配合督脉调神腧穴针刺法。

主穴：肺俞、心俞、肝俞、脾俞、肾俞、膈俞、人中、神庭、上星、百会、大椎。

配穴：风痰阻络证加丰隆、天枢；肝阳暴亢证加太冲、合谷；气虚血瘀证加气海；痰热腑实证加丰隆、天枢；阴虚风动证加三阴交、太冲；髓海不足证加太溪、绝骨；肝肾不足证加命门。

操作方法：按操作规范执行。

2. 中风后失语

适应证：缺血性中风各期、脑出血恢复期及后遗症期。

主穴：百会、风府透哑门、上廉泉。

配穴：根据病情轻重选加风池、金津、玉液、列缺、照海；口角㖞斜者加地仓；偏瘫者加曲池、合谷、足三里、三阴交；肝阳暴亢证加太冲；风痰阻络证、痰热腑实证加丰隆；气虚血瘀证加足三里；阴虚风动证加太溪。

操作方法：按操作规范执行。

3. 中风后假性球麻痹

适应证：缺血性中风各期、脑出血恢复期及后遗症期。

主穴：百会、风府透哑门、风池、上廉泉、咽后壁点刺。

配穴：风痰阻络证、痰热腑实证加丰隆、天枢；肝阳暴亢证加太冲、合谷；气虚血瘀证加气海、膈俞；阴虚风动证加三阴交、太冲；髓海不足证加太溪、绝骨、大椎；肝肾不足证加肝俞、肾俞、命门。此外，根据病情轻重，酌情选加天柱、完骨、外金津、外玉液、列缺、照海等穴。

操作方法：按操作规范执行。

4. 中风后血管性痴呆

适应证：缺血性中风各期、脑出血恢复期及后遗症期。

主穴：百会、神庭、印堂、风池。

配穴：心肝火盛证加太冲、行间、少府；气滞血瘀证加合谷、血海；痰浊阻窍证加足三里、丰隆、人中；髓海不足证加太溪、绝骨、大椎；肝肾不足证加肝俞、肾俞、命门；脾肾两虚证加脾俞、肾俞、足三里。

操作方法：按操作规范执行。

5. 皮质下动脉硬化性脑病

适应证：Ⅰ型、Ⅱ型皮质下动脉硬化性脑病。

主穴：百会、印堂。

配穴：心肝火盛证加太冲、行间、少府；气滞血瘀证加合谷、血海；痰浊阻窍证加足三里、丰隆、人中；髓海不足证加太溪、绝骨、大椎；肝肾不足证加肝俞、肾俞、命门；脾肾两虚证加脾俞、肾俞、足三里。

操作方法：按操作规范执行。

6. 抽动障碍

适应证：短暂性抽动障碍或症状较轻者。

主穴：百会、神庭、印堂。

配穴：心肝火盛证加太冲、行间、少府；气滞血瘀证加合谷、血海；痰浊阻窍证加足三里、丰隆、人中；髓海不足证加太溪、绝骨、大椎；肝肾不足证加肝俞、肾俞、命门。

操作方法：按操作规范执行。

7. 小儿多动症

适应证：轻中度小儿多动症。

主穴：百会、上星、脑户。

配穴：风痰阻络证、痰热腑实证加丰隆、天枢；肝阳暴亢证加太冲、合谷；气虚血瘀证加气海、膈俞；阴虚风动证加三阴交、太冲。

操作方法：按操作规范执行。

七、注意事项

①注意预防晕针，体质虚弱者手法不宜过强，并应尽量选用卧位。②龈交穴、兑端穴一般点刺出血，不留针。③后项部穴位针刺方向禁止向上，且不可针刺过深、大幅度地行提插手法，避免损伤延髓；脊柱正中穴位及背俞穴针刺深度需要注意，避免伤及重要器官。

八、禁忌证

①脑出血急性期及生命体征不稳定者。②凝血功能障碍，有出血倾向者。③皮肤严重感染或近期头部进行重大手术者。④精神躁狂或者不能配合治疗者。⑤孕妇腰腹部。

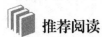 **推荐阅读**

1）粟漩. 通督调神法电针治疗中风后吞咽障碍的临床研究[D]. 广州：广州中医药大学，2008.

2）张峰. 通督调神针刺法治疗缺血性中风失语症临床研究[D]. 广州：广州中医药大学，2012.

3）赵奕. 通督调神针刺法治疗血管性痴呆的临床研究[D]. 广州：广州中医药大学，2013.

4）方圆. 通督调神针刺法治疗腰椎间盘突出症的临床研究[D]. 广州：广州中医药大学，2013.

5）于涛，徐振华，许能贵，等. 通督调神针法治疗中风后假性球麻痹临床观察[J]. 新中医，2010，7（42）：86-88.

6）杨娟. 通督调神针刺法治疗缺血性中风偏瘫的临床研究[D]. 广州：广州中医药大学，2011.

7）张立志，许能贵. 通督调神针刺法治疗缺血性中风的研究进展[J]. 上海针灸杂志，2018，37（9）：1096-1099.

8）许能贵，张立志. 通督调神针法治疗缺血性中风的理论基础及作用机制研究[C]. 中国针灸学会. 2017 世界针灸学术大会暨 2017 中国针灸学会年会论文集，北京，2017.

9）王琳，许民栋，张立志，等. 许能贵通督调神针刺法治疗缺血性中风学术思想介绍[J]. 新中医，2018，50（6）：240-242.

10）张立志，许能贵，李如良，等. 通督调神针刺法治疗中风吞咽障碍临床观察[J]. 上海针灸杂志，2018，37（2）：140-143.

第二十一节 平衡针技术

平衡针技术是通过针刺体表的特定反应点治疗疾病的一种针灸技术。平衡针技术理论主要是通过针刺神经干或神经分支，促进原来失调的机体恢复平衡。该技术是《黄帝内经》中巨刺、缪刺的发展。

一、理论基础

《灵枢·根结》说："用针之要，在于知调阴与阳，调阴与阳，精气乃光，合形与气，使神内藏。"平衡针技术的作用原理主要是通过针刺神经干或神经分支，给予患者一种适当的良性刺激信号，这种刺激信号既不针对病原体，也不直接针刺病变部位的组织器官，而是把医生的指令性信息通过针刺神经直接输给信息高速公路，以最快速度、最佳路线输送到高级中枢系统。这种来自人为的超强刺激信号，迅速传入大脑中枢调控系统，大脑中枢调控指挥中心积极接收医生给予的指令性信息，迅速对高级中枢指挥系统进行应激性调整，调动体内储存的中枢递质，再通过神经指挥系统对失调与病变部位的子系统进行对症性调控，释放大量的能量物质，提高机体免疫功能，提高机体的镇痛效应，增强机体的消炎和代谢作用等。对原来失调的病理状态和物质代谢紊乱过程进行间接干预，通过自我修复，达到一个新的平衡状态。这种平衡状态的形成是利用针灸外因刺激手段，激发调动患者机体的平衡调控系统的功能来实现的。

二、穴区定位及主治

临床上常用的平衡穴位共 38 个。其中，头颈部平衡穴位 9 个，上肢部平衡穴位 11 个，胸腹部平衡穴位 3 个，脊背部平衡穴位 3 个，下肢部平衡穴位 12 个。

（一）头颈部常用平衡穴位

（1）升提穴（BP-HN1）

定位：头顶，两耳尖连线中点的前 2cm 处。

主治：脱肛、子宫脱垂、胃下垂等中气下陷性疾病。临床还用于治疗阳痿、早泄、遗精、遗尿、前列腺炎、前列腺增生、肠炎、低血压、宫颈炎、阴道炎、过敏性哮喘、慢性支气管炎、体质过敏和偏瘫等。

刺法：以局部出现麻胀紧沉为宜。针尖沿皮下骨膜外向前平刺 4cm 左右，一只手向前进针，另一只手可摸着针尖，不要露出体外。采用滞针手法，待针体达到一定深度时，采用顺时针捻转 6 圈，然后按逆时针捻转 6～10 圈后，即可将针退出。

（2）腰痛穴（BP-HN2）

定位：印堂与前发际的中点。

主治：腰部软组织损伤、腰椎间盘突出症、强直性脊柱炎、急性腰扭伤、腰肌劳损、坐骨神经痛、不明原因的各种腰痛。

刺法：以局部出现酸麻胀为宜。运用上下提插法，达到要求的针感时，即可出针。

（3）急救穴（BP-HN3）

定位：鼻唇沟与鼻中隔连线的中点。

主治：休克、昏迷、晕厥、晕车、晕船、晕机，临床还可用于治疗中暑、小儿急惊风、癔症、癫痫、精神分裂症、急性腰扭伤、痔疮、低血压、高血压、冠心病。

刺法：常规针刺。

（4）偏瘫穴（BP-HN4）

定位：耳尖上 3cm。

主治：中风昏迷、中风后偏瘫、偏头痛、面神经麻痹、面肌痉挛、三叉神经痛。

刺法：针刺以出现酸麻胀为宜，采用滞针法。

（5）胃痛穴（BP-HN5）

定位：口角下 1 寸。

主治：急性胃炎、慢性胃炎、消化道溃疡、急性胃痉挛、膈肌痉挛、晕车、晕船、晕机、小儿消化不良、原发性痛经、糖尿病。

刺法：针刺以出现酸麻胀为宜，采用滞针手法。

（6）鼻炎穴（BP-HN6）

定位：颧骨下缘的中点。

主治：鼻炎、过敏性鼻炎、三叉神经痛、面神经麻痹、面肌痉挛、下颌关节炎、上呼吸道感染。

刺法：针刺以出现酸麻胀为宜。

（7）牙痛穴（BP-HN7）

定位：耳前下颌骨外缘凹陷处。

主治：由龋齿、牙外伤、牙齿过敏、急性牙髓炎、慢性牙髓炎等引起的牙痛，面神经麻痹，面肌痉挛，流行性腮腺炎，下颌关节炎，三叉神经痛，中风后失语流涎。

刺法：针刺以出现酸麻胀为宜。采用上下提插手法，可上下提插3次。

（8）明目穴（BP-HN8）

定位：耳垂后耳根部，左下颌角与乳突中间凹陷处。

主治：近视、白内障、青光眼、花眼、沙眼、电光性眼炎、急性结膜炎、急性角膜炎、面神经麻痹、面肌痉挛、流行性腮腺炎、下颌关节炎、三叉神经痛、神经性耳鸣、耳聋。

刺法：以针刺出现酸麻胀为宜，采用一步到位针刺手法。

（9）醒脑穴（BP-HN9）

定位：翳风与风府中点处。

主治：神经系统、呼吸系统、消化系统、循环系统等引起的脏腑功能紊乱，更年期综合征，旅游综合征，颈肩综合征，高血压，低血压，神经衰弱，糖尿病，白血病，慢性肝炎，慢性肾炎，慢性支气管炎等。

刺法：以手指操作引起酸麻胀为宜，采用大拇指指腹或食指指腹作用于患者相应的穴位上，利用瞬间点压，点压力度根据不同年龄、性别、体质决定。一般分为轻、中、重三种手法，轻度手法以局部微痛为主，中度手法以局部能忍受为主，重度手法以局部瞬间钝痛为主。小儿、年龄大者、体质虚弱者使用轻度手法，青壮年、体质强壮者使用重度手法，一般情况下使用中度手法。

（二）上肢部常用平衡穴位

（1）臀痛穴（BP-UE1）

定位：肩关节腋外线的中点，即肩峰至腋皱襞连线的中点处。

主治：臀部软组织损伤、梨状肌损伤综合征、原发性坐骨神经痛、腰椎间盘突出症、急性腰扭伤、腰肌劳损、同侧网球肘、对侧颈肩综合征、偏瘫。

刺法：以针刺出现局限性酸麻胀，或向肘关节、腕关节放射为宜。用3寸毫针针尖向腋窝中心方向，呈45°斜刺4～5cm。采用上下提插手法，针感达不到要求时可采用滞针手法。

（2）膝痛穴（BP-UE2）

定位：手心向下，上臂伸直，肩关节与腕关节连线的中点。

主治：膝关节软组织损伤、膝骨关节炎、髌骨软化症、风湿性关节炎等。

刺法：以针刺出现局部酸麻胀为宜。直刺，进针 1.5～2 寸。

（3）痔疮穴（BP-UE3）

定位：前臂伸侧面，尺桡骨之间，前臂背侧腕关节至肘关节连线的中上 1/3 交界处。

主治：内痔、外痔、肛裂、便秘、嗜睡、中风失语、急性腰扭伤、肋间神经痛、胸部软组织损伤、爆震性耳聋。

刺法：以针刺出现局部酸麻胀为宜。采用提插法。

（4）胸痛穴（BP-UE4）

定位：前臂背侧，尺桡骨之间，腕关节与肘关节连线的中下 1/3 交界处。

主治：胸部软组织损伤、肋间神经痛、非化脓性肋间软组织炎、胸膜炎、心绞痛、心律不齐、急性腰扭伤、肾病综合征、经前期紧张综合征、带状疱疹、急性胃炎、带状疱疹后遗神经痛、慢性胃炎、膈肌痉挛。

刺法：以针刺出现酸麻胀为宜。采用提插法，对重症患者可用滞针法。

（5）肺病穴（BP-UE5）

定位：前臂掌侧，掌长肌腱与桡侧腕屈肌腱之间，腕关节至肘关节连线的中上 1/3 交界处。

主治：支气管炎、支气管肺炎、过敏性哮喘、过敏性鼻炎、上呼吸道感染、咳血、鼻衄、痔疮便血、末梢神经炎。

刺法：以针刺出现局部酸麻胀为宜。采用提插法。

（6）降糖穴（BP-UE6）

定位：前臂掌侧，掌长肌腱与桡侧腕屈肌腱之间，腕关节至肘关节连线的中下 1/3 交界处。

主治：糖尿病、高血压、高脂血症、冠心病、肋间神经痛、非化脓性肋间软骨炎、急慢性肝炎、肝硬化、胃炎、胃癌、胃溃疡、膈肌痉挛、神经衰弱、低血压、失眠等。

刺法：以针刺出现酸麻胀为宜。采用提插法，对于久病、体虚、重症患者可采用滞针法。

（7）踝痛穴（BP-UE7）

定位：前臂掌侧，腕横纹正中，即桡侧腕屈肌腱与掌长肌腱之间。

主治：踝关节软组织损伤、跟骨骨刺、足跟痛、心律不齐、心动过速、心动过缓、顽固性失眠、腕管综合征。

刺法：以针刺产生放射性针感，或中指或食指有麻木感为宜，采用上下提插法。

（8）咽痛穴（BP-UE8）

定位：第二掌骨桡侧缘的中点。

主治：急慢性咽炎、急慢性喉炎、急慢性扁桃体炎、三叉神经痛、单纯性甲状腺肿大、滞产、急性乳腺炎、产后缺乳、上呼吸道感染、牙痛、面神经麻痹。

刺法：以针刺产生酸麻胀痛，或向食指、中指放射为宜。

（9）颈痛穴（BP-UE9）

定位：手背部，握拳时第四、五掌骨之间，指掌关节前凹陷处。

主治：颈部软组织损伤、颈肩综合征、颈肩肌腱炎、颈性头痛、颈性眩晕、肋间神经痛、眶上神经痛、三叉神经痛、坐骨神经痛、肩周炎、足底痛。

刺法：以针刺出现局部酸麻胀感为宜。采用提插法。

（10）感冒穴（BP-UE10）

定位：半握拳，中指与无名指指掌关节之间凹陷处。

主治：感冒、流行性感冒、过敏性鼻炎、头痛、腰肌劳损、坐骨神经痛。

刺法：以针刺出现局部酸麻胀为宜。采用上下提插法，待针体进入到要求的深度后，将针体退到进针处，向左向右各提插一次，也可采用滞针法。

（11）指麻穴（BP-UE11）

定位：半握拳，第五掌骨中点处。

主治：末梢神经炎引起的手指麻木、中毒、昏迷、休克、糖尿病、神经衰弱、精神分裂症、落枕、急性腰扭伤。

刺法：以针刺出现局部酸麻为宜。采用直刺法或滞针法。

（三）胸腹部常用平衡穴位

（1）痛经穴（BP-A1）

定位：在胸骨柄正中线中点处，相当于第四肋间隙。

主治：痛经、经前期紧张综合征、盆腔炎、阴道炎、附件炎、非特异性结肠炎、泌尿系感染。

刺法：以针刺出现局部酸麻胀，并向中腹部和下腹部放射为宜。采用一步到位针刺法，不留针，不提插、不捻转。

（2）面瘫穴（BP-A2）

定位：肩部，锁骨中外 1/3 交界处斜向上 2 寸。

主治：面神经麻痹、面肌痉挛、乳突炎、流行性腮腺炎、胆囊炎。

刺法：以针刺出现局部酸麻胀，或向颈部、面部放射为宜。采用提插法。

（3）神衰穴（BP-A3）

定位：脐窝正中。

主治：神经衰弱、自主神经功能紊乱、更年期综合征、糖尿病、慢性肝炎、肝硬化、慢性支气管炎、过敏、晕动症。

刺法：以指腹点压产生局部酸胀痛感，并向整个腹部及会阴部放射为宜。采取双手并拢，掌心相对，用中指、食指、无名指迅速点压神衰穴。或用一手掌心贴于此穴，另一掌心压于手背上，随腹式呼吸有节律地按压49次。

（四）脊背部常用平衡穴位

（1）痤疮穴（BP-B1）

定位：相当于大椎穴。

主治：痤疮、脂溢性皮炎、面部疖疮、面部色素沉着、毛囊炎、湿疹、荨麻疹、急性结膜炎、口腔炎、副鼻窦炎、扁桃体炎、急性淋巴结炎。

刺法：针刺以出现酸麻胀为宜。或采用三棱针技术，挤出 3～5 滴血。

（2）疲劳穴（BP-B2）

定位：大椎穴至肩峰连线的中点。

主治：慢性疲劳综合征、旅游综合征、更年期综合征、腰背部综合征、神经衰弱、自主神经功能紊乱等。

刺法：用拇指指腹按压，以出现局部酸胀沉为宜。根据不同病情、年龄、性别、体质选择轻、中、重手法。

（3）乳腺穴（BP-B3）

定位：肩胛骨中心处，肩胛内上缘与肩胛下角连线的中上 1/3 交界处。

主治：急性乳腺炎、乳腺增生、产后缺乳、乳房胀痛、胸部软组织损伤。

刺法：以针刺出现局部酸麻胀痛为宜。

（五）下肢部常用平衡穴位

（1）肩背穴（BP-LE1）

定位：尾骨旁开 4～5cm 处。

主治：颈肩综合征、颈间肌筋膜炎、肩关节周围炎、精神分裂症、癫痫、癔症性昏厥、偏瘫、梨状肌损伤、坐骨神经痛、腓肠肌痉挛。

刺法：以针刺出现麻胀、放射性针感为宜。采用提插法。

（2）耳聋穴（BP-LE2）

定位：股外侧，髋关节与膝关节连线的中点。

主治：神经性耳聋、爆震性耳聋、梅尼埃病、神经性耳鸣、股外侧皮神经炎、急性荨麻疹、丹毒。

刺法：以针刺出现酸麻胀为宜。采用手法：①一线三点针刺法，即中间一针，达到针刺要求深度后，将针尖退至进针部位，提插 3 次。②外耳道化脓性炎症可配合滞针法。

（3）过敏穴（BP-LE3）

定位：屈膝位，髌骨内上角上 2 寸，股四头肌内侧隆起处。

主治：支气管哮喘、急性荨麻疹、风疹、湿疹、皮肤瘙痒、神经性皮炎、月经不调、痛经、闭经、功能失调性子宫出血、泌尿系感染、慢性肾炎。

刺法：以针刺出现局部酸麻胀为宜。采用提插法，对体虚患者可配合捻针、滞针法。

（4）肘痛穴（BP-LE4）

定位：髌韧带两侧凹陷中。

主治：肘关节软组织损伤、肱骨外上髁炎、肱骨内上髁炎、肘关节疼痛、偏瘫、荨麻疹、踝关节扭伤。

刺法：以针刺出现局部酸麻胀为宜。采用一步到位针刺法，不提插，不留针。

（5）腹痛穴（BP-LE5）

定位：腓骨小头前下方凹陷中。

主治：急性胃炎、急性肠炎、急性阑尾炎、急性胃痉挛、急性胰腺炎、急性胆囊炎、急性肠梗阻、冠心病、肋间神经痛、急慢性肝炎、肝硬化、糖尿病、白细胞减少症、高血压、低血压、高脂血症、过敏性哮喘、急性荨麻疹、前列腺炎。

刺法：以针刺出现局部酸麻胀为宜。采用提插法，可配合捻转、滞针法。

（6）肩痛穴（BP-LE6）

定位：腓骨小头与外踝尖连线的中上 1/3 交界处。

主治：肩关节软组织损伤、肩周炎、神经根型颈椎病、颈部肌筋膜炎、落枕、偏头痛、高血压、胆囊炎、胆石症、胆道蛔虫病、带状疱疹、肋间神经痛、急性腰扭伤、癔症性昏厥、上肢瘫痪、中暑、休克、昏迷、癫痫、精神分裂症。

刺法：以针刺出现麻胀感为宜，可向踝关节、足背、足趾放射。采用上下提插法。

（7）癫痫穴（BP-LE7）

定位：胫骨与腓骨之间，髌骨下缘与踝关节连线的中点。

主治：癫痫、癔症性昏厥、精神分裂症、神经衰弱、急性胃炎、消化道溃疡、痛经、肩周炎、晕动症。

刺法：以针刺出现局部麻胀感或放射性针感为宜。采用提插法。

（8）精裂穴（BP-LE8）

定位：委中穴与足跟连线的中点，腓肠肌腹下正中之凹陷的顶端。

主治：精神分裂症、癔症、癫痫、休克、昏迷、中暑、急性腰扭伤、腰肌劳损、腓肠肌痉挛、踝关节软组织损伤、痔疮、偏瘫。

刺法：以针刺出现局部麻胀感，或向踝关节放射为宜。采用提插法，可滞针。

（9）肾病穴（BP-LE9）

定位：腓骨内侧前缘，腓骨小头与外踝尖连线的中下 1/3 处。

主治：急慢性肾炎、肾盂肾炎、膀胱炎、尿道炎、睾丸炎、阳痿、早泄、遗尿、疝气、血栓闭塞性脉管炎、糖尿病、荨麻疹、顽固性失眠。

刺法：以针刺出现向足背部放射性针感为宜。

（10）腕痛穴（BP-LE10）

定位：足背踝关节横纹中央，向外旁开 1 寸处。

主治：腕关节软组织损伤、腕关节腱鞘炎、近视、沙眼、白内障、青光眼、急性结膜炎、电光性眼炎、眼睑下垂、眼肌麻痹、眼睑痉挛。

刺法：以针刺出现局部麻胀，或向足背、足趾放射为宜。采用滞针手法。

（11）头痛穴（BP-LE11）

定位：足背第一、二趾骨结合之前凹陷中（太冲与行间之间）。

主治：偏头痛、颈性头痛、高血压性头痛、低血压性头痛、副鼻窦炎头痛、外感性头痛、近视、青光眼、手指震颤、血小板减少症、急性肝炎、神经衰弱、胆囊炎。

刺法：以针刺出现局部酸麻胀为宜。采用上下提插法，或可滞针。

（12）降压穴（BP-LE12）

定位：位于足弓，足弓最高点直下凹陷处。

主治：高血压、休克、昏迷、高热、精神分裂症、癫痫、癔症性瘫痪、神经性头痛、偏瘫。

刺法：以针刺出现局部酸麻胀为宜。采用提插法，急性发作者可留针。

三、取穴原则

1. 特异性取穴

特异性取穴，如癫痫取癫痫穴、感冒取感冒穴等。

2. 交叉性取穴

交叉性取穴，指治疗部位与疾病部位的上下或左右交叉的取穴方法，如治疗臀部疾病取对侧肩关节的臀痛穴。

3. 对称性取穴

对称性取穴，指治疗部位与疾病部位左右对称或前后对称的取穴方法，如治疗乳腺疾病取背部的乳腺穴。

四、操作规范（图 2-95）

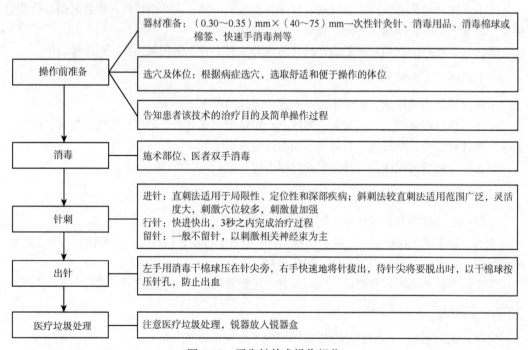

图 2-95　平衡针技术操作规范

五、技术要点

1）把握刺激量：可采用提插手法，包括上提、下插，可改变针尖的方向、角度、深浅以加强针感，使局部产生酸麻胀感，或向远端放射；病情较重、有特殊针感要求时采用滞针法。

2）快进快出，3秒之内完成针刺过程，一般不留针，以刺激相关神经束为主。掌握针刺手法。

一步到位手法：指针刺深度在1寸以内的针刺手法，适用于比较浅表的穴位，进针后即可出针。

两部到位手法：指针刺深度在2寸以内的针刺手法。第一步将针尖快速过皮，第二步将针刺入要求的深度。进针后即可出针，不行提插、捻转手法，达到一定深度后即可出针，如臀痛穴、偏瘫穴等的针刺。

三部到位手法：指针刺深度在3寸以内的针刺手法。第一步将针尖快速过皮，第二步将针刺入达1~2寸，第三步将针刺入达2.5寸左右即可，不行提插、捻转手法，即可出针，如肩背穴的针刺。

3）可配合针刺运动。

六、适应证

1）痛证：头痛、颈椎病、肩部软组织损伤、肩周炎、腰椎间盘突出症、梨状肌综合征、膝骨关节炎、关节扭伤、风湿性关节炎、坐骨神经痛、末梢神经炎、肋间神经痛、三叉神经痛等。

2）心脑病症：冠心病、高血压、眩晕、面瘫、面肌痉挛、脑梗死、脑出血、脑血管痉挛、失眠、癔症、癫痫、精神分裂症等。

3）肺系病症：普通感冒、流行性感冒、慢性支气管炎、支气管哮喘等。

4）肝胆脾胃病症：胃下垂、胃痉挛、急性胃肠炎、慢性胃炎、胃溃疡、消化不良、胆囊炎、肝炎、便秘。

5）皮肤外科病症：痤疮、脂溢性皮炎、面部疔肿、面部色素沉着、急性荨麻疹、风疹、湿疹、皮肤瘙痒、牛皮癣、神经性皮炎、痔疮等。

6）五官病症：假性近视、白内障、过敏性鼻炎、神经性耳聋、神经性耳鸣等。

7）其他：糖尿病、前列腺炎、急性乳腺炎、月经失调、原发性痛经等。

七、临床应用

1. 颈椎病

适应证：颈型或神经根型颈椎病。

主穴：颈痛穴、肩痛穴。

配穴：头痛者加头痛穴，背痛者加肩背穴，手臂痛者加肘痛穴。

操作方法：按操作规范执行。

2. 痤疮

适应证：各类型的痤疮。

主穴：痤疮穴、升提穴。

配穴：皮疹瘙痒者加过敏穴。

操作方法：按操作规范执行。

3. 高血压

适应证：原发性高血压。

主穴：降压穴、胸痛穴。

配穴：头痛者加头痛穴，头晕者加醒脑穴。

操作方法：按操作规范执行。

4. 面瘫

适应证：急性期或恢复期面瘫。

主穴：面瘫穴、升提穴。

配穴：头痛者加头痛穴；体虚者加升提穴、疲劳穴。

操作方法：按操作规范执行。

5. 痛经

适应证：原发性痛经。

主穴：痛经穴、腹痛穴。

配穴：体虚者加升提穴；腰骶痛者加腰痛穴。

操作方法：按操作规范执行。

八、注意事项

①防止晕针。②出针时要用干棉球轻压揉按局部，防止出血。③注意量效，防止刺伤神经。

九、禁忌证

①严重心脏病、肾功能不全等患者。②有出血倾向者。③妊娠期妇女。④精神过度紧张，不能配合治疗者。

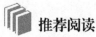 **推荐阅读**

1）王文远. 中国平衡针灸[M]. 北京：北京科学技术出版社，2007.

2）韩笑，马文珠. 平衡针的临床研究概况[J]. 北京中医药大学学报（中医临床版），2012，19（5）：53-57.

第二十二节　心胆论治针灸技术

心胆论治针灸技术是选用心经、心包经、胆经相关的腧穴或心、胆、心包经的背俞穴、募穴配合，并运用整合针灸思维即"一针二灸三巩固"的模式治疗疾病的针灸技术，是符文彬为解决临床疑难病症及疾病的难点，经过多年的临床研究和归纳所形成的针灸技术。其理论基础是"脏腑别通"理论，最早见于"五脏穿凿论"，明代李梴在其所著《医学入门·脏腑相通篇》中进行了诠释："心与胆相通，肝与大肠相通，脾与小肠相通，肺与膀胱相通，肾与三焦相通，肾与命门相通。此合一之妙也。"

一、理论基础

足少阳胆经经别"循胸里，属胆，散之上肝，贯心"；足少阳胆经"是动则病，口苦，善太息，心胁痛"；手少阴心经"是主心所生病者，目黄，胁痛，臑臂内后廉痛厥，掌中热痛"。说明心胆有经脉相通的物质基础，经脉脏腑相关、病候相应。

1. 从心胆论治痹

《灵枢·经脉》记载，胆经"主骨所生病者"；张介宾《类经·十二经之厥》有"少阳厥逆，机关不利，机关不利者，腰不可以行，项不可以顾，足之少阳胆经也；机关者，筋骨要会之所也；胆者筋其应，少阳厥逆则筋不利，故为此机关腰项之病"。说明少阳胆经有调节骨关节、筋脉的功能。《素问·至真要大论》"病机十九条"指出"诸痛痒疮，皆属于心"；《素问·五常政大论》又有"其发痛，其脏心"，王冰注解时指出"痛由心所生"。疼痛是情志活动的表现，是神不安的体现，由于心藏神，故痛由心生。

2. 从心胆论治神

心为"五脏六腑之大主"，通过驾驭、调控各脏腑的功能活动；同时心主神明，主宰精神意识思维及情志活动，如《灵枢·本神》指出"所以任物者谓之心"，《素问·灵兰秘典论》曰"心者，君主之官，神明出焉"。由于心主神明，主明则下安，主不明则十二官危，诸症丛生；胆为中正之官，主决断，其气通于心，正如《素问·六节藏象论》撰述"凡十一脏，取决于胆也"，若胆气不和，则五脏难安，故在神志方面，心胆二者往往相辅相成、相互为用。《灵枢·邪气脏腑病形》指出："胆病者，善太息，口苦，呕宿汁，心下澹澹，恐人将捕之。"就是胆病及心的最好例证，一方面，胆主决断功能的正常发挥是在心主神明的统率下进行的，否则会出现主"不明则十二官危"的病变；另一方面，胆属木，心属火，木火相生，故心的任物功能又需要胆的决断作用才能正常行使，由此可见心胆统一于神志。

3. 从心胆论治风

哮喘、过敏性鼻炎、荨麻疹、湿疹等过敏性疾病，发病机制较为复杂，但均存在过敏原及先天禀赋不足两方面因素。过敏原通常具有明显的季节性和地域性，发作前常有鼻痒、咽痒、咽干、咳嗽、皮肤瘙痒等症状，具有急性发作与缓解交替进行的发病过程，与中医学所谓"风"之表现相类似。明·李中梓在《医宗必读卷十·痹》指出："治风先治血，血行风自灭"，选取与心相关的穴位有行血祛风之功，《素问·至真要大论》指出"诸痛痒疮，皆属于心"。另外，过敏性疾病反复发作，多因痰饮瘀血内停所致，归根结底，则是气机运行不畅引起的，故疏调气机为根本治法之一。因肝主疏泄，肝胆相表里，且少阳主枢，做针灸与胆相关的穴位可疏调气机。综上，心胆论治可以行血祛风、疏调气机，达到治疗过敏性疾病的目的。

二、常用穴位及基础治疗方案

1. 常用取穴

1）心经及心包经腧穴：如神门、少海、内关、郄门等。

2）胆经腧穴：如阳陵泉、丘墟、足窍阴、足临泣等。

3）背部腧穴：心俞、胆俞、厥阴俞、阳纲、膏肓、神堂。

4）募穴：日月、巨阙、膻中。

2. 基础方

1）一针：内关、阳陵泉、百会、印堂；

2）二灸：四花穴、绝骨、涌泉；

3）三巩固：埋针，心俞、胆俞/厥阴俞、阳纲；耳穴，心、胆。

三、操作规范（图 2-96）

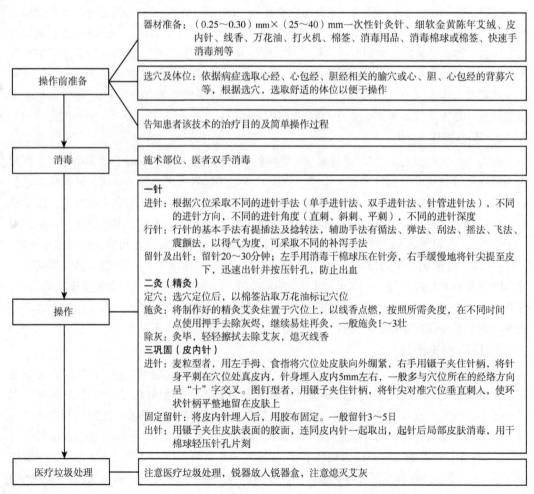

图 2-96 心胆论治针灸技术操作规范

四、技术要点

①心胆相关穴位的选取。②针刺时注重调气调神。③把握艾炷的大小，掌握艾灸的时间，注意控制灸量、灸度。④注意皮内针的针刺方向。

五、适应证

1）痛证：颈椎病、腰椎间盘突出症、膝骨关节炎、痛风性关节炎、类风湿关节炎等关节痛证。

2）心脑疾病：抑郁障碍、强迫障碍、焦虑障碍、中风偏瘫、中风后抑郁、帕金森病、面瘫等。

3）过敏性疾病：哮喘、过敏性鼻炎、荨麻疹、过敏性湿疹等。

4）耳疾：耳鸣、突发性耳聋、中耳炎等。

六、临床应用

1. 骨质疏松症

适应证：原发性骨质疏松症各证型。

主穴：内关、阳陵泉、心俞、胆俞、绝骨。

配穴：行痹证加风池、郄门；痛痹加中脘、肾俞；着痹加水分、脾俞；风湿热证加大椎、曲泽；瘀血痹阻证加膈俞、血海；肾精亏损证加关元、肾俞。

操作方法：四肢穴位按毫针操作规范执行，背俞穴、腹部穴位可使用精灸、刺络或埋针治疗，按操作规范执行。

2. 颈椎病

适应证：除脊髓型颈椎病外的颈椎病。

主穴：风池、百劳、完骨、肩井、内关、阳陵泉。

配穴：足少阳经证加足临泣；督脉证加水沟；足阳明经证加足三里；手阳明经证加合谷；足少阴经证加太溪；足厥阴经证加太冲；风寒湿证加天柱；气滞血瘀证加膈俞；痰湿阻络证加中脘；湿热痹阻证加液门、大椎。

操作方法：水沟及四肢穴位按毫针操作规范执行；风池、百劳、完骨、天柱、中脘可针刺或精灸，膈俞、大椎穴可使用精灸、刺络或埋针治疗，均按操作规范执行。

3. 焦虑障碍

适应证：轻中度焦虑障碍。

主穴：百会、印堂、神门、心俞、胆俞、丘墟。

配穴：气郁化火证加行间、侠溪；心脾两虚证加脾俞；心肾不交证加肾俞、命门。

操作方法：头面、四肢穴位按毫针操作规范执行；背俞穴可使用精灸、刺络或埋针治疗，均按操作规范执行。

4. 荨麻疹

适应证：慢性荨麻疹反复发作者。

主穴：内关、阳陵泉、血海、心俞、膈俞。

配穴：风热犯表证加大椎、风池；风寒束表证加风门、肺俞；肠胃积热证加天枢、大肠俞；气血两虚证加肺俞、脾俞；冲任失调证加公孙、气海。

操作方法：四肢穴位按毫针操作规范执行；背俞穴、腹部穴位可使用精灸、刺络或埋针治疗，均按操作规范执行。

5. 帕金森病

适应证：帕金森病。

主穴：百会、印堂、外关、足临泣、心俞、胆俞、绝骨。

配穴：阴虚风动证加风池、肾俞；痰热动风证加风池、中脘；气血不足证加气海、足三里；阳虚风动证加大椎、肾俞；精神焦虑者加厥阴俞、阳纲。

操作方法：四肢穴位按毫针操作规范执行；背俞穴、腹部穴位可使用精灸、刺络或埋针治疗，均按操作规范执行。

6. 强迫障碍

适应证：单纯型强迫障碍及抑郁障碍，伴强迫为主症者。

主穴：内关、阳陵泉、心俞、胆俞、百会、印堂、水沟。

配穴：肝气郁结证加肝俞、太冲；肝郁化火证加肝俞、行间；心肾不交证加神门、肾俞。

操作方法：四肢穴位按毫针操作规范执行；背俞穴、腹部穴位可使用精灸、刺络或埋针治疗，均按操作规范执行。

七、注意事项

①防止晕针，避免损伤内脏及神经。②埋针需严格消毒，注意针刺方向，勿影响运动，注意留针时间。③颜面及大动脉处、关节部位注意控制灸度。④阴虚内热或阴虚阳亢者只灸1壮，选穴应尽量少。⑤糖尿病血糖控制欠佳者避免灸井穴。

八、禁忌证

①皮肤感染溃烂、凝血功能障碍及有出血倾向者。②孕妇的腹部、腰骶部。③患精神病等不能配合者。④炎性疾病高热者、脑出血急性期烦躁属肝阳暴亢证。

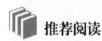 推荐阅读

1）邓贤斌，葛小苏. 符文彬运用针灸从心胆论治疾病的临床经验[J]. 辽宁中医杂志，2010，6：1134-1136.

2）符文彬，徐振华. 针灸临床特色技术教程[M]. 北京：科学出版社，2016.

3）符文彬，黄东勉，王聪. 符文彬针灸医道精微[M]. 北京：科学出版社，2017.

第二十三节　大接经技术

大接经技术是按经脉流注次序逐经选取井穴针刺治病的一种特色针灸技术。大接经技术临床应用治疗中风偏瘫例证的最早记载见于《卫生宝鉴》："真定府临济寺赵僧判……患中风半身不遂，精神昏愦，面红颊赤，耳聋鼻塞，言语不出，诊其两手，六脉弦数……先以三化汤一两，内疏三两……次与至宝丹……又刺十二井穴……以接经络，翌日，舍绳络，能步几百步"。

一、理论基础

1）阳受气于四末，阴受气于五脏。《灵枢·终始》言："凡刺之道，毕于终始，明知终始，五脏为纪，阴阳定矣。阴者主脏，阳者主腑，阳受气于四末，阴受气于五脏。"因为中风病变涉及三阴三阳经，所以依次针刺各经之井穴，调节受于四末的阳气和五脏，则能增强全身经脉大循环和脏腑气血的运行功能，从而达到接气通经、调和阴阳的目的，取得治疗中风的效果。

2）十二经脉的气血流注从肺经开始逐经相传，至肝经而终，再由肝经复传于肺经，流注不已，从而构成了周而复始、如环无端的循环传注系统。十二经脉将气血周流全身，使人体不断地得到物质精微而维持各脏腑组织器官的功能活动（图2-97）。

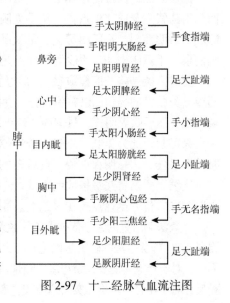

图2-97　十二经脉气血流注图

二、取穴方法

大接经法依证候不同有"从阳引阴"和"从阴引阳"二法。临床实践中认为，证型属偏热者应按"从阳引阴法"取穴、证型属偏寒或热证不明显者按"从阴引阳法"取穴。

从阳引阴法是从足太阳经井穴至阴开始，依次按十二经脉气血流注顺序针刺，即为足少阴涌泉、手厥阴中冲、手少阳关冲、足少阳足窍阴、足厥阴大敦、手太阴少商、手阳明商阳、足阳明厉兑、足太阴隐白、手少阴少冲、手太阳少泽。

从阴引阳则是从手太阴井穴少商开始，依次按十二经脉气血流注顺序针刺，即取手阳明商阳、足阳明厉兑、足太阴隐白、手少阴少冲、手太阳少泽、足太阳至阴、足少阴涌泉、手厥阴中冲、手少阳关冲、足少阳足窍阴、足厥阴大敦。

按男左女右的原则进行取穴，如针刺男性患者的至阴从左边至阴开始，再到右侧至阴穴，依次为左涌泉、右涌泉，如此类推；女性则相反。

三、临床发挥

1. 大接经针法

适应证：中风重症四肢瘫痪或合并智能障碍、意识障碍；血管性痴呆；其他如久治不愈的郁病、癫痫、周身疼痛等。

取穴：十二经井穴。

操作方法：毫针针刺，按证型属偏热证者应按"从阳引阴法"、证型属偏寒或热证不明显者按"从阴引阳法"取穴顺序针刺，男左女右，或双侧同时进针，行捻转泻法或平补平泻法。

2. 大接经点灸

适应证：体质虚弱或偏阳虚者。

取穴：十二经井穴。

操作方法：穴位的选择是按"从阴引阳法"进行，选好穴位后，先用万花油涂在穴位表面，用药线点灸或艾绒点灸。从手太阴井穴少商开始，依次按十二经脉气血流注顺序点灸，即取手阳明商阳、足阳明厉兑、足太阴隐白、手少阴少冲、手太阳少泽、足太阳至阴、足少阴涌泉、手厥阴中冲、手少阳关冲、足少阳足窍阴、足厥阴大敦。

药线点灸是将苎麻搓成线，然后经特定药水浸泡加工而成，每根长约 30cm，直径 0.7mm。药线点灸技术的操作：以右手拇指、食指挟持药线的一端，并露出线头 1~2cm，将露出的线端点燃；然后吹灭明火，只留线"珠火"，将线端"珠火"对准穴位，迅速点按在穴位上。一按火灭即起，此为 1 壮。一般一个穴位只灸 1 壮。操作时必须掌握火候，以线头呈"珠火"时效果最佳，切忌明火点灸。灸后有蚁咬感或灼热感，避免用手抓，以防感染。

艾绒点灸是将艾绒搓成线条状，点燃艾绒条，然后吹灭明火，只留"珠火"，将艾绒端"珠火"对准穴位，迅速点按在穴位上。注意同药线灸。

点灸法刺激量的大小依据点灸壮数及点灸手法轻重而定，应根据病情轻重、患者年龄、体质强弱而定。施灸手法的轻重是以施灸时火星接触穴位时间短者为轻，以火星接触穴位时间长者为重。因此，对于年老体弱及儿童患者、病情较轻者，应用快速扣压，"珠火"接触穴位即灭的轻手法；相反，对于年轻、体质壮实而病情较重者，则用缓慢扣压，"珠火"较长时间接触穴位的重手法。

3. 原穴接经

适应证：疾病治疗后巩固疗效或慢性病久治不愈或体弱者。

取穴：十二经原穴。

操作方法：按"从阴引阳法"取原穴按次序接经针刺，得气后不留针，依次为肺经（太渊）、大肠经（合谷）、胃经（冲阳）、脾经（太白）、心经（神门）、小肠经（腕骨）、膀胱经（京骨）、肾经（太溪）、心包经（大陵）、三焦经（阳池）、胆经（丘墟）、肝经（太冲）。也可原穴接经点灸，原穴接经灸参考大接经点灸操作。

4. 络穴接经

适应证：慢性病久治不愈且体质壮实者，也用于井穴接经治疗后巩固疗效。

取穴：十二经络穴。

操作方法：按"从阳引阴法"进行络穴接经针刺，得气后不留针，依次是膀胱经（飞扬）、肾经（大钟）、心包经（内关）、三焦经（外关）、胆经（光明）、肝经（蠡沟）、肺经（列缺）、大肠经（偏历）、胃经（丰隆）、脾经（公孙）、心经（通里）、小肠经（支正）。

5. 首尾接经

适应证：疼痛性疾病或其他感觉障碍者。

取穴：十二经井穴及十二经每条经最后一个穴位。

操作方法：首尾接经法是选取每条经络的首尾穴，依次按十二经脉气血流注顺序毫针针刺，热证、实证用泻法，虚证、寒证用平补平泻法。证型偏热者应按"从阳引阴法"取穴、证型偏寒或热证不明显者按"从阴引阳法"取穴。

从阳引阴法是从足太阳经至阴、睛明开始，依次按十二经脉气血流注顺序针刺，即为足少阴经（俞府、涌泉）、手厥阴经（中冲、天池）、手少阳经（关冲、丝竹空）、足少阳经（瞳子髎、足窍阴）、足厥阴经（大敦、期门）、手太阴经（中府、少商）、手阳明经（商阳、迎香）、足阳明经（承泣、厉兑）、足太阴经（隐白、大包）、手少阴经（极泉、少冲）、手太阳经（少泽、听宫）。

从阴引阳则是从手太阴经中府、少商开始，依次按十二经脉气血流注顺序针刺，即为手阳明经（商阳、迎香）、足阳明经（承泣、厉兑）、足太阴经（隐白、大包）、手少阴经（极泉、少冲）、手太阳经（少泽、听宫）、足太阳经（至阴、睛明）、足少阴经（俞府、涌泉）、手厥阴经（中冲、天池）、手少阳经（关冲、丝竹空）、足少阳经（瞳子髎、足窍阴）、足厥阴经（大敦、期门）。

6. 原络接经

适应证：经多次针灸治疗无效；重症后康复；预防保健。

取穴：十二经原穴和络穴。

操作方法：是依照经脉循行的顺序针刺十二经的原穴和络穴，以得气为度，不留针。久病则由原穴到络穴，新病则由络穴到原穴；重症后康复和预防保健从原穴到络穴。

由原穴到络穴接经次序为肺经原穴（太渊）、大肠经络穴（偏历）、胃经原穴（冲阳）、脾经络穴（公孙）、心经原穴（神门）、小肠经络穴（支正）、膀胱经原穴（京骨）、肾经络穴（大钟）、心包经原穴（大陵）、三焦经络穴（外关）、胆经原穴（丘墟）、肝经络穴（蠡沟）。

由络穴到原穴接经次序为肺经络穴（列缺）、大肠经原穴（合谷）、胃经络穴（丰隆）、脾经原穴（太白）、心经络穴（通里）、小肠经原穴（腕骨）、膀胱经络穴（飞扬）、肾经原穴（太溪）、心包经络穴（内关）、三焦经原穴（阳池）、胆经络穴（光明）、肝经原穴（太冲）。

四、操作规范（图 2-98）

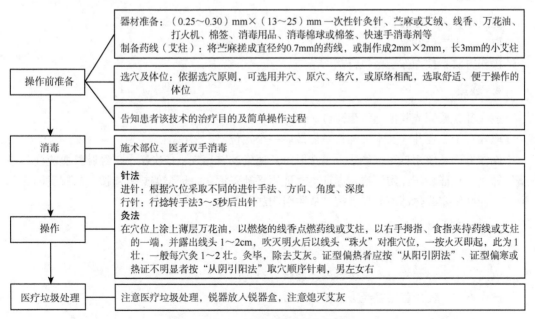

图 2-98 大接经技术操作规范

五、技术要点

①掌握"从阴引阳法""从阳引阳法"的应用。②入针要快,捻转手法要娴熟。③点灸要求精、准、快。

六、适应证

1)中风重症、四肢瘫痪或合并功能障碍者。
2)血管性痴呆。
3)慢性病久治不愈,如郁证、不寐、癫痫、周身疼痛等。
4)强身保健。

七、临床应用

1. 血管性痴呆

适应证:血管性痴呆。
取穴:十二经井穴。
操作方法:按操作规范执行。

2. 闭锁综合征

适应证:闭锁综合征。
取穴:十二经井穴。
操作方法:按操作规范执行。

3. 昏迷

适应证:各证型的昏迷。
取穴:十二经井穴。
操作方法:按操作规范执行。

4. 截瘫

适应证:截瘫或其他感觉障碍者。
取穴:十二经井穴及十二经每条经最后一个穴位。
操作方法:使用首尾接经法,是选取每条经络的首尾穴,依次按十二经脉气血流注顺序毫针针刺,热证、实证用泻法,虚证、寒证用平补平泻法。证型偏热者应按"从阳引阴法"取穴、证型偏寒或热证不明显者按"从阴引阳法"取穴。

5. 纤维肌痛综合征

适应证:纤维肌痛综合征。
取穴:十二经井穴及十二经每条经最后一个穴位。
操作方法:使用首尾接经法,操作同截瘫。

6. 慢性病久治不愈

适应证：慢性病久治不愈。

取穴：十二经原穴或十二经络穴。

操作方法：体质虚弱者，按原穴接经，"从阴引阳法"进行接经针刺，得气后不留针，也可点灸操作；体质壮实者，按络穴接经，"从阳引阴法"进行接经针刺，得气后不留针。

八、注意事项

①血压高于 200/100mmHg 时需慎用。②对于脑血管病急性期见躁动者手法要轻。③针法、灸法操作手法要熟练。④治疗时要观察患者的血压、心率、呼吸。

九、禁忌证

①有出血倾向者。②局部皮肤溃疡、感染者。③血糖控制不良的糖尿病者禁灸井穴。

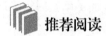 **推荐阅读**

1）符文彬，许能贵. 针灸临床特色疗法[M]. 北京：中国中医药出版社，2011.

2）符文彬，徐振华. 针灸临床特色技术教程[M]. 北京：科学出版社，2016.

3）米建平，朱晓平，樊莉，等. 大接经法治疗血管性痴呆临床观察[J]. 中国针灸，2004（11）：9-11.

4）符文彬，樊莉，蒙昌荣，等. 大接经法治疗脑梗死临床研究[J]. 安徽中医学院学报，2004（3）：27-29.

5）凌宇，郭小川，高旭，等. 符文彬教授运用"大接经灸法"治疗疑难病临床经验[J]. 成都中医药大学学报，2018，41（2）：86-88.

第二十四节　相应取穴针灸技术

相应取穴针灸技术是左病取右、右病取左、前病取后、后病取前、上病取下、下病取上的针灸技术，它是《黄帝内经》巨刺和缪刺技术的综合发展。巨刺是左侧病取右侧经穴、右侧病取左侧经穴来治疗。由于邪气侵犯到经脉而连及脏腑，表现为左侧邪气盛则右病，右侧邪气盛则左病，或左痛未已而右脉先病等现象，治疗当巨刺。缪刺也是左侧病取右侧，右侧病取左侧。但巨刺是刺经，而缪刺是刺络，两者有病位经与络之别。由于邪气从皮毛侵入，进入并留止于孙络，其邪气留而不去，则络脉闭塞不通，邪气不能传入经脉，流溢于大络，而发生异常疾病。凡邪气侵入大络，可从左侧流注到右侧，从右侧流注到左侧，邪气上下左右流注，与经脉相干，并循大络流布于四肢。但由于邪气的流注没有固定部位，也不入于经脉之内，或身形有痛而九候莫病等现象，治疗当以缪刺。巨刺与缪刺的异同详见表 2-5。

表 2-5　巨刺与缪刺异同表

刺法名	区别			相同
	适应证	针刺部位	取穴	
巨刺	身形有痛而脉病	经脉	经穴	左病刺右，右病刺左，治痛证
缪刺	身形有痛、九候莫病、病在大络，不入经	络脉	井穴、血络或非经穴	

相应取穴治病术除左病取右、右病取左外，还包括前病取后、后病取前等取穴法。

一、理论基础

相应取穴以经络循行为依据，是建立在人体左右两侧经络通过多种形式进行连接、沟通理论基础上的一种取穴方法。

1）左右两侧的经脉通过脏腑相互连接、沟通。十二经中的每一经都有两条经脉呈对称性地循行分布于人体左右两侧，而这两条经脉又络属于同一脏腑。如《灵枢·海论》所指出"夫十二经脉者，内属于脏腑，外络于肢节"。也就是说人体左右两侧之经脉通过脏腑相互连接、沟通起来。

2）左右两侧经脉通过督脉、任脉连接、沟通。手足阳经皆交会于督脉的大椎穴，足三阴经都交会于任脉的关元、中极，加上同名经经气相通，所以左右两侧经络通过督脉、任脉沟通。

3）经脉的左右交叉循行。同一经的左右两条经脉在循行过程中除与其他经交叉、相会外，有的还左右交叉循行，把人体左右两侧连接成一个有机的整体，如手阳明大肠经"交人中，左之右，右之左"。

4）左右两侧的经脉通过带脉连接、沟通。由于带脉横于腰腹，环身一周，故把循行经腰腹的足三阳经、足三阴经的左右侧连接、沟通起来。

综上所述，循行分布于人体左右两侧的经脉通过脏腑、任脉、督脉、带脉、交叉循行等直接或间接地连接在一起，使两侧经气相通，相互影响。相应取穴是建立在此种经络关系之上而产生的一种取穴法。

二、取穴方法

相应取穴由于左右、上下、前后的不同，分为左右对应取穴法、上下交叉取穴法和前后对应取穴法三种。

1. 左右对应取穴法

左右对应取穴法是选取与病位对应的健侧腧穴或对应点来针刺以治疗疾病的一种方法。如网球肘，肱骨外上髁压痛明显，选对侧肱骨外上髁治疗。踝关节扭伤，足少阳胆经丘墟穴压痛明显，取对侧丘墟穴治疗。偏头痛，取健侧对应点治疗。这种治疗方法，常能迅速显效。另外，也可根据病变部位属何经，选对侧本经的原穴来治疗。如右坐骨神经痛，病在足太阳经，取左侧足太阳经原穴京骨治疗。

阴阳表里经是通过络穴联络的。因络穴沟通两经，阴经病变可取相表里的对侧阳经络穴治疗，阳经病变可取相表里的对侧阴经络穴治疗。如肺经病，取对侧手阳明经络穴偏历治疗；手阳明经病变，取对侧手太阴肺经络穴列缺治疗。十二经脉原穴、络穴详见表 2-6。

表 2-6　十二经脉原穴、络穴表

经脉	原穴	络穴	经脉	原穴	络穴
肺经	太渊	列缺	大肠经	合谷	偏历
心经	神门	通里	小肠经	腕骨	支正
心包经	大陵	内关	三焦经	阳池	外关
脾经	太白	公孙	胃经	冲阳	丰隆
肾经	太溪	大钟	膀胱经	京骨	飞扬
肝经	太冲	蠡沟	胆经	丘墟	光明

2. 上下交叉取穴法

上下交叉取穴法是上肢病变取对侧下肢穴位，或者下肢病变取对侧上肢穴位来治疗。依取穴是否对称，又分为：

（1）上下交叉不对应取穴法

上下交叉不对应取穴法主要用于痛证。根据《难经·六十八难》"俞主体重节痛"，上肢疼痛选对侧下肢同名经输穴治疗，下肢疼痛选对侧上肢同名经输穴治疗。如肩前痛属手阳明经痛，取对侧足阳明经输穴陷谷治疗；坐骨神经痛属膀胱经型，取对侧手太阳小肠经输穴后溪治疗，依此类推。十二经脉输穴见表 2-7。

表 2-7　十二经脉输穴表

经脉	输穴	经脉	输穴	经脉	输穴
肺经	太渊	心经	神门	心包经	大陵
大肠经	三间	小肠经	后溪	三焦经	中渚
胃经	陷谷	膀胱经	束骨	胆经	足临泣
脾经	太白	肾经	太溪	肝经	太冲

（2）上下交叉对应取穴法

上下交叉对应取穴法是病在上肢取对侧下肢同名经对应穴治疗，病在下肢取对侧上肢同名经对应穴治疗。如肩周炎，在肩髃压痛明显，取对侧足阳明胃经髀关穴治疗；左踝关节扭伤，足阳明胃经解溪穴有压痛，取右侧手阳明大肠经阳溪治疗；右腕关节扭伤，阳池穴压痛明显，取左侧足少阳胆经丘墟治疗。

十二经脉上下交叉对应穴多为五输穴对五输穴，原穴对原穴；但部分穴位有非同名经上下交叉对应，如涌泉、劳宫、内关、三阴交等；也有部分穴位与解剖部位相对应。

手足阳明经常见对应穴见表 2-8。

表 2-8　手足阳明经常见对应穴表

经脉	对应穴	经脉
手阳明大肠经	商阳←→厉兑	足阳明胃经
	二间←→内庭	
	三间←→陷谷	
	合谷←→冲阳	
	阳溪←→解溪	
	手三里←→足三里	
	曲池←→犊鼻	
	肘髎←→梁丘	
	肩髃←→髀关	

手足太阳经常见对应穴见表 2-9。

手足少阳经常见对应穴见表 2-10。

表 2-9　手足太阳经常见对应穴表

经脉	对应穴	经脉
手太阳小肠经	少泽←→至阴	足太阳膀胱经
	前谷←→通谷	
	后溪←→束骨	
	腕骨←→金门	
	阳谷←→申脉	
	养老←→昆仑	
	支正←→飞扬	
	小海←→委中	
	肩贞←→承扶	

表 2-10　手足少阳经常见对应穴表

经脉	对应穴	经脉
手少阳三焦经	关冲←→足窍阴	足少阳胆经
	液门←→侠溪	
	中渚←→足临泣	
	阳池←→丘墟	
	外关←→悬钟	
	支沟←→阳辅	
	三阳络←→光明	
	天井←→阳陵泉	
	肩髎←→环跳	

手足太阴经常见对应穴见表 2-11。

手足少阴经常见对应穴见表 2-12。

表 2-11　手足太阴经常见对应穴表

经脉	对应穴	经脉
手太阴肺经	少商←→隐白	足太阴脾经
	鱼际←→太白	
	太渊←→商丘	
	尺泽←→阴陵泉	

表 2-12　手足少阴经常见对应穴表

经脉	对应穴	经脉
手少阴心经	通里←→照海	足少阴肾经
	神门←→太溪	
	灵道←→复溜	
	少海←→阴谷	

手足厥阴经常见对应穴见表 2-13。

非同名经上下交叉对应穴，有足少阴肾经涌泉与手厥阴心包经劳宫相对应，手厥阴心包经内关与足太阴脾经三阴交相对应，经外奇穴八邪与八风相对应。

经穴与解剖部位上下交叉对应见表 2-14。

由于一些病症不在经脉，位于四肢某些特定部位的解剖标志，我们可以选取解剖标志上下交叉对应点来治疗。四肢解剖标志对应详见表 2-15。

表 2-13　手足厥阴经常见对应穴表

经脉	对应穴	经脉
手厥阴心包经	大陵←→中封	足厥阴肝经
	郄门←→蠡沟	
	曲泽←→曲泉	
	天泉←→足五里	

表 2-14　经穴与解剖部位对应表

经穴	解剖部位
少冲	第五指内侧指甲角旁 0.1 寸
少府	足底，第一、二跖骨小头之间凹陷中
中冲	中指末端
膝阳关	股骨外上髁
大敦	第一拇趾尺侧，趾甲角旁 0.1 寸

表 2-15　四肢常见解剖标志对应表

解剖标志	解剖标志
髌骨	尺骨鹰嘴
内踝尖	桡骨茎突
外踝尖	尺骨茎突
掌骨	跖骨
掌指关节	跖趾关节
肱骨内上髁	股骨内上髁

3. 前后对应取穴法

前后对应取穴法是《黄帝内经》"从阴引阳，从阳引阴"及《难经》"阴病行阳，阳病行阴"的应用发展，是一种较常用的相应取穴法。《扁鹊神应针灸玉龙经》指出"承浆偏疗项难举"，便是前后对应取穴的临床实例。

任脉、督脉常见对应穴见表 2-16。

足太阳膀胱经背部第一侧线与足阳明胃经腹部对应穴见表 2-17。

表 2-16　任脉、督脉常见对应穴表

经脉	对应穴	经脉
任脉	承浆←→风府 天突←→大椎 璇玑←→陶道 华盖←→身柱 紫宫←→神道 玉堂←→灵台 膻中←→至阳 鸠尾←→筋缩 巨阙←→中枢 上脘←→脊中 中脘←→T$_{12}$棘突下 建里←→悬枢 神阙←→腰阳关 曲骨←→长强	督脉

表 2-17　足太阳膀胱经背部第一侧线与足阳明胃经腹部对应穴表

经脉	对应穴	经脉
足阳明胃经	不容←→胆俞 承满←→脾俞 梁门←→胃俞 关门←→三焦俞 滑肉门←→气海俞 天枢←→大肠俞 外陵←→关元俞 大巨←→小肠俞 水道←→膀胱俞 归来←→中膂俞 气冲←→白环俞	足太阳膀胱经

足太阳膀胱经背部第二侧线与足阳明胃经胸部对应穴见表 2-18。

足太阳膀胱经背部第二侧线与足太阴脾经对应穴见表 2-19。

表 2-18　足太阳膀胱经背部第二侧线与足阳明胃经胸部对应穴表

经脉	对应穴	经脉
足阳明胃经	乳中←→膈关 膺窗←→谚谚 屋翳←→神堂 库房←→膏肓 气户←→魂门	足太阳膀胱经

表 2-19　足太阳膀胱经背部第二侧线与足太阴脾经对应穴表

经脉	对应穴	经脉
足太阴脾经	腹哀←→肓门 府舍←→秩边	足太阳膀胱经

足太阳膀胱经背部第一侧线与足少阴肾经胸部对应穴见表 2-20。

表 2-20　足太阳膀胱经背部第一侧线与足少阴肾经胸部对应穴表

经脉	对应穴	经脉
足少阴肾经	俞府←→肺俞 彧中←→厥阴俞 神藏←→心俞 灵墟←→督俞 神封←→膈俞	足太阳膀胱经

足少阴肾经腹部与华佗夹脊穴对应穴见表 2-21。

表 2-21　足少阴肾经腹部与华佗夹脊穴对应穴表

经脉	对应穴	经外奇穴
足少阴肾经	幽门←→T_{10} 腹通谷←→T_{11} 阴都←→T_{12} 石关←→L_1 商曲←→L_2 肓俞←→L_4 中注←→L_5 四满←→S_1 气穴←→S_2 大赫←→S_3 横骨←→S_4	华佗夹脊穴

其他前后对应穴，尚有胃经缺盆与小肠经肩中俞相对应，脾经天溪与小肠经天宗相对应，肺经云门与小肠经臑会相对应。

三、操作规范（图 2-99）

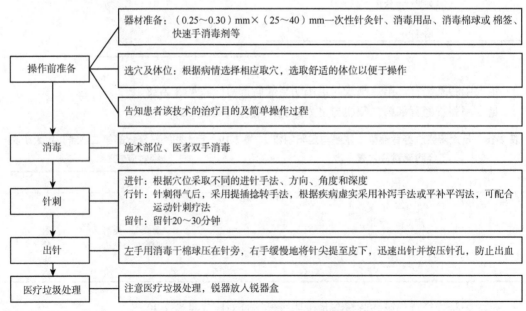

图 2-99　相应取穴针灸技术操作规范

四、技术要点

①明确病变部位。②正确选取对应点。③配合针刺运动疗法。

五、适应证

1）痛证：牙痛、偏头痛、下颌关节炎、落枕、肩周炎、肋间神经痛、腰扭伤、腰肌劳损、坐骨神经痛、胃脘痛、关节扭伤、网球肘及掌指关节痛等。

2）心脑疾病：中风偏瘫、面神经麻痹、局部感觉障碍等。

六、临床应用

1. 踝关节扭伤

主穴：阳池、腕骨、阳溪、太渊。

操作方法：检查患侧，若丘墟有压痛，选对侧阳池针刺；若申脉有压痛，选对侧腕骨针刺；若商丘有压痛，选对侧太渊针刺；若解溪有压痛，选对侧阳溪针刺。必要时，可予三棱针局部刺络放血。

2. 棘间韧带损伤

主穴：璇玑。

操作方法：在患者背部正中探查，T_1、T_2 棘突间压痛明显，且陶道压痛，选取璇玑针刺或以艾炷重灸。

3. 肩周炎

主穴：取患肩对侧髀关。

操作方法：检查患肩局部，肩周炎一般于肩髃处压痛明显，取对侧足阳明经穴髀关针刺，针刺期间，嘱患者配合活动患侧肩关节。

4. 坐骨神经痛（足太阳经型）

主穴：后溪。

操作方法：患侧臀部至下肢后方疼痛，属膀胱经型坐骨神经痛，取对侧手太阳小肠经输穴后溪，针刺后溪后行针至得气。留针期间，嘱患者配合患肢及腰部运动。

5. 胃脘痛

主穴：T_{12} 棘突下。

操作方法：患者胃脘部中脘穴有明显压痛，依前后对应取穴，在 T_{12} 棘突下施以毫针针刺或艾炷灸。

七、注意事项

①注意预防晕针。②胸、背、腹部穴位注意针刺的方向和深度，防止伤及内脏。③针刺时注意配合针刺运动技术。

八、禁忌证

①皮肤感染溃烂者。②凝血功能障碍及有出血倾向者。③孕妇的腹部、腰骶部、合谷、三阴交等。④患精神病等不能配合者。

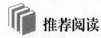 **推荐阅读**

1）符文彬. 针灸奇法治病术[M]. 广州：广东科技出版社，1995.

2）符文彬，许能贵. 针灸临床特色疗法[M]. 北京：中国中医药出版社，2011.

3）何颖. 眼针与相应取穴法治疗急性痛风性关节炎的临床对比研究[D]. 广州：广州中医药大学，2012.

4）符文彬. 相应取穴法及其在痛证临床上的应用[C]. 广东省针灸学会. 广东省针灸学会第九次学术交流会暨"针灸治疗痛证及特种针法"专题讲座论文汇编，广州，2004.

第二十五节　电针技术

电针是将毫针刺入腧穴得气后，在针具上通以接近人体生物电的微量电流，利用针和电两种刺激相结合，以治疗疾病的一种针灸技术。

低频脉冲电流在世界医学领域的临床应用已有 100 多年的历史。早在 1810 年，法国医师 Louis Berlioz 提出在针上通脉冲电的想法；1825 年，这一想法得以实现，并在疼痛方面取得疗效。1936 年，Roger De La Fuye 将"电"与中国传统的"针"相结合，并且成功治愈一例慢性鼻窦炎患者。此后，法国出现一批以传统中医的经络理论与现代技术相结合进行研究和治疗的学者。他们研究人体穴位、经络的导电性、电阻等生物物理特性，使电针在法国较为盛行。20 世纪 40 年代，德国医生 Reinhold Voll 开始应用电针疗法。Voll 编著的五卷 *Topographic Positions of the Measurement Points in Electro-Acupuncture* 及 Arnaldo Oliveira 出版的 *Electroacupuncture According to Voll: a Modern Acupuncture System* 是 Voll 电针疗法的代表作。Voll 发现人体存在不同的电位差现象，且人体"电能"变化的"线路图"与中医的"经络图"如出一辙。他根据《黄帝内经》的理论，用金属板电极研制穴位诊疗仪，采用低频脉冲电刺激，既可诊断，又可治疗，又称为"弛张疗法"。

我国最早出现电针疗法见于 1934 年，唐世垂将电子管产生的脉冲电针应用于临床上，其成果刊登在《针灸杂志》第一期。1953 年，朱龙玉成功研制国内第一台电针治疗机，并于 1957 年出版第一本电针专著《电针疗法》，奠定了电针技术的发展基础。1968 年，我国成功研制晶体管低频脉冲电针仪，并应用于针刺麻醉，得到国际医学界的高度重视。1983 年，朱龙玉出版《中国电针学》，为进一步推动电针疗法的普及和发展做出了贡献。此后，电针在临床和实验研究中得到广泛应用。

一、理论基础

1. 电针的作用

1）镇痛作用。

2）对功能进行双向调整。

3）提高机体防御、免疫功能。

4）激发循经感传等经络现象。

2. 影响电针疗效的因素

（1）波形

常用波形有密波、疏波、疏密波、锯齿波。

1）密波：一般频率高于30Hz的连续波为密波，其能降低神经应激功能。先对感觉神经起抑制作用，接着对运动神经也产生抑制作用。常用于止痛、镇静、缓解肌肉和血管痉挛、针刺麻醉等。

2）疏波：一般频率低于30Hz的连续波为疏波，其能引起肌肉收缩、提高肌肉韧带的张力，对感觉和运动神经的抑制发生较迟。常用于治疗痿证，各种肌肉、关节、韧带、肌腱的损伤等。

3）疏密波：是疏波、密波自动交替出现的一种波形。疏、密交替持续的时间各约1.5秒，能克服单一波形易产生耐用性的缺点，动力作用较大，治疗时兴奋效应占优势。其能促进血液循环，改善组织营养，消除炎性水肿。常用于痛证、扭挫伤、关节周围炎、面瘫、肌无力、局部冻伤等。

4）锯齿波：是脉冲波幅按锯齿形自动改变的起伏波，每分钟16~20次或20~25次，其频率接近人体的呼吸规律，故可用于刺激膈神经（相当于天鼎）做人工电动呼吸，抢救呼吸衰竭患者（心脏尚有微弱跳动者），故又称呼吸波；并有提高神经肌肉兴奋性，调整经络功能，改善血液循环等作用。

（2）波幅

波幅指脉冲电压或电流的最大值与最小值之差。电针刺激强度取决于波幅的高低，一般不超过2mA。

（3）波宽

波宽指脉冲的持续时间，也与刺激强度有关。一般适合人体的输出脉冲波宽约0.4毫秒。

（4）频率

频率是指每秒内出现的脉冲个数，其单位为赫兹（Hz）。目前使用的电针仪设置的常用频率为1~100Hz。针刺镇痛的相关研究表明，2Hz和100Hz电针均可产生镇痛效应。

（5）电针时间

单次刺激的时间一般为15~60分钟，刺激长短因病、因人而异，用于镇痛一般需30分钟以上。电针时间过短可能尚未起效，过长则容易产生耐受反应。

（6）电针强度

电针的刺激强度主要取决于波幅的高低，波幅的计量单位是伏特（V），治疗时通常不超过20V。

二、针具与电针仪的选择

根据电针部位的不同而选择不同型号的一次性毫针，常用 0.30mm×（25～75）mm 等型号。电针仪的种类繁多，本节介绍两种比较通用的电针治疗仪。

1. G6805-Ⅱ型电针治疗仪

G6805-Ⅱ型电针治疗仪（图 2-100）是目前临床上最常用的电针仪，可输出连续波、疏密波、断续波。连续波频率为 1～100Hz，疏密波及疏波频率为 4Hz、密波频率为 20Hz，断续波频率为 1～100Hz。正脉冲幅度为 50V，负脉冲幅度为 35V。正脉冲波宽为 500 微秒，负脉冲波宽为 250 微秒。刺激强度可根据人体的耐受程度进行调节，并有多个输出接口，可同时刺激多个部位。

2. HANS-200 穴位神经刺激仪（图 2-101）

本机性能与特点主要有微电脑控制刺激参数，刺激强度可精确到 0.1mA；恒流输出对称双向脉冲波，保证两电极间的刺激量相同；具有特定时间间隔的 2～100Hz 优选疏密波。本机电源为 9V 直流层叠电池，输出电流为 0～50mA（经皮模式）或者 0～9.9mA（经针模式），波形频率为 2～100Hz，有疏密波、等幅、调幅等 15 种模式，脉冲宽度为 0.2～0.6 毫秒，可选择加宽 1.5 倍模式。

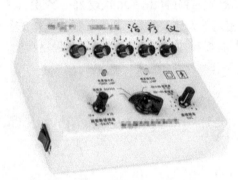

图 2-100　G6805-Ⅱ型电针治疗仪

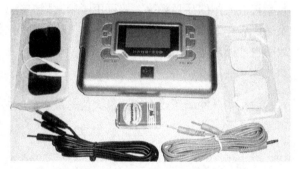

图 2-101　HANS-200 穴位神经刺激仪

三、电针的选穴

1）经脉辨证取穴。

2）脏腑辨证取穴。

3）部位取穴。

4）神经干和肌肉神经运动点取穴。

头面部：选取听会、翳风（面神经）；下关、阳白、四白、夹承浆（三叉神经）。

上肢部：选取颈夹脊 6～7、天鼎（臂丛神经）；青灵、小海（尺神经）；手五里、曲池（桡神经）；曲泽、郄门、内关（正中神经）。

下肢部：选取环跳、殷门（坐骨神经）；委中（胫神经）；阳陵泉（腓总神经）；冲门（股神经）。

腰骶部：选取气海俞（腰神经）；八髎（骶神经）。

穴位配对,若属神经功能受损,可按照神经分布特点取穴。如面神经麻痹,可取下关、翳风为主,皱额障碍者配阳白、鱼腰,鼻唇沟变浅者配人中、迎香,口角㖞斜者配地仓、颊车。坐骨神经痛者除取环跳、大肠俞外,配殷门、委中、阳陵泉等穴。

以上电针腧穴的选用仅供参考,还应根据患病部位、病情需要、腧穴间的距离等进行配对和调整。

四、操作规范(图 2-102)

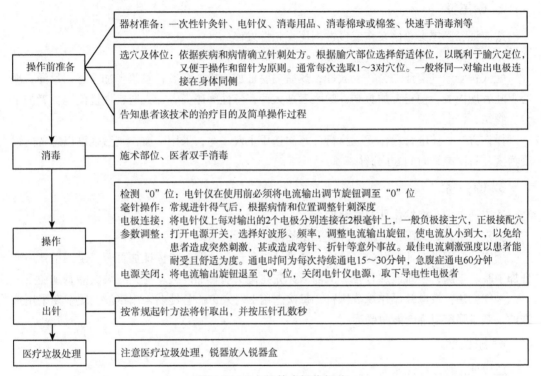

操作前准备	器材准备:一次性针灸针、电针仪、消毒用品、消毒棉球或棉签、快速手消毒剂等
	选穴及体位:依据疾病和病情确立针刺处方。根据腧穴部位选择舒适体位,以既利于腧穴定位,又便于操作和留针为原则。通常每次选取1~3对穴位。一般将同一对输出电极连接在身体同侧
	告知患者该技术的治疗目的及简单操作过程
消毒	施术部位、医者双手消毒
操作	检测 "0" 位:电针仪在使用前必须将电流输出调节旋钮调至 "0" 位 毫针操作:常规进针得气后,根据病情和位置调整针刺深度 电极连接:将电针仪上每对输出的2个电极分别连接在2根毫针上,一般负极接主穴,正极接配穴 参数调整:打开电源开关,选择好波形、频率,调整电流输出旋钮,使电流从小到大,以免给患者造成突然刺激,甚或造成弯针、折针等意外事故。最佳电流刺激强度以患者能耐受且舒适为度。通电时间为每次持续通电15~30分钟,急腹症通电60分钟 电源关闭:将电流输出旋钮退至 "0" 位,关闭电针仪电源,取下导电性电极者
出针	按常规起针方法将针取出,并按压针孔数秒
医疗垃圾处理	注意医疗垃圾处理,锐器放入锐器盒

图 2-102　电针技术操作规范

五、技术要点

①穴位或部位的选择。②针刺要得气。③电针参数的选择。④电极的选择。

六、适应证

其适应证与毫针技术类同。临床常用于各种痛证、针刺麻醉、心脑病症、脾胃病症和生殖泌尿系统病症。

七、临床应用

1. 贝尔面瘫

适应证:贝尔面瘫亚急性期(发病后 7~21 天)。

主穴：患侧地仓、颊车、阳白、太阳、四白、下关、翳风、牵正、合谷。

配穴：风寒证配风池；风热证配曲池；风痰证配中脘、丰隆；气血不足证配足三里；人中沟歪斜者配水沟，颌唇沟歪斜者配承浆；后遗症期局部取穴减少，加百会、印堂、水沟、承浆、阳陵泉、胃俞、肺俞、心俞；面部感觉异常者加太冲；眼睑闭合不全者加照海；眼裂变小者加申脉。

操作方法：按电针操作规范执行，每次选用2~3对穴位，交替进行，采用疏密波或者断续波。刺激强度以患者能耐受为度。

2. 阑尾炎

适应证：阑尾炎急性发作或慢性阑尾炎急性发作。

主穴：阑尾、天枢、上巨虚、曲池。

配穴：肠腑气蕴证加合谷、太冲；热盛肉腐证加地机、合谷；发热者加合谷、尺泽；恶心呕吐者加内关；便秘者加腹结；腹胀者加太冲；急性阑尾炎者加人迎；慢性阑尾炎者加水分、腹结、肺俞。

操作方法：按电针操作规范执行，每次选用主穴2对，采用密波，刺激强度以患者能耐受为度，每次电针时间60分钟。

3. 偏头痛

适应证：偏头痛发作期及缓解期。

主穴：率谷、太阳、风池、外关、足临泣。

配穴：肝阳上亢证加肝俞、行间；肾虚证加肾俞、太溪；血虚证加百劳、足三里；痰浊证加中脘、丰隆；瘀血证加合谷、太冲；无先兆偏头痛者加内关；有先兆偏头痛者加涌泉。

操作方法：按电针操作规范执行，每次选用2对穴位，急性期采用密波，缓解期采用疏密波。刺激强度以患者能耐受为度。

4. 尿失禁

适应证：神经源性尿失禁。

主穴：关元、中极、水道、肾俞、膀胱俞、水沟、百会、三阴交。

配穴：膀胱湿热证加委阳、太冲；肺热壅盛证加尺泽；肝郁气滞证加合谷、太冲；瘀浊阻塞证加归来、太冲；中气虚陷证加足三里；肾阳虚衰证加命门。

操作方法：按电针操作规范执行，每次选用2~3对穴位，采用疏密波，刺激强度以患者能耐受为度。

5. 腰椎间盘突出症

适应证：各证型的腰椎间盘突出症。

主穴：肾俞、大肠俞、膀胱俞、腰阳关、委中、环跳、阿是穴。

配穴：寒湿证加三焦俞、阴陵泉；湿热证加尺泽、委阳；血瘀证加太冲；肾阴虚证加太溪；肾阳虚证加关元、命门；太阳经证加束骨；阳明经证加陷谷；少阳经证加足临泣；太阴经证加太白；厥阴经证加太冲；督脉经证加后溪、水沟；急性期加水沟、腰痛点。

操作方法：按电针操作规范执行，每次选用2~3对穴位，急性期采用密波，缓解期采用疏密波。刺激强度以患者能耐受为度。

6. 胆绞痛

适应证：胆绞痛急性发作期。

主穴：日月、胆俞、阳陵泉、胆囊穴。

配穴：肝郁气滞证加太冲、合谷；湿热蕴结证加行间、阴陵泉；蛔虫妄动证加迎香透四白；胆石内阻证加支沟、太冲；发热寒战者加曲池；恶心呕吐者加中脘、内关、公孙。

操作方法：按电针操作规范执行，每次选用2~3对穴位，采用密波，刺激强度以患者能耐受为度，时间30~60分钟。

八、注意事项

①使用前，注意电针仪是否正常，导线接触是否良好，强度调节旋钮是否在"0"位。②电针时刺激强度不宜过大，尤其是体质虚弱、精神紧张者，应防止发生晕针。③刺激强度应逐渐加大，切勿突然增强，防止因引起肌肉强烈收缩而产生疼痛、麻木等不适，甚至发生弯针或断针等意外。④在胸、背、颈部使用电针时，应注意同侧放置电极，严禁跨过身体两侧，避免电流回路通过心脏、脊髓、延髓。⑤同一输出接口的刺激部位间的距离不宜过长，避免产生全身通电反应。

九、禁忌证

①安装心脏起搏器者禁用。②孕妇腰骶、腹部禁用。③年老体弱、过饥过饱、过劳及醉酒患者不宜使用。

推荐阅读

1）许能贵，符文彬. 临床针灸学[M]. 北京：科学出版社，2015.

2）中国中医科学院，中国针灸学会. 中医循证临床实践指南·针灸[M]. 北京：中国中医药出版社，2011.

3）王启才. 针灸治疗学[M]. 北京：中国中医药出版社，2007.

4）陆寿康. 刺法灸法学[M]. 北京：中国中医药出版社，2007.

5）巩昌镇. 也谈"西方针灸学"[N]. 明州时报，2019-10-4.

6）顾怿丰，宋欣阳. 法国中医针灸学术流派发展历史[J]. 中国中西医结合杂志，2019，39（7）：874-875.

第二十六节 三棱针技术

三棱针技术是指用三棱针（图 2-103）刺入腧穴或血络，放出适量血液以达到治疗疾病目的的一种技术。三棱针技术有着悠久的历史，是《黄帝内经》"九针"中"锋针""铍针"的发展。历代多位医家如李东垣、张子和、薛立斋等均有应用，李东垣善用三棱针，张子和多用铍针，薛立斋则用细瓷片。李东垣不仅将此技术用于实证、热证，而且应用于某些虚证，

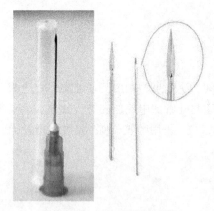

图 2-103　三棱针及注射针头

扩大了此技术的治疗范围。张子和倡导用十二经气血的多少来指导刺络放血，并将刺络法作为类似汗法的一种治疗方法。明代杨继洲在《针灸大成》中也运用三棱针刺络进行急救。

国医大师贺普仁于 20 世纪 60 年代初在临床实践中使用三棱针技术，后逐步创立"三通法"之一的"强通法"，并在《贺普仁针灸三通法》中对三棱针技术的操作规范做了详细的论述。安徽合肥的王秀珍注重辨络刺血，善于针罐结合，重视放血量，在继承家学的基础上，结合多年临床经验，编著《刺血疗法》一书，为刺血疗法的推广做出了巨大贡献。

民族医学对三棱针也都有运用。藏医中也有类似的技术，使用的工具为用金属做成的管翎针及弯头新月状、斧状等锐利的工具，其特点是在使用该技术放血前 3 天服用分离汤，使病血与正血充分分离，再放血施治。急证者可不服汤剂药物，但需晒太阳或烤火取暖。操作前先结扎，在结扎处的三指以下刺络。根据出血的颜色决定放血量，中病即止。蒙医中记载的针具与操作方法与藏医类似，著名藏医学家宇妥宁玛·云丹贡布于《四部医典·简历》中记载："引病外除之善放血传统在蒙古地区传授。"苗医善用排毒法，即用针刺、刀切局部排出毒血或脓汁使病情迅速得到控制的治疗方法。排毒法属于外治法，如放血疗法是通过拍、赶等手法使毒血集中于指尖，然后针刺指尖排出少量毒血，而使病情立刻减轻。壮医也有类似的三棱针技术，选用工具为缝衣针或陶针，先用生姜片外擦局部，然后用针迅速刺入皮肤，深 0.1～0.2cm，用手挤出少许血，用姜片擦净后再针刺别处，一般针刺放血 20～50 针。常用于退热、止痛、急救等。

一、理论基础

三棱针技术的理论基础是中医经络学说和气血学说。经络的作用是"行气血，营阴阳"，从而调节人体生理功能的平衡，"内溉脏腑，外濡腠理"（《灵枢·脉度》），保持人体正常生理活动。"气血学说"则认为，气血是人体生理功能活动的根本；气血并行于脉中，充润营养全身。只有通过经络"行气血、营阴阳"，才能充润营养全身，维持人体的正常生理活动，二者不可偏废。《灵枢·口问》曰："夫百病之始生也，皆生于风雨寒暑，阴阳喜怒，饮食居处，大惊卒恐。则血气分离，阴阳破败，经络厥绝，脉道不通。"即无论外感、内伤或情志致病，最终均会导致机体经络、脉道不通，从而气滞血瘀，导致一系列的病理变化，如气血郁积，久而化热，出现红肿热痛等实证。若瘀血不去，新血不生，则出现肢体麻木不仁之虚证，气滞久则气虚，不能化痰而成瘰疬痰核等。由此说明，经络、气血与人体生理、病理息息相关，诸病的形成都离不开经络失运、气血失和这个总纲。而三棱针技术治疗疾病的机制，就在于体现了《黄帝内经》所讲的"通其经脉，调其气血，调虚实"，通过刺入腧穴或血络放出适量血液，或挑破皮下纤维组织，达到通经活络、开窍泄热、调和气血、消肿止痛的目的。

二、治疗原则

三棱针技术主要应用于各种实证、热证、瘀血、疼痛等病症，治疗原则如下。

1. 实则泻之

实证表现为精神兴奋、声高气粗、高热面赤、大便秘结、小便短赤、舌苔厚腻、脉洪有力，通常用三棱针刺络泻实。

2. 热则疾之

热是指邪热亢盛，可见高热、面红、烦躁、口渴、大便秘结、尿少而赤、舌质红、苔黄、脉洪大而数等，通常用三棱针刺络泻热。

3. 血实宜决之

血实多指各种原因导致的瘀血及其引起的病理变化，如外伤或气滞导致血瘀而出现的局部肿痛，以及邪热入营分的闭厥证。通常以三棱针在病变经脉及其局部的络脉上刺出血，以化瘀、泻热、消肿，达到通调经气的目的。

4. 菀陈则除之

病理性产物在体内蓄积所致的证候，如久瘀不去、痰饮、水湿等，这些产物在体内停留过久，便会耗伤人体正气，导致虚中夹实之证。此时当祛邪扶正，亦可用刺络法。

三、选穴原则

采用三棱针技术治疗疾病，既要根据中医的脏腑、经络、气血理论辨证施治，也要遵循腧穴的近治作用、远治作用、特殊作用来选取穴位。

1. 循经取穴

循经取穴，即根据经脉的循行部位取穴，分为本经取穴和表里经取穴。

（1）本经取穴

本经取穴，即病在何经，则取何经的穴位，包括近端循经取穴和远端循经取穴。如《素问·刺腰痛论》曰："足太阳之脉令人腰痛，引项脊尻背如重状，刺其郄中。太阳正经出血，春无见血。"这是说腰脊疼痛，可采用同经穴位委中刺络。

（2）表里经取穴

表里经取穴，即某一经发生病变，取与其互为表里经脉的穴位刺血治疗。如《灵枢·五邪》曰："邪在肾，则病骨痛阴痹。阴痹者，按之而不得，腹胀，腰痛，大便难，肩背颈项痛，时眩。取之涌泉、昆仑，视有血者，尽取之。"邪气在肾，则发生骨痛阴痹，所谓阴痹，其痛无定处，用手按摸也确定不了具体部位，同时会发生腹胀、腰痛、大便难、肩背颈项痛、时常头眩，治疗时可取足少阴经的涌泉和足太阳经的昆仑。

2. 辨络取穴

辨络取穴，即根据疾病在体表络脉所反映出的特殊表现来取穴，分为近部取穴、远部取穴、经验取穴。

（1）近部取穴

近部取穴，即病变部位或周围表现出怒张的血络，可刺之出血。多取头面、舌下、腘窝、肘窝或位于穴周等显露的静脉血管。此外，丹毒、湿疹、跌扑扭伤等，都适用于近部取穴。

（2）远部取穴

远部取穴，即临床上根据病变所属经脉选取四肢远端的五输穴。《灵枢·顺气一日分为四时》指出："病在藏者，取之井；病变于色者，取之荥；病时间时甚者，取之输；病变于音者，取之经；经满而血者，病在胃，及以饮食不节得病者，取之于合。"《难经·六十八难》曰："经言所出为井，所流为荥，所注为俞，所行为经，所入为合。井主心下满，荥主身热，俞主体重节痛，经主喘咳寒热，合主逆气而泄。此五脏六腑井、荥、俞、经、合所主病也。"《灵枢·邪气脏腑病形》曰："荥俞治外经，合治内府。"身体困重者疼痛多取太白，咳嗽寒热者多取经渠，脾胃湿热引起胃痛者多取足三里。

此外，还可在病理反应点取穴，如胃脘痛、吐泻、瘰疬、痤疮等可在胸、腹、背部寻找到细小的暗红点，此为脏腑在体表一定部位所呈现的反应点，皆可刺血或挑出血液。

（3）经验取穴

经验取穴，即针对某些疾病的症状按临床经验来选取穴位。如偏头痛取太阳；中暑取十宣；舌咽肿痛可取商阳；上吐下泻多取尺泽；腰背疼痛多取委中；目赤肿痛取太阳、耳尖；言语不利多取金津、玉液等。

四、操作规范（图 2-104）

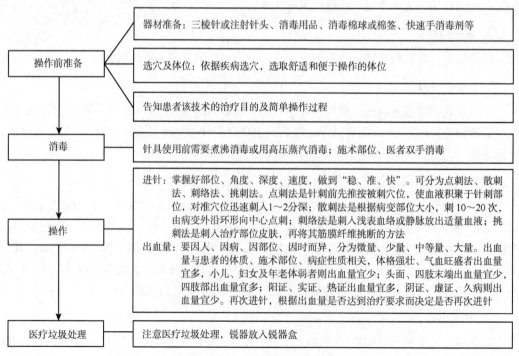

图 2-104　三棱针技术操作规范

五、技术要点

1）施术时要掌握好部位、角度、深度、速度，做到"稳、准、快"。

2）掌握好出血量：三棱针技术点刺出血量与疗效相关，出血量与患者的体质、施术部位、病症性质相关，体格强壮、气血旺盛者出血量宜多，小儿、妇女及年老体弱者则出血量宜少；头面、四肢末端出血量宜少，四肢部出血量宜多；阳证、实证、热证出血量宜多，阴证、虚证、久病则出血量宜少。

A. 微量：出血量 1 滴左右。主要用于较大面积的浅表疾病。

B. 少量：出血量 10 滴左右（约 0.5ml）。主要用于头面及四肢、指（趾）部穴的急证、热病。

C. 中等量：出血量在 10ml 左右，主要用于一些外科感染性疾病及部分急证。

D. 大量：出血量在 15ml 以上，多用于一些慢性全身性疾病和部分急证、实证。

六、适应证

三棱针技术主要针对实证、热证，涵盖内、外、妇、儿、五官、皮肤科等疾病。具体适应证包含以下几方面。

1）急证：中暑等。

2）痛证：坐骨神经痛、肩关节周围炎、跌打损伤、骨折后功能障碍等。

3）心脑病症：高血压、脑血管意外后遗症、血管神经性头痛、面神经麻痹、三叉神经痛、多发性神经炎、癔症、神经衰弱症等。

4）肺系疾病：气管炎、肺炎等。

5）肝胆脾胃病症：消化性溃疡、胆囊炎、胆石症、慢性肾炎等。

6）皮肤外科病症：神经性皮炎、牛皮癣、湿疹、寻常疣、面部痤疮、黄褐斑、色素沉着、局限性硬皮病、斑秃、结节性红斑、疖肿、急性乳腺炎、急性阑尾炎、急性淋巴管（结）炎等。

7）妇儿科病症：痛经、闭经、不孕症、产后少乳、小儿脑炎后遗症、小儿麻痹后遗症、小儿遗尿症、小儿惊厥等。

8）五官病症：急性结膜炎、角膜炎、睑腺炎、耳源性眩晕、鼻炎、耳鸣、耳聋等。

七、临床应用

1. 外感发热

适应证：外感所致发热。

主穴：大椎、身柱、商阳、陶道。

配穴：风寒袭表证加风门；风热犯表证加曲池；暑湿遏表证加三焦俞、心俞。伴侧头痛者加太阳；伴项背痛者加肩井、肩中俞；伴咽痛者加少商；伴咳嗽者加肺俞。

操作方法：按操作规范执行。

2. 下肢静脉栓塞

适应证：下肢静脉栓塞。

主穴：委中、承山、下肢皮肤表面瘀络。

配穴：湿热下注证加阴陵泉、三焦俞；血瘀湿重证加血海、阴陵泉；痰瘀互结证加血海、丰隆、心俞。

操作方法：按操作规范执行。

3. 痛风性关节炎

适应证：痛风性关节炎急性发作。

主穴：阿是穴、心俞、脾俞。

配穴：湿热痹阻证加三焦俞、膀胱俞；痰瘀痹阻证加膈俞、阴陵泉。膝关节痛者加委中；踝关节痛者加丘墟、申脉；第一跖趾关节痛者加太白、章门；上肢疼痛者加尺泽。

操作方法：按操作规范执行。

4. 高血压

适应证：高血压。

主穴：耳尖、百会、膈俞、肩井。

配穴：肝阳上亢证加心俞、肝俞、行间；风痰上扰证加上星、肝俞、风门、胃俞；瘀阻脑络证加上星、心俞、完骨；气血不足证加足三里、脾俞；肝肾阴虚证加肝俞、肾俞、绝骨。

操作方法：按操作规范执行。

5. 急性咽炎

适应证：急性咽炎。

主穴：大椎、商阳、尺泽。

配穴：外感风热证加风门、曲池；肺胃实热证加肺俞、胃俞、内庭。

操作方法：按操作规范执行。

6. 急性乳腺炎

适应证：急性乳腺炎初期及成脓期。

主穴：阿是穴、肩井、灵台、胃俞、肝俞。

配穴：气滞热壅证加太冲；热毒炽盛证加内庭、中冲；正虚邪恋证加足三里；乳房胀痛甚者加少泽、行间；恶寒发热者加大椎、三焦俞、胆俞；烦躁、口苦者加少冲、内庭。

操作方法：按操作规范执行。

八、注意事项

①严格消毒，以防感染。②刺络时，防止损伤皮下的重要组织，如内脏、神经等。③注意出血量。④预防晕针。

九、禁忌证

①高热抽搐及凝血功能障碍者。②皮肤溃疡和大血管局部。③严重心、肝、肾功能不全者。④孕妇腹部、腰骶部。⑤习惯性流产者。

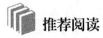

推荐阅读

1）符文彬，许能贵. 针灸临床特色疗法[M]. 北京：中国中医药出版社，2011.

2）刘新，贾春生，王建岭，等. 基于数据挖掘的刺络疗法中放血量与方法的研究[J]. 中国针灸，2014，34（3）：257-260.

3）贾剑南，陈泽林，郭义. 三棱针现代临床操作方法及名称概述[J]. 针灸临床杂志，2011，27（1）：66-69.

4）郑雅芳，张丽娜，黄晶，等.《黄帝内经》刺营出血疗法及临床意义[J]. 中医药学报，2006，34（2）：5-6.

5）贺普仁. 贺普仁针灸三通法[M]. 北京：科学出版社，2014.

6）卢轩. 王秀珍刺络放血学术思想探讨[J]. 中华针灸刺络疗法杂志，2011，7（2）：60-61.

7）文绍教. 藏医放血疗法简介[J]. 甘肃中医学院学报，1991，8（3）：54.

8）阿古拉. 蒙医传统疗法学概述[J]. 中国民族医药杂志，2007，（1）：23-26.

9）杜江. 苗医治疗学的方法和特点[J]. 中华中医药杂志，2007，22（7）：483-485.

10）杨文进. 壮医放血疗法的作用探讨[J]. 中国民族医药杂志，1998，4（3）：33.

11）陈柏楠，侯玉芬. 下肢深静脉血栓形成的中医辨证论治[J]. 中国中西医结合外科杂志，2006，12（5）：437-438.

第二十七节　皮肤针技术

皮肤针技术是运用皮肤针叩击人体体表一定部位或穴位，以达到防治疾病目的的针灸技术。它是古代的"半刺""毛刺""扬刺"等刺法的发展，又称"梅花针""七星针""罗汉针"。皮肤针，是一种由多支短针组成，用来叩刺一定部位或穴位的针具。皮肤针的针头呈小锤形，针柄一般长 15～19cm，一端附有莲蓬状的针盘，针盘下面散嵌不锈钢短针。根据所嵌不锈钢短针的数目不同，可分别称为梅花针（5 支针）、七星针（7 支针）、罗汉针（18 支针）等。针尖不宜太锐，呈松针形，针柄要坚固而有弹性，全束针齐，防止偏斜、钩曲、锈蚀和缺损。现代又发明了一种滚刺筒，由金属制成的筒状皮肤针，具有刺激面广、刺激量均匀、使用简便等优点。

一、理论基础

皮肤针法源于古代的"半刺""毛刺""扬刺"等刺法，《灵枢·官针》记载"半刺者，浅内而疾发针，无针伤肉，如拔毛状，以取皮气""扬刺者，正内一，傍内四而浮之，以治寒气之搏大者也""毛刺者，刺浮痹皮肤也"。上述诸法同属浅刺皮肤的针刺方法。《素问·皮部论》说："凡十二经络脉者，皮之部也。是故百病之始生也，必先于皮毛。"说明十二皮部与经络、脏腑密切相关，运用皮肤针叩刺皮部可激发、调节脏腑经络功能，以达到防治疾病的目的。

从背部的经脉分布来看，脊柱中行督脉，督脉为阳脉之纲，脊柱两侧为足太阳膀胱经，五脏六腑的背俞穴都在该经上，是五脏六腑之经气输注背部的部位，说明这些腧穴在诊断和治疗疾病中具有重要作用。皮肤针治疗常以脊柱两侧为主要部位，就是基于这个原理。

从现代医学角度来看，背柱两侧的皮部及阳性反应与内脏联系的实质，可能与节段性神经的支配有关。因某一内脏器官的感觉神经纤维，与一定的皮肤肌肉区的感觉神经纤维，都进入相同的脊髓节段。内脏和体表可能通过这条途径，在神经和体液参与下相互联系。因此，当内脏病变时，常在体表的一定部位出现阳性反应和阳性物，这便是皮肤针重点刺激的部位。

二、针具选择（图 2-105）

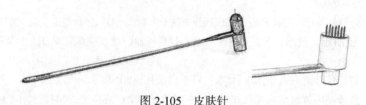

图 2-105　皮肤针

三、操作方法

以右手拇指、中指、无名指握住针柄，食指伸直按住针柄中段，针头对准皮肤叩击，运用腕力，使针尖叩刺皮肤后，立即弹起，如此反复叩击。叩击时针尖与皮肤必须垂直，做到"叩刺稳准、强度均匀"。

四、操作部位

皮肤针技术可分为循经叩刺、穴位叩刺和局部叩刺三种。

1. 循经叩刺

循经叩刺指沿着与疾病有关的经脉循行路线叩刺。主要用于项、背、腰、骶部的督脉和膀胱经，其次是四肢肘、膝以下的三阴经、三阳经，可治疗相应脏腑经络病变。

2. 穴位叩刺

穴位叩刺指选取与疾病有关的穴位叩刺。主要用于背俞穴、夹脊穴、某些指定穴和阳性反应点。

3. 局部叩刺

局部叩刺指在病变局部叩刺，如治疗头面五官疾病、关节疾病、局部扭伤、顽癣等疾病可叩刺病变局部。

五、操作顺序

各部位的具体叩刺顺序如下。

1）头部：按督脉、膀胱经、胆经各经循行路线，由前发际叩刺至后发际之脑户、玉枕、风池穴，两侧颞部由上向下叩刺。

2）项部：从脑户叩刺至大椎；从风池、天柱叩刺至 C_6 棘突两旁。

3）颈部：第一线叩刺胸锁乳突肌后缘；第二线由胸锁乳突肌前缘向下叩刺；第三线从下颌角后向前叩刺。

4）肩胛部：先由肩胛骨内缘从上向下叩刺，其次在肩胛冈上缘由内向外叩刺，最后在肩胛冈下缘从内向外叩刺。如举臂困难者,可着重刺腋窝后上方和前上方的肩关节周围处。

5)脊背部:第一行叩刺脊柱两侧膀胱经第一侧线;第二行叩刺脊柱两侧膀胱经第二侧线。

6)骶部:由尾骨尖向外上方叩刺,每侧叩刺三行。

7)上肢:按手三阴经、三阳经循经叩刺,在关节周围可进行环形叩刺。

8)面部:按局部叩刺。

9)眼部:第一行从眉头沿眉毛向眉梢部叩刺,第二行由目内眦经上眼睑叩刺至瞳子髎,第三行由目内眦经眶下缘叩刺至瞳子髎。

10)鼻部:以两侧鼻翼上方软骨部为重点。

11)耳部:以耳前和耳后周边为重点。

六、刺激强度

根据患者病情、体质、年龄和叩刺部位的不同,可分别采用弱刺激、中等刺激和强刺激。叩刺速度要均匀,防止快慢不一、用力不均。针尖起落要呈垂直方向,即将针垂直刺下、垂直提起,如此反复操作;防止针尖斜着刺入或向后拖拉着起针,以防增加患者的疼痛。叩刺部位须准确,按预定部位下针,每针之间的距离一般在 1.0~1.5cm。

1)弱刺激:用较轻的腕力叩刺,冲力小,针尖接触皮肤的时间越短越好,局部皮肤略见潮红,患者无疼痛感觉。适用于年老体弱者、小儿、初诊患者及头面五官等肌肉浅薄处。

2)中等刺激:叩刺的腕力介于强、弱刺激之间,冲力中等,局部皮肤潮红,但无出血,患者稍觉疼痛。适用于多数患者,除头面五官等肌肉浅薄处,其他部位均可选用。

3)强刺激:用较重的腕力叩刺,冲力大,针尖接触皮肤的时间可稍长,局部皮肤可见出血,患者有明显的疼痛感觉。适用于年壮体强者及肩、背、腰、臀、四肢等肌肉丰厚处。

七、操作规范(图 2-106)

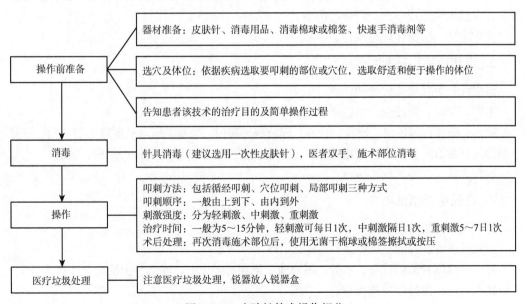

图 2-106 皮肤针技术操作规范

八、技术要点

①把握腕力的运用，做到"叩刺稳准、强度均匀"。②掌握刺激的强度：根据刺激的部位、患者的体质和病情的不同，采用轻刺激、中刺激、重刺激三种刺激强度。③控制治疗的时间。

九、适应证

皮肤针技术适应证广泛，涉及内、外、妇、儿各科病症。

1）痛证、失眠、中风偏瘫、脑瘫、抑郁、高血压等慢性病。

2）皮肤病症：斑秃、顽癣、荨麻疹、黄褐斑、痤疮、肌肤麻木等。

3）五官病症：近视、远视、斜视、鼻炎等。

十、临床应用

1. 神经性皮炎

适应证：局限性神经性皮炎。

主穴：阿是穴、背部足太阳膀胱经、督脉、华佗夹脊穴。

配穴：风热证加合谷、曲池、大椎；血虚证加章门；肝郁化火证加行间、肝俞。

操作方法：按操作规范执行。

2. 斑秃

适应证：轻中度斑秃。

主穴：脱发区、华佗夹脊穴。

配穴：血虚风燥证加血海、风门、心俞；肝肾不足证加肝俞、肾俞；气滞血瘀证加膈俞、肝俞；血热生风证加心俞、肝俞、曲池。

操作方法：按操作规范执行。

3. 带状疱疹后遗神经痛

适应证：带状疱疹后遗神经痛。

主穴：支沟、阳陵泉、华佗夹脊穴、局部。

配穴：颜面部加风池、翳风、合谷；胸胁部加期门、大包、肝俞；腰腹部加章门、带脉；肝经郁热证加心俞、肝俞；脾虚湿蕴证加脾俞、阴陵泉；气滞血瘀证加膈俞、胆俞。

操作方法：按操作规范执行。

4. 胃肠功能紊乱

适应证：胃肠功能紊乱。

主穴：脾俞、胃俞、夹脊（$T_7 \sim L_5$）。

配穴：腹泻者加阴陵泉、水分、三焦俞；便秘者加天枢、腹结、大肠俞。

操作方法：按操作规范执行。

5. 股外侧皮神经炎

适应证：股外侧皮神经炎。

主穴：阿是穴、腰部夹脊穴。

配穴：风寒湿邪证加风市、风池、风门，可配合火针；气滞血瘀证加膈俞、胆俞，可配合刺络拔罐。

操作方法：按操作规范执行。

6. 原发性失眠

适应证：原发性失眠。

主穴：自项至腰部督脉，足太阳膀胱经背部第一侧线及眼周。

配穴：心脾两虚证加神堂、意舍；阴虚火旺证加志室、魂门；心虚胆怯证加阳纲、丘墟；痰热内扰证加丰隆、神堂；肝郁化火证加神堂、魂门；难入睡者加志室、阳纲；易早醒者加神门、魄户。

操作方法：按操作规范执行。

十一、注意事项

①针具要经常检查，注意针尖有无毛钩，针面是否平齐，滚刺筒转动是否灵活。②叩刺时动作要轻捷，正直无偏斜，以免造成患者疼痛。

十二、禁忌证

①局部溃疡或损伤者。②有出血倾向、凝血功能障碍者。③孕妇的腰骶部、三阴交、合谷等。

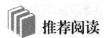 **推荐阅读**

1）张晶晶，杜元灏，李晶，等. 针灸治疗股外侧皮神经炎的优势方案筛选研究[J]. 中国针灸，2019，39（3）：323-325.

2）许国山. 梅花针刺络法治疗股外侧皮神经炎 40 例[J]. 中国针灸，2016，36（10）：1049-1050.

3）谭兴贵，廖泉清. 中国民间特色疗法[J]. 长沙：湖南科学技术出版社，2006.

第二十八节 皮内针技术

皮内针技术是将皮内针刺入皮下并固定于腧穴的皮内或皮下，利用其较长时间的刺激作用而达到治疗疾病的目的。本法遵循"静以久留"的治则，多用于治疗慢性疾病或经常反复发作的病症的巩固治疗。

一、理论基础

皮内针技术通过较长时间留针，持续刺激全身经络系统，从而达到疏通经络、调整脏腑功能、治疗疾病的目的。

1. 主治作用

各脏腑腧穴主治本脏腑或经脉的病症，如胃俞主治呃逆、呕吐、胃脘痛等胃腑病症，以及足跗肿痛、面瘫等胃经循行所过部位的病症。

2. 取穴原则

皮内针技术的取穴原则以脏腑经络辨证为基础。

（1）循经取穴

循经取穴是根据经络辨证病变属于何经脉进行取穴。如腰椎间盘突出症表现为腰侧臀部及下肢外侧放射痛，属胆经，皮内针则选取胆俞治疗。

（2）脏腑辨证取穴

脏腑辨证取穴是根据脏腑辨证病变在何脏腑进行取穴。如哮喘患者急性发作属痰浊阻肺证者取肺俞、脾俞。

3. 皮内针分类

（1）图钉型皮内针

图钉型皮内针（图 2-107）又名揿钉式皮内针，针身长 0.60~2.5mm，针身直径 0.22~0.30mm，针柄为圆形，针身与针柄垂直。

（2）麦粒型皮内针

麦粒型皮内针（图 2-108）又名颗粒式皮内针，针身长 5mm，针身直径 0.28mm，针柄为圆形，针身与针柄在同一平面。

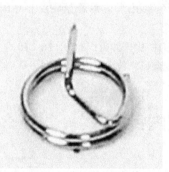

图 2-107　图钉型皮内针

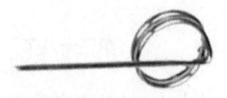

图 2-108　麦粒型皮内针

二、操作规范（图 2-109）

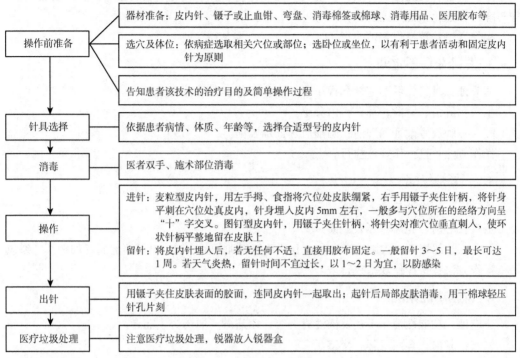

图 2-109 皮内针技术操作规范

三、技术要点

①针具选择：根据不同部位选择皮内针，麦粒型皮内针多用于体穴；图钉型皮内针多用于面部穴位、耳穴。②严格消毒：因皮内针在体内保留时间较长，应严格消毒。③注意方向：麦粒型皮内针采用平刺，图钉型皮内针采用直刺，以不影响正常活动为宜。

四、适应证

皮内针技术适应证广泛，涉及内、外、妇、儿、五官各科病症。

五、临床应用

1. 抑郁障碍

适应证：轻中度抑郁障碍。

主穴：心俞、肝俞；耳穴：神门、心、肝、皮质下。

配穴：痰气郁结证加肺俞、脾俞；心脾两虚证加脾俞；心肾不交证加肾俞；心胆失调证加胆俞。

操作方法：按操作规范执行。

2. 失眠

适应证：轻中度原发性失眠。

主穴：安眠、心俞；耳针：神门。

配穴：心脾两虚证加脾俞；阴虚火旺证加肾俞、肝俞；心虚胆怯证加胆俞；痰热内扰证加丰隆；肝郁化火证加膈俞。

操作方法：按操作规范执行。

3. 月经先后不定期

适应证：月经先后不定期病程小于 2 年，不伴有器质性病变。

主穴：肝俞、肾俞；耳针：内分泌。

配穴：脾气亏虚证加脾俞；阴虚血热证加膈俞。

操作方法：按操作规范执行。

4. 三叉神经痛

适应证：原发性三叉神经痛。

主穴：心俞、胆俞；耳穴：面。

配穴：眼部痛者加太阳、三焦俞；上颌部痛者加下关、胃俞；下颌部痛者加颊车、翳风。

操作方法：按操作规范执行。

5. 胃肠功能紊乱

适应证：功能性消化不良及慢性胃炎等，以痞满、泄泻为主症者。

主穴：脾俞；耳穴：脾、交感。

配穴：寒热错杂证加膈俞、胆俞；饮食内停证加胃俞、内关；脾胃虚弱证加足三里；胃阴不足证加肝俞；湿邪困脾证加三焦俞。

操作方法：按操作规范执行。

6. 戒断综合征

适应证：各类成瘾性戒断综合征辅助治疗。

主穴：胆俞、内关；耳穴：心。

配穴：肺气不宣证配肺俞、中府；脾胃虚弱证配脾俞、章门；肝郁气滞证配膈俞、肝俞；心肾不交证配心俞、肾俞；有烟瘾者配戒烟穴（又称"甜美穴"，列缺与阳溪连线的中点）；有毒瘾者配肝俞、大肠俞；对镇静安眠药物成瘾者加神门、心俞。

操作方法：按操作规范执行。

六、注意事项

①做好患者的解释工作。治疗前应向患者就治疗过程、留针时间长短等进行充分说明，患者知情后方可施治。②埋针后，如患者感觉疼痛，妨碍肢体活动或局部有红肿热痛，应将针取出，重新选穴埋针。③应严格消毒。针具及埋针处皮肤消毒不严格，易造成皮肤感染，产生红、肿、热、痛等不适。④选择合适进针点。若选择不当，将皮内针埋入血管、肌腱附近时，会因身体活动而引起局部疼痛。⑤选择适当的进针方向、深度。选用麦粒型皮内针时，若垂直皮肤刺入，既不便于留针，又容易造成疼痛；若针身埋入过短，留针期间则易致针体脱落及局部疼痛。

七、禁忌证

①表面有溃破或损伤者不可埋针。②血管、肌腱附近不可埋针，以免影响活动。③针处不宜着水；热天出汗较多，埋针时间不宜过长，以免感染。

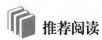 **推荐阅读**

1）许能贵，符文彬. 临床针灸学[M]. 北京：科学出版社，2015.
2）符文彬，徐振华. 针灸临床特色技术教程[M]. 北京：科学出版社，2016.
3）符文彬，黄东勉，王聪. 符文彬针灸医道精微[M]. 北京：科学出版社，2017.
4）王国强. 中医医疗技术手册（2013普及版）[M]. 北京：国家中医药管理局，2013.
5）中国针灸学会. 针灸技术操作规范 第8部分：皮内针[S]. 北京：中国标准出版社，2008.

第二十九节 火 针 技 术

火针技术是用特定的针具经加热烧红后，快速刺入身体的一定部位或特定腧穴治疗疾病的针刺技术。古称"焠刺""烧针"等。

一、理论基础

火针技术源远流长，《灵枢·官针》言："九曰焠刺，焠刺者，刺燔针则取痹也。"燔针即指火针；焠刺即用火烧针后去刺的火针技术。《伤寒论》将火针称为"烧针""温针"，对火针技术的禁忌证和误治后的处理作了详细论述，共计10余条，如"太阳伤寒者，加温针必惊也""火逆下之，因烧针烦躁者，桂枝甘草龙骨牡蛎汤主之"。

晋代陈延之在《小品方》中首次提出"火针"的名称"附骨疽……若失时不消成脓者，用火针、膏、散"；还首次将火针技术应用于眼科疾病："取针烧令赤，烁著肤上，不过三烁缩也"。

唐代孙思邈所著《千金翼方》中记载："处疖痈疽，针唯令极热。"进一步扩展了火针的适用范围，突破了寒证的局限：既用于内科黄疸、癫狂，又用于外科疮疡痈疽、瘰疬痰核和出血。孙思邈还提出了火针的禁忌穴位："巨阙、太仓，上下脘，此之一行有六穴，忌火针也。"

宋代王执中所著《针灸资生经》将火针技术创造性应用于内脏疾患的治疗中，是对火针技术的一大贡献。该书中还记载了治疗心腹痛、哮喘、腰痛等病的经验。

明代高武撰写的《针灸聚英》系统全面地论述了火针技术，标志着针灸技术的成熟。高氏首先对火针的选材提出了要求，"世之制火针者，皆用马衔铁……此针唯是要久受火气，铁熟不生为上，莫如火炉中用废火箸制铁为佳也""初制火针，必须一日一夜，不住手以麻油灯火频频醮烧，如是一日一夜，方可施用"。该书首次对火针的功效进行了探讨，总结了火针的引气与发散两大功效，开始建立火针治病的基本理论。《针灸聚英》的问世，标志着火针技术的成熟和完善。陈实功《外科正宗》记载了以火针治疗瘰疬："治瘰疬、痰核，生于项间……将针烧红，用手指将核握起，用针当顶刺入四五分，核大者再针数孔亦妙。核内或痰或血随即流出，候尽以膏盖之。"这一方法治疗瘰疬，屡试不爽。

20世纪50年代后期，北京中医学院贺普仁首先发起和倡导了火针的临床使用，使这一古老技术焕发出新的活力。20 世纪 70 年代，师怀堂潜心成功研制了新火针针具及其操作应用法，使火针针具系列化，进一步推动了火针技术的发展。最近 15 年，以一次性不锈钢毫针作火针针具，既减轻了疼痛，又容易被患者接受。

二、针具分类

常用火针针具一般分单头火针、三头火针、平头火针，多用钨锰合金钢丝特制而成，要求针体坚硬挺直，针柄须隔热不烫手。也可选用 22～28 号较粗的不锈钢针或者毫针，针柄用纱布等隔热物品包裹，以不导热为宜。近年来还出现了一些特制的火针，如弹簧式火针及各种电热火针等。

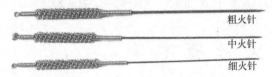

粗火针
中火针
细火针

图 2-110　单头火针常用的三种型号

临床常用的火针多分为细、中、粗三种型号（图 2-110）。

1）细火针：直径 0.5mm，适用于面部、老人、儿童。

2）中火针：直径 0.8mm，适用于四肢躯干、压痛点、病灶周围。

3）粗火针：直径 1.1mm，适用于病灶部位如窦道、臁疮等。

粗火针主要用于局部病灶，以治疗外科疮痈、痰核、瘰疬等各种疾患；中火针适用范围较广，除面部穴位及肌肉菲薄部位外，身体其他部位都可用；细火针主要用于面部及体弱、老幼患者。三头或多头火针常用于对体表痣、疣的治疗。

另有 0.30mm 或 0.35mm×25mm 一次性毫针，也常用作火针针具。

三、操作规范（图 2-111）

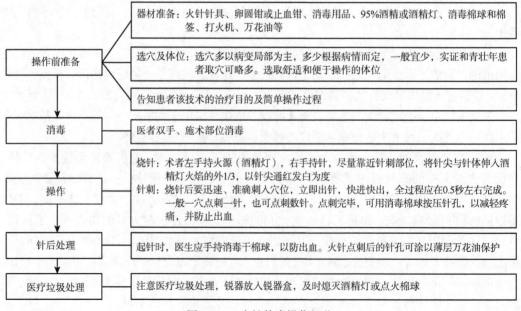

操作前准备	器材准备：火针针具、卵圆钳或止血钳、消毒用品、95%酒精或酒精灯、消毒棉球和棉签、打火机、万花油等
	选穴及体位：选穴多以病变局部为主，多少根据病情而定，一般宜少，实证和青壮年患者取穴可略多。选取舒适和便于操作的体位
	告知患者该技术的治疗目的及简单操作过程
消毒	医者双手、施术部位消毒
操作	烧针：术者左手持火源（酒精灯），右手持针，尽量靠近针刺部位，将针尖与针体伸入酒精灯火焰的外1/3，以针尖通红发白为度
	针刺：烧针后要迅速、准确刺入穴位，立即出针，快进快出，全过程应在0.5秒左右完成。一般一穴刺一针，也可点刺数针。点刺完毕，可用消毒棉球按压针孔，以减轻疼痛，并防止出血
针后处理	起针时，医生应手持消毒干棉球，以防出血。火针点刺后的针孔可涂以薄层万花油保护
医疗垃圾处理	注意医疗垃圾处理，锐器放入锐器盒，及时熄灭酒精灯或点火棉球

图 2-111　火针技术操作规范

四、技术要点

1）针具选择：根据病变部位、性质选择针具。

2）操作手法：针具必须烧至红或白才能操作，进出针要迅速，做到"红、准、快"。

3）针刺深度：四肢、腰腹部针刺稍深（刺 2～5 分）；胸背部穴位针刺宜浅（刺 1～2 分）。

4）火针刺法

A. 经穴刺法：依临床表现，按辨证循经取穴，在经穴上施以火针的一种刺法。

B. 痛点刺法：在病灶局部或相关部位寻找压痛点，在痛点上施以火针的一种刺法。

C. 密刺法：用中粗火针密集地刺激病灶局部的一种刺法。密集程度取决于病变的轻重，病情重的密集一点，以每针相隔 1cm 为宜。

D. 围针法：用火针围绕病灶周围针刺的一种刺法。进针点多落在病灶与正常组织交界之处。

E. 散刺法：以火针疏散地刺在病灶的部位上的一种刺法。一般每针相隔 1.5cm，以浅刺为宜。

五、适应证

火针有温经通络、祛风散寒的作用，对外感风寒湿邪、经络阻滞，或阳虚里寒、痰瘀阻络所致的病症疗效较好。

火针技术主要用于痹证、胃下垂、胃脘痛、泄泻、痢疾、阳痿、瘰疬、风疹、月经不调、痛经、小儿疳积及扁平疣、痣等。

六、临床应用

1. 腰痛

适应证：急性腰扭伤或慢性腰痛属软组织损伤者。

主穴：阿是穴、压痛点。

操作方法：按操作规范执行。

2. 腱鞘囊肿

适应证：腱鞘囊肿局部囊肿肿胀期。

主穴：囊肿高点。

操作方法：按操作规范执行。

3. 静脉曲张

适应证：四肢浅表静脉曲张部位。

主穴：局部血络明显处。

操作方法：按操作规范执行。

4. 哮喘

适应证：哮喘急性发作期。

主穴：肺俞、风门、中脘。

操作方法：按操作规范执行。

5. 带状疱疹

适应证：带状疱疹出疹期或后遗症疼痛期。

主穴：疱疹局部，后遗症疼痛局部阿是穴或相应背俞穴。

操作方法：按操作规范执行。

6. 急性踝关节扭伤

适应证：急性踝关节扭伤排除骨折者。

主穴：外踝前下方肿胀最明显处。

操作方法：按操作规范执行。扭伤后 48 小时内配合制动休息和加压包扎。

七、注意事项

①避开血管、神经干及内脏器官，以防损伤。②针刺后禁食生冷、辛辣之品，少食鱼虾等发物。③保持针孔清洁干燥，一天内不沐浴。④火针点刺后如针孔发红、发痒，不要搔抓，可自行消退。

八、禁忌证

①孕妇禁用。②局部炎症红肿者禁止使用。③高血压、严重心脏病、恶性肿瘤等患者禁用。④血友病，有出血倾向者禁用。

推荐阅读

1）许能贵，符文彬. 临床针灸学[M]. 北京：科学出版社，2015.

2）符文彬，徐振华. 针灸临床特色技术教程[M]. 北京：科学出版社，2016.

3）王国强. 中医医疗技术手册（2013 普及版）[M]. 北京：国家中医药管理局，2013.

附：火针引流技术

火针引流技术是将火针技术应用到外科痈疽疮疡类疾患中，以达到祛腐排脓、生肌敛疮之效的外治技术。

一、理论技术

早期，火针多用于经筋及骨病。《黄帝内经》对火针的针具、刺法及其适应证、禁忌证有初步的描述，认为火针的治疗多局限于寒证，禁忌证是热证，只提到对于经筋拘急及寒湿骨病可用火针治疗。如《黄帝内经》中称"火针"为"燔针""焠刺",《灵枢·官针》云:"凡刺有九,以应九变……九曰焠刺";《灵枢·经筋》也云:"治在燔针劫刺也"。而对于火针针具,《灵枢·九针十二原》云:"九曰大针,长四寸……大针者,尖如梃,针锋微员。"最早提到火针引流技术的是北宋王怀隐、王祐等奉敕编写的《太平圣惠方》,将火针称为"白针",首先将"火针"应用于外科,治疗疮疡痈疽、瘰疬痰核和出血等病症。卷第六十一对痈疽用火针或不用火针的证型进行了分析,认为"夫痈疽者,头少肿处多出脓。不快者宜针烙",并首次提出小儿无辜疳用火针治疗的方法:"烧针似火色,看核子大小,作一纸环子束定,无辜仍须捏定,以针当中烙之,可深二豆许,即贴沉香膏。"

火针引流技术用于祛腐排脓有其特殊的优势:操作简便易行,排脓彻底,疮口易于愈合。火针高温刺烙后,使痈疽脓肿内壁产生焦痂附着,形成内壁光滑的管状通道,直达脓腔,引流彻底通畅,促进组织再生,疮口自然加快愈合。对于一些久治难愈的疮口,如慢性溃疡、破溃的瘰疬、臁疮等,施用火针引流技术可起到独特的生肌收口之效。

二、操作规范

火针引流技术操作规范同"火针技术"。

三、技术要点

1)针具选择:火针引流术多选用粗、中火针,对急性化脓性伤口多选用稳定的特制金属电火针,对面部痤疮等小伤口则可选用细火针操作。激光火针技术是通过机体对激光烧灼穴位引起的应激反应而治疗患处的现代火针技术。小面积炎性疮疡可选用激光火针法治疗。激光本身具有较好的消炎止痛作用,但缺点是术后皮肤易留瘢痕。

2)针具必须烧至红或白才能操作,进出针要迅速(约 0.5 秒),做到"红、准、快"。火针针尖要对准脓肿中心或易引流的部位刺入。一般中心刺 1~2 针,周围再刺 2~3 针即可。

3)对于范围较大、较深的脓肿,火针引流术后可配合提脓药线捻引流,彻底祛腐。

4)若采用电火针治疗,可于术前配合 2%的利多卡因注射液局部麻醉后施术,术后需以无菌辅料覆盖。

四、适应证

火针引流技术主要用于外科,对于痈疽、经久不愈的疮口或其他慢性溃疡,如破溃的瘰疬、臁疮等疗效显著。

1)乳痈:目前火针引流技术应用最多的疾病之一,具有起效快、创口小、预后良好、减少复发等优势。

2)臁疮:火针引流技术可祛除瘀血,改善伤口血运,促进愈合。

3)痛风结石:火针引流技术可协助痛风结石排出,减轻肿胀,缓解疼痛。

4)聚合性痤疮:火针引流可促进聚合性痤疮的透脓、排脓及愈合。

5)痈:火针点刺及引流可促进其成脓及排脓,并可消炎杀菌,减少感染。

五、临床应用

1. 急性乳腺炎

适应证：乳腺炎发作急性期。

主穴：应选择在脓肿明显波动的低垂部位以利引流，并尽量避开、远离乳晕，防止伤口漏奶。

操作方法：直刺脓肿中部，针尖进入脓腔 0.5～1cm，才能达到较好的引流效果。术后配合药捻，引流效果更佳。

2. 痛风结石

适应证：痛风结石不断增厚的小关节处。

主穴：局部最高点或红肿疼痛并按压有液体波动点。

操作方法：两人同时操作，助手双手用力挤压有结石的关节两侧，操作者用粗火针烧红后直刺最高点，针刺深度 3～5mm，即速刺疾出，针刺 2～4 针，可见红黄相间的黏液从针孔流出；助手用力挤压协助液体流出，可观察到黏液含有细小的结石结晶。

3. 痤疮

适应证：聚合性痤疮。

主穴：痤疮局部。

操作方法：选取毫火针，烧针后迅速点刺痤疮最高点，点刺后无须挤压，部分脓液从针孔里流出，用消毒棉签轻轻擦拭便可。

4. 臁疮

适应证：难治性静脉性溃疡等。

主穴：溃疡面及周围的静脉曲张血管高压点处。

操作方法：将火针的前中段烧红，对准溃疡面及高压点垂直快速进针，速刺疾出，令其瘀血尽出。

六、注意事项

①针刺后，局部呈现红晕或红肿未能完全消失时，避免洗浴，以防感染。②针刺后若瘘口较深，建议留置药捻以便脓液流出，减缓伤口愈合，让新肉从内部开始往外生长。③针眼处红肿加重，分泌物增多，可外敷金黄膏等外伤药物。④如刺破血管，引起血流不止，立即用消毒干棉球压迫止血。青紫处先冷敷，使血管收缩止血，次日再行热敷，以促进瘀血的吸收。⑤针孔处理：如果针刺 1～3 分深，可不作特殊处理。若针刺 4～5 分深，针刺后用消毒纱布贴敷，用胶布固定 1～2 日，以防感染。⑥面部施行火针不宜太过，针数宜小，手法宜轻，避免留下瘢痕。瘢痕体质者慎用。

七、禁忌证

①动脉血管和主要神经分布部位。②发热的病症。

 推荐阅读

1）米建平. 中医外治疗法治百病丛书：火针疗法[M]. 北京：人民卫生出版社，2014.

2）林毅，唐汉钧. 现代中医乳房病学[M]. 北京：人民卫生出版社，2003.

3）李石良，张永旺，李辉. 火针引流法治疗急性踝关节韧带损伤 30 例[J]. 上海针灸，2007，3（26）：26-27.

4）中国针灸学会. 针灸技术操作规范 第12部分：火针[S]. 北京：中国标准出版社，2009.

第三十节 鍉针技术

鍉针技术是使用鍉针按压经脉、腧穴来治疗疾病的一种针灸技术。鍉针为古代九针之一，《灵枢·九针十二原》记载："鍉针者，锋如黍粟之锐，主按脉勿陷，以致其气。"近代山西师怀堂根据《黄帝内经》的记载，创立了"新九针"，不仅发展了鍉针，并在临床应用中取得了良好效果。

一、理论基础

鍉针作为一种传统针具，中医针灸传统理论是其理论基础。《灵枢·海论》云："夫十二经脉者，内属于脏腑，外络于肢节。"即经脉系统的联络与沟通，是人体五脏六腑、四肢百骸、五官九窍、皮肉筋骨等组织器官保持相对协调统一，完成正常生理活动的重要保证。经络系统中的经脉、经别、奇经八脉、络脉及筋经皮部等互相联系、纵横交错，构成人体统一的有机整体。该系统最主要的功能就是运行气血，维持脏腑器官的生理功能。《灵枢·本脏》指出："经脉者，所以行血气而营阴阳，濡筋骨，利关节者也。"经脉是人体气血运行的重要通道，而腧穴则是这个通道上气血聚集或者反应的地方。通过刺激腧穴，可以疏通经脉、调理气血，达到治病之目的。当各种内因、外因及不内外因作用于人体导致气血阴阳失调产生疾病时，使用鍉针作用于经脉腧穴，配合一定手法，可调整疾病状态。如《灵枢·九针论》记载："鍉针，取法于黍粟之锐，长三寸半，主按脉取气，令邪出。"

二、鍉针的针具

鍉针分为小鍉针、大鍉针、弹簧鍉针与长鍉针。

（1）小鍉针

小鍉针，总长 12cm，分为针体与针柄两部分，针体长 6cm，由耐高温金属材料制成，分针身与针头两部分。针体末端延伸为绿豆大小的球形针头，连于针柄处并固定在针柄上。针柄长 6cm，由优质木材或现代绝热材料制成（图 2-112）。

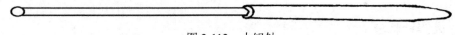

图 2-112 小鍉针

（2）大鍉针

大鍉针，总长 19cm，两端呈圆柱形，长度分别为 5.5cm 和 3.5cm。大、小两头直径分别为 1.2cm 和 1cm，由不锈钢材料制成（图 2-113）。

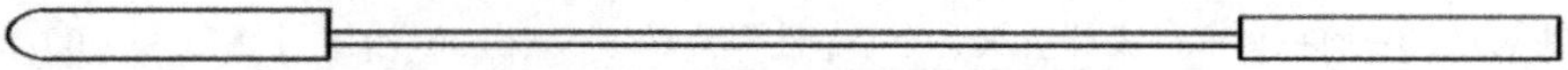

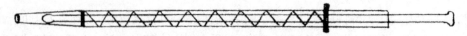

图 2-113　大锡针

（3）弹簧锡针

弹簧锡针，形状、长度与小锡针相似，只是针体与针柄间加有微型弹簧，使针体部可根据具体需求伸缩（图 2-114）。

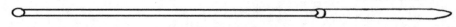

图 2-114　弹簧锡针

（4）长锡针

长锡针，针长 10cm，前端有直径为 0.3cm 的圆头，由不锈钢制成（图 2-115）。

图 2-115　长锡针

除此之外，还将锡针与现代技术相结合，如电锡针、磁锡针等，具有多种性质和功用。

三、操作方法

1. 基本操作

锡针的操作与毫针操作相类似，但以不进入皮内而能得气为度。具体操作：以右手拇、食、中三指作执钢笔姿势，紧握针柄，然后在选定的穴位或阳性反应点按压、点揉，以取得针感为度，也可以点痕做标记。此外，还可以右手横握针柄，拇、食指用力捏持针柄前部，循经刮摩皮肤，以皮肤潮红或出现红疹为度。去针后，可在锡针按压部位稍加按揉。实热证及年轻体壮者，可将锡针垂直压在经脉或腧穴上，动作迅速或不离皮肤表面如雀啄提按或做震颤动作，有酸痛、沉胀或麻木的得气感为度，可向周围扩散。

2. 冷锡针刺法

在施术部位进针，针柄与皮肤成 80°，做小幅度旋转，以不进入皮内而能够得气为度。一般多用于内科、儿科病症，如小儿疳积、腹泻、消化不良等，以及关节损伤、软组织扭伤等。

3. 火锡针刺法

火锡针刺法为火针与锡针的结合。具体操作：将锡针针头在酒精灯上烧至通红或微红，在特定刺激点灼刺或患处局部烙烫。常用于外科病症，如小血管瘤、疣赘、色素痣、老年斑、外痔、久不愈合的溃疡面、肛裂、瘘管等。

四、操作规范（图 2-116）

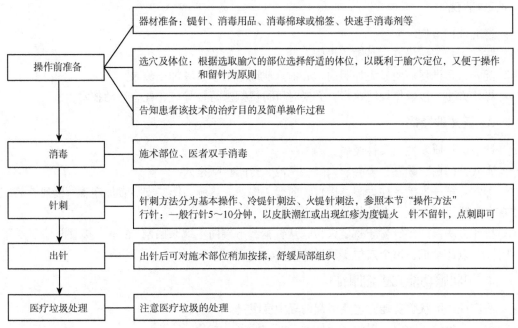

图 2-116　锟针技术操作规范

图中内容：

操作前准备
- 器材准备：锟针、消毒用品、消毒棉球或棉签、快速手消毒剂等
- 选穴及体位：根据选取腧穴的部位选择舒适的体位，以既利于腧穴定位，又便于操作和留针为原则
- 告知患者该技术的治疗目的及简单操作过程

消毒
- 施术部位、医者双手消毒

针刺
- 针刺方法分为基本操作、冷锟针刺法、火锟针刺法，参照本节"操作方法"
- 行针：一般行针5～10分钟，以皮肤潮红或出现红疹为度锟火　针不留针，点刺即可

出针
- 出针后可对施术部位稍加按揉，舒缓局部组织

医疗垃圾处理
- 注意医疗垃圾的处理

五、技术要点

①把握锟针按压的力度、方向。②火锟针针刺时针尖要烧红，操作做到"稳、准、快"。

六、适应证

1）痛证：头痛、眶上神经痛、三叉神经痛、肱骨外上髁炎、肩周炎、坐骨神经痛、颈椎病、腱鞘炎等。

2）心脑病症：高血压、心脏神经症、神经衰弱、神经性呕吐、阈下抑郁等。

3）肺系病症：感冒、咳嗽、哮喘缓解期等。

4）肝胆脾胃病症：急慢性胃炎、肠炎、胃动力障碍等。

5）妇儿病症：痛经、更年期综合征、小儿消化不良、小儿腹泻、小儿遗尿等。

6）五官病症：近视、慢性鼻炎、牙痛等。

七、临床应用

1. 高血压

适应证：病情稳定的高血压。

主穴：耳穴降压沟、肝俞。

配穴：失眠者加耳穴神门；胸闷心悸者加内关；血脂偏高者加丰隆、阴陵泉。

操作方法：按操作规范执行。

2. 落枕

适应证：落枕。

主穴：颈部压痛点、悬钟（患侧）。

配穴：颈椎疼痛明显者加胆俞、心俞；肌肉牵扯严重者加阳陵泉。

操作方法：按操作规范执行，必要时可行震颤法行针导气，配合运动技术。

3. 三叉神经痛

适应证：原发性三叉神经痛。

主穴：四白、颧髎、合谷、大陵、风池、行间、阿是穴。

配穴：第一支痛者加太阳、攒竹、曲鬓、率谷、悬颅；第二支痛者加迎香、翳风；第三支痛者加翳风、颊车、夹承浆。

操作方法：把锃针置于选定穴位，从针柄的下端向上端来回刮 13 下，接着向外刮 9 下（泻法），以此类推，每个穴位反复操作 3 次。

4. 甲状腺功能亢进症眼征

适应证：甲状腺功能亢进症引起的轻中度眼突。

主穴：鱼腰、四白、攒竹、天柱、三间、肝俞、心俞。

配穴：复视者加球后；眼睛干涩者加光明、养老；结膜充血者加膈俞。

操作方法：按操作规范执行。

5. 近视

适应证：青少年假性近视。

主穴：百会、攒竹、鱼腰、丝竹空、睛明、四白、太阳、内关、太溪、光明。

配穴：病情较重者加肝俞、照海、养老；眼睛胀痛者加心俞、胆俞。

操作方法：用锃针垂直按揉选定穴位，压力以患者能耐受为度，使局部出现酸麻胀感。头面及眼周穴位每次按揉共 10 分钟，躯干及四肢穴位每次按揉 40 秒，频率 3 次/秒，然后在上述穴位施行传统的揉、点、压、拿四种按摩手法。按摩手法以患者能忍受为度，眼周及头面每穴点 9 次，按揉 70 次。躯干和四肢每穴点 11 次，按揉 110 次。

6. 小儿腹泻

适应证：幼儿急慢性腹泻。

主穴：四缝、合谷、天枢、阴陵泉、大肠俞。

配穴：慢性腹泻者加肾俞、脾俞；急性腹泻者加关元、水分。

操作方法：按操作规范执行。

八、注意事项

①针具及治疗部位应严格消毒，避免感染。②锃针技术一般 10 次为 1 个疗程，轻者 1～2 次即可；10 次后仍无效者，应改用其他技术。③应用可调磁锃针时，应根据辨证及患者的体质选择合适的磁场强度。④使用火锃针时，操作必须熟练，出针迅速，避免烫伤患者肌肤。

⑤注意预防晕针。

九、禁忌证

①有出血倾向、皮肤感染或破溃者。②严重精神障碍而不能配合者。③严重心脏病、肾功能不全、糖尿病酮症酸中毒、严重贫血者。④过敏性体质者、孕妇及体虚消瘦者。

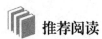 **推荐阅读**

1）田建刚，郝重耀. 新九针鍉针疗法[J]. 上海针灸杂志，2009，28（7）：434.

2）符文彬，徐振华. 针灸临床特色技术教程[M]. 北京：科学出版社，2016.

3）宋思源，王欣君，张建斌，等. 皮部特种针具的发展源流及作用机制[J]. 针刺研究，2019，44（7）：533-537.

第三十一节 蜂 针 技 术

蜂针技术是指使用蜜蜂尾部螫针针刺人体穴位或患处以治疗疾病的针灸技术（图 2-117）。

根据出土文物的记载，中国、古埃及、印度和罗马都曾经以蜂针治疗风湿病。西方文艺复兴时期的文献也记载了盖伦用蜂针治疗风湿病的案例，蜂针疗法甚至还传入俄国，为历代沙皇所采用。1888年维也纳医师 Terc 曾成功用蜂针治疗风湿病 173例，因此这种疗法逐渐流传至整个欧洲。直到 20世纪才有较多蜂针疗法用于风湿病的记载。1935 年，美国 Beck 出版有关蜂针疗法的专论,集各家之大成。1936 年，中国也开展了全国性大规模的研究。而到

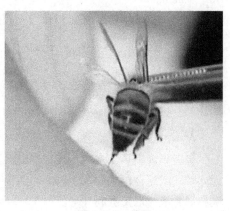

图 2-117　蜂针

20 世纪 50 年代，世界各国也开始进行蜂针液成分的研究，以期更加了解蜂针液，并建立更详细的资料库。

一、理论基础

蜂针技术应用于临床的机制主要是恢复机体的平衡、增强免疫功能、镇痛三个方面。蜂针增强免疫功能，主要是通过蜜蜂螫针对穴位进行针刺时产生的机械反应及蜂毒药理反应这两方面实现的；同时，也与患者的疾病状态、机体免疫水平和治疗时所选的穴位有关。蜂针技术的最大特点之一是镇痛。中医学认为，蜂针技术是针、药（蜂毒）、灸三者合而为一的一种治疗方法，也就是说这三者都在起作用。总体来说，蜂针技术可以提高痛阈，降低外周组织中的致痛物质的浓度。蜂针技术在人体腧穴中形成的是一种"时空"刺激，蜂毒进入穴位上的组织间隙，短时间内在局部形成高浓度的蜂毒区域，之后蜂毒逐渐向四周扩散，可改善

瘢痕粘连，有助于病变部位的康复。蜂针还具消解除风湿病疼痛的作用，蜂针技术能够改善局部氧化不全而产生的酸性环境，使僵直挛缩的肌束松弛，血管不再受压；蜂毒在病变局部渗透，能解除血管痉挛，使侧支循环开放，改善局部血液循环；蜂毒作用于局部，又能通过改变局部组织渗透压，使周围组织水分、代谢产物、致痛致炎性物质渗出，并随血液循环流走，促进新陈代谢。

二、皮试

（一）皮试操作及观察

蜂针治疗前均需皮试，选择单个腧穴进行皮试操作。

1）选蜂：多采用中华蜜蜂或意大利蜂。

2）选穴：一般选取上肢前臂外侧的单个穴位。

3）操作：以镊子夹住蜂的腰段，螫针刺入穴位后将活蜂体取走，蜂刺停留1～3秒后拔出。

4）反应：观察15～30分钟。

阳性：有头晕、乏力、胸闷、呼吸困难、皮肤瘙痒等全身过敏反应或皮试红肿面积直径大于1.5cm。

阴性：皮试部位红肿面积直径不超过1.5cm直径范围，且无全身过敏反应症状。

（二）过敏反应症状及处理

蜂针技术的过敏反应症状有发热、风团、瘙痒、头晕、淋巴结肿大、血尿，甚至过敏性休克等。

1. 发热的处理

患者出现发热，多在治疗3～4次后出现，持续时间为1～2日。应嘱其多饮水，同时给予冰敷，或配合针刺大椎、风池、曲池、合谷等穴位，以帮助退热；也可口服维C银翘片或美林混悬液、尼美舒利片等。

2. 风团、瘙痒的处理

若患者出现风团、瘙痒时，应避免搔抓；进食应清淡，忌食辛辣鱼腥等食物。可针刺内关、阳陵泉、上星、百会等，或在心俞、膈俞、委中等刺络放血。风团、瘙痒处选用止痒药水或糖皮质激素类乳膏等外涂。

3. 头晕的处理

患者如出现头晕，应卧床休息，同时测量血压，观察头晕的症状，待症状减轻或消失后方可下床活动。若患者伴有胸闷、呕吐，可给予针刺内关、公孙、中脘等，同时应注意将蜂毒过敏反应和蜂毒中毒等引起的头晕相鉴别。

4. 淋巴结肿大的处理

当患者出现淋巴结肿大时，应多饮水，同时更改蜂针的穴位，或减少穴位的数量，或延长蜂疗的间隔时间。症状一般会自行消失，若症状仍未消退，可给予双柏膏、四黄水蜜或芦荟捣烂外敷局部，以助消肿。

5. 血尿的处理

个别患者蜂疗后不久可能出现血尿，可嘱患者或家属注意观察，必要时检查尿常规。尿常规提示：尿潜血较轻时，只需自行多饮水即可，待尿潜血转为阴性后，可继续进行蜂疗，但应随访。尿潜血较严重时，应终止蜂针技术治疗，同时嘱患者多饮水，并给予口服中药汤剂小蓟饮子。

6. 过敏性休克的处理

①立即停止蜂针治疗。②确保患者气道开放，给氧。③毫针针刺上星、素髎、内关、阳陵泉、涌泉，可配合艾灸神阙。④立即给予肾上腺素皮下注射或肌内注射；如果低血压持续存在，予肾上腺素或多巴胺静脉滴注。⑤糖皮质激素及支气管扩张剂的使用。⑥抗过敏药物及其对症处理。⑦监测生命体征，至少观察 24 小时，临床症状严重者需住院治疗。

三、操作规范（图 2-118）

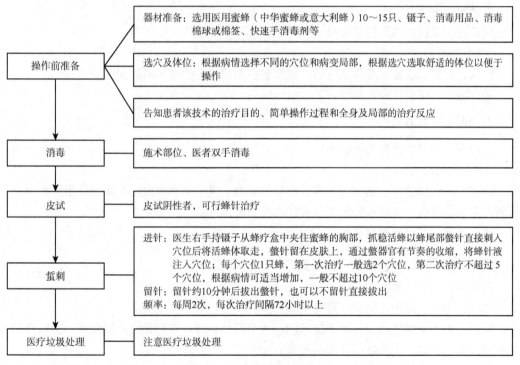

图 2-118　蜂针技术操作规范

四、技术要点

①蜂种的选择。②皮试阴性者才可行蜂针治疗。③穴位选择要精简，尽量选取手臂背侧及下肢前侧肌肉丰满的部位。④掌握好留针时间。

五、适应证

1）痛证：风湿性关节炎、类风湿关节炎、致密性骨炎、未分化的结缔组织病、干燥综合征、肩袖损伤、强直性脊柱炎、痛风性关节炎等。

2）心脑病症：神经症、运动神经元疾病、重症肌无力、肌萎缩、肌营养不良等。

3）肝胆脾胃病症：慢性结肠炎、肠易激综合征、慢性胃炎、贲门失弛缓症、胃肠神经症等。

4）其他：过敏性鼻炎、过敏性哮喘、硬皮病、系统性红斑狼疮等。

六、临床应用

1. 过敏性鼻炎

适应证：过敏性鼻炎。

主穴：足三里、肺俞。

配穴：肺气虚寒证加气海；脾气虚弱证加脾俞；肾阳亏虚证加肾俞。

操作方法：按操作规范执行。

2. 风湿性关节炎

适应证：急慢性风湿性关节炎。

主穴：风门、阴陵泉。

配穴：行痹加血海；着痹加脾俞；风湿热痹加曲池；痰瘀痹阻证加膈俞。

操作方法：按操作规范执行。

3. 痛风性关节炎

适应证：痛风急性期或缓解期。

主穴：肝俞、肾俞。

配穴：行痹加血海；痛痹加肾俞；着痹加脾俞；风湿热痹加曲池；痰瘀痹阻证加膈俞；肝肾不足证加肝俞、肾俞；肿胀明显者加水分、阿是穴。

操作方法：按操作规范执行。

4. 产后身痛

适应证：产后身痛。

主穴：大椎、至阳、膈俞、肾俞、腰阳关。

配穴：血虚证加胃俞；风寒证加风门；血瘀证加血海；周身骨痛者加大杼；上肢疼痛者加外关；关节肿痛、下肢疼痛者加阴陵泉。

操作方法：按操作规范执行。

5. 儿童抽动障碍

适应证：儿童抽动障碍。

主穴：百会、足三里。

配穴：心虚胆怯证加心俞、胆俞；肝郁脾虚证加肝俞、脾俞；痰火扰心证加脾俞。

操作方法：按操作规范执行。

6. 干燥综合征

适应证：干燥综合征。

主穴：太溪、三阴交、关元。

配穴：行痹加血海；痛痹加肾俞；着痹加脾俞；风湿热痹加曲池；痰瘀痹阻证加膈俞；肝肾不足证，眼睛干燥、阴部干燥者加肝俞、肾俞；口干明显者加廉泉、肾俞；皮肤干燥者加肺俞、肾俞。

操作方法：按操作规范执行。

七、注意事项

①选穴要精简，从少到多。②避开动静脉血管。③对于同一穴位避免重复多次刺激，避免局部色素沉着。④两次治疗间隔时间不要太短，以每周 2 次左右为宜。⑤既往有药物过敏者慎用。⑥儿童慎用。

八、禁忌证

①蜂毒过敏者。②患有结核性疾病、严重肾脏病、传染性肝病、先天性心脏病、严重糖尿病等疾病人群。

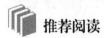

推荐阅读

1）成永明，陈秀华. 无痛蜂疗法[M]. 北京：人民卫生出版社，2014.

2）韩励兵，王苏娜. 近年来蜂针临床运用及研究进展[J]. 云南中医中药杂志，2013，34（3）：70-72.

第三十二节　穴位注射技术

穴位注射技术（图 2-119）是在穴位内注入药物以防治疾病的一种针灸技术。它将针刺和药物双重刺激作用有机结合，能起到整合效能，提高某些疾病疗效的作用。此技术形成于 20 世纪 50 年代初期，60 年代开始得到推广和应用，现在已应用于临床各科。

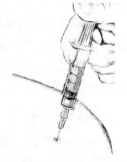

一、理论基础

1. 针刺作用

穴位注射技术中的针刺作用，与其他针刺技术的基本作用一致，通过刺激穴位与经络达到治疗疾病的目的。具体如下：

图 2-119　穴位注射技术

1）疏通经络，调和气血。

2）调和阴阳，使机体从阴阳失衡的状态向平衡状态转化。

3）扶助机体正气及祛除病邪。

4）穴位通常具有丰富的神经末梢、毛细血管和肥大细胞，是神经化学末梢和生物学制动点，这一生理特征决定了穴位比非穴位更能吸收药物和发生刺激反应。

2. 药理作用

穴位注射具有该药物本身的药理治疗作用，如丹参注射液具有中药丹参活血化瘀的功效，黄芪注射液具有中药黄芪补气的功效，抗生素类注射液具有相应的抗菌消炎作用，神经营养药对神经损伤具有营养修复作用等。

3. 叠加作用

现代研究发现，穴位注射药物效应具有"高效性"和"速效性"，即穴位注射的血药浓度虽远远低于静脉注射，其药效却能在短时间内达到与静脉注射相同甚至更好的效果。并且通过药物在注射部位经由机体缓慢吸收，延长穴位刺激时间，达到穴位和药物作用进行叠加的目的。

二、器具、常用药物及注射剂量

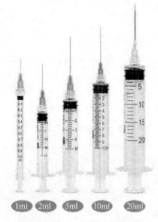

图 2-120　穴位注射器具

1. 器具

根据病情和操作部位的需要选择不同型号的一次性使用无菌注射器和一次性使用无菌注射针。临床上一般以一次性使用 5ml 无菌注射器（带长 5 号针头），最为常用。常用注射器有 1ml、2ml、5ml、10ml、20ml 注射器（图 2-120），常用针头为 4～7 号普通注射针头、牙科用 5 号长针头等。

2. 常用药物

穴位注射药物包括中草药制剂及西药肌内注射剂等，注射剂应符合《中国药典》的规定。主要分为以下几类。

1）中草药制剂：复方丹参注射液、当归注射液、川芎嗪注射液、生脉注射液、板蓝根注射液、清开灵注射液、柴胡注射液、胎盘注射液等。

2）维生素类制剂：维生素 B_1 注射液、维生素 B_{12} 注射液、维丁胶性钙注射液、维生素 C 注射液、维生素 B_6 注射液、甲钴胺注射液等。

3）其他常用药物：5%～10%葡萄糖注射液、神经生长因子、辅酶 A、三磷腺苷注射液、盐酸普鲁卡因注射液、生理盐水、泼尼松、硫酸阿托品注射液等。

3. 注射剂量

一次穴位注射的用药总量须小于该药一次的常规肌内注射用量，具体用量因注入的部位和药物的种类而定。

1）头面部等皮肤薄处用药量较小，每穴一次注入药量：耳穴 0.1～0.2ml，头面部穴位 0.1～0.5ml。

2）肌肉丰厚处用药量较大，每穴一次注入药量：腹背及四肢部穴位 1～2ml，腰臀部穴位 2～5ml。

3）关节腔、神经根等附近处用量宜小，每穴一次注入药量 0.1～0.2ml。

4）刺激性较小的药物，如葡萄糖、生理盐水等用量较大，如软组织劳损时，局部注射葡萄糖注射液 5～10ml。

5）刺激性较大的药物如乙醇、阿托品等用量应小，每次用量多为常规用量的 1/10～1/3。

6）一般小儿、老人及体型瘦弱者注射量应在此基础上减少。

三、取穴原则

1. 经脉辨证取穴

按经脉辨证，选取相应穴位。

2. 脏腑辨证取穴

按脏腑辨证，选取相应穴位。

3. 夹脊穴取穴

根据神经系统查体，结合现代医学诊疗技术如 X 线、CT 或 MRI，确诊病变部位，选取相应夹脊穴。

4. 阳性点取穴

临床上常结合经脉、穴位的触诊选取阳性反应点如压痛、结节、条索状物等。

四、操作规范（图 2-121）

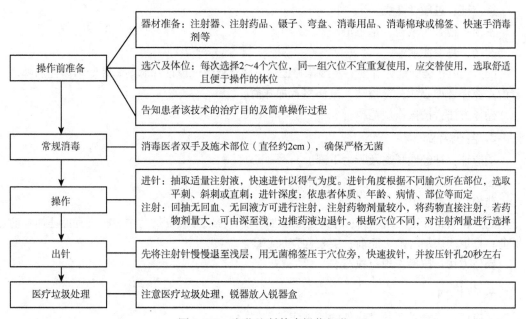

操作前准备	器材准备：注射器、注射药品、镊子、弯盘、消毒用品、消毒棉球或棉签、快速手消毒剂等
	选穴及体位：每次选择2～4个穴位，同一组穴位不宜重复使用，应交替使用，选取舒适且便于操作的体位
	告知患者该技术的治疗目的及简单操作过程
常规消毒	消毒医者双手及施术部位（直径约2cm），确保严格无菌
操作	进针：抽取适量注射液，快速进针以得气为度。进针角度根据不同腧穴所在部位，选取平刺、斜刺或直刺；进针深度：依患者体质、年龄、病情、部位等而定 注射：回抽无回血、无回液方可进行注射，注射药物剂量较小，将药物直接注射，若药物剂量大，可由深至浅，边推药液边退针。根据穴位不同，对注射剂量进行选择
出针	先将注射针慢慢退至浅层，用无菌棉签压于穴位旁，快速拔针，并按压针孔20秒左右
医疗垃圾处理	注意医疗垃圾处理，锐器放入锐器盒

图 2-121　穴位注射技术操作规范

五、技术要点

①取穴精准。②药物选择。③针刺要有得气感。④控制药物注射剂量。

六、适应证

1）痛证：颈椎病、肩周炎、腰椎间盘突出症、腰肌劳损、膝骨关节炎、头痛、面痛、腕管综合征等。

2）心脑病症：中风、神经损伤、麻木、眩晕、面瘫、面肌痉挛、失眠、抑郁、焦虑、帕金森病、小脑性共济失调、睡眠障碍、慢性疲劳综合征等。

3）妇儿病症：月经病、围绝经期综合征、痛经、产后身痛、小儿抽动障碍、小儿遗尿、小儿发育不良等。

4）五官病症：过敏性鼻炎、耳鸣、耳聋等。

七、临床应用

1. 面瘫

适应证：周围性面瘫。

主穴：太阳、四白、迎香、地仓、颊车。

药物：维生素 B_{12} 注射液＋维生素 D_2 戊酮酸钙或甲钴胺注射液。

配穴：风寒证加风池、手三里；风热证加曲池；风痰证加丰隆；气血不足证加足三里；后遗症期加膈俞；面部感觉异常者加心俞；眼睑闭合不全者加脾俞；眼裂变小者加膀胱俞。

操作方法：按操作规范执行。

2. 过敏性鼻炎

适应证：过敏性鼻炎。

主穴：迎香、风池、足三里。

药物：丹参注射液。

配穴：风寒袭肺证加肺俞；痰湿蕴肺证加丰隆；肺脾气虚证加肺俞；脾肾阳虚证加脾俞、肾俞；鼻痒者加心俞；打喷嚏、流涕多者加肺俞。

操作方法：按操作规范执行。

3. 耳鸣耳聋

适应证：神经性耳鸣及听力下降。

主穴：听宫、听会、完骨、三焦俞。

药物：丹参注射液。

配穴：风邪外犯证加风门；肝火上炎证加肝俞；肾气亏虚证加肾俞；肝肾亏虚证加肾俞、肝俞；梅尼埃病加心俞、胆俞；突发性聋加心俞。

操作方法：按操作规范执行。

4. 颈椎病

适应证：除脊髓型颈椎病外的颈椎病。

主穴：风池、颈百劳、肩中俞、中脘。

药物：维生素 B_{12} 注射液或丹参注射液。

配穴：足少阳经证加胆俞；风寒湿证加风门、手三里；气滞血瘀证加膈俞、肝俞；痰湿阻络证加丰隆；湿热阻滞证加曲池；肝肾不足证加肝俞、肾俞；气血亏虚证加足三里、血海；

神经根型、椎动脉型加心俞。

操作方法：按操作规范执行。

5. 偏头痛

适应证：各类型偏头痛。

主穴：风池、膈俞、胆俞。

药物：丹参注射液。

配穴：风寒证加风门；风热证加曲池；风湿证加阴陵泉；肝阳上亢证加肝俞；肾虚证加肾俞；血虚证加脾俞；痰浊证加丰隆；瘀血证加血海；无先兆偏头痛者加三焦俞；有先兆偏头痛者加肾俞。

操作方法：按操作规范执行。

八、注意事项

①注意药物配伍禁忌和不良反应。②注意无菌操作。③注意注射角度和深度，防伤内脏。④注意避开神经干通过的腧穴，以防损伤神经。⑤穴位注射也会出现晕针，应注意预防。

九、禁忌证

①药物过敏者。②关节腔、脊髓腔和血管内。③孕妇的腹部、腰骶部和三阴交、合谷等穴位。④皮肤破损或有感染的部位。⑤有出血倾向者。

推荐阅读

1）马飞，滕金艳，潘红玲. 穴位注射治疗变应性鼻炎临床选穴规律的文献研究[J]. 湖南中医杂志，2020，36（8）：148-150.

2）龙茵. 针刺、穴位注射配合耳尖放血疗法治疗周围性面瘫的效果探讨[J]. 当代医药论丛，2020，18（4）：204-205.

3）冯秋娟，罗婷，邝盈妍，等. 刺络药物罐联合穴位注射治疗神经根型颈椎病的临床观察[J]. 广州中医药大学学报，2020，37（6）：1095-1099.

4）Hung C J，Lin Y C. Add-On therapy of interfascial hydrodissection to trigger point injection for myofascial pain?[J] J Chin Med Assoc，2021，84（4）：453.

5）李亮，杨志英，朱全红. 针刺率谷穴配合穴位注射治疗神经性耳鸣疗效观察[J]. 上海针灸杂志，2020，39（5）：559-564.

6）陈励竞，石会，邢殿文，等. 不同药物穴位注射治疗偏头痛疗效观察[J]. 上海针灸杂志，2020，39（3）：315-318.

第三十三节　穴位埋线技术

穴位埋线技术是"以线代针"，即将可吸收性外科缝线埋在穴位内以治疗疾病的一种新型穴位刺激技术。此技术是现代医学技术与传统经络学说相结合的产物。其技术产生于20世纪

60 年代初期，为原来穴位埋藏技术的一种，逐渐发展到将羊肠线埋植到穴位内，通过羊肠线这种异体蛋白组织对穴位产生持久而柔和的生理物理与生物化学刺激来达到治疗疾病的目的。随着材料技术的不断发展，穴位埋线线体已经逐步由蛋白线更新到聚羟基乙酸（PGA）高分子合成线、聚对二氧环己酮（PPDO）高分子合成线等，现阶段用于穴位埋线的线材主要以 PGA 高分子合成线为主，升级后的线材有助于提高穴位埋线的安全性。

一、理论基础

1. 针刺效应

穴位埋线作为一种穴位刺激疗法，同样可起到针刺效应以治疗疾病。其针刺效应的产生，主要源于针具和埋线线体两方面。不管是穿刺针、腰穿针（包括一次性埋线针），还是三角针、手术刀，刺入或进入穴位后，通过刺激手法，均可产生酸胀等针感反应。由于针具较毫针粗大，其刺激感应也更为强烈，所以在临床埋线时往往用针具施以刺激手法，产生针感来达到一种短期速效作用，同时利用埋线线体的长期续效作用来进一步巩固和提高疗效。

2. 埋针效应

根据埋线线体粗细的不同，埋入穴位后，埋线线体在体内软化、分解、液化和吸收，经 10～30 日可被吸收，在此过程中，用埋线线体代替针具较长时间内缓缓刺激穴位，延长治疗时间，大大地提高了刺激量，进而弥补了针刺时间短、疗效不巩固及就诊次数多等缺点，使疾病在较长时间里依靠这种良性刺激不断得到调整和修复，故能起到比留针和埋针更好的疗效。

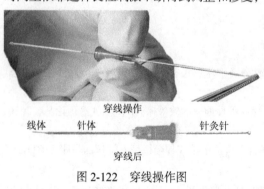

穿线操作

线体　针体　　　　　针灸针

穿线后

图 2-122　穿线操作图

二、针具选择（图 2-122）

1）线体选择：可吸收性外科缝线 YY 1116（长度 0.5～1.0cm）或羊肠线。

2）平头针灸针 GB2024（规格：0.35mm ×50mm）。

3）一次性使用无菌注射针头 GB15811（规格：0.8×38TWLS）。

三、取穴原则

穴位埋线技术的取穴原则与毫针针刺相同。

1. 辨证取穴

按症状取穴，属治标范畴，如咳喘取定喘；其次根据症状寻找病因病机，再按病因病机取穴，属于治本范畴，如哮喘之病机为肾不纳气时选肾俞、关元埋线治疗以益肾纳气。

2. 循经取穴

循经取穴是根据经脉辨证病变属于何经脉进行取穴，即"经脉所过，主治所及"。如腰痛选承山埋线，或根据辨证明确病变脏腑所属何经，即选择此经穴位埋线。

3. 局部取穴

局部取穴即在受病的脏腑、五官、肢体的部位，就近选取穴位进行埋线，这是本技术的一个主要取穴方法，它是根据每一穴位都能治疗所在部位的局部和邻近部位的疾病的特性确定的，如胃痛取中脘、腰痛取肾俞等。

四、操作规范（图 2-123）

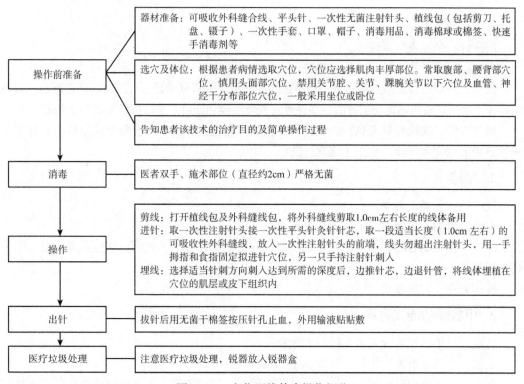

图 2-123　穴位埋线技术操作规范

五、技术要点

①无菌操作。②线体的选择和长短。③选择适合的穴位并控制穴位数量，每次穴位数量控制在 10 个左右。④掌握刺入方向和深度：根据穴位、线长选择进针方向和深度，操作时做到进针、出针要快和推针时要慢，且达到治疗深度。

六、适应证

埋线技术多用于治疗慢性疾病，应该根据疾病的特点、病情选择适当的穴位。

1）心脑病症：原发性高血压、中风偏瘫、癫痫、睡眠障碍等。

2）肺系病症：支气管炎、支气管哮喘、支气管扩张等。

3）肝胆脾胃病症：功能性胃肠病（胃食管反流病、功能性消化不良、肠易激综合征、功能性便秘）、慢性胃肠炎、溃疡性结肠炎、胃脘痛、便秘、脂肪肝等。

4）气血津液病症：高脂血症、肥胖症、甲状腺功能亢进症等。

5）妇科病症：月经失调、痛经、多囊卵巢综合征、卵巢早衰等。

6）皮肤外科病症：荨麻疹、湿疹等。

7）五官病症：过敏性鼻炎、神经性耳鸣等。

七、临床应用

1. 胃脘痛

适应证：急、慢性胃脘痛。

主穴：膈俞、胃俞、足三里、中脘。

配穴：寒邪犯胃证加肺俞；饮食停滞证加大肠俞；肝胃气滞证、气滞血瘀证加肝俞；胃热炽盛证加曲池；胃阴不足证加肾俞；慢性胃炎或胃溃疡加肝俞；十二指肠溃疡加小肠俞。

操作方法：按操作规范执行，腹部穴位应当注意埋置深度，不应触及腹直肌；背俞穴可采用斜刺方法埋入线体，相当于透穴针法。

2. 便秘

适应证：各类型便秘。

主穴：胃俞、大肠俞、上巨虚、天枢。

配穴：热秘加腹结、曲池；气秘加肝俞；气虚证加足三里、气海；阴虚证加肾俞；阳虚证加关元。

操作方法：同胃脘痛。

3. 甲状腺功能亢进症

适应证：甲状腺功能亢进症除甲亢危象外。

主穴：心俞、肝俞、中脘、气海、手三里。

配穴：气郁痰阻证加丰隆；痰结血瘀证加天枢、膈俞；肝火上炎证加曲池；阴虚火旺证加肾俞。

操作方法：同胃脘痛。

4. 多囊卵巢综合征

适应证：以月经后期或先后不定期、停经为主症的多囊卵巢综合征。

主穴：中脘、气海、卵巢（子宫穴上1.5寸）、三阴交。

配穴：血寒凝滞证加关元、肾俞；痰湿阻滞证加阴陵泉、足三里；肝气郁滞证加肝俞；肝血亏虚证加肝俞、血海；肾气亏虚证加肾俞。

操作方法：同胃脘痛。

5. 单纯性肥胖症

适应证：单纯性肥胖症。

主穴：中脘、天枢、水道、上巨虚。

配穴：胃肠腑热证加阴陵泉；痰湿闭阻证加丰隆、气海；脾肾阳虚证加关元、肾俞；肝郁气滞证加心俞、肝俞。

操作方法：同胃脘痛。

6. 不育症

适应证：男子精液量少、精子少、活动力低下、精子畸形等不育症。

主穴：肾俞、次髎、中脘、关元、三阴交。

配穴：肾阳虚弱证加志室；肾阴不足证加复溜；肝气郁结证加肝俞；湿热下注证加三焦俞、丰隆；气血两虚证加气海、血海。

操作方法：同胃脘痛。

八、注意事项

①严格无菌操作，埋线后 6 小时内局部禁止接触水，创面应保持干燥、清洁、防止感染。②若发生晕针应立即停止治疗，按照晕针处理。③穴位埋线时，拟留置体内的可吸收性外科缝线线头不应露出体外，如有线体露出皮肤外，一定要拨出，重新定位、消毒，重新操作，以免感染。④穴位埋线后 1～3 日禁止进行剧烈运动，防止埋线部位出现肿胀。⑤穴位埋线后 1 周内尽量减少进食海鲜等高蛋白饮食，防止埋线后过敏反应的发生，埋线后若出现硬结反应则慎用再次埋线。⑥每次埋线前都要对患者进行埋线前评估，排除不适宜埋线的患者或暂时无须埋线的患者。⑦背俞穴注意进针方向，防止损伤内脏。

九、禁忌证

①有出血倾向、精神疾病不配合者。②关节、颜面部位及瘢痕组织处局部不宜埋线。③皮肤局部有皮肤病、炎症、溃疡、破损处。④糖尿病血糖不稳定者、蛋白过敏者及其他各种疾病导致皮肤和皮下组织吸收与修复功能障碍者。⑤孕妇的下腹部和腰骶部。

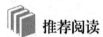 **推荐阅读**

1）陈嘉欣，郁洁，王翰林，等. 调泌针法理论特色及其临床应用[J]. 新中医，2018，50（5）：232-234.

2）郁洁，陈嘉欣，邱创臻，等. 采用调泌针法治疗多囊卵巢综合征 1 例[J]. 中国中西医结合杂志，2018，38（6）：757-758.

3）谢长才. 肥胖内分泌疾病针灸治疗[M]. 北京：人民卫生出版社，2016.

4）孙健，谢长才，朋源凤，等. 电针结合穴位埋线改善腹型肥胖患者生存质量临床研究[J]. 新中医，2012，44（12）：90-92.

5）谢长才，孙健，于涛，等. 穴位埋线治疗单纯性肥胖量效关系的临床研究[J]. 中国中医基础医学杂志，2012，18（11）：1250-1251，1256.

6）谢长才，袁映梅，孙健，等. 温针灸关元穴合穴位埋线对针刺治疗女性痤疮患者疗效的影响[J]. 广州中医药大学学报，2012，29（6）：652-655.

第三十四节　醒脑开窍技术

醒脑开窍技术又称石氏醒脑开窍技术，是根据中医理论采用醒脑开窍特殊配穴治疗中风为主的针灸技术。本技术是由我国著名针灸专家、中国工程院院士石学敏于1972年创立的，其选穴以阴经和督脉穴为主，并强调针刺手法量化规律。本技术临床应用已达50年，通过大量的临床观察和基础研究，在中风治疗中显示出其卓越的疗效。

一、理论基础

1. 脑与神的关系

脑为神舍，为神之所出，脑藏神，在《备急千金要方》有"头者，身之元首，人神之所法"的记载，赵友钦在《金丹正理》中提到"头为天谷以藏神"，李时珍更是在《本草纲目》中强调"脑为元神之府"，说明了脑为神明之府，而王清任则在《医林改错》中提出"脑髓说"的观点，专门论述了脑的功能，指出"灵机记性，不在心在脑"，进一步阐明脑主神明的观点。

2. 脑与五脏的关系

"心主血脉"，推动全身血液运行，血由水谷精微所化生，是神的重要物质基础，正如《灵枢·营卫生会》曰："血者，神气也"；《灵枢·平人绝谷》曰："血脉和利，精神乃居"。所以，"醒法"选取心包经络穴内关作为主穴，取其养心健脑、疏通气血之功。脾主运化水谷精微，为人体气血生化之源，脑神充足还依靠水谷精微的充盛，《素问·六节藏象论》指出"五味入口，藏与肠胃……津液相成，神乃自生"；《灵枢·平人绝谷》曰："故神者，水谷之精气也"，说明水谷精微是神的物质资源，神的长养需要依靠水谷精微的不断补充，依靠脾的运化功能。另外，"脑为髓海"，髓是脑神的物质基础，脑髓的生成来源于肾精，《灵枢·本神》曰："故生之来谓之精，两精相搏谓之神"；《灵枢·经脉》曰："人始生，先成精，精成而脑髓生"。而肝主疏泄，有藏血之功，肝对人体气血运行有重要的调节作用，所以，"醒脑开窍"用肝、脾、肾三经的交会穴三阴交作为主穴，有补脾、滋肾、调肝的功能，从而达到养神、生髓、益脑的功效。

3. 脑与督脉的关系

督脉循身之背，统督一身之阳气，《难经·二十八难》提到"督脉者，起于下极之俞，并于脊里，上至风府，入属于脑"；《医学入门》说："脑者，髓之海，诸髓者皆属于脑，故上至脑，下至尾骶，皆精髓升降之道路也"，说明脑处于身体的最高部位，内含精髓，连至骨骶，与督脉相通。所以脑神可以通过对督脉的调控来调节全身阳气及脏腑功能，醒脑开窍技术选用督脉中最为敏感的水沟穴可起到通调督脉、开窍启闭以健脑宁神的作用。

醒脑开窍技术是石学敏院士在分析历代医家对中风的论述的基础上，以脑府立论，注重"神不导气是百病始生"的关键，依"主不明则十二官危"的理论根据，结合临床观察及对中医理论中"神"的深刻领悟，总结出直接引发中风一系列症状的关键病理基础是"窍闭神匿、神不导气"，即中风的总病机。中风患者平素多存在下焦肝肾等脏的阴阳失调，又受外界各种诱因的影响，以致积损正衰，气血运行不畅，夹痰浊上扰清窍；或精血不足，阴虚阳亢，阳化风动，血随气逆，夹痰、夹火，横窜经络，上蒙清窍；或外伤跌扑，气血逆乱，上冲巅顶，闭阻清窍，窍闭神匿，则神志惛乱，突然昏仆，不省人事；神不导气，则筋肉、肢体活动不利，日久气血涣散，筋肉失濡，故肢体痿软废用，经脉偏盛偏衰，故挛急僵硬。醒脑开窍技术治则以"醒脑开窍、滋补肝肾为主，疏通经络为辅"，是针对"窍闭神匿、神不导气"这一中风发展的最终病机而立，"醒脑"包括醒神、调神之双重含义，醒神调神为"使"，启闭开窍为"用"，"滋补肝肾"是针对肝肾亏损这一最常见、最重要的证型基础而设。

二、针灸处方

1. 大醒脑处方

主穴：双侧内关、水沟，患侧三阴交。

副穴：患侧极泉、尺泽、委中。

配穴：吞咽障碍者加风池、翳风、完骨；手指拘挛者加合谷；语言不利或失语者加上廉泉，金津、玉液放血；足内翻者加丘墟透照海。

2. 小醒脑处方

主穴：双侧内关、上星、百会、印堂，患侧三阴交。

配穴：便秘者加丰隆、左水道、左归来、左外水道、左外归来；尿潴留者加中极、秩边、水道；共济失调者加风府、哑门、颈夹脊穴；癫痫者加人中、大陵、鸠尾、内关、风池；肩关节痛或肩周炎者加肩髃、肩贞、肩中俞、肩外俞、阿是穴；血管性痴呆者加内关、人中、百会、四神聪、风池、四白、合谷、太冲；睡眠倒错者加针上星、百会、四神聪、神门。

三、操作方法及手法量化规范

醒脑开窍技术对配方组穴从进针方向、深度，采用的手法和刺激量均做出了明确的规定。石学敏院士确定的捻转补泻两大定义为：①十二经脉以任督二脉为中心，左右捻转时作用力的方向分补泻，向心为补，离心为泻。②捻转幅度小用力轻为补，即捻转时施行小幅度高频率捻转，幅度小于90°，频率大于120转/分；捻转幅度大用力重为泻，即捻转时施行大幅度低频率捻转，幅度大于180°，频率在50~60转/分。

内关：针刺深度1.0~1.5寸，得气后施捻转提插泻法，即左右手分别持患者左侧和右侧的针柄，左手拇食指呈顺时针捻转，右手拇食指呈逆时针方向捻转，并配合提插泻法。捻转角度大于180°，频率50~60转/分。手法持续操作1~3分钟。

水沟：向鼻中隔方向斜刺0.3~0.5寸，将针向一个方向捻转360°，采用雀啄手法，以患者眼球湿润或流泪为针刺达到量学要求的效应指标。

三阴交：针沿与胫骨后缘皮肤成45°方向向斜后刺入，深1~1.5寸，行重提轻插之补法，使患侧下肢抽动3次为度。

极泉：原穴沿经下移1寸，避开腋毛，直刺1.0~1.5寸，用提插泻法，以患侧上肢抽动3次为度。

委中：仰卧直腿抬高取穴，直刺0.5~1.0寸，施提插泻法，使患侧下肢抽动3次为度。

尺泽：屈肘成120°，直刺1寸，用提插泻法，使患者前臂、手指抽动3次为度。

风池、完骨、翳风：针向喉结，进针2~2.5寸，采用小幅度（小于90°）、高频率（大于120转/分）的捻转补法1~3分钟。

合谷：针向三间穴，进针1.0~1.5寸，采用提插泻法，使患者食指抽动或五指自然伸展为度。

上廉泉：针向舌根，进针1.5~2.0寸，用提插泻法。

金津、玉液：用三棱针点刺放血，出血 1～2ml。

丘墟：向照海透刺 1.5～2.0 寸，以局部酸胀为度。

四、操作规范（图 2-124）

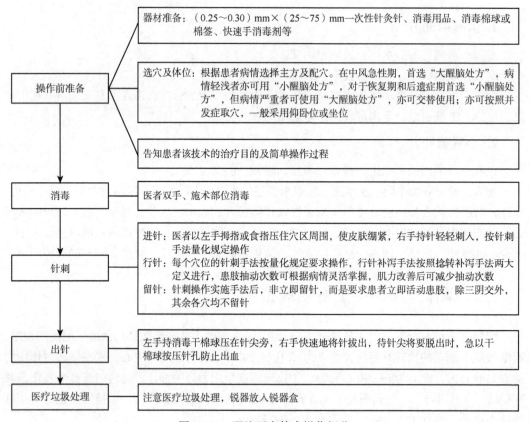

器材准备：（0.25～0.30）mm×（25～75）mm 一次性针灸针、消毒用品、消毒棉球或棉签、快速手消毒剂等

操作前准备

选穴及体位：根据患者病情选择主方及配穴。在中风急性期，首选"大醒脑处方"，病情轻浅者亦可用"小醒脑处方"，对于恢复期和后遗症期首选"小醒脑处方"，但病情严重者可使用"大醒脑处方"，亦可交替使用；亦可按照并发症取穴，一般采用仰卧位或坐位

告知患者该技术的治疗目的及简单操作过程

消毒　　医者双手、施术部位消毒

针刺

进针：医者以左手拇指或食指压住穴区周围，使皮肤绷紧，右手持针轻轻刺入，按针刺手法量化规定操作

行针：每个穴位的针刺手法按量化规定要求操作，行针补泻手法按照捻转补泻手法两大定义进行，患肢抽动次数可根据病情灵活掌握，肌力改善后可减少抽动次数

留针：针刺操作实施手法后，非立即留针，而是要求患者立即活动患肢，除三阴交外，其余各穴均不留针

出针　　左手持消毒干棉球压在针尖旁，右手快速地将针拔出，待针尖将要脱出时，急以干棉球按压针孔防止出血

医疗垃圾处理　　注意医疗垃圾处理，锐器放入锐器盒

图 2-124　醒脑开窍技术操作规范

五、技术要点

①针灸处方规范：根据病情选用大醒脑或小醒脑处方、副穴和配穴。②把握好手法量化。

六、适应证

1）急证：昏迷、休克、中毒等。

2）心脑病症：中风各期、癔症、痴呆、郁证、脑外伤、小儿脑瘫、进行性延髓麻痹等。

七、临床应用

1. 中风

（1）急性期

适应证：脑血管病急性期。

主穴：内关、水沟、三阴交。

配穴：极泉、尺泽、委中。

加减：肝阳上亢证加太冲；风痰上扰证加丰隆、风池；肝肾阴虚证加太溪；吞咽困难者加风池、完骨、翳风；手指屈伸不利者加合谷；言语不利或失语者加金津玉液、上廉泉；脱证者灸神阙、气海、关元；闭证者加十宣刺络放血或大接经针法；呼吸衰竭者加气舍、素髎。

操作方法：按操作规范执行，金津、玉液点刺出血，余穴针刺后调气。

（2）恢复期

适应证：脑血管病恢复期。

主穴：内关、水沟、三阴交。

副穴：极泉、尺泽、委中。

加减：气虚血瘀证加气海、关元，或针后加灸；阴虚阳亢证加太冲、太溪；痰瘀痹阻脉络证加丰隆、血海；头晕目眩者加完骨、天柱；足内翻者加丘墟透照海。

操作方法：按操作规范执行。

2. 中风后感觉障碍

适应证：脑血管病后感觉障碍。

主穴：内关、水沟、三阴交。

副穴：感觉区、心俞、胆俞。

加减：疼痛者加太冲、合谷；舌头麻木者加金津、玉液；手指麻木者加十宣；足趾麻木者加阳陵泉。

操作方法：按操作规范执行；感觉区、心俞、胆俞可用皮内针技术，太冲、合谷用泻法，金津、玉液、十宣点刺出血，阳陵泉用补法。

3. 中风后谵妄

适应证：脑血管病后谵妄。

主穴：内关、水沟、三阴交。

副穴：上星透百会、印堂、神门。

加减：肝气郁结证加膻中、期门；气郁化火证加行间、侠溪；痰气郁结证加天突、丰隆；心脾两虚证加心俞、脾俞。

操作方法：按操作规范执行。

4. 假性球麻痹

适应证：各种脑病引起的假性球麻痹。

主穴：内关、水沟、风池。

配穴：完骨、翳风、三阴交、金津、玉液、咽后壁。

操作方法：按操作规范执行；金津、玉液、咽后壁点刺放血。

5. 血管性痴呆

适应证：继发于脑血管病变引起的认知功能下降。

主穴：百会、上星、印堂、内关、三阴交、四神聪、风池、四白、合谷、太冲。

配穴：髓海不足者加神阙；二便失禁者加关元、气海；言语不利者加翳风、完骨、金津、玉液；认知功能严重下降者可配合大接经针法。

操作方法：按操作规范执行；神阙、关元、气海使用灸法；金津、玉液点刺出血。

6. 中风后抑郁

适应证：继发于脑血管病变引起的抑郁。

主穴：百会、上星、印堂、内关、三阴交、合谷、太冲、肝俞。

加减：合并焦虑者加列缺、照海；合并睡眠障碍者加神门。

操作方法：按操作规范执行。

八、注意事项

①高血压患者应用醒脑开窍技术前务必要了解患者的高血压病史及目前血压的情况，对高血压患者慎用或禁用刺法，或用此法时配合其他刺法或酌配其他穴位。②用醒脑开窍技术治疗脑出血手法宜轻。强刺激水沟穴和内关穴，有时会明显加重患者之烦躁不安，甚至出现肢体抽搐现象。③中风后遗症期长期应用醒脑开窍技术应避免患者出现疲劳感或穴位疲劳，对醒脑开窍技术务必慎用或减小刺激量。④对针刺特别敏感者，应用醒脑开窍技术时要掌握好刺激量，手法不能过强。⑤对后颈部的穴位针刺，应注意角度和方向。

九、禁忌证

①急性脑出血证属脱证者。②有出血倾向者。③年老、体弱、醉酒、饥饿、过饱、过劳者及孕妇。④小儿囟门未闭合者。⑤局部皮肤感染、溃疡、瘢痕或恶性肿瘤者。

推荐阅读

1）许能贵，符文彬. 临床针灸学[M]. 北京：科学出版社，2015.

2）石学敏. 石学敏实用针灸学[M]. 北京：中国中医药出版社，2009.

3）符文彬，许能贵. 针灸临床特色疗法[M]. 北京：中国中医药出版社，2011.

4）国家中医药管理局. 中医病症诊断疗效标准[M]. 北京：中国医药科技出版社，2012.

5）王国强. 中医医疗技术手册（2013普及版）[M]. 北京：国家中医药管理局，2013.

6）石学敏. "醒脑开窍"针刺法治疗中风[J]. 中国临床康复，2003，7（7）：58.

第三十五节　贺氏三通技术

贺氏三通技术是我国著名针灸学家、国家级名老中医、国医大师贺普仁教授精研古籍，汲取历代医家思想之精华，融合自己50余年的临床经验，博采众长，推陈出新而总结出来的针灸技术。其内容包括以毫针刺法为主的"微通法"、以火针技术为主的"温通法"及以三棱针放血为主的"强通法"。"病多气滞，法用三通"，贺氏针灸三通法的核心在于

"通"，针刺技术的最终目的也在于"通"，而众多疾病的根结在于"不通"。贺氏三通法不同的针具（图 2-125、图 2-126）各有不同的适应证和不同的效应，强调注重针具的锻造、医功的修炼。

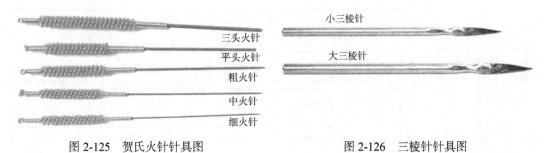

三头火针	小三棱针
平头火针	大三棱针
粗火针	
中火针	
细火针	

图 2-125 贺氏火针针具图   图 2-126 三棱针针具图

一、理论基础

贺氏三通技术的学术思想以传统中医理论为基础，其中经络理论和气血学说是它的学术精髓。"病多气滞，法用三通"是贺氏三通法的核心内容。这里的"通"字有着深刻的内涵，它既是病因病机的阐述，也是治疗方法的概括。用"通"的手段达到"通"的目的，是贺氏三通法的精髓所在，由此便产生了用毫针通调经络的"微通法"、用火针等温热效应的"温通法"和用三棱针刺络放血的"强通法"。方法虽各有异，但其目的只有一个，那就是"通"，使经络通顺、气血充盈、运行流畅。

1. 经络理论

经络理论是中医，尤其是针灸学科的基本理论之一。古人认为经络具有由表及里、通达内外、联络肢节脏腑的功能。人体是一个完整的机体，各脏腑组织器官之间都有密切的联系，而这种联系是由经络来完成的。经络在人体内形成一个网络，把各个不同的脏腑器官网结在一起，构成一个有机体。除此之外，更重要的是将"气血"运达周身各部以保证机体的正常生理活动。经络还具有调节阴阳，协调各脏腑之间的活动平衡，即生克制化的和谐与统一的功能，以维护人体正常的生理活动。另外，经络系统对临床治疗也有着重要的指导作用。

2. 气血学说

气血在经络系统中运行是生命代谢活动的表现形式之一，反之若气血不能在经络系统中正常运行就会产生各种疾病。在这个学术思想的指导下便产生了"通"与"不通"的概念："通"就是人体气血充盈，机体功能健全的生理状态；"不通"就是人体气血运行呆滞，机体功能受阻的病理状态。我们把机体在"不通"状态下，所形成的病机病因称为"气滞"。从病因病机的角度看，病灶局部的经络"不通"，其实就是局部经络功能障碍的表现。即便是在气虚血亏的情况下造成气血运行不畅，究其气虚血亏的原因也还是局部的经络不通所致。所以经络通顺、气血旺盛是人体健康的重要标志，经络不通、气血呆滞，引起脏腑不和、阴阳失衡，是人体患病的主要原因。

二、操作规范

1. 微通法操作规范（图 2-127）

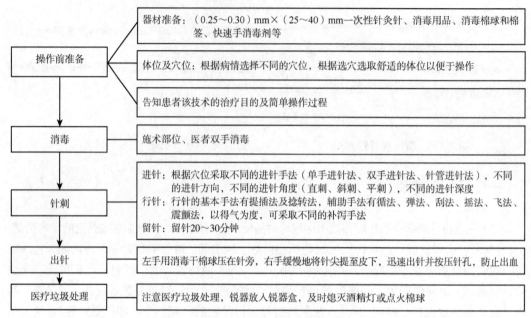

图 2-127　微通法操作规范

2. 温通法操作规范（图 2-128）

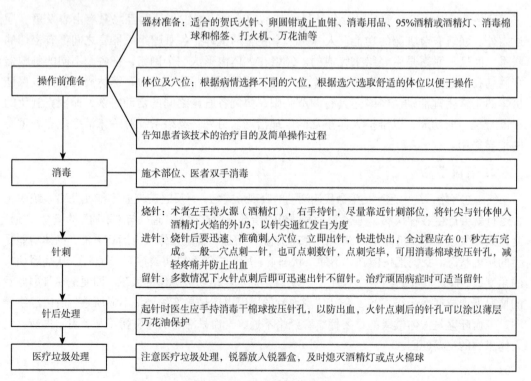

图 2-128　温通法操作规范

3. 强通法操作规范（图 2-129）

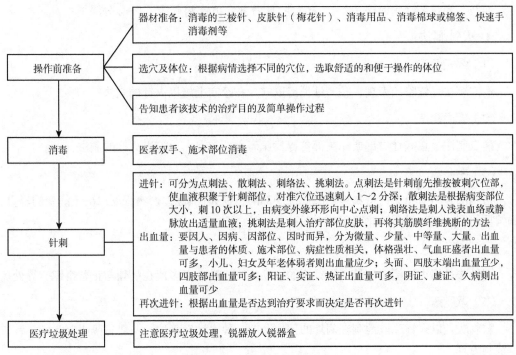

图 2-129 强通法操作规范

三、技术要点

（一）微通法

1. 选穴宜少而精

通过选穴远近结合，重视五输穴、俞募穴、原络穴、郄穴、八会穴等特定穴，选穴精简有效。

2. 进针需无痛

施术者需通过平时对手法的不断练习，使进针如蜻蜓点水。

3. 重视针感

治疗时使用各种候气、催气法及得气后的行针手法使针感如潮叠起，加强治疗效果。

（二）温通法

1. 针具选择

根据病变部位、性质选择针具。

2. 操作手法

针具必须烧至红或白才能操作，进出针要迅速（约 0.5 秒），做到"红、准、快"。

3. 针刺深度

四肢、腰腹部针刺稍深（2～5 分深）；胸背部穴位针刺宜浅（1～2 分深）。

4. 火针刺法

（1）经穴刺法

经穴刺法是依临床表现，按辨证循经取穴，在经穴上施以火针的刺法。

（2）痛点刺法

痛点刺法是在病灶局部或相关部位寻找压痛点，在痛点上施以火针的刺法。

（3）密刺法

密刺法是用中粗火针密集地刺激病灶局部的一种火针刺法。密集程度取决于病变的轻重，病情重的密一点，以每针相隔 1cm 为宜。

（4）围针法

围针法是用火针围绕病灶周围针刺的一种刺法。进针点多落在病灶与正常组织交界处。

（5）散刺法

散刺法是以火针疏散地刺在病灶的部位上的一种火针针刺法。一般每隔 1.5cm 刺一针，以浅刺为宜。

（三）强通法

1）施术时要掌握好部位、角度、深度、速度，做到"稳、准、快"。

2）掌握好出血量：强通法中的点刺出血量与疗效相关，体格强壮、气血旺盛者出血量可多，小儿、妇女及年老体弱者则出血量应少；头面、四肢末端出血量宜少，四肢部出血量可多；阳证、实证、热证出血量可多，阴证、虚证、久病出血量则少。

A. 微量：出血量在 0.1ml 以下，即 1 滴左右。主要用于较大面积的浅表疾病。

B. 少量：出血量在 0.5ml 左右，即 10 滴左右。主要用于头面、四肢、指（趾）部穴的急证、热病。

C. 中等量：出血量在 10ml 左右，主要用于一些外科感染性疾病及部分急证。

D. 大量：出血量在 15ml 以上，多用于一些慢性全身性疾病和部分急证、实证。

四、适应证

1）微通法适应证与毫针技术相同。

2）温通法主要用于证属阴寒内盛或阳虚内寒的内科、妇科、儿科病症，如咳嗽、胃脘痛、痛经、小儿咳喘等疾病；证属痰瘀凝滞、阻于经络的外科或皮肤科病症，如瘰疬、疮疡或皮肤赘生物等；证属寒凝气滞血瘀的骨科痛证，如腰背痛、膝关节痛等。

3）强通法主要用于项痹、腰痛、关节扭伤等各种骨科痛证，发热、咽痛、癫狂证属肝阳上亢、风痰上扰夹瘀的各种内科病症。

五、临床应用

1. 高血压

适应证：原发性高血压。

主穴：百会、上星、四神聪、曲池、阳陵泉、合谷、太冲、肾俞。

配穴：肝阳上亢证加肝俞；风痰上扰证加脾俞、膈俞；舒张压偏高时可加关元。

操作方法：按微通法操作规范执行，血压居高不下者可在百会、四神聪、肝俞、上星、膈俞按强通法操作规范执行。

2. 肾结石

适应证：肾结石。

主穴：中极、大赫、蠡沟、中封、关元、水道、肾俞、脾俞。

配穴：热淋加行间；气淋加合谷、太冲；血淋加血海、膈俞；膏淋加气海、足三里；劳淋加足三里。

操作方法：按操作规范执行。中极、大赫、蠡沟、中封、关元、水道用微通法，中极、大赫、蠡沟、中封使用毫针泻法，关元、水道使用毫针补法；关元、肾俞、脾俞用温通法，关元加灸，肾俞、脾俞用小号细火针快速点刺并急按针孔施补法。

3. 高热

适应证：以邪实为主者。

主穴：大椎、曲池、合谷、十二井穴或十宣穴。

配穴：风寒袭表证配风池；风热犯表证配风门；暑湿遏表证配风门、心俞；热郁卫气证配外关、阳陵泉；热入营血证配心俞、膈俞；热入心营证配曲泽、委中；神昏谵语者配水沟、印堂；高热抽搐者配太冲；感染性疾病者加百虫窝、肺俞；过敏性疾病者加内关、阳陵泉、风门；结缔组织病者加云门、地机；恶性肿瘤者加郄门、承山、膏肓；血液病者加血海、膈俞、公孙。

操作方法：曲池、合谷及所有配穴按微通法操作规范执行，大椎、十二井穴、十宣穴按强通法操作规范执行。

4. 下肢静脉曲张

适应证：下肢静脉曲张。

主穴：病灶局部、心俞、委中。

操作方法：按强通法操作规范执行。

5. 腱鞘囊肿

适应证：腱鞘囊肿。

主穴：局部阿是穴。

操作方法：按温通法操作规范执行。需在助手的帮助下，将患部近处关节弯曲至极限，使局部皮肤产生向外的张力，取火针烧红，迅速点刺患部隆起顶部3～5针，把黏液挤干净并消毒，以无菌纱布加压包扎。

6. 特应性皮炎

适应证：各类证型的特应性皮炎。

主穴：皮损局部、阳陵泉、阴陵泉、委中。

配穴：湿热浸淫证加三焦俞、胆俞、肺俞；脾虚湿蕴证加太白、脾俞、胃俞；血虚风燥证加膈俞、肝俞、血海；痒甚而失眠者加风门、安眠、心俞；皮肤溃烂者加肺俞、脾俞、心俞。

操作方法：阳陵泉、阴陵泉、太白、血海、安眠依照微通法操作规范执行；皮损局部、委中及背俞穴按强通法操作规范执行。

六、注意事项

（一）微通法

①注意防止晕针。②睛明、风府、风池、哑门、肩井、背俞穴要注意针刺的方向和深度，不宜过深。③腹部肿瘤患者注意针刺深度。④对于尿潴留等患者在针刺小腹部腧穴时，也应掌握适当的针刺方向、角度、深度等，以免误伤膀胱等器官出现意外事故。

（二）温通法

①避开血管、神经干及内脏器官，以防损伤。②针刺后禁食生冷、辛辣之品，少食鱼虾等发物。③保持针孔清洁干燥，24 小时内不沐浴。④火针点刺后针孔发红、发痒，不要搔抓，可自行消失。

（三）强通法

①严格消毒，以防感染。②刺络时，防止损伤皮下的重要组织，如内脏、神经等。③根据疾病和体质，注意出血量。④预防晕针。

七、禁忌证

（一）微通法

①凝血障碍及有出血倾向者。②孕妇的腹部、腰骶部及针刺后产生较强针感的穴位，如合谷、三阴交、血海等。③局部皮肤感染溃烂者。④小儿囟门未闭时局部禁针。⑤患精神病等不能配合者。

（二）温通法

①孕妇。②局部炎症红肿者。③患高血压、严重心脏病、恶性肿瘤者。④患血友病，有出血倾向者。

（三）强通法

①高热抽搐及凝血机制障碍者。②皮肤溃疡和大血管局部。③严重心肝肾功能不全者。

④孕妇腹部、腰骶部。⑤习惯性流产者。

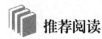 **推荐阅读**

1）符文彬，徐振华. 针灸临床特色技术教程[M]. 北京：科学出版社，2016.

2）许能贵，符文彬. 临床针灸学[M]. 北京：科学出版社，2015.

3）谢新才，王桂玲. 国医大师贺普仁[M]. 北京：中国医药科技出版社，2011.

4）国家中医药管理局. 中医病症诊断疗效标准[M]. 北京：中国医药科技出版社，2012.

5）王国强. 中医医疗技术手册（2013普及版）[M]. 北京：国家中医药管理局，2013.

6）贺喜. 普仁明堂示扶正：贺氏针灸理论精华及临床实录[M]. 长沙：湖南科学技术出版社，2017.

7）贺普仁，王麟鹏. 国家中医药管理局农村中医适宜技术推广专栏（四十一）：贺氏针灸三通法治疗缺血性中风病技术（上）[J]. 中国乡村医药，2010，7：81-83.

8）贺普仁，王麟鹏. 国家中医药管理局农村中医适宜技术推广专栏（四十二）：贺氏针灸三通法治疗缺血性中风病技术（下）[J]. 中国乡村医药，2010，8：82-84.

第三十六节 "督脉十三针"技术

"督脉十三针"是王乐亭于1958年在临床实践中总结出来的一套行之有效的针灸技术，是在"精简、实用、稳效"的原则下，在督脉28个穴位中精选百会、风府、大椎、陶道、身柱、神道、至阳、筋缩、脊中、悬枢、命门、腰阳关、长强13个穴位，故而得名，具有疏通督脉、调和阴阳、补脑益髓、镇惊安神的功效。

一、理论基础

督脉为奇经八脉之一，督者"都"也，总督一身之阳，是沟通大脑与脊髓的主要经脉，是总督全身三阳七脉的枢纽。它循行于腰背正中，行于脊里，自下而上，上达头巅，《素问·骨空论》记载："督脉者，起于少腹以下骨中央……贯脊属肾……上额交巅，上入络脑……侠脊抵腰中，入循膂络肾。"督脉为全身阳脉之主干，手足三阳经均与之会于大椎，阳维脉会于哑门，全身阳经经气皆会于此脉，故督脉为"阳脉之海"，具有调节和振奋人体阳气的作用，在督脉疏通、调节的过程中，以使相应的脑和脊髓起到有效的功能调节与振奋作用。

督脉贯脊属肾，上行属脑，与足厥阴肝经会于巅顶，与肝、肾关系密切，督脉之海空虚，不能上荣充脑，髓海不足，则可见头昏头重，眩晕，健忘；两耳通于脑，脑髓不足则见耳鸣耳聋；督脉"上贯心"，心主神明，"悲哀愁忧则心动，心动则五脏六腑皆摇"，因而督脉受邪，则心神不宁，惊厥不安；督脉沿脊上行，督脉虚衰，经脉失养，则症见脊酸软，伛偻形俯。督脉主司生殖，督脉阳气虚衰，推动、温煦、固摄作用减弱，则背脊畏寒，阳事不举，精冷薄清，遗精，女子小腹坠胀冷痛，宫寒不孕，腰膝酸软；当督脉气盛，阳盛则热，热极生风，甚至热入心包，从而神昏惊厥。

《素问·骨空论》言"督脉入络脑"，因而通过疏调督脉可调脑神。《灵枢·海论》说："脑为髓之海，其输上在于其盖。"故可知通过刺激督脉，可激活脑络。"督脉十三针"所选穴位贯穿整条督脉，有研究指出其循行部位和作用与现代解剖学中脊髓的部位、功能相近似，并且"督脉十三针"的选穴涵盖了脊髓各节段，这与现代神经学科的功能作用基本对应，因而通过针刺及艾灸等，可激发督脉阳气，刺激相应节段，调节周身精、气、神。

督脉十三针包括百会、风府、大椎、陶道、身柱、神道、至阳、筋缩、脊中、悬枢、命门、腰阳关、长强共13个穴。其中大椎、陶道宣通阳气，补阳通络；身柱、神道镇惊健脑通脉；至阳、筋缩、脊中安神定志、强腰脊；悬枢、命门、腰阳关健脾补肾，为元气之根、命门之火。王乐亭认为，长强为督脉起始第一穴，是督脉之根基，是"大梁之底座"，所以在督脉十三针中，最重要的是长强。督脉十三针可用于治疗神志病，热病，腰骶、背、头项局部病症及相应脊柱节段对应的内脏疾病等。

二、操作规范（图2-130）

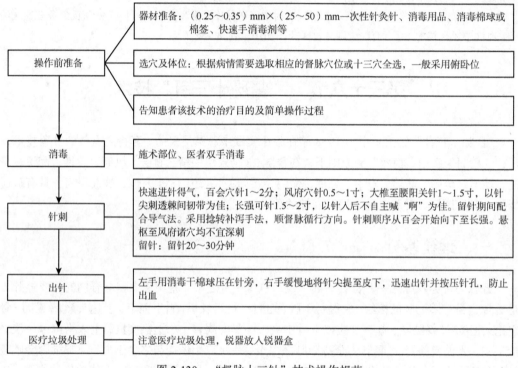

图2-130 "督脉十三针"技术操作规范

三、技术要点

①严格的组方配穴。②重视手法，强调导气。

四、适应证

1. 心脑病症：神经症、阈下抑郁、抑郁障碍、焦虑障碍、睡眠障碍。脑或脊髓病变或损伤引起的各类瘫症、功能障碍，如脑外伤后遗症、外伤性截瘫、脊髓炎、小儿脑性瘫痪、脑血管病后遗症、癫痫、重症肌无力、肌营养不良症、运动神经元疾病、周期性瘫痪、多发性神经炎、脊髓空洞症、慢性疲劳综合征等。

2）痛证：脊柱强痛、腰背酸痛、强直性脊柱炎等。

3）其他：代谢性疾病、甲状腺疾病、经前期紧张综合征、产后抑郁、围绝经期综合征、肠易激综合征、神经性厌食、小儿惊风等。

五、临床应用

1. 情志病

适应证：神经症、抑郁症、围绝经期综合征、睡眠障碍等。

主穴：百会、风府、大椎、陶道、身柱、神道、至阳、筋缩、脊中、悬枢、命门、腰阳关、长强。

操作方法：按操作规范执行。

2. 中风恢复期或后遗症期

适应证：中风恢复期或后遗症期。

主穴：百会、风府、大椎、陶道、身柱、神道、至阳、筋缩、脊中、悬枢、命门、腰阳关、长强。

操作方法：按操作规范执行。

3. 各类瘫证

适应证：脊髓炎、脑外伤后遗症、外伤性截瘫等。

主穴：百会、风府、大椎、陶道、身柱、神道、至阳、筋缩、脊中、悬枢、命门、腰阳关、长强。

操作方法：按操作规范执行。

4. 强直性脊柱炎

适应证：强直性脊柱炎。

主穴：百会、风府、大椎、陶道、身柱、神道、至阳、筋缩、脊中、悬枢、命门、腰阳关、长强。

操作方法：按操作规范执行。

5. 癫痫

适应证：癫痫各证。

主穴：百会、风府、大椎、陶道、身柱、神道、至阳、筋缩、脊中、悬枢、命门、腰阳关、长强。

操作方法：按操作规范执行。

6. 小儿惊风

适应证：小儿惊风属阳证者。

主穴：百会、风府、大椎、陶道、身柱、神道、至阳、筋缩、脊中、悬枢、命门、腰阳关、长强。

操作方法：按操作规范执行。

六、注意事项

①针刺过程中注意调气。②体质虚弱者，针刺手法不宜过强，注意防止晕针。③针刺操作时注意针刺方向、角度、深度等，防伤脊髓等脏器。

七、禁忌证

①有凝血障碍、出血倾向者。②孕妇不宜刺腰骶部腧穴。③皮肤局部有感染、溃疡、瘢痕或恶性肿瘤者。④患精神病等不能配合者。

 推荐阅读

1）闫松涛. 浅谈督脉十三针治疗情志病的临床应用[J]. 中国民间疗法，2016，24（4）：22-23.

2）孙敬青，魏嘉，姜韩雪. 王乐亭针灸处方临床应用进展[J]. 继续医学教育，2016，30（5）：146-148.

3）闫松涛. 钮韵铎"督脉十三针"刺法经验[J]. 中国民间疗法，2020，28（24）：15-16.

4）罗亚男，赵征宇，王伟臣，等. 赵征宇应用督脉十三针论治颈椎病的思路探讨[J]. 四川中医，2015，33（9）：7-8.

5）周超华. 督脉十三针联合腹针治疗顽固性失眠随机平行对照研究[J]. 实用中医内科杂志，2015，29（2）：144-147.

6）刘俊，李彬，王麟鹏，等. 王乐亭"督脉十三针"治疗进行性核上性麻痹临床观察[J]. 北京中医药，2020，39（5）：106-108.

7）戴求福，王少松，刘璐，等. 从"治痿首重督脉"谈名医王乐亭治痿的学术思想[C]. 中国针灸学会. 新时代新思维新跨越新发展——2019中国针灸学会年会暨40周年回顾论文集，武汉，2019.

8）张俊英. 金针王乐亭经验集[M]. 北京：人民卫生出版社，2015.

9）钮韵铎. 金针再传——跟师王乐亭临证随笔及经验选穴[M]. 北京：中国中医药出版社，2019.

第三十七节　靳三针技术

靳三针技术是靳瑞在中医针灸辨证基础上每次取三针组穴为主以治疗疾病的一种针灸技术。"靳三针"是他和门下弟子多年从事教学、临床工作的归纳总结，被誉为"岭南针灸新学派"。"靳三针"具备独特的组穴原则、配穴方法、针刺手法。其符合"法于道，和于术，顺于人"之中医诊治疾病原则。

一、理论基础

"靳三针"名曰"三针"，其义精深，"三针"指某种疾病以三个特定的穴位治疗；"三"也是单数，属阳，是少阳，阳气初生，朝气蓬勃，渐而隆盛；"三"谐音"生"，生生不息，无限扩展之意。其理论基础来源于靳瑞教授40余年临床经验的总结，及对古今著名医家取穴规律的总结研究。

二、选穴特点

1. 选用特定穴

根据十二经走行，"经络所过即主治所及"，选用特定穴，如胃三针，胃的募穴中脘、胃经合穴足三里、通于阴维脉并与冲脉会于胃心胸的八脉交会穴内关穴。三穴分别由胃腑的募穴、胃经的合穴、通过奇经八脉联系胃的内关穴，合而为胃三针，是治疗胃腑相关疾病的最重要的穴位组合。

2. 病灶周围选穴

对于疾病局部症状较为突出，病变所涉及组织、器官比较单一的病症，选用病灶周围的三个穴位来治疗，如肩三针、鼻三针、耳三针、眼三针等。这类组方，通过病变最近部位的经穴调和气血，效果直接、明显。

3. 根据腧穴相同或相近主治作用选穴

对于如脑瘫一类疑难杂症，将主治相同或相近的穴位组合起来，以增加其协同作用，增强疗效。如智三针由神庭、本神（左右两穴）组成，三个穴位均含有"神"字，其意即是协同作用增强了各自治疗精神意识方面病症的功效。

三、穴组的定位与主治

（1）四神针

定位：百会穴前后左右各旁开 1.5 寸。

主治：智力低下、痴呆、头痛、头晕。

针法：针尖向外方斜刺 0.8～1 寸。

（2）智三针

穴组：神庭穴为第一针，左右两本神穴为第二、三针。

定位：神庭在头部当前发际正中直上 0.5 寸。本神在与头维穴连线的内 2/3 与外 1/3 的交点处。

主治：智力低下、精神障碍。

针法：针尖向下或向上平刺 0.8～1 寸。

（3）脑三针

穴组：脑户穴和左右脑空穴。

定位：脑户穴在后头部，当枕外粗隆上凹陷处。脑空在脑户穴左右各旁开 1.5 寸处。

主治：肢体活动障碍、躯体不平衡、后头痛。

针法：针尖向下沿皮刺 0.8～1 寸。

（4）舌三针

定位：以拇指一、二指骨间横纹平贴于下颌前缘，拇指尖处为第一针，其左右各旁开 1 寸处为第二、三针。

主治：语言障碍、发音不清、哑不能言、流涎、吞咽障碍。

针法：各穴均直刺 0.5～0.8 寸。

（5）颞三针

定位：耳尖直上发际上 2 寸为第一针，在第一针水平向前后各旁开 1 寸为第二、三针。

主治：脑血管意外、脑外伤所致的半身不遂、口眼㖞斜、脑动脉硬化、偏头痛、帕金森病、脑萎缩、老年性痴呆、耳鸣、耳聋。

针法：针尖向下沿皮下平刺 1.2～1.5 寸。

（6）定神针

穴组：印堂上 0.5 寸为定神 I 针，左阳白上 0.5 寸为定神 II 针，右阳白上 0.5 寸为定神 III 针。

定位：印堂在两眉间中点。阳白在眉上 1 寸直对瞳孔。

主治：注意力不集中、斜视、前额头痛、眼球震颤、眩晕、视力下降。

针法：沿皮下向下直刺 0.5～0.8 寸。

（7）晕痛针

穴组：四神针、印堂、太阳。

定位：太阳在颞侧，瞳子髎穴外 0.8 寸凹陷中。

主治：头晕、头痛、头顶痛、偏头痛、前额痛。

针法：直刺 0.5～0.8 寸，进针后不提插捻转，可用刮针。

（8）面肌针

穴组：①眼肌痉挛：四白、下眼睑阿是穴。②口肌痉挛：地仓、口禾髎、迎香。

定位：四白在眼正视瞳孔下约 1 寸之眶下孔中。下眼睑阿是穴在下眼睑中间之皮下。地仓在口角旁 0.4 寸。口禾髎在水沟穴旁开 0.5 寸。迎香见鼻三针。

主治：眼肌痉挛、口肌痉挛。

针法：四白直刺或斜刺 0.5～0.8 寸，下眼睑阿是穴向鼻沿皮下平刺 0.5 寸，地仓向颊车平刺 0.5～0.8 寸，口禾髎向下关平刺 0.8 寸。

（9）叉三针

穴组：太阳、下关、阿是穴。

定位：下关在颧弓下凹陷中，阿是穴指三叉神经痛的局部，太阳见晕痛针。

主治：三叉神经痛。

针法：各穴均直刺 0.5～0.8 寸深。

（10）面瘫针

穴组：①额睑瘫：阳白、太阳、四白。②口面瘫：翳风、迎香、地仓颊车互透、水沟。

定位：阳白、太阳、四白、地仓、迎香见晕痛针、面肌针、鼻三针，翳风在耳垂后凹陷中。水沟为人中沟上 1/3 与下 2/3 交点。

主治：面神经瘫痪、中风口眼㖞斜。

针法：翳风在耳后凹陷中央向前直刺 0.8～1 寸，水沟向上斜刺 0.5 寸。

（11）突三针

穴组：水突、扶突、天突。

定位：水突在喉结旁开与胸锁乳突肌前缘之交点，扶突在喉结旁开 3 寸、胸锁乳突肌的胸骨头和锁骨头之间，天突在胸骨上窝的正中。

主治：甲状腺肿大、甲状腺囊肿。

针法：水突沿皮向气管斜刺 0.5~0.7 寸，扶突沿皮向气管斜刺 0.5~0.7 寸，天突先直刺 0.3 寸，再将针柄提高向胸骨后斜刺 0.3 寸。诸穴进针后不提插，只捻针或刮针。

（12）眼三针

定位：眼Ⅰ在睛明穴上 1 分。眼Ⅱ在瞳孔直下，当眶下缘与眼球之间。眼Ⅲ在目正视瞳孔直上，当眶上缘与眼球之间。

主治：视神经萎缩、视网膜炎、黄斑变性、弱视等内眼疾病。

针法：凡刺眼三针均嘱患者闭目，医者以左手轻固定眼球，右手持针，缓慢捻转进针。进针后不作捻转、提插，可用拇指指甲轻刮针柄。出针时用干棉球轻压针孔片刻，以防出血。针眼Ⅰ轻推眼球向外侧固定，缓慢垂直进针 1~1.2 寸。针眼Ⅱ轻推眼球向上方固定，紧靠眼眶下缘缓慢垂直进针 1~1.2 寸，针尖可向上斜进。针眼Ⅲ轻推眼球向下固定，紧靠眼眶上缘缓慢直刺 1~1.2 寸，针尖可先向上微斜进再向后斜进。

（13）鼻三针

穴组：迎香、鼻通（上迎香）、印堂或攒竹。

定位：迎香在鼻翼外缘中点旁，当鼻唇沟中。攒竹在面部当眉头陷中眶上切迹处。印堂在额部当两眉头中间。鼻通在鼻部鼻骨下凹陷中，鼻唇沟上端尽处。

主治：过敏性鼻炎、急性鼻炎、鼻窦炎、鼻衄、嗅觉障碍。

针法：针迎香针尖向鼻翼平刺 5~8 分，针鼻通针尖向下平刺 5 分，针攒竹、印堂针尖向下平刺 3~5 分。

（14）耳三针

穴组：听宫、听会、完骨。

定位：听宫在面部耳屏的前方，下颌骨髁状突的后方，张口时呈凹陷处。听会在面部，当耳屏间切迹的前方，下颌骨髁的后缘、张口有凹陷处。完骨在后头部，当耳后乳突的后下方凹陷处。

主治：耳聋、耳鸣。

针法：听宫、听会张口取穴，直刺 1~1.5 寸深。完骨穴向前上方直刺 1~1.5 寸深。耳三针针后均不提插，可用拇指刮针柄法或轻捻转法。

（15）手三针

穴组：合谷、曲池、外关。

定位：合谷在手背第一、二掌骨之间，平第二掌骨中点凹陷中。曲池在肘部，屈肘成直角时，肘横纹头与肱骨外上髁连线的中点。外关在腕背横纹上 2 寸，桡骨与尺骨之间。

主治：上肢瘫痪、麻痹、疼痛、感觉障碍。

针法：合谷、外关均直刺 0.8~1.2 寸深，曲池直刺 1~1.2 寸深。

（16）足三针

穴组：足三里、三阴交、太冲。

定位：足三里在小腿前外侧，犊鼻下3寸，距胫骨前嵴一横指（中指）。三阴交在小腿内侧，当足内踝尖上3寸，胫骨内侧缘后方。太冲在足背侧，当第一、二跖骨间隙凹陷处。

主治：下肢感觉或运动障碍、下肢瘫痪或疼痛。

针法：足三里、三阴交直刺1~1.5寸，太冲直刺5~8分。

（17）手智针

穴组：内关、神门、劳宫。

定位：神门在腕部，腕掌侧横纹尺侧端，尺侧屈腕肌腱桡侧凹陷处。劳宫在手掌心，当第二、三掌骨之间，握拳屈指时中指尖处。内关在掌侧，腕横纹上2寸，掌长肌腱与桡侧屈腕肌腱之间。

主治：智力障碍儿童多动症、动多静少、癫痫、失眠。

针法：直刺0.5~0.8分。

（18）足智针

定位：涌泉穴为第一针，趾跖关节横纹至足跟后缘连线中点为第二针（泉中），平第二针向内旁开一指为第三针（泉中内）。

主治：智力障碍儿童自闭症、多静少动、哑不能言。

针法：直刺0.5~0.8寸。

（19）肩三针

定位：肩髃穴为第一针，同水平前方2寸为第二针，同水平后方2寸为第三针。

主治：肩周炎、肩关节炎、上肢瘫痪、肩不能举。

针法：针尖与穴位成90°，直刺0.8~1寸。

（20）膝三针

穴组：膝眼、梁丘、血海。

定位：膝眼在屈膝，髌韧带两侧凹陷中。梁丘在屈膝，髌骨外上方2寸。血海在屈膝，髌骨内缘上方2寸处，当股四头肌侧头的隆起处。

主治：膝关节肿痛或无力、膝骨质增生。

针法：直刺0.8~1.2寸。

（21）腰三针

穴组：肾俞、大肠俞、委中。

定位：肾俞在腰部，当L_2棘突下，左右各旁开1.5寸。大肠俞在腰部，当L_4棘突下，左右各旁开1.5寸。委中在腘窝横纹中点，当股二头肌腱与半腱肌腱的中间。

主治：腰痛、腰椎增生、腰肌劳损、性功能障碍、遗精、阳痿、月经不调。

针法：均直刺1.2~1.5寸。

（22）颈三针

穴组：天柱、百劳、大杼。

定位：天柱在颈部，大筋（斜方肌）外缘之后发际凹陷中，约当后发际正中旁开 1.3 寸。百劳在大椎直上 2 寸左右各旁开 1 寸。大杼在背部，当 T_1 棘突下，旁开 1.5 寸。

主治：颈椎病、颈项强痛。

针法：三穴均直刺 0.8～1 寸。

（23）背三针

穴组：大杼、风门、肺俞。

定位：大杼在背部，T_1 棘突下，旁开 1.5 寸。风门在背部，T_2 棘突下，旁开 1.5 寸。肺俞在背部，T_3 棘突下，旁开 1.5 寸。

主治：支气管炎、哮喘、背痛。

针法：向脊柱方向斜刺 0.5～0.7 寸。

（24）踝三针

穴组：解溪、太溪、昆仑。

定位：解溪在足背与小腿交界处的横纹中央凹陷中，当拇长伸肌腱与趾长伸肌腱之间。太溪在足内侧，内踝尖与跟腱之间的凹陷处。昆仑在足部外踝后方，当外踝尖与跟腱之间的凹陷处。

主治：踝关节肿痛、活动障碍，足跟痛。

针法：直刺 0.8～1 寸。

（25）坐骨针

穴组：坐骨点、委中、昆仑。

定位：俯卧位，坐骨点在臀沟尽头部，以二至五指并拢平放，在小指旁与臀沟尽头平高是穴。委中在腘横纹中点。昆仑在外踝尖与跟腱之间凹陷中。

主治：坐骨神经痛。

针法：坐骨点用挟持进针法，以酒精棉球包裹 3～4 寸长针的针体下段，露出针尖，垂直插入皮肤，过皮后，以左手指挟棉球、扶针体，左手捻针柄，边捻边进约 2 寸，有麻痹感向足趾传导时可停止进针。委中、昆仑直刺 0.8～1.2 寸。

（26）痿三针

穴组：①上肢痿：曲池、合谷、尺泽。②下肢痿：足三里、三阴交、太溪。

定位：曲池、合谷见手三针，尺泽在上肢腕侧，肘横纹桡侧与肱二头肌腱交点处。足三里、三阴交见足三针。太溪在内踝尖与跟腱连线中点凹陷中。

主治：肢体肌肉痿弱、无力、活动障碍。

针法：诸穴均直刺 0.8～1.2 寸。

（27）脂三针

穴组：内关、足三里、三阴交。

定位：内关见胃三针，足三里、三阴交见足三针。

主治：高脂血症、动脉硬化、冠心病、中风后遗症。

针法：内关直刺 0.5～0.8 寸深，足三里、三阴交均直刺 1～1.5 寸。

（28）胃三针

穴组：中脘、内关、足三里。

定位：中脘在上腹部，前正中线上，当脐中上 4 寸。内关在前臂掌侧，当曲泽与大陵的连线上，腕横纹上 2 寸，掌长肌腱与桡侧屈腕肌腱之间。足三里见足三针。

主治：胃脘痛、胃炎、胃溃疡、消化不良。

针法：中脘、内关直刺 5～8 分，足三里直刺 1～1.5 寸。

（29）腹三针

穴组：天枢、关元、上巨虚。

定位：天枢在腹中部，平脐左右各旁开 2 寸。关元在腹部，当脐中下 3 寸。上巨虚在小腿前外侧，当膝下 6 寸，距胫骨前嵴外开一横指（中指）。

主治：腹痛、肠炎、痢疾、便秘。

针法：天枢、关元直刺 0.8～1 寸，上巨虚直刺 1～1.5 寸。

（30）胆三针

穴组：日月、期门、阳陵泉。

定位：日月在上腹部，当乳头直下，与第七肋间隙的交点，任脉旁开 4 寸。期门在胸部，当乳头直下，与第六肋间隙的交点，任脉旁开 4 寸。阳陵泉在小腿外侧，当腓骨头前下方凹陷处。

主治：胆腑疾病。

针法：日月、期门平刺 0.8～1 寸，阳陵泉直刺 1～1.5 寸。

（31）尿三针

穴组：关元、中极、三阴交。

定位：中极在下腹部任脉上，当脐中下 4 寸。关元见腹三针。三阴交见足三针。

主治：泌尿系统疾病、腹痛。

针法：关元、中极直刺 0.7～1.2 寸，三阴交直刺 1～1.5 寸。

（32）阳三针

穴组：关元、气海、肾俞。

定位：关元见腹三针。肾俞见腰三针。气海在下腹部，当脐中下 1.5 寸。

主治：阳痿、遗精、不育症。

针法：关元、气海直刺 0.8～1 寸。肾俞直刺 1.2～1.5 寸。

（33）阴三针

穴组：关元、归来、三阴交。

定位：关元见腹三针。三阴交见足三针。归来在下腹部，当脐中下 4 寸，任脉旁开 2 寸。

主治：月经不调、不孕症、盆腔炎。

针法：关元、归来直刺 0.8～1.2 寸，三阴交直刺 1～1.5 寸。

（34）闭三针

穴组：十宣、涌泉、水沟。

定位：十宣在十指尖端。涌泉在足底正中线前 1/3 与后 2/3 交点处。水沟见面瘫针。

主治：中风、昏迷不醒、休克。

针法：十宣进针 2 分，捻针并放血 3 滴。涌泉直刺 0.8～1 寸，强捻针。水沟直刺 0.5 寸。

（35）脱三针

穴组：百会、神阙、水沟。

定位：百会在两耳尖直上头部正中。神阙在脐窝中间。水沟见面瘫针。

主治：中风脱证。

针法：以灸为主。百会、神阙用隔盐灸或隔姜灸，艾炷宜稍大。一次灸 10 壮。水沟向上斜刺 0.5～0.8 寸，留针，捻针。脱三针以脉复汗止、肢暖、清醒为度，如未清醒 0.5 小时后可再灸。

（36）脑呆针

穴组：四神针、水沟、涌泉。

定位：四神针见晕痛针。涌泉见闭三针。水沟见面瘫针。

主治：老年性痴呆。

针法：四神针见晕痛针，涌泉见闭三针，水沟见面瘫针。

（37）肥三针

穴组：中脘、带脉、足三里。

定位：中脘见胃三针。足三里见足三针。带脉在胁部，腋中线与脐横线交点处。

主治：肥胖症，尤以腹部肥大为佳。

针法：足三里直刺 1～1.5 寸。针带脉针尖向脐，沿皮下横刺 3～3.5 寸。针中脘针尖向关元，沿皮下平刺 2～3 寸。

（38）痫三针

穴组：内关、申脉、照海。

定位：内关见胃三针。申脉在外踝正下方，骨下缘凹陷中。照海在内踝正下方，骨下缘凹陷中。

主治：癫痫、足内翻、足外翻。

针法：直刺 0.5～0.8 寸。

（39）乳三针

穴组：乳根、膻中、肩井。

定位：乳根在胸部，当乳头直下，乳房根部，第五肋间隙，距前正中线 4 寸。膻中，仰卧位，在胸部，前正中线上，平第四肋间隙，两乳头连线的中点。肩井在肩上，前直对乳中，当大椎穴与肩峰端连线的中点。

主治：乳腺增生、乳汁不足、良性肿块。

针法：乳根穴从肋骨下缘进针，向上斜刺 0.5～0.8 寸，膻中平刺 0.3～0.5 寸，肩井直刺 0.3～0.5 寸。

（40）褐三针

穴组：颧髎、太阳、下关。

定位：太阳见晕痛针。下关见叉三针。颧髎在瞳子髎直下，颧骨下缘凹陷中。

主治：黄褐斑、黑斑。

针法：颧髎针 0.5～1 寸，针刺方向视黄褐斑多的部位决定，太阳、下关直刺 0.5～0.8 寸。

四、操作手法

靳瑞教授认为，施针时必神闲气定、专心致志，正如《灵枢·九针十二原》所云："持针之道，坚者为宝，正指直刺，无针左右，神在秋毫，属意病者。"他持针常以右手拇、食、中指挟持针柄，将针垂直放于穴位上，然后用拇、食两指互相推前退后，捻动针柄，在捻转时适当用力压下，边压边捻边体会手下针感，得气即止。捻转时要求医生集中精神运用腕力和指力到针上，并注意针体垂直，不要弯曲，转动应小于 90°，以免滞针。靳瑞认为这种进针方式随着针尖接触皮肤至针入皮下、肌层，患者精神亦高度集中于所刺激之穴位，这样不仅达到了"从卫取气，从营致气"的目的，而且医患双方神气贯通，疗效更为显著。针刺应做到"有根""有神"，所谓"有根"即指针体应能竖直挺立，不可松松垮垮；"有神"，是指针下要有沉紧感，即"如鱼之吞钩"之得气，若如针败则应候气、催气。

入针手法：两神合一，用意在针，得气为度。所谓两神合一，即医者之神与患者之神合于施针穴位上。缓慢捻转进针法是"靳三针"的独特入针手法，该手法强调一触、一快、一慢，一触是指针刺前针尖要接触皮肤；一快是指过皮要快；一慢是指过皮后缓慢进针并寻求得气。

行针手法："靳三针"往往采取捻转飞法，即"飞针"手法。"飞法"的操作是用拇指与食、中指相对捏持针柄，一捻一放，捻时食、中指内屈，放时食、中指外伸，搓动针柄，如此连做 3 次，整个手呈小鸟飞状。飞法能加强针感，促使得气。

补泻手法："靳三针"常用的补泻手法包括补法、泻法和导气法。"靳三针"的针法补泻往往采用提插补泻法，并强调提插补泻要在得气的前提下，在五输穴上进行补泻。

五、操作规范（图 2-131）

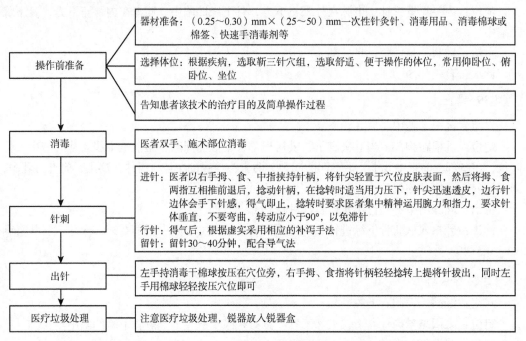

操作前准备	器材准备：（0.25～0.30）mm×（25～50）mm一次性针灸针、消毒用品、消毒棉球或棉签、快速手消毒剂等
	选择体位：根据疾病，选取靳三针穴组，选取舒适、便于操作的体位，常用仰卧位、俯卧位、坐位
	告知患者该技术的治疗目的及简单操作过程
消毒	医者双手、施术部位消毒
针刺	进针：医者以右手拇、食、中指挟持针柄，将针尖轻置于穴位皮肤表面，然后将拇、食两指互相推前退后，捻动针柄，在捻转时适当用力压下，针尖迅速透皮，边行针边体会手下针感，得气即止。捻转时要求医者集中精神运用腕力和指力，要求针体垂直，不要弯曲，转动应小于90°，以免滞针 行针：得气后，根据虚实采用相应的补泻手法 留针：留针30～40分钟，配合导气法
出针	左手持消毒干棉球按压在穴位旁，右手拇、食指将针柄轻轻捻转上提将针拔出，同时左手用棉球轻轻按压穴位即可
医疗垃圾处理	注意医疗垃圾处理，锐器放入锐器盒

图 2-131 靳三针技术操作规范

六、技术要点

①强调病症结合。②掌握组穴规律。③把握操作方法。

七、适应证

1）痛证：头痛、三叉神经痛、腕关节痛、坐骨神经痛、膝关节痛等。

2）心脑病症：孤独症、智力障碍、儿童脑瘫、小儿多动障碍、抽动障碍、中风后遗症、痴呆、帕金森病、癫痫等。

3）其他疾病：过敏性鼻炎、视神经萎缩、耳聋、肥胖症、高脂血症、胃下垂、黄褐斑等。

八、临床应用

1. 孤独症

适应证：以不愿沟通、兴趣低下、智力发展滞后为主要表现的孤独症。

主穴：头四项（四神针、颞三针、脑三针、智三针），舌三针，手三针，手智针，足三针，足智针，风池，哑门。

配穴：心肝火盛证加少府、行间；肾精亏虚证加太溪。

操作方法：按操作规范执行。

2. 儿童脑瘫

适应证：以肢体运动障碍和言语障碍为主要表现的儿童脑瘫。

主穴：四神针、颞三针、脑三针、智三针。

配穴：上肢运动障碍者加手三针；下肢运动障碍者加足三针；颈软无力者加颈三针；腰软无力者加腰三针。

操作方法：按操作规范执行。

3. 小儿多动障碍

适应证：小儿多动障碍。

主穴：百会、四神针、颞三针。

配穴：脑户、神庭、内关、神门、足三里，根据患儿的不同临床表现作针对性的选穴。

操作方法：按操作规范执行。

4. 过敏性鼻炎

适应证：过敏性鼻炎。

主穴：鼻三针。

配穴：前额头痛时加攒竹。

操作方法：按操作规范执行。针刺迎香向上平刺透上迎香，采用捻转补法，使穴位局部胀痛扩散至鼻部，有时患者可流泪。上迎香向下平刺，采用捻转补法，使局部酸胀扩散至鼻额、眼球部。印堂沿皮下向鼻根方向捻转透刺，采用平补平泻法，得气后继续捻转数秒，鼻根部呈持续性酸胀感觉后留针。

5. 视神经萎缩

适应证：以视野变化、视力减退甚至视力消失为主要表现的视神经萎缩。

主穴：眼三针。

配穴：心脾两虚证加内关、公孙；脾肾阳虚证加肾俞、命门、腰阳关；肝郁化火证加肝俞；气滞血瘀证加血海、章门。

操作方法：按操作规范执行。

6. 耳聋

适应证：突发性听力下降的耳聋。

主穴：耳三针。

配穴：风邪外犯证加风池；肝火上炎证加肝俞；肾气亏虚证加肾俞；肝肾亏虚证加肾俞、肝俞。

操作方法：按操作规范执行。

九、注意事项

①对初次接受治疗的患者，应做好解释工作，消除其恐惧心理。对惧针患者，应注意针刺顺序，可先针不易被看到的穴位，后针容易被看到的穴位。②选穴宜少，手法宜轻，双手协同。③注意晕针的预防和处理。

十、禁忌证

①妊娠妇女的腹部、腰骶部。②有出血倾向者。③局部皮肤感染、溃疡或恶性肿瘤者。

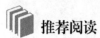 **推荐阅读**

1）庄礼兴. 靳瑞学术思想及靳三针疗法经验集成[M]. 北京：人民卫生出版社，2016.

2）袁青. 靳三针问答图解[M]. 广州：广东经济出版社，2003.

3）赖新生. 靳三针疗法大全[M]. 广州：花城出版社，2016.

4）刘刚. 靳三针疗法 临床彩色图解[M]. 北京：化学工业出版社，2018.

5）符文彬，许能贵. 针灸临床特色疗法[M]. 北京：中国中医药出版社，2011.

第三十八节　岭南陈氏飞针技术

岭南陈氏飞针是进针时用拇、食、中三指指腹握持针柄，拇指内收，食、中指同步外展，将针快速转动，在针处于快速转动时，通过腕指力将针旋转刺入皮下的一种快速旋转进针法（图 2-132）。快速旋转进针法是陈全新幼承庭训，传承祖辈，60 余年工作，参考古今多种刺法的优点，经多年研究，在"无痛进针法"和"透电进针法"的基础上改进而独创的一种飞针技术。本手法与岭南陈氏分级补泻手法及陈氏导气手法统称岭南陈氏针法，临床结合其特定经验和辨证取穴，以治疗各种临床疾病。

一、理论基础

陈全新长期致力于无痛进针法的研究，他对古今进针法作了详尽的分析、比较，在苏联"无痛分娩法"和我国梁洁莲所创"无痛注射法"启发下，经过长时间临床探索，在 20 世纪 50 年代初创造出"牵压捻点法"和"压入捻点法"两种无痛进针法，前者是参照古法之平掌押手法及单刺手捻转法综合改进而成，适用于一般刺

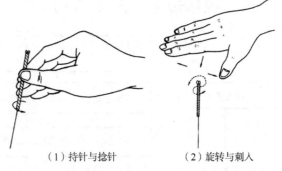

（1）持针与捻针　　　　（2）旋转与刺入

图 2-132　快速旋转进针法示意图

激点及身体各部位进针。后者参照古法之拇、食指押手和刺入捻转法综合改进而成，适用于长针刺激时用（如针环跳穴）。此两种无痛进针法的特点是应用刺激点旁押手法和运用均匀的捻转、点压手法进针，因而可借错觉影响，分散患者注意力和减弱末梢神经敏感度，在避免污物接触针体的严格消毒原则下，达到无痛进针的效果。

20 世纪 50 年代后期，一贯对技术精益求精的陈全新在上述无痛进针法基础上作更进一步的创新，他应用电针机原理，创造出"透电进针法"。这种新的进针法主要是借着透电"押手"，使针刺局部末梢神经产生短暂麻痹感而消除针刺时过敏痛觉，故能更有效地减轻患者针刺痛感，而且该法更易于医者掌握与推广。

如果说陈全新的上述进针法是受窦默《标幽赋》中"左手重而多按，欲令气散，右手轻而徐入，不痛之因"的启示所创，那么 20 世纪 70 年代他的快速旋转进针法则受何若愚《流注指微赋》"针入贵速，既入徐进"的影响而独创。其快速旋转进针法集多种刺法优点，由于针是快速旋转刺入，故穿透力强，刺入迅速，痛感极微，而且由于医者持针手指不接触针体，故能更有效地防止污染，达到无菌、无痛、准确、快速的效果，深受患者欢迎。其快速旋转进针法多次在国内外学术交流会上现场示范表演，得到同行的好评。

二、陈氏飞针的练习步骤

1）徒手练习：主要是锻炼腕、指的配合，上肢肌肉放松，拇指指腹平放在稍弯曲的食、中指指腹前端，当拇指向后拉的同时，食、中指向前推（这是推动针旋转的动作），腕随着惯性向前后伸展，如鸟展翅飞状。经反复练习，如指及腕动作协调，则可转入第二阶段捻针练习。

2）捻针：将针先插在纸垫或结实的棉垫上，刺手的拇、食、中三指如上法转动针柄，目的是增强指力，使动作协调。这是进针的基本功，必须坚持锻炼。

3）持针垂直旋转刺入：这是飞针的初级动作。开始时可选用 0.5 寸毫针，针尖距刺入点 0.2～0.3 寸垂直旋转刺入，抵刺入点前加速旋转并放针（如放针过早则刺入力量不足，不能过皮，放针太慢则形成反弹力或弯针），以后可随熟练程度改用 1 寸毫针，垂直旋转刺入主要是锻炼指、腕力的进一步配合，以及控制刺入点准确。

4）放在刺入点旁，当手向刺入点移动时，持针指即搓动，针旋转至高速并抵刺入点时，随着刺手向前移动的惯性，用指、腕将针弹刺入穴内。

三、操作规范（图 2-133）

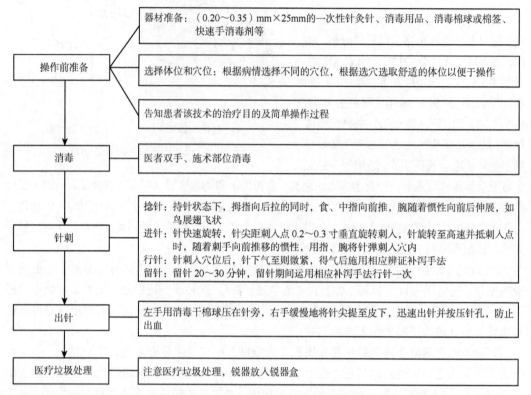

操作前准备 —— 器材准备：（0.20～0.35）mm×25mm的一次性针灸针、消毒用品、消毒棉球或棉签、快速手消毒剂等

选择体位和穴位：根据病情选择不同的穴位，根据选穴选取舒适的体位以便于操作

告知患者该技术的治疗目的及简单操作过程

消毒 —— 医者双手、施术部位消毒

针刺 —— 捻针：持针状态下，拇指向后拉的同时，食、中指向前推，腕随着惯性向前后伸展，如鸟展翅飞状
进针：针快速旋转，针尖距刺入点 0.2～0.3 寸垂直旋转刺入，针旋转至高速并抵刺入点时，随着刺手向前推移的惯性，用指、腕将针弹刺入穴内
行针：针刺入穴位后，针下气至则微紧，得气后施用相应辨证补泻手法
留针：留针 20～30 分钟，留针期间运用相应补泻手法行针一次

出针 —— 左手用消毒干棉球压在针旁，右手缓慢地将针尖提至皮下，迅速出针并按压针孔，防止出血

医疗垃圾处理 —— 注意医疗垃圾处理，锐器放入锐器盒

图 2-133   岭南陈氏飞针技术操作规范

四、技术要点

①必须具有一定的指、腕力。②紧握针柄，旋转要快而有力。③投针入皮时恰当距离是针尖距皮肤 0.2～0.3 寸。④水平旋转与垂直刺入的力必须平衡。

五、适应证

1）内科病症：中风偏瘫、面瘫、帕金森病、失眠、焦虑抑郁、高血压、冠心病、2 型糖尿病、慢性胃肠炎、高脂血症、痛风性关节炎。

2）骨科病症：颈椎病、颈肩综合征、腰椎间盘突出症、肩周炎、腕管综合征、骨性关节炎等。

3）妇科病症：多囊卵巢综合征、卵巢早衰、不孕不育、月经不调、子宫腺肌症、痛经等。

4）儿科病症：小儿脑瘫、自闭症、百日咳、小儿疳积、便秘等。

5）眼科病症：视疲劳、干眼症、视神经萎缩、眼底病、黄斑病变等。

6）耳鼻喉科病症：神经性耳鸣、梅尼埃病、过敏性鼻炎、慢性鼻炎等。

7）皮肤科病症：特应性皮炎、湿疹、荨麻疹、痤疮、脱发、银屑病、白癜风等。

8）其他：疲劳综合征、肥胖症等。

六、临床应用

1. 失眠

适应证：原发性失眠。

主穴：三阴交、神门、安眠。

配穴：肝郁化火证加太冲、太溪；痰热内扰证加丰隆；阴虚火旺证加大陵、太溪；心脾两虚证加足三里、内关；心胆气虚证加足临泣；瘀扰心神证加内关、膈俞。

操作方法：按操作规范执行。

2. 坐骨神经痛

适应证：原发性或继发性坐骨神经痛。

主穴：足太阳型，取秩边、委中、昆仑。足少阳型，取环跳、阳陵泉、绝骨。

配穴：腰痛者配三焦俞、肾俞或痛点；大腿牵痛者刺殷门或风市；小腿痛者刺承山；胸腹胀满者加内关、足三里；头晕痛者配印堂或风池；偏寒者灸肝俞、膈俞、八髎、足三里；偏湿者灸脾俞、肾俞、大肠俞、膀胱俞。

操作方法：按操作规范执行。

3. 面瘫

适应证：周围性面瘫。

主穴：合谷、颊车、运动下区（对侧）。

配穴：风寒犯络证加足三里、翳风；风热滞络证加曲池；热毒阻络证加曲池、太冲；血瘀伤络证加血海、膈俞。

操作方法：按操作规范执行。

4. 颈椎病

适应证：颈椎病。

主穴：颈百劳、外关。

配穴：风寒证加风池、足三里、肾俞；气滞血瘀证加太冲、肝俞、膈俞、肾俞。头沉重感者配百会；头痛者配风池、太阳；耳鸣者加听会、听宫、耳门；眩晕者配百会、大椎；视朦者刺攒竹、鱼腰、光明；颈肩、上肢痹者加新设、肩髃、合谷；下肢痹者配阳陵泉、血海、委中、太溪；食欲不振者配阴陵泉、足三里；胸闷、心悸者加内关、心俞。

操作方法：按操作规范执行。

5. 荨麻疹

适应证：急慢性荨麻疹。

主穴：曲池、合谷、血海、委中、膈俞。

配穴：风热犯表证加大椎、风池；风寒束表证加风门、肺俞；胃肠积热证加足三里、天枢；血虚风燥证加足三里、三阴交。

操作方法：按操作规范执行。

6. 胆囊炎

适应证：急慢性胆囊炎。

主穴：胆囊、阳陵泉、胆俞、日月。

配穴：肝胆湿热证加行间、阴陵泉；肝胆气滞证加太冲、丘墟。

操作方法：按操作规范执行。

七、注意事项

①注意饥饱适当，防止晕针。②身体虚弱者，针刺的强度与频率不宜过强。③加强练习针法，掌握技术要点。

八、禁忌证

①患血友病等有出血倾向者。②皮肤感染溃疡、瘢痕或局部恶性肿瘤者。③孕妇的腰骶部、腹部以及肩井、三阴交、合谷、昆仑等穴位。④糖尿病血糖过高控制不理想，严重的心、肝、肾等脏器衰竭者。⑤患精神病等不能配合者。

推荐阅读

1）陈全新. 临床针灸新编[M]. 广州：广东科技出版社，1983.

2）陈全新. 临床针灸新编. 增订本[M]. 广州：广东科技出版社，1986.

3）陈全新. 临床针灸选要[M]. 广州：广东人民出版社，1999.

4）陈秀华，符文彬. 陈全新针灸经验集[M]. 北京：人民卫生出版社，2004.

5）陈秀华. 陈氏针法新释[M]. 北京：人民卫生出版社，2007.

6）陈秀华. 中医独特疗法——岭南陈氏针法[M]. 北京：人民卫生音像出版社，2012.

7）陈秀华. 中国现代百名中医临床家丛书——陈全新[M]. 北京：人民卫生出版社，2013.

8）陈秀华. 中医外治疗法治百病丛书——岭南陈氏飞针[M]. 北京：人民卫生出版社，2014.

第三十九节　董氏奇穴针灸技术

董氏奇穴针灸技术是董景昌在其家传奇穴基础上，发展完善起来的一套独特的针灸体系，具有两大特征：源自齐鲁民间，极具浓郁的地域文化特质；与道脉相连，富有浓厚的中华道学特征。董氏奇穴针灸技术在传统十四正经针灸体系之外，呈现了另外一套针灸范本，二者互为经纬，相映成趣。

一、理论基础

董氏奇穴以《黄帝内经》整体观和辨证论治为理论基础。按"虚则补之，实则泻之"的治疗原则，以整体观和整体与局部对应观进行辨证取穴。董氏奇穴技术对藏象理论、经络理论、脾胃学说、五行学说均有独到的发挥。

1. 脏腑别通

脏腑别通是董氏奇穴应用最突出、最广泛及最精华的部分。五脏别通首先见于李梴《医学入门·脏腑相通篇》曰："心与胆相通；肝与大肠相通；脾与小肠相通；肺与膀胱相通；肾与三焦相通；肾与命门相通。"唐宗海之《医经精义》有较细致的发挥。五脏别通是由六经之开合枢变化发展而来，实乃脏腑之气化相通。《灵枢·根结》说："太阳为开，阳明为合，少阳为枢"；又说："太阴为开，厥阴为合，少阴为枢"，以三阴三阳同气相求。

例如，重子、重仙在肺经上，但可治膀胱经之背痛、肩胛部疼痛。肝门穴在小肠经上，小肠为分水之官，有清利湿热之效，所以能治肝炎。眼黄穴在心经上，透过心与胆通，所以能治眼发黄。还巢穴在三焦经上，因三焦经与肾相通，故透过治理三焦，疏肝补肾能治妇科病、不孕症等。又如火包穴在胃经第二趾上透过胃与心包相通，治心痛甚效。木穴在大肠经上，但能治肝经之疝气痛。

2. 病象理论

所谓"病象"，即身体内部病变表现于外的现象，如瘀斑、瘀点、斑块样色素沉着、局部疼痛、压痛等。董氏奇穴提倡诊病首看掌诊，次看面诊，再看局部的三步诊法；望、闻、问、切四诊结合使用，以查病象，定其治疗穴位，体表异常颜色、异常感觉、异常形态、异常疼痛或压痛处进针。

3. 同气相求

董氏奇穴有以皮治皮、以骨治骨、以肉治肉、以筋治筋、以脉治脉的方法，此为"体应"，即皮肤色泽、温度、形态异常；经筋结节、条索、压痛异常；血脉形色异常等。如肩中穴位于臂上肌肉最丰隆处，故刺之可治小儿麻痹症之肌肉萎缩；正筋穴和正宗穴位于脚后跟之跟腱上，故治疗颈项筋痛、项背强急。

4. 全息理论

董氏奇穴的穴位分布与全息律亦有相似之处，强调任一局部皆能治疗全身疾病，将全身区分为十二治疗部位，每一部位均可独立治疗全身疾病。一个穴组本身常蕴有全息理论，如灵骨、大白并用为温阳补气要穴，可治疗全身疾病；两穴合用涵盖俞原所经之处，若以全息律而论，大白、灵骨两穴相透，可透刺上、中、下三焦。

二、常用穴位的定位及主治

（1）还巢穴

定位：在无名指中节外侧（靠近小指）正中央。

主治：子宫痛、子宫瘤、子宫炎、月经不调、赤白带下、输卵管不通、子宫不正、小便过多、阴门发肿、流产、安胎。

刺法：针深1～3分，禁忌双手取穴。

（2）木穴

定位：在掌面食指内侧，距中央线2分之直线上，上穴距第二节横纹3.3分，下穴距第二节横纹 6.6 分，共两穴。

主治：肝火旺、脾气燥。

刺法：针深 2～3 分。

（3）木火穴

定位：在中指背第三节横纹中央。

主治：半身不遂。

刺法：横刺 30 秒。第一次限用 5 分钟，5 日后限用 3 分钟，又 5 日后限用 1 分钟。时间及次数均不可多用。

（4）妇科穴

定位：当大指（背）第一节之中央线外开（偏向尺侧）3 分，距前横纹 1/3 处一穴，距该横纹 2/3 处一穴，共两穴。

主治：子宫炎、子宫痛、子宫瘤、小腹胀、妇人久年不孕、月经不调、经痛、月经过多或过少。

刺法：用 5 分毫针，针深 2 分，两穴同用。

（5）制污穴

定位：在大指（背）第一节中央线。

主治：久年恶疮、恶性肿瘤手术后伤口流水不止，不愈合。

刺法：以三棱针刺出黑血者当时见效。

（6）重子穴

定位：手心向上，大指掌骨与食指骨之间，虎口下约 1 寸。

主治：背痛、肺炎、感冒、咳嗽、气喘（儿童最有效）。

刺法：用 1 寸毫针，针深 3～5 分。

（7）重仙穴

定位：大指骨与食指骨夹缝间，距虎口 2 寸处。

主治：背痛、肺炎、发热、心跳、膝盖痛。

刺法：用 1 寸毫针，针深 3～5 分。

（8）大白穴

定位：在手背，当第一、二掌骨中间凹陷处。

主治：小儿气喘、发高热、急性肺炎、坐骨神经痛。

刺法：用 1 寸毫针，针深 4～6 分，治坐骨神经痛；用三棱针刺血治小儿气喘、发高热及急性肺炎。孕妇禁针。

（9）灵骨穴

定位：在手背，当第一、二掌骨接合处，拳手取穴，与重仙穴相通。

主治：坐骨神经痛、腰痛、脚痛、面神经麻痹、半身不遂、骨骼胀大病、妇女经脉不调、难产、经闭、背痛、耳鸣、偏头痛。

刺法：用 1.5～2 寸毫针，向重仙穴透刺。孕妇禁针。

（10）中白穴（又名鬼门穴）

定位：在手背，小指掌骨与无名指掌骨之间，距指骨与掌骨接连处5分。

主治：腰痛、腰酸、背痛、头晕、眼散光、疲劳、坐骨神经痛、足外踝痛、四肢浮肿、小便黄。

刺法：针深3～5分。

（11）下白穴

定位：在手背，小指掌骨与无名指掌骨之间，距指骨与掌骨连接处1.5寸（距中白穴1寸）。

主治：牙齿酸、肝微痛，其他同中白穴。

刺法：针深3～5分。

（12）腕顺一穴

定位：小指掌骨外侧，距手横纹2.5寸。

主治：肾虚亏之头痛、眼花、腰肌痛、坐骨神经痛、疲劳及肾炎、四肢骨肿。

刺法：针深2～4分，以单手为宜，且腕顺一、二穴只用一穴。

（13）腕顺二穴

定位：小指掌骨外侧，距手横纹1.5寸（即腕顺一穴下1寸）。

主治：鼻出血，其他同腕顺一穴。

刺法：针深2～4分。

（14）心门穴

定位：在尺骨鹰嘴突起之上端，距肘尖1.5寸凹陷中。即肘内侧大骨外，距肘尖1.5寸。

主治：心肌炎、心悸胸闷、呕吐、干霍乱。

刺法：针深4～7分，只用单侧。

（15）肩中穴

定位：当后臂肱骨之外侧，距肩骨缝2.5寸。

主治：膝盖痛、皮肤病（颈项皮肤病为主）、小儿麻痹、半身不遂、心悸、血管硬化、鼻出血、肩痛。

刺法：针深0.5～1寸，肩痛时左取右、右取左。

（16）木妇穴

定位：在次趾（第二趾）中节正中央外开3分。

主治：妇科赤白带下、月经不调、痛经、子宫炎、输卵管不通。

刺法：用最细针针深2～4分。

（17）火硬穴

定位：在第一、二跖骨之间，距跖骨与趾骨关节5分。

主治：心悸、头晕、产后胎衣不下、骨骼胀大、下颌痛（张口不灵）、强心（昏迷状态时使用）、子宫炎、子宫肌瘤。

刺法：针深 3～5 分。妊娠妇女禁针、禁灸。

（18）火主穴

定位：在第一、二跖骨之间，距火硬穴 1 寸。

主治：难产、骨骼胀大、头痛、肝病、胃病、神经衰弱、手脚痛、子宫炎、子宫肌瘤。

刺法：针深 3～8 分，治手脚痛时左取右、右取左。禁灸，妊娠妇女禁针。

（19）门金穴

定位：在第二、三跖骨连接部之直前凹陷中。

主治：肠炎、胃炎、腹部发胀及腹痛、盲肠炎。

刺法：用细毫针针深 5 分，只单脚取穴，禁双脚同时取穴。

（20）木斗穴

定位：在第三、四跖骨连接部之间，距跖骨与趾骨关节 5 分。

主治：脾肿大（硬块）、消化不良、肝病、疲劳、胆病、小儿麻痹症。

刺法：针深 3～5 分。

（21）木留穴

定位：在第三、四跖骨连接部之直前凹陷中，距跖骨与趾骨关节 1.5 寸（距木斗穴 1 寸）。

主治：白血病、脾肿大、消化不良、肝病、疲劳、胆病、小儿麻痹症。

刺法：针深 3～5 分。

（22）正筋穴

定位：在足后跟筋中央上，距足底 3.5 寸。

主治：脊椎骨闪痛、腰痛（脊椎上）、颈项筋痛（扭转不灵）、脑骨胀大、脑积水。

刺法：针深 5～8 分。

（23）正宗穴

定位：在足后跟筋中央上，距足底 5 寸许。

主治：同正筋穴。

刺法：同正筋穴。正宗、正筋两穴连带同时下针。

（24）正士穴

定位：在足后跟筋中央上，距足底 7 寸。

主治：肩背痛、腰痛、坐骨神经痛。

刺法：针深 0.5～1 寸。

（25）一重穴

定位：在外踝直上 3 寸向前横开 1 寸。

主治：甲状腺肿大、眼球突出、扁桃体发炎、面神经麻痹、偏头痛、肝病、脑瘤、脑膜炎。

刺法：针深 1～2 寸。

（26）二重穴

定位：在外踝直上 5 寸向前横开 1 寸。

主治：同一重穴。

刺法：针深 1～2 寸。

（27）三重穴

定位：在外踝直上 7 寸向前横开 1 寸。

主治：同一重穴。

刺法：针深 1～2 寸。一重、二重、三重三穴同时取穴（即所谓回马针）可提高疗效。

（28）四花上穴（足三里）

定位：同足三里。

主治：哮喘、牙痛、心悸、口内生瘤、头晕、心脏病、抽筋、转筋霍乱。

刺法：针深 2～3 寸，针深 1.5～2 寸治哮喘，针深 3 寸治心脏病。

（29）四花中穴

定位：四花上穴直下 4.5 寸（膝眼下 7.5 寸）。

主治：哮喘、眼球病、心肌炎、胸闷心痛、急性胃痛、肠炎、肋膜炎、骨骼胀大。

刺法：三棱针刺血治胸闷心痛、急性胃痛、肠炎、肋膜炎。用毫针，针深 2～3 寸治哮喘、眼球病。

（30）天皇穴（阴陵泉）

定位：同阴陵泉。

主治：胃酸过多、反胃、肾炎、糖尿病、蛋白尿、高血压、头晕、失眠。

刺法：针深 0.5～2 寸，妊娠妇女禁针。

（31）天皇副穴（肾关）

定位：在天皇穴直下 1.5 寸（距膝关节 4 寸）。

主治：胃酸过多、反胃、眼球歪斜、散光、贫血、癫痫、神经症、眉骨酸痛、鼻骨痛、头晕。

刺法：针深 0.5～1 寸。

（32）地皇穴

定位：在胫骨之内侧，距内踝 7 寸。

主治：肾炎、四肢浮肿、糖尿病、淋病、阳痿、早泄、遗精、滑精、梦遗、蛋白尿、尿血、子宫瘤、月经不调、腰痛。

刺法：毫针与胫骨成 45° 刺入，针深 1～1.8 寸，妊娠妇女禁针。

（33）人皇穴（三阴交）

定位：同三阴交。

主治：淋病、阳痿、早泄、遗精、滑精、腰脊痛、颈痛、头晕、手麻、糖尿病、蛋白尿、血尿、肾炎。

刺法：针深 0.8～1.2 寸，妊娠妇女禁针。

（34）通关穴

定位：在大腿正中线股骨上，在膝盖横纹上 5 寸。
主治：心脏病、胸痛、心悸、风湿病、头晕、眼花、胃病、四肢痛、脑供血不足。
刺法：针深 3～5 分。

（35）明黄穴

定位：在大腿内侧之正中央。
主治：肝硬化、肝炎、骨酸胀、疲劳、腰酸、眼花、眼痛、肝痛、消化不良。
刺法：针深 1.5～2.5 寸。

（36）驷马中穴

定位：直立，两手下垂，中指尖所至处向前横开 3 寸。
主治：肋痛、背痛、腰腿痛、肺病、胸部外伤痛、肋膜炎、鼻炎、耳聋、耳鸣、面神经麻痹、哮喘、半身不遂、皮肤病。
刺法：针深 0.8～2.5 寸。

（37）九里穴（中穴）

定位：直立，两手下垂，中指尖所至处直上 1 寸。
主治：背痛、腰痛、心悸、缺血性中风、腰脊痛、神经麻痹、肩痛、上肢麻痹、腿痛、颈痛、头晕。
刺法：针深 0.8～1.5 寸。针尖向左上方主治左臂病症，针尖向右方主治脊椎病症，针尖向右下方主治左腿病症。

（38）正会穴

定位：当头顶之正中。
主治：四肢震颤、各种风证、体弱、小儿惊风、面瘫、半身不遂、中风不语。
刺法：针深 1～3 分。

（39）水通穴

定位：在嘴角直下 4 分。
主治：风湿病、疲劳、头晕眼花、肾虚腰痛。
刺法：毫针由内向外斜刺，深 1～5 分。

（40）三金穴

定位：包括金斗、金吉、金陵三穴（相当于魄户、膏肓、神堂）。
主治：膝盖痛。
刺法：用三棱针放血，左痛取左穴，右痛取右穴，两膝痛则双侧取穴。

（41）精枝穴

定位：包括金精、金枝两穴，分别位于 T_2、T_3 旁开 6 寸。
主治：小腿发胀、小腿痛。

刺法：三棱针放血，左痛取左边穴，右痛取右边穴。

（42）金林穴

定位：包括金神、木原、木太三穴，分别位于 T_4、T_5、T_6 旁开 6 寸。

主治：坐骨神经痛。

刺法：用三棱针放血，左痛取左边穴，右痛取右边穴。

三、董氏奇穴特种针法

董氏奇穴技术针法主要有倒马针法、动气针法、牵引针法、不定穴针法和刺血针法。

1. 倒马针法

倒马针法是采用两针或三针并列的方式，依序进针以得气为度，加强疗效的一种特殊针法。适用于治疗各种痛证及脏腑病变。

2. 动气针法

动气针法即动引其气之义，针刺穴位与患处之气相互通应，当某个特定穴位进针得气后，边行针边令患者活动患处，停止行针后视病情留针或出针。如果病在胸腹部、脏腑或神志病或证属气郁者，可同时配合胸腹部按摩并令患者做深呼吸，或用意念引导使针刺穴位与患处之气相引。

3. 牵引针法

牵引针法即先在健侧远端取穴作治疗针，后在患侧远端取相关穴位作牵引针，然后两端同时行针，交互感应，遥遥相引。

4. 不定穴针法

董氏奇穴技术认为"病非人身素有之物，能得亦能除，言不可治者，未得其术也"。此针法是治病无定穴、取穴无定处，注重疾病的外在感应，所谓"睹其应，而知五脏之害"。

5. 刺血针法

董氏奇穴技术认为"久病必瘀""怪病必瘀""重病必瘀""痛证必瘀""难病必瘀"。凡病经数次针治，未见病情改善，必有瘀血阻滞气机，当在相关区域寻找瘀络，刺络放血，使恶血邪气尽出。其刺血针法之作用有决凝行滞、涤痰祛瘀、泻热活血、排毒利湿。

四、董氏奇穴治疗发挥

1. 奇正相通

董氏称其奇穴为"正经奇穴"，其原著亦称《董氏正经奇穴学》，其用意即蕴含虽为奇穴，实与正经相通之义。以董氏奇穴最常用穴灵骨穴与大白穴为例，灵骨穴在合谷后 1 寸，大白穴与三间穴相符，其功效在传统功效的基础上有所发挥。董氏奇穴很多与上述例子相类似之规律，称为"奇正相通"，其疗效机制与十四经穴亦相通。

2. 骨膜刺激

董氏奇穴的穴位多在骨缘分布，进针时亦紧贴骨缘，并且达到骨膜，针感较强，因而可获得较好的治疗效果。

3. 对应选取

《标幽赋》载有"交经缪刺，左有病而右畔取，泻络远针，头有病而脚上针"。董氏奇穴善用上病下治，下病上治，左病针右，右病针左，其治病常用对应取穴。

（1）等高对应

等高对应即在痛点对侧相等部位施针，左侧病痛可取右侧等高点，如左曲池痛可针右曲池。在内科疾病治疗时也可不采用双侧同穴针刺，而采用单侧或双侧异穴针刺。

（2）手足顺对

手足顺对，即将上肢与下肢顺向并列，以肘为中心，可有肩对髋、上臂对大腿、肘对膝、下臂对小腿、手对脚等。例如，髋有病可取肩部穴位（肩中穴）施治；膝部有病取曲池或尺泽施治。反之，肩部有病也可取髋部穴位施治，肘部有病也可取膝部穴位施治。

（3）手足逆对

手足逆对，即将上肢与下肢呈逆向排列，可有肩与足、上臂与小腿、肘与膝、下臂与大腿、手与髋对应。如足踝部有病可取肩部穴位治疗，大腿有病可取下臂穴位治疗，反之亦然。

（4）手躯顺对

手躯顺对，即上肢除与下肢有对应关系外，与躯干亦有对应关系。将上肢自然下垂与躯干呈顺向并列对置，则有上臂与胸（或背）脘、肘与腰、下臂与下腹（腰骶）、手与阴部对应。如腰骶或下腹病可取下臂穴位治疗，阴部病可取手部穴位治疗。

（5）手躯逆对

手躯逆对，即将上肢与躯干呈逆向并列，有手（腕）与头（颈）、前臂与胸（背）脘、肘与腰、上臂与下腹（或腰骶）、肩与阴部对应。例如，胸脘病可取前臂穴位施治；下腹病可取上臂穴位施治；反之前臂及上臂病，亦可取胸脘及下腹穴位施治。

（6）足躯顺对

足躯顺对，即下肢除与上肢对应关系外，与躯干亦有对应关系。将下肢与躯干顺向并列对置，有大腿与胸（背）脘、膝与腰、小腿与下腹（腰骶）、足与阴部对应。例如，胸背病可针大腿；下腹病可针小腿；反之大腿及小腿病，亦可在胸腹施治。

（7）足躯逆对

足躯逆对，即将下肢与躯干呈逆向排列，有足与头、踝与头颈、小腿与胸（背）脘、膝与脐（腰）、大腿与下腹（腰骶）对应。如胸脘病可针小腿；下腹病可针大腿，反之亦然。

（8）头骶对应

头骶对应，即除了手与脚及脚与躯干对应外，头面与骶尾亦形成一种对应。例如，骶尾部之长强穴可治癫狂之脑病。

（9）头足对应

头足对应，即头顶百会与脚底之涌泉也形成对应，即所谓的"天顶封地门"，所以用涌泉治疗巅顶痛及脑部病变。

4. 一经治多经

一经治多经是针刺一经时应同时考虑能治好几条经脉。例如，针大肠经穴位，要考虑到表里经的肺经，其次要考虑有交经关系的足阳明经，也要考虑五脏别通的肝经。例如，用董氏奇穴灵骨、大白，因其在大肠经上，可治大肠经还有胃经的病变，又能补肺气。

5. 一穴多穴用

《标幽赋》曰："……取五穴用一穴而必端。"意思是指取一穴要上、下穴（同经五行及母子关系），左、右（邻近经络）穴都要注意到，这样取穴才会准确。董氏奇穴在选穴时考虑到藏象、经脉、五行、全息、五脏别通等关系。例如，灵骨及大白穴，在经脉属大肠，透过五脏别通可治肝经病变；因五行属木、火，功效与木火穴有类似之处，可治疗中风半身不遂；其穴性属俞原，按《难经》"俞主体重节痛"，原与三焦之气相应，所以有补气温阳的作用；从全息律看，大白主上焦、灵骨主下焦，合用之则通调全身气机；从命名看又有金水相通，益气养阴之效。

6. 互引互治

许多穴位是牵引针，也有治疗作用。例如，灵骨穴可治网球肘，也可用对侧手三里、曲池当治疗针，以同侧灵骨穴为牵引针，这样灵骨穴既可当牵引针，也有治疗作用；又如承浆穴可治落枕，重子、重仙穴也可治落枕，用重子、重仙穴加上承浆穴既作牵引针，又当治疗针，这种用法称互引互治。

五、操作规范（图 2-134）

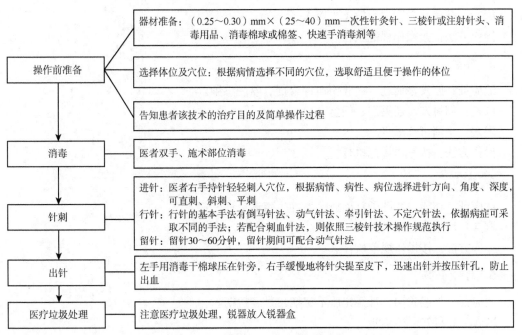

图 2-134 董氏奇穴针灸技术操作规范

六、技术要点

①选穴和定位。②掌握董氏奇穴特种针法。③针刺时注重"体应"和"形应"。

七、适应证

1）痛证：头痛、三叉神经痛、颈痛、肩痛、腰椎间盘突出症、膝骨关节炎、类风湿关节炎、痛风性关节炎等。

2）脑病：中风偏瘫、眩晕、面瘫、抑郁、失眠等。

3）肝胆脾胃病症：消化不良、肠易激综合征、慢性胃炎、慢性结肠炎等。

4）肺系相关病症：哮喘、过敏性咳嗽、过敏性鼻炎、荨麻疹、湿疹、黄褐斑等。

5）妇科病症：月经不调、崩漏、痛经、赤白带、乳腺增生、更年期综合征等。

八、临床应用

1. 荨麻疹

适应证：急性荨麻疹。

取穴：驷马中穴，耳背或耳尖。

配穴：若上部为主，针刺时加肩中穴；若下部为主，针刺时加九里穴。

操作方法：按操作规范执行。

2. 湿疹

适应证：急性、亚急性湿疹。

取穴：驷马中穴、人皇穴，耳背或耳尖。

配穴：瘙痒甚者，加手解（少府）。

操作方法：按操作规范执行。

3. 痛经

适应证：原发性痛经、盆腔瘀血综合征、盆腔感染。

取穴：妇科穴、还巢穴、门金穴。

配穴：止痛可选承浆。

操作方法：按操作规范执行。

4. 崩漏

适应证：功能失调性子宫出血、女性生殖器炎症。

取穴：肩中穴、妇科穴。

操作方法：按操作规范执行。

5. 月经不调

适应证：月经先期、月经先后不定期、月经后期。

取穴：妇科穴、还巢穴。

配穴：月经先期加行间、三间；月经先后不定期加太冲、合谷；月经后期甚至闭经（原发性）加灵骨、天皇副穴（肾关）。

操作方法：按操作规范执行。

6. 赤白带

适应证：女性生殖器感染、女性盆腔感染。

取穴：妇科穴、还巢穴、木妇穴。

配穴：阴道瘙痒者可加手解（少府）。

操作方法：按操作规范执行。

九、注意事项

①年老体弱者针刺，应尽量采取卧位，取穴宜少，手法宜轻。②重要脏器的体表区不宜深刺。③对于一些急危重病的治疗，应根据情况及时采用综合治疗。④董氏奇穴技术也可出现晕针现象，应注意预防和处理。

十、禁忌证

①妊娠妇女的腹部、腰骶部。②有出血性疾病者。③皮肤感染、溃疡、瘢痕和局部肿瘤。④患精神病等不能配合者。

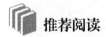 **推荐阅读**

1）董景昌. 董氏针灸正经奇穴学[M]. 台北：新亚出版社，1973.

2）杨维杰. 董氏奇穴针灸学[M]. 北京：中国古籍出版社，1995.

3）左常波. 董氏奇穴针灸渊源与学术特色[C]. 中国针灸学会. 中国针灸学会与大韩针灸师协会缔结姊妹学会十周年暨全国针灸新疗法新技术现场演示和疑难病症针灸治疗经验交流会论文汇编，贵阳，2002.

4）左常波. 董氏奇穴特色针灸疗法[J]. 中国针灸. 2003，23（5）：283-285.

5）左常波. 董氏奇穴流派学术特色[C]. 中国针灸学会. 世界针灸学会联合会成立20周年暨世界针灸学术大会论文集，北京，2007.

第四十节　子午流注技术

子午流注针法是以五输穴为基础，根据出井、流荥、注输、行经、入合的气血流注、盛衰开阖的道理，配合阴阳、五行、天干、地支等逐日按时开穴的一种针刺取穴方法，是中医时间医学的重要组成部分。子午流注学说是在古代传统的"天人相应"观基础上发展起来的。早在《黄帝内经》就指出了人体气血盛衰存在时间节律，针刺需候气逢时，《难经》亦提倡按时刺灸。金代何若愚《流注指微赋》概略勾画出子午流注针法状貌，同时代的阎明广《子午流注针经》是现知最早的一部关于子午流注的专著。金元时期的窦汉卿及明代的徐凤、李梴、高武、杨继洲等对本法作了较多阐述，尤以徐凤《针灸大全》贡献最大。近现代承淡安、吴棹仙、司徒铃、单玉堂、刘冠军等医家为本法的推广应用做出了很大贡献，朱勉生还提出了时空针灸学的概念，将子午流注纳子法、纳甲法、灵龟八法、飞腾八法这四种传统时间针法做了延展和拓宽。

一、理论基础

"子""午"是中国古代计时的两个时间单位。"子"是地支的第一数，"午"是地支的第七数。一年十二个月，用"子午"分月份；一天十二个时辰，用"子午"分昼夜。"子午"是日夜、年份的两个起点，是阴阳转化的起点与界线。"流注"意为流水输注，将人体气血循环比喻成水流，而且按照一日十二时辰的阴阳消长情况，以"井（所出为井）、荥（所溜为荥）、输（所注为输）、经（所行为经）、合（所入为合）"的由小到大、由浅入深的运行特点，描述气血有规律地循行于十二经脉之中。这种气血运行随着自然界周期同步运行不息的关系，说明各经气血的盛衰有固定的时间周期。

因此，子午流注是根据"天人相应"的整体观，用天干地支的变异规律来推算人体气血在经脉中昼夜循行流注、盛衰开阖的时机，来选取有五行属性的五输穴针刺补泻的针法。

1. 干支配合六十环周

天干即甲、乙、丙、丁、戊、己、庚、辛、壬、癸十数。地支即子、丑、寅、卯、辰、巳、午、未、申、酉、戌、亥十二数。甲与子配合，就成了甲子、乙丑、丙寅、丁卯……依次排列，从第一个甲子，轮到下一个甲子，需要 60 次，为六十环周。它是计算年、月、日、时干支的基础。干支配合六十环周见表 2-22：

表 2-22　干支配合六十环周表

1 甲子	2 乙丑	3 丙寅	4 丁卯	5 戊辰	6 己巳	7 庚午	8 辛未	9 壬申	10 癸酉
11 甲戌	12 乙亥	13 丙子	14 丁丑	15 戊寅	16 己卯	17 庚辰	18 辛巳	19 壬午	20 癸未
21 甲申	22 乙酉	23 丙戌	24 丁亥	25 戊子	26 己丑	27 庚寅	28 辛卯	29 壬辰	30 癸巳
31 甲午	32 乙未	33 丙申	34 丁酉	35 戊戌	36 己亥	37 庚子	38 辛丑	39 壬寅	40 癸卯
41 甲辰	42 乙巳	43 丙午	44 丁未	45 戊申	46 己酉	47 庚戌	48 辛亥	49 壬子	50 癸丑
51 甲寅	52 乙卯	53 丙辰	54 丁巳	55 戊午	56 己未	57 庚申	58 辛酉	59 壬戌	60 癸亥

2. 干支分阴阳

干支分阴阳，具有两方面的含义。一是在十二经开井穴时，根据天干为阳、地支为阴而提出了阳进阴退的规律（详见"纳干法"临床运用）；二是按代数的奇偶分阴阳。即代数为 1、3、5、7、9 的天干甲、丙、戊、庚、壬属阳，代数为 2、4、6、8、10 的天干乙、丁、己、辛、癸为阴；代数为 1、3、5、7、9、11 的地支子、寅、辰、午、申、戌属阳，代数为 2、4、6、8、10、12 的地支丑、卯、巳、未、酉、亥属阴。在干支配合上，阳干配阳支，阴干配阴支，是固定不变的。在计算日干支时，按公式求出的"余数"就是要根据代表数来确定干支，特别是天干更为重要。如通过计算，余数是 1 代表甲，2 代表乙，3 代表丙，4 代表丁，5 代表戊，6 代表己，7 代表庚，8 代表辛，9 代表壬，10 代表癸。

3. 天干合化五行

天干合化五行，即天干逢五相合，按五行相生排列。这是从阴阳结合、刚柔相济的原理，演变成相克又相合的五种形式。它是纳干法合日互用的依据，表示如下：甲与己合化土，乙与庚合化金，丙与辛合化水，丁与壬合化木，戊与癸合化火。

4. 时辰与地支的分配

每天 24 小时共十二时辰，用十二地支来代表。子时是夜半，为 23～次日 1 点钟，丑时为 1～3 点钟，寅时为 3～5 点钟，卯时为 5～7 点钟，辰时为 7～9 点钟，巳时为 9～11 点钟，午时为 11～13 点钟，未时为 13～15 点钟，申时为 15～17 点钟，酉时为 17～19 点钟，戌时为 19～21 点钟，亥时为 21～23 点钟。

我国统一标准时间为北京时间。即平太阳经过东经 120°地方的子午线时的时间。在子午流注针法中要求以当地时间为准，应计算与北京的时差，如广州位于东经 113°，时差为（120–113）×4＝28（分钟）。

5. 五行与天干、地支、脏腑的配合

在子午流注针法中，干支脏腑按五行相生排列。

1）天干配脏腑：十天干配合十二脏腑，是纳干法的基础，即甲配胆、乙配肝、丙配小肠与三焦、丁配心与心包、戊配胃、己配脾、庚配大肠、辛配肺、壬配膀胱、癸配肾。十二脏腑归属相应的十二经脉。在逐日开穴时，按照井、荥、输、经、合的流注次序，根据当日的天干时辰，依次取所属脏腑的腧穴。歌诀如下：甲胆乙肝丙小肠，丁心戊胃己脾乡。庚属大肠辛属肺，壬属膀胱癸肾脏。三焦阳府须归丙，包络从阴丁火旁。阳干宜纳阳之府，脏配阴干理自当。

2）地支配脏腑：十二地支与脏腑相配，是纳支法的基础，以十二时辰代表十二经来取穴。这个流注，是从中焦开始，经肺、大肠、胃、脾、心、小肠、膀胱、肾、心包、三焦、胆、肝至肺。十二脏腑相应十二经脉。歌诀如下：肺寅大卯胃辰宫，脾巳心午小未中，申膀酉肾心包戌，亥焦子胆丑肝通。

3）五行与干支脏腑相配关系，见表 2-23。

表 2-23　五行与干支脏腑相配表

五行	木		火				土		金		水	
天干	甲	乙	丙		丁		戊	己	庚	辛	壬	癸
地支	子	丑	未	亥	午	戌	辰	巳	卯	寅	申	酉
脏腑	胆	肝	小肠	三焦	心	心包	胃	脾	大肠	肺	膀胱	肾
经脉	胆经	肝经	小肠经	三焦经	心经	心包经	胃经	脾经	大肠经	肺经	膀胱经	肾经

6. 年月日时干支的推算

子午流注针法以时间为基础，首先推算当时的年月日时的干支，再结合阴阳、五行、脏腑，按时选取五输穴进行针刺治疗。推算方法简述如下。

（1）年干支计算方法

计算年干支的方法，取当年的公元数减去 3，得出的数值除以 60，余数是该年的干支顺序数。如求 2020 年的干支。（2020–3）÷60＝……余 37，查六十环周表，顺序 37 位在庚子，故 2020 年是庚子年。

（2）月干支计算方法

农历正月皆为寅月是固定不变的。正月是寅，二月是卯，三月是辰，四月是巳，五月是午，六月是未，七月是申，八月是酉，九月是戌，十月是亥，十一月是子，十二月是丑。《针灸聚英》指出歌诀如下：甲己之年丙作首，乙庚之岁戊为头，丙辛之年庚寅上，丁壬壬寅顺行流，若言戊癸何方起，甲寅之上去寻求。是说甲年、己年正月必是丙寅，乙年、庚年正月必是戊寅，丙年、辛年正月必是庚寅，丁年、壬年正月必是壬寅，戊年、癸年正月必是甲寅。

（3）日干支计算方法

日干支的推算通常用公历进行。按谢感共发明的公式进行：日干支序数＝（上年公元数×5.25 取整积＋当年实际已到天数）÷60 取余数，根据六十甲子表直接查询即得日干支。如求 2020 年 3 月 1 日干支：$[（2020-1）×5.25＋（31+29+1）]÷60$，得余数 40，直接查询六十甲子表，序数 40 对应日干支为癸卯。也可通过计算，日干支序数÷10 得余数，对应相应天干，日干支序数÷12 得余数，对应相应地支。

（4）时干支计算方法

时干支的推算，是在日干支基础上运算，日上起时。歌诀是：甲己起甲子，乙庚起丙子，丙辛起戊子，丁壬起庚子，戊癸起壬子。意指甲日与己日的十二时辰，都是从甲子开始，乙日、庚日从丙子开始，丙日、辛日从戊子开始，丁日、壬日从庚子开始，戊日、癸日从壬子开始。

二、开穴方法

开穴方法可分为纳干法、纳支法。

1. 纳干法

纳干法也称纳甲法，是十二经脉纳入天干之法。本法是以天干为主的按时开穴方法，在采用多种配属关系的基础上，首先将患者就诊年、月、日、时干支推算出来，然后根据"阳日阳时开阳经穴，阴日阴时开阴经穴"的规律，联系天干合化，以十二经脉五行生克关系，来逐日按时纳取十二经脉的五输穴。

（1）十二经纳干

十二经纳干见表 2-24。

表 2-24　十二经纳干表

天干	甲	乙	丙	丁	戊	己	庚	辛	壬	癸
脏腑	胆	肝	小肠 三焦	心 心包	胃	脾	大肠	肺	膀胱	肾

（2）五输穴配合阴阳五行

纳干法依各经所纳天干之阴阳五行确定日时，然后再依五输穴之阴阳五行属性推算流注次序。五输穴的阴阳五行属性如《难经·六十四难》言："阴井木，阳井金，阴荥火，阳荥水，阴俞土，阳俞木，阴经金，阳经火，阴合水，阳合土。"见表 2-25。

表 2-25 五输穴与脏腑阴阳五行配合归属表

五输穴\脏腑	阳经六输						五输穴\脏腑	阴经五输				
	井（金）	荥（水）	输（木）	原（火）	经（土）	合		井（木）	荥（火）	输（土）	经（金）	合（水）
胆（木）	窍阴	侠溪	临泣	丘墟	阳辅	阳陵泉	肝（木）	大敦	行间	太冲	中封	曲泉
小肠（火）	少泽	前谷	后溪	腕骨	阳谷	小海	心（火）	少冲	少府	神门	灵道	少海
胃（土）	厉兑	内庭	陷谷	冲阳	解溪	足三里	脾（土）	隐白	大都	太白	商丘	阴陵泉
大肠（金）	商阳	二间	三间	合谷	阳溪	曲池	肺（金）	少商	鱼际	太渊	经渠	尺泽
膀胱（水）	至阴	通谷	束骨	京骨	昆仑	委中	肾（水）	涌泉	然谷	太溪	复溜	阴谷
三焦	关冲	液门	中渚	阳池	支沟	天井	心包	中冲	劳宫	大陵	间使	曲泽

（3）纳干常规开穴法

1）阳进阴退，井穴为始：这里的阳指天干，阴指地支，即是说天干按顺序推进，而地支则从戌时起，按酉申未午巳亥辰卯寅的倒推次序与天干配合开井穴，见表 2-26。

表 2-26 纳干法按时开井穴表

日干	甲	乙	丙	丁	戊	己	庚	辛	壬	癸
时辰	甲→戊…→	乙→酉…→	丙→申…→	丁→未…→	戊→午…→	己→巳…→	庚→辰…→	辛→卯…→	壬→寅…→	癸→亥…→
经脉	胆	肝	小肠	心	胃	脾	大肠	肺	膀胱	肾
井穴	窍阴	大敦	少泽	少冲	厉兑	隐白	商阳	少商	至阴	涌泉

注：→为阳进，…→为阴退。

2）经生经，穴生穴，开其他五输穴：在开出井穴之后，则按十二经脉及五输穴的五行相生规律，以经生经、穴生穴的原则顺次开出其他五输穴。如甲日是胆经值日，甲日戊时开井穴足窍阴，然后按照相生规律开穴。甲为胆经为阳木，应生阳火为丙小肠，井穴（足）窍阴属金，应生小肠荥水穴前谷；小肠火生阳土为戊胃，荥水穴后应生输木穴胃经陷谷；戊胃土应生阳金为庚大肠，输木穴后应生经火穴大肠经阳溪；庚大肠金应生阳水为壬膀胱，经火穴应生阳土合穴为膀胱经合穴委中，以此类推。

3）阳日阳时开阳经穴，阴日阴时开阴经穴：阳日指天干属阳干者，即甲、丙、戊、庚、壬日，阳时指地支属阳支者，即子、寅、辰、午、申、戌。如甲日为阳日，甲戌时开胆经井穴足窍阴，足窍阴为阳经阳穴，下一时辰乙亥为阴时不开穴（闭穴），再下一个时辰丙子为阳时开小肠经荥穴前谷，继之戊寅时开陷谷，庚辰时开阳溪，壬午时开委中。乙亥、丁丑、己卯、辛巳、癸未时因属阴时均是闭穴。阴日指天干属阴干者，即乙、丁、己、辛、癸，阴时指地支属阴支者，即丑、卯、巳、未、酉、亥。如乙日为阴日，乙酉时属阴时，开肝经井穴大敦，大敦为阴经阴穴，下一时辰丙戌为阳时不开穴（闭穴），再下一个时辰丁亥为阴时，开心经荥穴少府，己丑时开脾经输穴太白，以此类推。

4）返本还原，阳经遇输过原，阴经以输代原："返本"就是指每逢开输穴的同时，就要返回本日之经上。"还原"就是指还回本经的原穴，即在开输穴之时，同时开本经原穴。"原"为"本源"，原穴是脏腑经气输注留止的部位。阳经各有单独的原穴，阴经则以输代原。如甲日遇开输穴是胃经陷谷，同时过原开胆经原穴丘墟。乙日遇开输穴是脾经太白，同时过原开肝经原穴（输穴）太冲。

5）气纳三焦开生我穴，血归包络开我生穴：三焦主持诸气，为阳经之父，所以凡是阳经开至合穴，下一阳时便应气纳三焦，即纳取三焦经的生我穴，这里"我"指井穴所属的经。例如，甲日戌时开胆井窍阴，转注乙日继续开阳时，到了壬午开合穴，下一阳时甲申，便要开三焦经属水的荥穴液门，因为胆属木，水生木就是生我的关系，余可类推。心包为阴血之母，所以凡是阴经开到合穴，下一阴时就要血归包络，即纳取心包经的我生穴。例如，乙日酉时开肝经井穴大敦，下一阴时丁亥开心经荥穴少府，转注丙日继续开阴时，到癸巳时开肾经合穴阴谷后，下一阴时己未，便要血归包络，开心包经我生穴。肝属木，木生火，所以开心包经荥穴劳宫，余可类推。

按以上规律，徐凤《针灸大全》总结子午流注逐日按时定穴歌如下：

　　　　甲日戌时胆窍阴，丙子时中前谷荥，戊寅陷谷阳明俞，返本丘墟木在寅。
　　　　庚辰经注阳溪穴，壬午膀胱委中寻，甲申时纳三焦水，荥合天干取液门。

　　　　乙日酉时肝大敦，丁亥时荥少府心，己丑太白太冲穴，辛卯经渠是肺经，
　　　　　　　　癸巳肾宫阴谷合，乙未劳宫火穴荥。

　　　　丙日申时少泽当，戊戌申时治胀康，庚子时在三间俞，本原腕骨可去黄，
　　　　壬寅经火昆仑上，甲辰阳陵泉合长，丙午时受三焦火，中渚之中仔细详。

　　　　丁日未时新少冲，己酉大都脾土逢，辛亥太渊神门穴，癸丑复溜肾水通，
　　　　　　　　乙卯肝经曲泉合，丁巳包络大陵中。

　　　　戊日午时厉兑先，庚申荥穴二间迁，壬戌膀胱寻束骨，冲阳土穴必还原，
　　　　甲子胆经阳辅是，丙寅小海穴安然，戊辰气纳三焦脉，经穴支沟刺必痊。

　　　　己日巳时隐白始，辛未时中鱼际取，癸酉太溪太白原，乙亥中封内踝比，
　　　　　　　　丁丑时合少海心，己卯间使包络止。

　　　　庚日辰时商阳居，壬午膀胱通谷之，甲申临泣为俞木，合谷金原返本归，
　　　　丙戌小肠阳谷火，戊子时居三里宜，庚寅气纳三焦合，天井之中不用疑。

　　　　辛日卯时少商本，癸巳然谷何须忖，乙未太冲原太渊，丁酉心经灵道引，
　　　　　　　　己亥脾合阴陵泉，辛丑曲泽包络准。

　　　　任日寅时起至阴，甲辰胆脉侠溪荥，丙午小肠后溪俞，返求京骨本原寻，
　　　　三焦寄有阳池穴，返本还原似嫡亲，戊申时注解溪胃，大肠庚戌曲池真，
　　　　壬子气纳三焦寄，井穴关冲一片金，关冲属金壬属水，子母相生恩义深。

　　　　癸日亥时井涌泉，乙丑行间穴必然，丁卯俞穴神门是，本寻肾水太溪原，
　　　　包络大陵原并过，己巳商丘内踝边，辛未肺经合尺泽，癸酉中冲包络连，
　　　　　　　　子午截时安定穴，留传后学莫忘言。

（4）纳干闭时开穴法

按照上述取穴，10 天的 120 个时辰就有 60 个时辰无穴可开，应用下述合日互用开穴法又能开出 36 个时辰的穴位，但仍有 24 个时辰无穴可开，称为闭时，又称闭穴。为弥补此缺陷，现代医家单玉堂根据六甲周期和阳进阴退开井穴、阳日阳时开阳穴，阴日阴时开阴穴和地支顺时推进等开穴原则，进行推算，补齐了 24 个闭穴，补穴如下：

> 甲寅闭时开侠溪，甲午时上用临泣，乙巳太冲穴正旺，己未商丘穴不虚，
> 丙辰时上后溪穴，庚午时开是阳溪，辛巳时至经渠盛，辛酉时到尺泽居，
> 壬辰闭时有昆仑，壬申时开委中齐，癸卯然谷穴己至，癸未时上是太溪。

（5）纳干法的使用方法

子午流注针法是根据时间因素选穴，但也强调辨证施治，同时也主张根据病情需要等候时穴正开之时进行治疗。

1）合日互用开穴法：根据前述甲与己合、乙与庚合、丙与辛合、丁与壬合、戊与癸合之规律，称甲己二日为合日，乙庚二日为合日，丙辛二日为合日，丁壬二日为合日，戊癸二日为合日。合日互用开穴法可变部分闭穴为开穴，故增加了开穴。此外，根据辨证，若本日所开五输穴不符合病情需要，又恰为合日经脉之病症，即可采取合日互用开穴法，以更加符合临床实际。井配井，荥配荥，经配经，输配输，合配合，则为合日互用。如甲日本为胆经日，恰遇脾经病候或脾经五输穴主治病症，那么甲戌时所开井穴窍阴则可用己日所开井穴隐白，丙子所开荥穴前谷，则可开脾经荥穴大都。但是合日互用时，不能互用返本还原时所开的原穴。

2）刚柔相济开穴法：依照甲己化土、乙庚化金、丙辛化水、丁壬化木、戊癸化火之原则，选阴阳合化之经，取刚柔相济之穴同开之法，即是刚柔相济开穴法。如阴日阴时开阴经穴，但患者病症属于合化之阳经病症时则可采用此法。例如，乙日酉时开肝经井穴大敦，但病属大肠经病候，大敦属阴经木穴，依照乙庚化金的原则，可同时开大肠经之阳经木穴为输穴三间。阳日阳时开阳经穴，若患者病症属合化之阴经病症时亦如此。如患病为肺经病候，遇丙日申时开小肠经金井少泽穴，则依照丙辛化水，同时开肺经金穴经渠。

3）表里相合开穴法：依照经脉有表里相合之关系，临床上遇到表里相合经脉之病候时则可同开相应之时穴。如丁日未时开心经井穴少冲，但病属小肠经病候，则同开小肠经井穴少泽，至己酉脾经开荥穴大都时，则同时开小肠经荥穴前谷，辛亥开太渊输穴时则同时开神门（过原）及小肠经输穴后溪，余此类推。

4）顺时相生开穴法：根据病情需要，可将值日所开五输穴顺序开一层两层，甚至全部开出。如胃痛患者于甲日来诊则可自甲日戌时开胆井窍阴，至丙子时开小肠荥穴前谷，至戊寅时开胃经输穴陷谷及胆原丘墟。此为顺时三层开穴法。

2. 纳支法

纳支法主要根据十二地支所代表的十二时辰分别取用各经输穴，故又称为纳子法。

（1）十二经纳支

纳子法以《黄帝内经》十二经脉气血流注关系为基础，认为人体气血每日从寅时肺经开始，依次流注大肠、胃、脾、心、小肠、膀胱、肾、心包、三焦、胆经，终于丑时肝经，再

流注至肺经，周而复始，循环流注不息。地支时辰与十二经脉配属见表2-27。

表2-27 地支时辰与十二经脉配属表

地支	子	丑	寅	卯	辰	巳	午	未	申	酉	戌	亥
时间	23～1	1～3	3～5	5～7	7～9	9～11	11～13	13～15	15～17	17～19	19～21	21～23
经脉	胆	肝	肺	大肠	胃	脾	心	小肠	膀胱	肾	心包	三焦

（2）纳支开穴法

1）补母泻子法：是根据十二经脉所纳入的地支时辰顺序，依十二经脉及五输穴的五行属性，按生克制化关系，按照"虚则补其母，实则泻其子"的原则来取穴治疗。在病经气血流注时辰时，经气方盛，迎而夺之为泻；在病经流注时辰已过，经气方衰，随而济之为补。如肺经生病，肺属金，它的母穴是属土的太渊穴，子穴是属水的尺泽穴。如果肺经邪气实，就在肺气方盛的寅时，取尺泽穴行泻法；如果正气虚，又当在肺气方衰的卯时取太渊穴行补法。若遇补泻时辰已过，或遇各经不虚不实之证，亦可选取与本经同一属性之经穴，或为本穴，或为原穴均可。如肺经本穴为经渠，原穴为太渊。十二经补母泻子取穴见表2-28。

表2-28 纳支法补母泻子取穴法

经别	五行	流注时间	疾病举例	补法		泻法		本穴	原穴
				母穴	时间	子穴	时间		
肺	辛金	寅	咳喘、痰多、心烦、胸满、喉痛	太渊	卯	尺泽	寅	经渠	太渊
大肠	庚金	卯	齿痛、咽喉及口面鼻疾、上肢麻	曲池	辰	二间	卯	商阳	合谷
胃	戊土	辰	腹胀、烦满、脚气	解溪	巳	厉兑	辰	三里	冲阳
脾	己土	巳	舌本强、腹胀满、体重、黄疸	大都	午	商丘	巳	太白	太白
心	丁火	午	咽干、舌痛、掌热、心悸	少冲	未	神门	午	少府	神门
小肠	丙火	未	项强、颌肿、肩痛	后溪	申	小海	未	阳谷	腕骨
膀胱	壬水	申	后头痛、项腰背痛、腘痛、癫疾	至阴	酉	束骨	申	通谷	京骨
肾	癸水	酉	腰痛、心悸、少气	复溜	戌	涌泉	酉	阴谷	太溪
心包	丁火	戌	痉挛、心烦、胁痛、妄笑、失眠	中冲	亥	大陵	戌	劳宫	大陵
三焦	丙火	亥	耳聋、目痛、喉痹、癃闭	中渚	子	天井	亥	支沟	阳池
胆	甲木	子	侧头痛、耳疾、胁痛、疟疾	侠溪	丑	阳辅	子	临泣	丘墟
肝	乙木	丑	胁痛、疝气、呕逆、头顶痛	曲泉	寅	行间	丑	大敦	太冲

此外，还可以按照流注时辰，选取母经的本穴以补虚，选取子经的本穴以泻实，称为异经补母泻子法。如肺经虚证，可取母经脾经的土穴太白穴，以补土生金。病重者还可联合本经补母泻子法，配肺经土穴太渊，或与脾经相表里的胃经土穴足三里。若本经开穴时间已过，亦可选取本经的本穴或原穴来补救。

2）主客开穴法：即将所病经脉原穴作为主穴，与其相表里的经脉的络穴作为客穴按时配穴的方法。如肺经，其日庚辛，肺经有病时，在庚辛之日选定寅时取原穴太渊为主，配大肠经络穴偏历为客，或于卯时补太渊时配以偏历。

3）一日六十六法：即按十二经脉纳支之时辰，阳时取阳经五输穴及原穴为六穴，阴时取阴经五输穴为五穴，十二时辰中则十二经六十六穴全取。此法亦要根据辨证之需要，按时辰之先后灵活选取穴位。

4）循经开穴法：此法并不固定于五输穴及原穴，运用起来更加灵活。即按照病情需要，根据十二经脉纳支之时辰，定时选取值时之经脉中适当的腧穴进行治疗。

四、操作规范（图 2-135）

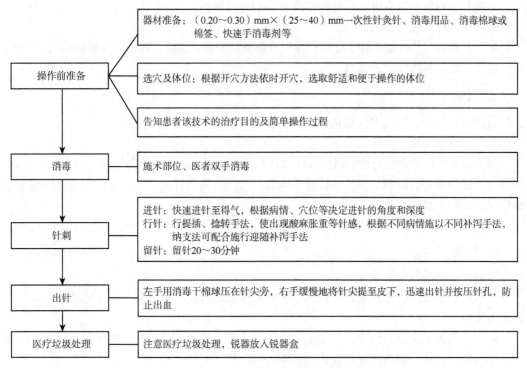

图 2-135　子午流注技术操作规范

四、技术要点

①开穴准确。②辨证逢时选穴。③强调根据病情需要行恰当的针刺补泻。④纳支法可配合施行迎随补泻手法。

五、适应证

本技术适应证广泛，内、外、妇、儿、五官、骨科等各科病症都可运用，尤其适用于多种疑难杂病、顽病及有时间发作性的疾病。

1）痛证：对多种急慢性痛证如头痛、原发性痛经、胃痛、胆绞痛等有较好的镇痛作用。

2）瘫痪：对脑梗死、脑出血及脑外伤、脑炎等引起的瘫痪，病程在 3 个月以内且肌张力不高者疗效较好。

3）炎性疾病：对咽喉疼痛、面神经炎、咳嗽、哮喘等有一定的改善作用。

4）功能紊乱性疾病：对失眠、高血压、耳鸣、胃肠功能紊乱、月经不调等功能紊乱性疾病有较好的调节作用。

5）其他：对面部色斑、抑郁、免疫功能减退等疑难病有一定疗效。

六、临床应用

1. 腹泻

适应证：胃肠功能紊乱、肠易激综合征等引起的腹泻。

主穴：纳甲法逢时开穴。

配穴：肝郁气滞证加太冲、合谷；脾气亏虚证加脾俞、章门；肾阳亏虚证加命门、关元。

操作方法：按操作规范执行。

2. 胃痛

适应证：胃炎、胃痉挛、消化不良等引起的胃痛。

主穴：纳甲法逢时开穴。

配穴：寒邪犯胃证加胃俞、风门；饮食停滞证加梁门、公孙；肝胃气滞证加太冲、合谷；气滞血瘀证加膈俞、肝俞；胃热炽盛证加内庭、尺泽；慢性胃炎者加上脘、胃俞；胃痉挛者加梁丘；消化不良者加梁门、三焦俞。

操作方法：按操作规范执行。

3. 便秘

适应证：功能性或习惯性便秘。

主穴：纳甲法逢时开穴或定时选穴，于甲日或己日辰时，针刺支沟；丁日或辛日辰时，针刺阳陵泉。

配穴：热秘加合谷、内庭；气秘加太冲、肝俞、大肠俞；气虚便秘加脾俞、气海；阴虚便秘加肾俞、太溪；阳虚便秘加肾俞、神阙。

操作方法：按操作规范执行。

4. 中风

适应证：急性期及恢复期以肢体偏瘫为主症者。

主穴：纳甲法按时选经取穴，在每日上午辰时（7～9点钟）或巳时（9～11点钟）取穴。

配穴：肝阳暴亢证加风池、行间；风痰阻络证加丰隆、合谷；痰热腑实证加曲池、天枢；气虚血瘀证加气海、足三里；阴虚风动证加太溪、太冲。

操作方法：按操作规范执行。

5. 失眠

适应证：多种失眠，病程较短者疗效更佳。

取穴：纳子法，择时选择本经补泻或子母经补泻。

配穴：肝郁化火证，午时取神门、少府，泻法。痰热内扰证，辰时取厉兑、足三里，泻法。阴虚火旺证：①酉时取阴谷、太溪，戌时取复溜，补法。②午时取神门、少府，泻法。隔日交替使用。心脾两虚证：午时取神门、大都，补法。心虚胆怯证：①未时取少冲、胆俞，补法。②酉时取阴谷、胆俞，补法。隔日交替使用。

操作方法：按操作规范执行。

6. 月经过多

适应证：功能性失调引起月经过多者。

取穴：纳子法，定在每日辰巳二时（7～11点钟）取隐白穴。

操作方法：按操作规范执行。

七、注意事项

临床多采用毫针针刺，注意事项同毫针针刺。

八、禁忌证

临床多采用毫针针刺，禁忌证同毫针针刺。

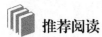

推荐阅读

1）杨长森. 针灸治疗学[M]. 上海：上海科学技术出版社，1985.

2）杨甲三. 针灸学[M]. 北京：人民卫生出版社，1989.

3）殷克敬. 针灸时间医学概论[M]. 北京：人民卫生出版社，2007.

4）尉建辉，李雪薇，张文宙. 刘世琼教授运用"子午流注"针法治验举隅[J]. 甘肃中医学院学报，2007，24（4）：1.

5）于秀梅. 子午流注纳支法治疗失眠临床观察[J]. 辽宁中医杂志，2006，33（12）：1633.

第四十一节 灵龟八法技术

灵龟八法技术又名"奇经纳卦法"和"奇经纳甲法"，是时间针灸学的重要组成部分，是一种按日、按时运用八卦的理论推导演算奇经八穴"开阖"取穴的方法，具体来说是指运用九宫八卦学说、奇经八脉气血会合理论，取与奇经相通的八个经穴，按照日、时、干支的推演数字变化，采用相加、相除的方法，并做出按时取穴的一种针刺取穴方法。八脉八穴的文字记载首见于窦汉卿的《针灸指南·流注八穴序》，称之为"流注八穴"，但并非灵龟八法，此后有人配以八卦九宫，至明代徐凤《针灸大全》正式完整提出灵龟八法，详尽地记载了灵龟八法、飞腾八法、八穴配合歌和逐日干支歌等内容。

近现代研究本法的代表性医家有谢感共、管遵惠等。谢感共通过对历法、干支及灵龟八法组成的研究，找出公元历法与干支周转的对应关系，研究出灵龟八法开穴中六十甲子720个时辰的循环规律，于20世纪80年代制成了"灵龟八法开穴简表"（表2-29），从而大大简化了运用。此外，谢感共还进行了一系列临床应用研究和实验机制研究，证明了灵龟八法所体现的人体穴位气血流注的规律是存在的。

表 2-29　灵龟八法开穴简表（谢感共于 1983 年制成此表）

序号	子	丑	寅	卯	辰	巳	午	未	申	酉	戌	亥
（1）	8	6	4	2	9	3	7	5	3	1	4	2
（2）	5	3	1	4	2	6	4	2	5	3	1	5
（3）	2	5	3	1	8	6	6	4	2	9	7	1
（4）	3	1	5	3	6	4	2	6	4	1	5	3
（5）	5	3	6	4	2	9	4	7	5	3	1	8
（6）	5	3	1	5	3	6	4	2	6	4	1	5
（7）	5	3	1	4	2	9	4	2	5	3	1	8
（8）	1	4	2	6	4	2	5	3	1	5	3	6
（9）	7	5	3	1	4	2	6	4	2	5	3	1
（10）	1	5	2	6	4	2	6	3	1	5	3	1
（11）	2	9	7	5	3	6	1	8	6	4	7	5
（12）	2	6	4	1	5	3	1	5	2	6	4	2
（13）	1	4	2	9	7	5	5	3	1	8	6	9
（14）	5	3	1	5	2	6	4	2	6	3	1	5
（15）	3	1	4	2	9	7	2	5	3	1	8	6
（16）	6	4	2	6	4	1	5	3	1	5	2	6
（17）	8	6	4	7	5	3	7	5	8	6	4	2
（18）	4	1	5	3	1	5	2	6	4	2	1	3
（19）	5	3	1	8	2	9	4	2	9	3	1	8
（20）	2	6	3	1	5	3	1	4	2	6	4	2
（21）	1	8	6	4	2	5	9	7	5	3	6	4
（22）	4	2	6	3	1	5	3	1	4	2	6	4
（23）	4	7	5	3	1	8	8	6	4	2	9	3
（24）	2	6	4	2	5	3	1	5	3	6	4	2
（25）	2	9	3	1	8	6	1	4	2	9	7	5
（26）	2	6	4	2	6	3	1	5	3	1	4	2
（27）	6	4	2	5	3	1	5	3	6	4	2	9
（28）	5	2	6	4	2	6	3	1	5	3	1	4
（29）	8	6	4	2	5	3	7	5	3	6	4	2
（30）	5	3	6	4	2	6	4	1	2	5	3	1
（31）	8	6	4	2	9	3	7	5	3	1	4	2
（32）	5	3	1	4	2	6	4	2	5	3	1	5
（33）	3	6	4	2	9	7	7	5	3	1	8	2
（34）	4	2	6	4	1	5	3	1	5	2	6	4
（35）	5	3	6	4	2	9	4	7	5	3	1	8
（36）	5	3	1	5	3	6	4	2	6	4	1	5
（37）	5	3	1	4	2	9	4	2	5	3	1	8

续表

序号	子	丑	寅	卯	辰	巳	午	未	申	酉	戌	亥
（38）	1	4	2	6	4	2	5	3	1	5	3	6
（39）	6	4	2	9	3	1	5	3	1	4	2	9
（40）	6	4	1	5	3	1	5	2	6	4	2	6
（41）	2	9	7	5	3	6	1	8	6	4	7	5
（42）	2	6	4	1	5	3	1	5	2	6	4	2
（43）	1	4	2	9	7	5	5	3	1	8	6	9
（44）	5	3	1	5	2	6	4	2	6	3	1	5
（45）	4	2	5	3	1	8	3	6	4	2	9	7
（46）	1	5	3	1	5	2	6	4	2	6	3	1
（47）	8	6	4	7	5	3	7	5	8	6	4	4
（48）	4	1	5	3	1	5	2	6	4	2	6	3
（49）	5	3	1	8	2	9	4	2	9	3	1	8
（50）	2	6	3	1	6	3	1	4	2	6	4	2
（51）	9	7	5	3	1	4	8	6	4	2	5	3
（52）	3	1	5	2	6	4	2	6	3	1	5	3
（53）	3	4	7	5	3	1	6	4	4	2	9	6
（54）	2	6	4	2	5	3	1	5	3	6	4	2
（55）	2	9	3	1	8	6	1	4	2	9	7	5
（56）	2	6	4	2	6	3	1	3	1	4	2	6
（57）	7	5	3	6	4	2	6	4	7	5	3	1
（58）	6	3	1	5	3	1	4	2	6	4	2	5
（59）	8	6	4	2	5	3	4	7	5	3	6	2
（0）	5	3	6	4	2	6	4	1	5	3	1	5

注：表中序号（0）～（59）为日干支序号，数字 1-9 代表相应的穴位，其中：1—申脉；2、5—照海；3—外关；4—足临泣；6—公孙；7—后溪；8—内关；9—列缺。

"灵龟"含义：传说大禹治水时有"神龟"负图出洛河，即《洛书》，其数就是《洛书》九宫数，灵龟八法是根据《洛书》九宫数来开穴，因此本法冠以"灵龟"名。谢感共认为，"灵龟"来源于《易经》的颐卦"初九，舍尔灵龟"，其卦辞为"观颐，自求口实"，象曰"颐，君子以慎言语，节饮食"。"灵龟"一词出自《易经》，颐卦又有自求口实养生之意，颐即"颐养"，取其颐养天年之意。古人观察到龟常不食而最长寿，可见古人从颐卦中取"灵龟"而命名，意为通过养生防病达到长寿的目的。"八法"含义：《易经》把万物归类于八卦，是对客观世界的全息认识。万物由八卦而产生，又经八卦而演变，还从八卦而应用。将八穴归八卦，就是将八个穴位纳入八卦系统的阴阳、五行、干支、数术、方位等全息信号，以沟通人体与整个大自然的联系，使之"步调一致"，方可"颐养天年"。

一、理论基础

八脉交会穴是八个分布在人体气血流注要冲的枢纽，在人体中起到统帅和调节十二经脉气血盈亏的作用，可用于治疗多种疾病。灵龟八法充分考虑了导致和治疗疾病的时间因素、空间因素，是"天人相应"整体观和宇宙生物观的具体体现，是对八穴更高层次的运用。

（一）八卦与九宫

1. 八卦

八卦即乾、坤、坎、离、巽、震、艮、兑八个卦，是我国古代的一套有象征意义的符号，古人取阴阳两个相反相成的属性结合天、地、水、火、风、雷、山、泽等物象来归纳自然界的一般规律。乾为天，作☰形；坤为地，作☷形；坎为水，作☵形；离为火，作☲形；巽为风，作☴形；震为雷，作☳形；艮为山，作☶形；兑为泽，作☱形。灵龟八法就是以八卦为基础，将之配八穴，然后按阴阳干支和八卦数字，作为按时取穴的根据。

2. 九宫

九宫是指方位，古代将八方及中央定为九宫，将八卦的名称和图像结合方位即成为九宫八卦。八卦各有方位，以左为东，右为西，上为南，下为北。配合九宫，即根据"戴九履一，左三右七，二四为肩，八六为足，五十居中"之九宫数字来与八卦相配。九宫八卦八脉八穴图见图 2-136。

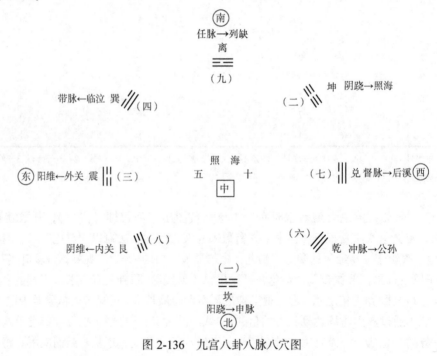

图 2-136　九宫八卦八脉八穴图

（二）奇经八脉与八脉交会穴

1. 奇经八脉

奇经八脉指任、督、冲、带、阳维、阴维、阳跷、阴跷脉，是十二正经以外的经脉，故《难经·二十七难》指出："脉有奇经八脉者，不拘于十二经。"奇经八脉在经络系统中占有极为重要的位置，具有统帅调节正经气血、溢蓄正经脉气的作用。任脉总任诸阴，督脉总督诸阳，冲脉为经络之海，带脉约束诸经，维、跷主司和联系阴阳；《奇经八脉考》指出："正经之脉隆盛，则溢于奇经。"窦汉卿《针经指南》云："交经八穴者，针道之要也。"

2. 八脉交会穴

奇经八脉统帅和调整十二经脉，而十二经脉本身又有上下循行、交错相会的特性，所以在四肢部位的十二经上有八个经穴与八脉相通。即肺经列缺通任脉，小肠经后溪通督脉，脾经公孙通冲脉，胆经临泣通带脉，膀胱经申脉通阳跷，肾经照海通阴跷，三焦经外关通阳维，心包经内关通阴维。窦汉卿《标幽赋》中说："八脉始终连八会，本是纪纲。"八穴除与八脉交会外，它们相互之间又有密切的联系和贯通：公孙与内关相通合于心、胃、胸；后溪与申脉相通合于目内眦、颈项、耳、肩胛；临泣与外关相通合于目锐眦、耳后、颊、颈项、肩；列缺与照海相通合于肺系、咽喉、胸膈。这样，八脉八穴分为四组，相互结合（这种相互结合的关系分别称为"父母""夫妻""男女""主客"），有一致的主治范围，且在主治范围上更广泛，可以治疗多种疾病。因此古代医家治病特别强调八脉交会穴的重要性。明代李梴《医学入门·针灸子午八法》说："八法者，奇经八穴为要，乃十二经之大会"；又说："周身三百六十穴统于手足六十六穴，六十六穴又统于八穴"。《针灸大成》载本法可治疗 244 种病症；《针灸聚英》认为八穴相配可治 211 种病症，以补泻手法不同，发挥不同作用。八脉交会穴歌见下，八脉交会穴通合关系见表 2-30。

表 2-30　八脉交会穴通合关系表

八穴名称	相互关系	相通八脉	相合部位
公孙	父	冲脉	心、胃、胸
内关	母	阴维	
后溪	夫	督脉	目内眦、颈项、耳、肩胛
申脉	妻	阳跷	
临泣	男	带脉	目锐眦、耳后、颊、颈项、肩
外关	女	阳维	
列缺	主	任脉	肺系、咽喉、胸膈
照海	客	阴跷	

（三）八脉交会穴歌

公孙冲脉胃心胸，内关阴维下总同，临泣胆经连带脉，阳维目锐外关逢，
后溪督脉内眦颈，申脉阳跷络亦通，列缺任脉行肺系，阴跷照海膈喉咙。

（四）九宫八卦与八脉八穴

灵龟八法就是将九宫八卦与八脉八穴相配——每宫再配一条奇经及其配属的穴位，然后按阴阳干支和八卦数字，作为按时取穴的根据。具体配属关系是坎卦配阳跷申脉，代数为一；坤卦配阴跷照海，代数为二、五；震卦配阳维外关，代数为三；巽卦配带脉临泣，代数为四；乾卦配冲脉公孙，代数为六；兑卦配督脉后溪，代数是七；艮卦配阴维内关，代数为八；离卦配任脉列缺，代数是九。灵龟八法歌见下：

灵龟八法歌

坎一联申脉，照海坤二五，震三属外关，巽四临泣数，

乾六是公孙，兑七后溪府，艮八系内关，离九列缺主。

（五）天干地支

灵龟八法的组成，除八卦、八脉、八穴外，尚有日、时干支数字作为八法取穴的依据。人体每一脏腑或经脉之气血都在一天中特定的时辰内表现出相对的旺盛和衰退，因此穴位治疗可按日、按时、按卦取穴。

干支有阴阳分类：天干以甲、丙、戊、庚、壬为阳干；乙、丁、己、辛、癸为阴干。阳干代表阳日阳时，阴干代表阴日阴时。地支以子、寅、辰、午、申、戌为阳支；丑、卯、巳、未、酉、亥为阴支。阳支与阳干相配，阴支与阴干相配。

每日的干支和每时的干支各有代表数字，分别称"逐日干支代数"和"临时干支代数"，是根据五行生成数和干支顺序的阴阳定出的，是演算灵龟八法穴位的基本数字，以之用来推算用穴。

1. 八法逐日干支代数

逐日干支代数是指将日干支用数字表示，是根据《河图》五行生成数的成数而确定。《河图》五行的生数是水一、火二、木三、金四、土五，五行的成数是水六、火七、木八、金九、土十。天干逢五相合：甲己相合化土、乙庚相合化金、丙辛相合化水、丁壬相合化木、戊癸相合化火。日干支代数应用了五行的成数，天干以其相合所化，地支以其原来的五行相配。故天干以甲、己为十，乙、庚为九，丁、壬为八，戊、癸、丙、辛为七；地支则以辰、戌、丑、未为十，申、酉为九，寅、卯为八，巳、午、亥、子为七。八法逐日干支代数口诀和表解（表2-31）如下：

八法逐日干支代数口诀

甲己辰戌丑未十，乙庚申酉九为期，丁壬寅卯八成数，戊癸巳午七相宜，

丙辛亥子亦七数，逐日干支即得知。

表 2-31　八法逐日干支代数表

代数	十	九	八	七
天干	甲	乙	丁	戊丙
	己	庚	壬	癸辛
地支	辰戌	申	寅	巳亥
	丑未	酉	卯	午子
五行	土	金	木	火

2. 八法临时干支代数

临时干支代数是指将时辰的干支用数字表示，是根据《洛书》九宫数为基础进行推演而成。《洛书》九宫数是从一到九的九个数，是化生天地间的一切数。天干从甲到壬是九数，地支从子到申是九数，天干逢五相合，地支逢六必冲。天干逢五相合的含义是在阳数中五数居中，天为阳，天干逢五必相合，即甲己相合、乙庚相合、丙辛相合、丁壬相合、戊癸相合。地支逢六必冲的含义是：在阴数中六数居中，地为阴，地支逢六必冲，即子午相冲、丑未相冲、寅申

相冲、卯酉相冲、辰戌相冲、巳亥相冲。八法临时干支代数口诀及表解（表2-32）如下：

八法临时干支代数口诀

甲己子午九宜用，乙庚丑未八无疑，丙辛寅申七作数，丁壬卯酉六须知，

戊癸辰戌各有五，巳亥单加四共齐，阳日除九阴除六，不及零余穴下推。

表2-32 八法临时干支代数表

代数	九	八	七	六	五	四
天干（逢五相合）	甲己	乙庚	丙辛	丁壬	戊癸	
地支（逢六必冲）	子午	丑未	寅申	卯酉	辰戌	巳亥

二、开穴方法和取穴方法

（一）开穴方法

1. 推算法

推算法是将日、时的干支代数共同加起来，得出四个数字的和数，然后按照阳日用九除、阴日用六除的原则去计算，再将它的余数，求得八卦所相配的某穴的数字，就是当时应开的穴位。如果和数是能除尽的，阳日作九计算，应开的穴是列缺，阴日则作六计算，应开的穴是公孙。古人认为"九""六"是天地间一切阴阳的代表数，阳得九而化，阴遇六则变。九为奇数一、三、五之合，六为偶数二、四之合，所以八法临时干支代数口诀指出"阳日除九阴除六，不及零余穴下推"。

灵龟八法计算公式具体表示如下：

1）逢阳日：（日干＋日支＋时干＋时支）÷9。

A. 余数对照八法歌的数字取穴。

B. 整除者取九数（列缺）。

2）逢阴日：（日干＋日支＋时干＋时支）÷6。

A. 余数对照八法歌的数字取穴。

B. 整除者取六数（公孙）。

举例：以2020年3月1日为例，患者如10时就诊，该开何穴？

解答：求日干支，参照"子午流注"一章所述推算，为癸卯日。

求时干支，"戊癸起壬子"，癸卯日时自壬子开始，10时为巳时，故为丁巳时。

根据公式计算：日干癸代数7、日支卯代数8，时干丁代数6、时支巳代数4，（7＋8＋6＋4）÷6（阴日），余1。

取穴："坎一联申脉"，故开申脉穴。

2. 谢感共"灵龟八法开穴简表"

谢感共"灵龟八法开穴简表"将六十甲子日720个时辰所开之穴全部包括在内，表中每行前面横排的数码为开穴序号，序号后面的数字为穴位代号。从左到右，依次从子、丑、寅、卯、辰、巳、午、未、申、酉、戌、亥排列，表示一天24小时共十二个时辰所开的穴位。只要知道开穴日序号即可找到当时所开穴位。

开穴日序号的推算，按以下公式进行：开穴日序号＝（上年公元数×5.25 取整积＋当年实际已到天数）÷60 取余数。如果没有余数，则为 0 序号。

举例：2020 年 3 月 1 日 10 时就诊怎样开穴？

解答：开穴日序号—（2019×5.25 取整积＋61）÷60，取余数为 40。查表第 40 行对应已时数字为 1，开申脉穴。

（二）取穴方法

1. 定时取穴

定时取穴是指根据病情选用与之相应的穴位在其开穴的时辰治疗,如头面之疾可选后溪、列缺、临泣，在它们相应的开穴时间进行针刺治疗；胃心胸诸疾可选公孙、内关，在其开穴时间进行治疗。

2. 按时取穴

按时取穴是根据患者就诊时间来针刺当时所开穴位。

3. 配用取穴

配用取穴就是根据父母、夫妻、男女、主客等的配用关系共同应用，即公孙配内关、临泣配外关、后溪配申脉、列缺配照海。

4. 子午流注、灵龟八法联合应用

二者都以"时穴"为主，可联合应用。因八穴主治全身多种疾病，故可先开八法穴，再配纳干按时取穴；或先开八法穴，再配纳支取穴；或先根据病情，预定八法开穴时间再配纳干定时取穴。

三、操作规范（图 2-137）

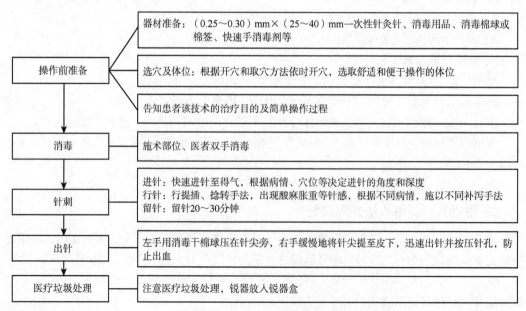

图 2-137　灵龟八法技术操作规范

四、技术要点

①做好推算。②必须根据病情辨证灵活选用，按时或定时开穴或配用他穴。③多采用"左病取右""右病取左"的方法。④强调补泻，尤其必须掌握"刺之要，气至而有效""气速至而速效，气迟至而不治"的原则。只有在得气的基础上，根据不同病情，施以不同补泻手法，才能取得治疗效果。

五、适应证

本技术适应证广泛，内、外、妇、儿、五官、骨科等各科病症都可运用，尤适用于多种疑难杂症、顽证、痛证及发作与时间相关的病症。

1）痛证：对各种急慢性痛证有较好的镇痛作用。

2）炎性疾病：尿路感染、面神经炎、咽喉炎、咳嗽、哮喘等炎性疾病。

3）功能紊乱性疾病：高血压、月经不调、胃肠功能失调、排尿困难、遗尿、更年期综合征、失眠等。

4）其他：偏瘫、面肌痉挛、不孕不育、斑秃、呃逆、抑郁焦虑等。

六、临床应用

1. 急性腹痛

适应证：急性胃肠炎、肠易激综合征、慢性胆囊炎等引起的腹痛。

主穴：按灵龟八法开穴。

配穴：配以客穴，可加合谷、太冲、足三里、三阴交。

操作方法：按操作规范执行。

2. 急性胃痛

适应证：急慢性胃炎、消化性溃疡、胃神经症等引起的胃痛。

主穴：按灵龟八法开穴。

配穴：配以客穴，可加中脘、梁丘、太冲、足三里。

操作方法：按操作规范执行。

3. 胸胁痛

适应证：肋间神经痛、慢性胆囊炎引起的胁肋痛。

主穴：按灵龟八法开穴。

配穴：配以客穴，可加支沟、阳陵泉。

操作方法：按操作规范执行。

4. 腰痛

适应证：腰肌劳损、腰椎间盘突出症引起的腰痛。

主穴：按灵龟八法开穴。

配穴：配以客穴，腰扭伤者可定于临泣开穴时辰治疗。

操作方法：按操作规范执行。

5. 耳鸣

适应证：耳鸣。

主穴：按灵龟八法开穴。

配穴：配以客穴，可约定患者在临泣、外关开穴时辰来治疗。神经性耳鸣者加太溪、耳门。

操作方法：按操作规范执行。

6. 哮喘

适应证：有时间发作规律的哮喘。

主穴：可定于哮喘发作前开穴治疗。

配穴：配以客穴，可加天突、丰隆。

操作方法：按操作规范执行。

七、注意事项

临床多采用毫针针刺，注意事项同毫针针刺。

八、禁忌证

临床多采用毫针针刺，禁忌证同毫针针刺。

 推荐阅读

1）李洁，谢感共. 灵龟八法临证一得[J]. 针灸临床杂志，2006（20）：6.

2）赵彩娇，谢感共，范郁山，等. 灵龟八法按时开穴对肾阳虚模型豚鼠全血粘度的影响[J]. 中国针灸，2007（30）：6.

3）殷克敬. 针灸时间医学概论[M]. 北京：人民卫生出版社，2007.

4）杨长森. 针灸治疗学[M]. 上海：上海科学技术出版社，1985.

第四十二节　飞腾八法技术

飞腾八法是以奇经八穴和八卦为基础，按天干时辰推算，开穴治病的方法。它的运用和灵龟八法略有不同——不论日干支和时干支，均以天干为主，不用零余。该法以飞腾命名，是形容其简捷、速效之意。

东汉魏伯阳撰写了《周易参同契》，将八卦予纳十个天干。"飞腾八法"一名首见于元朝王国瑞撰著的《扁鹊神应针灸玉龙经》，但实际上由窦汉卿奠定基础。明代高武《针灸聚英》收有"八法飞腾定十干八卦歌"。徐凤《针灸大全》一书明确区分了灵龟八法和飞腾八法，并详细撰写了开穴、配穴方法。自此飞腾八法学术系统基本成型。现代医家以郑魁山等对本法运用积累了较多经验。

一、理论基础

飞腾八法技术也是以八脉交会穴为基础，与九宫八卦的数字相配合，再根据日、时干支的数字变化而进行推演，逐日按时取穴。九宫八卦与八脉八穴的理论参考灵龟八法技术一篇。

二、开穴方法和取穴方法

（一）开穴方法

飞腾八法有两种：一种为王国瑞在《扁鹊神应针灸玉龙经》中所记载，着重于按九宫数纳卦开穴；另一种为徐凤在《针灸大全》中所记载，只配合时辰的天干纳卦开穴。王国瑞的飞腾八法与后世的灵龟八法相似，现在提到的飞腾八法则多指徐凤的理论。

1. 王国瑞飞腾八法

王国瑞的飞腾八法，推算日、时干支均用《洛书》九宫数，实际上和徐凤在《针灸大全》中记载的灵龟八法有相通之处，但不需分辨阳日、阴日，一律用"九"去除。其日干支代数和时干支代数完全相同（表 2-33）。

表 2-33　王国瑞飞腾八法

逐日天干数	甲9、乙8、丙7、丁6、戊5
	己9、庚8、辛7、壬6、癸5
逐日地支数	子9、丑8、寅7、卯6、辰5、巳4
	午9、未8、申7、酉6、戌5、亥4
临时天干数	甲9、乙8、丙7、丁6、戊5
	己9、庚8、辛7、壬6、癸5
临时地支数	子9、丑8、寅7、卯6、辰5、巳4
	午9、未8、申7、酉6、戌5、亥4

推算开穴时，先求出日时干支的和，再用九除，得余数后按余数推算它所代表的穴位（如整除，则余数取九）。

即1属坎卦为临泣，2属坤卦为申脉，3属震卦为外关，4属巽卦为后溪，5为中宫（男寄于坤，为申脉；女寄于艮，为内关），6属乾卦为公孙，7属兑卦为照海，8属艮卦为内关，9属离卦为列缺。

2. 徐凤飞腾八法

徐凤的飞腾八法，不论日干支、时干支，均以天干为主，不用零余方法，只是以当天时干为取穴依据，按八卦直接配穴。八卦配穴与王国瑞飞腾八法相同，但计算开穴方法不同。《针灸大全》中载有"飞腾八法歌"：

壬甲公孙即是乾，丙居艮上内关然，戊为临泣生坎水，庚属外关震相连，
辛上后溪装巽卦，乙癸申脉到坤传，己土列缺南离上，丁居照海兑金全。

天干八穴八卦配合关系见表2-34：

表 2-34　天干八穴八卦配合表

时辰	壬甲	丙	戊	庚	辛	乙癸	己	丁
腧穴	公孙	内关	临泣	外关	后溪	申脉	列缺	照海
八卦	乾	艮	坎	震	巽	坤	离	兑

3. 飞腾八法开穴规律

1）开穴与时干固定相配，而时干按十天干顺序周而复始出现，与时干相应的八穴也呈现一定的顺序，某穴总是继某穴后开穴。如内关穴在时干为丙时开，其后时干为丁，丁时干时开照海，故内关开穴后总是接开照海穴。

2）八穴与时干的配属无阳干配阳穴（阳经穴位），阴干配阴穴（阴经穴位）的规律，与五行生克不发生联系。

3）飞腾八穴在各时辰均有开穴机会，此因飞腾八穴受时干影响，而每一时干均有与各时支相配的机会。

推算开穴时，先推算时干（参子午流注一篇，或根据五虎建元歌：甲己之辰起丙寅，乙庚之日戊寅行，丙辛便起庚寅始，丁卯壬寅亦顺寻，戊癸甲寅定时候，五门得合是元因），再据时干与八穴的配属关系寻出开穴。如患者就诊时间是甲日辰时，推算得辰时天干为戊，因戊与临泣相配，故应取临泣穴；又如 2006 年 3 月 9 日为丁酉日，该日 10 时 30 分为乙巳时，时干为乙，乙干与申脉相配，故该日 10 时 30 分应开穴申脉。

（二）取穴方法

1. 按时取穴

按时取穴是根据患者就诊时间来针刺当时所开穴位。

2. 定时取穴

定时取穴指根据病情选用与之相应的穴位在其开穴的时辰治疗，主要用于慢性病或痼疾。

3. 配用取穴

配用取穴即公孙配内关，临泣配外关，后溪配申脉，列缺配照海。如胃痛患者可在开内关穴的同时，配以公孙穴。

4. 与子午流注、灵龟八法联合应用

三者都依据时间取穴，可联合应用。

三、操作规范

见图 2-138。

四、技术要点

①根据病情辨证灵活选用，按时或定时开穴或配用他穴。②多采用"左病取右""右病取左"的方法。③强调补泻手法。

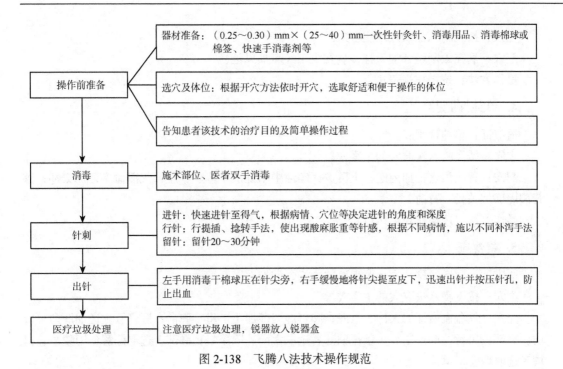

图 2-138　飞腾八法技术操作规范

五、适应证

飞腾八法取穴便捷，对治疗内、外、妇、儿、五官多科疾病皆有疗效，配合其他针灸技术有增强疗效的作用。郑魁山认为，飞腾八法多适用于急性发热性疾病、感染性疾病。

六、临床应用

1. 失眠

适应证：失眠，病程较短者疗效更佳。

主穴：按飞腾八法取穴的主客穴。

配穴：心肾不交证加心俞、肾俞；痰浊中阻证加丰隆、脾俞；肝肾亏虚证加肾俞、肝俞；肝阳上亢证加太冲、肝俞；心脾两虚证加心俞、脾俞；心虚胆怯证加胆俞、心俞。

操作方法：按操作规范执行。

2. 围绝经期综合征

适应证：围绝经期综合征。

主穴：按飞腾八法取穴的主客穴。

配穴：阴虚阳亢证加太溪、行间；气虚不固证加气海、太渊；气阴两虚证加气海、三阴交。

操作方法：按操作规范执行。

3. 落枕

适应证：急性期疼痛明显及颈部活动受限者。

主穴：按飞腾八法取穴的主客穴。

配穴：病在太阳经者加天柱；病在少阳经者加风池。

操作方法：按操作规范执行。

4. 单纯性肥胖

适应证：单纯性肥胖。

主穴：按飞腾八法取穴的主客穴。

配穴：胃热炽盛证加内庭、上巨虚；痰浊中阻证加丰隆、中脘；气滞血瘀证加太冲；脾肾阳虚证加关元、肾俞。

操作方法：按操作规范执行。

5. 黄褐斑

适应证：面部对称性发生黄褐斑的非妊娠期妇女。

主穴：按飞腾八法取穴的主客穴。

配穴：气滞血瘀证加太冲、血海；脾胃虚弱证加足三里、脾俞；肝肾亏虚证加肝俞、肾俞。额部色斑者选取上星、头维；颞部者选取太阳、阳陵泉；颧部者选取颧髎、阳陵泉；口周者选取地仓、承浆。

操作方法：按操作规范执行。

6. 痛经

适应证：以原发性痛经为佳。

主穴：按飞腾八法取穴的主客穴。

配穴：气滞血瘀证加太冲；寒湿凝滞证加关元、阴陵泉；肝郁湿热证加大陵、行间；气血亏虚证加气海、足三里；肝肾亏虚证加肝俞、肾俞。

操作方法：按操作规范执行。

七、注意事项

临床多采用毫针针刺，注意事项同毫针针刺。

八、禁忌证

临床多采用毫针针刺，禁忌证同毫针针刺。

推荐阅读

1）郑魁山. 子午流注与灵龟八法[M]. 兰州：甘肃科学技术出版社，2008.

2）李春源. 运气学说如何结合子午、八法流注针法的理论研究[D]. 广州：广州中医药大学，2009.

3）漆浩，董晔. 子午流注、灵龟飞腾八法大全[M]. 北京：中国医药科技出版社，1993.

4）李磊. 针灸时间治疗学（修订本）[M]. 太原：山西科学技术出版社，2014.

5）杨甲三. 针灸学[M]. 北京：人民卫生出版社，1989.

6）朴联友. 飞腾八法配合刺血拔罐治疗黄褐斑 30 例[J]. 中国针灸，2001，21（7）：415-416.

7）李华，文蕾. 飞腾八法针刺配合刺血拔罐治疗落枕 25 例[J]. 中国中医药现代远程教育，2015，13（12）：73-74.

8）朴联友. 飞腾八法治疗单纯性肥胖[J]. 中国中医药信息杂志，2002，9（7）：57.

9）朴联友. 飞腾八法按时取穴治疗妇女更年期潮热、汗出 76 例临床观察[J]. 中国乡村医药，1995，2（3）：121-122.

10）王兰. 飞腾八法按时取穴治疗黄褐斑临床研究[D]. 北京：北京中医药大学，2009.

第四十三节　针刺麻醉技术

针刺麻醉技术是在针刺镇痛理论和实践的基础上，根据脏腑经络学说，通过针刺人体穴位和手法诱导为主，辅以少量药物，使患者在清醒状态下接受手术治疗的一种麻醉技术。针刺麻醉出现于 20 世纪 50 年代，是我国中医工作者的首创，也是我国中医药发展史上一项重大突破，至今有 30 多个国家先后开展了针刺麻醉的临床和原理研究。

一、理论基础

目前认为经筋理论可能是针刺麻醉的中医理论基础。颈部手术针刺麻醉主要选取合谷和扶突，胸部手术主要选取内关和郄门，腹部手术足三里应用最多，三组穴位分别处在手阳明经筋、手厥阴经筋、足阳明经筋上。经筋行于体表，向内进入胸腹腔，向上到达头面部，在躯干部多联系督脉（脊柱），分布比经脉广泛，与神经有极大的相似性。经筋的病症特点主要表现为疼痛，与针刺麻醉的镇痛原理也密切相关。并认为经筋与人体皮肤、肌肉、肌腱和筋膜的关系，可以阐释针刺麻醉的局限性（镇痛不全、肌松不够、不能克服牵拉反应）。

现代医学认为，针刺麻醉以针刺镇痛为基础。研究表明，针刺可兴奋各类传入神经纤维，针刺镇痛产生的冲动也可能与针感一样由细纤维传导。中枢机制方面，认为针刺镇痛是中枢神经系统将来自针刺穴位和痛源部位的传入信号进行整合的结果。脊髓、脑干、丘脑、尾核和皮质都参与针刺镇痛过程。针刺镇痛是一种多通路、多水平的综合过程。针刺可以引起广泛的全身反应，包括神经内分泌递质如内源性阿片类物质、去甲肾上腺素、5-羟色胺的改变，并且可以改变中枢和外周的血流调节。

二、针刺麻醉的优势、方式、辅助用药及介入时机

（一）针刺麻醉的优势

1）减少麻醉药用量，减少药物中毒、过敏的可能性。

2）减少麻醉药对身体重要器官的抑制作用，促进肾上腺皮质功能，使患者处于应激状态，有利于维持循环稳定，提高手术中脑部的供血供氧。

3）患者苏醒迅速，且因术中、术后血管活性药物用量少，术后呼吸、循环、消化、神经系统并发症少，恢复快。

4）术中患者与施术者有较好合作。

（二）针刺麻醉的方式

从针刺来看，针刺麻醉分为非侵入和侵入两种方式。前者包括指压法、经皮电刺激等；后者包括传统手法针刺、电针、药物注入穴位等。因电针具有操作方便、疼痛较轻、镇痛效果好、便于标准化等优点，在临床应用最为广泛。

（三）针刺麻醉的辅助用药

针刺麻醉时在术前和术中常需应用少量辅助药物，以提高针刺麻醉的效果。常用的主要有镇静、镇痛和抗胆碱类等药物。

1. 术前用药

通常在术前 1 小时肌内注射苯巴比妥钠 0.1g，术前 15～30 分钟肌内或静脉注射哌替啶 50mg（有的患者可以不用）。为了减少呼吸道和消化道分泌物，可在手术前 30～60 分钟皮下注射阿托品 0.5mg 或东莨菪碱 0.3mg。

2. 术中用药

可根据患者反应和手术的具体情况，分别加用镇静、镇痛、局麻药或肌肉松弛剂等。

从辅助药物镇痛的方式来看，又分为如下几种：

1）针刺麻醉辅助神经阻滞麻醉：如针刺麻醉复合颈丛神经阻滞应用于甲状腺瘤手术。

2）针刺麻醉辅助硬膜外麻醉：镇痛显著、肌肉松弛、内脏牵拉反应轻，可满足腹部手术对麻醉的基本要求，所需局麻药量减少 30%～50%，可增宽硬膜外麻醉阻滞神经节段 2～3 个。

3）针刺麻醉辅助全麻：先针刺麻醉诱导 10～30 分钟，再开始全麻诱导，麻醉效果满意。

（四）针刺麻醉的介入时机

针刺麻醉的介入时机可分为如下几个阶段：

1）术前准备：可减少患者术前焦虑，诱导内源性阿片类物质的释放。

2）术中针刺辅助麻醉。

3）术后疼痛治疗：术后患者自控针刺麻醉镇痛效果确切，不但可以减少阿片类药物的用量、减轻其副作用，并且对术后恶心、呕吐也有防治作用。

三、常用穴位

（一）毫针选穴

1. 循经选穴法

根据"十二经脉者，内属于脏腑，外络于肢节""经络所过，主治所及"的理论，以及穴位的特殊性能和作用来选取与切口部位、手术脏器有密切联系的经脉上的有效穴位。头部手术常用穴位有合谷、曲池、解溪、内庭等；胸部手术常用穴位有内关、郄门、孔最、丰隆等；上腹部选内关、足三里、公孙等；下腹部选足三里、三阴交、太冲等；胁肋部选支沟、阳陵泉、丘墟等；腰部选委中、殷门、昆仑等。

2. 邻近选穴法

邻近选穴法即选用手术部位附近的穴位，以增强局部镇痛作用。如拔牙选用颊车、下关穴，剖宫产选用带脉穴等。

3. 按神经分布选穴

1）按照同神经取穴（切口旁针或直接刺激支配手术区的神经干，如甲状腺手术用扶突，下肢手术用第 3～4 对腰神经、股神经、坐骨神经等）。

2）近节段取穴（如甲状腺手术可选用合谷，胸部手术可选用内关，胸腹部内脏手术选用相应的背俞穴与募穴等）。

3）针刺脊髓硬膜外腔等。

（二）耳针选穴

"耳者，宗脉之所聚""十二经脉，有络于耳者"，针刺耳穴可以获得相应器官或区域的镇痛效应。耳穴选穴原则：根据藏象学说，因"肺主皮毛""脾主肌肉"，切开皮肤选用肺穴，切开肌肉选用脾穴，眼科手术选用肝穴等；按手术部位选穴，如阑尾炎手术选用阑尾穴，胆囊手术选用胰胆穴等；根据耳部神经、生理学选穴，因口穴、耳迷根穴受迷走神经支配，故腹部手术可选用口穴或耳迷根穴，选用皮质下穴或交感穴可增加内脏手术镇痛效果，减少内脏反射，神门穴也是各外科手术中常取穴位。

不论是手法运针或电针，刺激强度均以患者能忍受、较舒适的中强感应为宜。切勿因刺激过强使患者难受而影响针刺麻醉的效果。某些手术可以暂停行针或通电，予以静留针。而对某些敏感部位，手术时可加强针刺感应。

四、常用手术针刺麻醉处方（表 2-35）

表 2-35 常用手术针刺麻醉处方

手术名称	体针	耳针
斜视矫正术	合谷、四白透承泣、阳白透鱼腰	眼、肝
青光眼手术	合谷、支沟、四白透承泣、阳白透鱼腰	眼、肝
拔牙术	合谷，上牙加颊车、颧髎；下牙加大迎	牙
上颌窦手术	合谷、支沟、颧髎、四白、阳白透鱼腰、四白透承泣	肾上腺透内鼻、颌透额
扁桃体手术	合谷、支沟、扶突	咽喉、扁桃体
前颅窝手术	颧髎、太冲、临泣、金门	脑干透皮质下、神门透肾、交感、肺
肺叶切除术	郄门、内关透三阳络	神门、肺
二尖瓣扩张分离术	合谷、内关、支沟	神门、肺、胸
食管手术	合谷、内关、翳风	
乳房肿瘤切除术	合谷、内关	神门、交感、内分泌、胸、肺
胃大部切除术	足三里、上巨虚	胃、神门、交感、肺
甲状腺手术	合谷、内关、扶突	神门、肺、颈、内分泌

续表

手术名称	体针	耳针
胆囊切除术	足三里、三阴交、胆囊穴	胆、腹、神门、交感、肺
脾切除术	足三里、三阴交、太冲	
阑尾切除术	上巨虚、太冲、阑尾穴	阑尾、口
疝修补术	阴陵泉、三阴交、横骨、维道	神门、外生殖器、皮质下
剖宫产术	足三里、三阴交、带脉、切口旁针	神门、内生殖器、腹、肺
输卵管结扎术	三阴交	肺、皮质下、内生殖器
膀胱切开取石术、膀胱造瘘术	三阴交、中极、关元	膀胱、腹、神门、肺
四肢闭合性骨折复位术	上肢：极泉、曲池、合谷	神门、交感、皮质下
	下肢：阳陵泉、悬钟、太冲、外丘、在骨折端各取1～2个感应较强的腧穴	上肢：胸、肘、肩 下肢：膝、髋、踝

五、操作规范（图 2-139）

本篇主要介绍毫针、耳针和电针针刺麻醉。

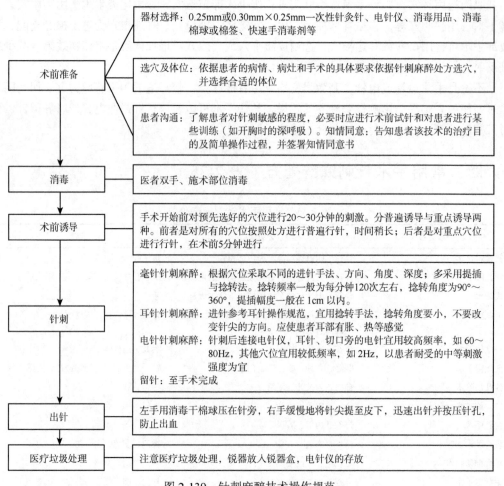

图 2-139　针刺麻醉技术操作规范

六、技术要点

①针刺麻醉的正确选穴和刺激强度。②适合针刺麻醉病例的选择。③适当的术前诱导和辅助用药。④熟练的针灸操作。⑤电针频率的选择。⑥高标准的手术操作。

七、适应证

本技术适用于颅脑、五官、颌面口腔、胸、腹、四肢及妇产科、小儿外科等多种手术病种，具有比较广泛的适应证，约有 30 种手术的针刺麻醉效果比较稳定，其中甲状腺手术、颈椎手术、前颅窝手术、肺切除术、腹式输卵管结扎术、剖宫产术、拔牙术等的针刺麻醉成功率达 80%以上。可单纯使用针刺麻醉的小手术有拔牙、扁桃体切除等。

八、临床应用

1. 斜视矫正术

体针：合谷、四白透承泣、阳白透鱼腰。
耳针：眼、肝。
操作方法：按操作规范执行。

2. 青光眼手术

体针：合谷、支沟、四白透承泣、阳白透鱼腰。
耳针：眼、肝。
操作方法：按操作规范执行。

3. 拔牙术

体针：合谷，上牙加颊车、颧髎；下牙加大迎。
耳针：牙。
操作方法：按操作规范执行。

4. 上颌窦手术

体针：合谷、支沟、颧髎、四白、阳白透鱼腰、四白透承泣。
耳针：肾上腺透内鼻、颌透额。
操作方法：按操作规范执行。

5. 扁桃体手术

体针：合谷、支沟、扶突。
耳针：咽喉、扁桃体。
操作方法：按操作规范执行。

6. 前颅窝手术

体针：颧髎、太冲、临泣、金门。

耳针：脑干透皮质下、神门透肾、交感、肺。

操作方法：按操作规范执行。

九、注意事项

①注意无菌操作。②正确选穴。③术前诱导与辅助用药。④选用单纯灸的患者。⑤注意医患配合。

十、禁忌证

①病灶复杂、粘连较多者。②广泛探查的病例，尤其是某些难度较高的腹腔手术者。③对针刺不敏感者。④紧张不配合者。

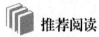

推荐阅读

1）许能贵，符文彬. 临床针灸学[M]. 北京：科学出版社，2015.

2）王玲玲. 针灸学临床[M]. 北京：人民卫生出版社，2010.

3）陈怀龙，王明山，王世端. 针刺麻醉的临床应用及前景展望[J]. 国际麻醉学和复苏杂志，2006，27（6）：347-350.

4）吴焕淦，张仁，口锁堂，等. 从经筋理论探讨针刺麻醉[J]. 上海针灸杂志，2006，25（12）：40.

5）刘堂义，杨华元，褚立希，等. 针刺麻醉的现状及分析[J]. 中国针灸，2007，27（12）：914-916.

第四十四节　神经干刺激技术

神经干刺激技术是通过针刺、电针等方法，直接刺激与疾病有关的神经干而治疗疾病的一种针类技术，是传统针灸疗法与现代神经解剖知识相结合形成的一种新的技术。实践证明，刺激神经干对某些疾病，尤其是神经系统及某些内脏疾病有很好的疗效。本技术在 1960～1970 年就已应用于临床，早期主要以刺激周围神经为主，目前已扩展到了刺激交感神经。在刺激的方法上，也从单纯的毫针刺，逐步增加电针、注射针头刺激及穴位注射等方法，不仅使疗效有所提高，且使治疗的病种日益扩大。

一、理论基础

研究表明，外界刺激神经干引发相应的神经冲动上传至大脑，大脑在受到感觉冲动后，发出相应的运动冲动至效应器，从而治疗该神经冲动传导通路上中枢神经系统、周围神经系统、运动系统等相关疾病。同时，神经冲动也可不经大脑直接传入固定的脊髓节段，再由脊髓发出冲动到效应器，以治疗脊髓相应节段神经系统、运动系统和内脏疾病（自主神经）。刺激神经干既可以通过感觉冲动影响脑的活动，又可以通过运动冲动影响末梢，同时还可以通过外周神经与内脏神经的间接联系或直接刺激脊髓影响内脏活动。有研究表明，进行针刺对实验动物或患者的血液流变学、血脂、缺血侧脑皮质脑源性神经营养因子（BDNF）mRNA 的表达等都有影响，神经干刺激技术还能改变内分泌腺体的活动，改善机体的新陈代谢和血液循环,增加抗体的产生等,从而治疗相关系统疾病。

二、针具

1. 弹拨针

选用 0.5～1mm 粗的针灸针，做成长度不同的神经干弹拨针。分别为长 10cm，粗 1mm；长 6cm，粗 0.8mm；长 3cm，粗 0.6mm。每种一根，每套三根（图 2-140）。

2. 普通毫针

根据病情和操作部位可选择（0.30～0.40）mm×（40～100）mm 一次性针灸针。

长10cm
粗1mm

长6cm
粗0.8mm

长3cm
粗0.6mm

图 2-140　神经干弹拨针

三、常用刺激点与主治（图 2-141～图 2-187）

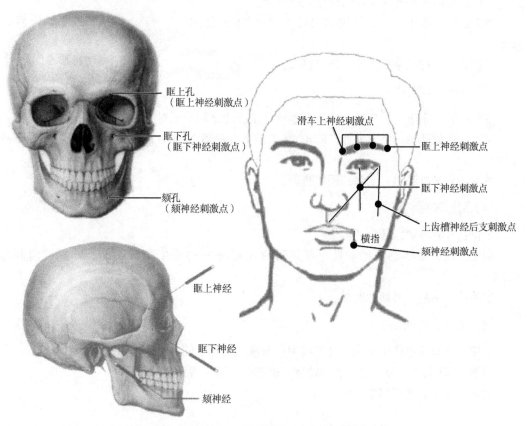

图 2-141　眶上神经、眶下神经及颏神经刺激点定位

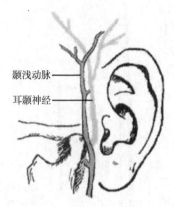
图 2-142　耳颞神经的走形和分布

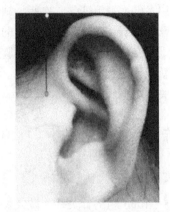
图 2-143　耳颞神经刺激点定位

（1）眶上神经刺激点

定位：在眶上缘内 1/3 与外 2/3 交界处。

刺法：进针 2～3 分，左右拨动针体，使针感向额部放散。

主治：前头痛、眶上神经及三叉神经第一支痛、面肌痉挛。

（2）眶下神经刺激点

定位：在鼻翼外下缘至外眼角边线的中点。

刺法：摸到眶下孔处，针尖稍向外上斜刺 3～5 分，左右划动，针感可向下睑至唇间放射。

主治：三叉神经第二支痛、面肌痉挛。

（3）颏神经刺激点

定位：在口角下一横指处，或在下颌骨体上下缘之间，正对第二前磨牙处。

刺法：由颏孔稍后上方进针，以 45°角向前下方斜刺 2～4 分，上下划动，针感可向下颌放散。

主治：三叉神经第三支痛、面肌痉挛。

（4）耳颞神经刺激点

定位：在耳屏前缘凹陷的沟中。

刺法：摸到颞浅动脉搏动处，在其稍后方直刺 2～3 分，前后拨动，针感可向颞部放散。

主治：偏头痛、耳颞神经痛。

（5）面神经刺激点

定位：在耳垂下缘至屏间切迹连线中点与颞浅动脉之间。

刺法：直刺 2～3 分，上下拨动针体，面部肌肉可出现抽动。

主治：面瘫、面肌痉挛。

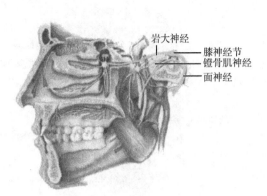

图 2-144 面神经管内分支

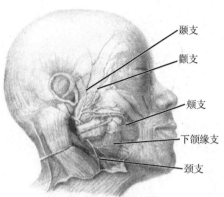

图 2-145 面神经在面部的分支

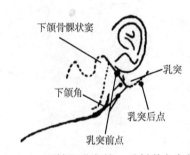

2-146 面神经乳突前、后刺激点定位

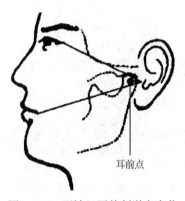

图 2-147 面神经耳前刺激点定位

（6）舌下神经刺激点

定位：在舌骨大角与下颌角连线中点。

刺法：针尖向舌根方向刺入 1 寸左右，可有舌根麻电感。

主治：舌肌麻痹、失语。

（7）喉返神经刺激点

定位：在喉结下两指，气管两旁。

刺法：针尖稍向内斜刺 0.5～1 寸。

主治：失音、失语、声带麻痹。

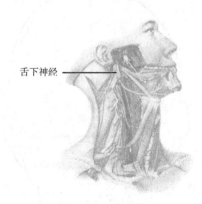

图 2-148 舌下神经

（8）枕大神经刺激点

定位：在两乳突连线与后正中线交点旁开 1.5cm 处。

刺法：直刺 5～8 分，左右拨动，针感可向后枕部放散。

主治：枕大神经痛、后头痛。

（9）副神经刺激点

定位：胸锁乳突肌后缘中点上 1cm 处。

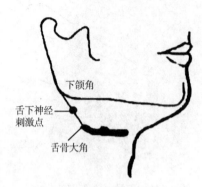

图 2-149　舌下神经刺激点定位

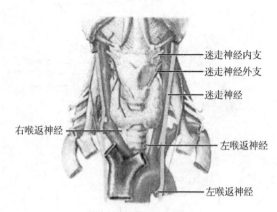

图 2-150　喉返神经

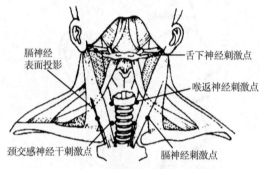

图 2-151　喉返神经刺激点定位

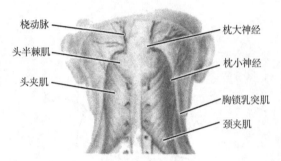

图 2-152　枕大神经

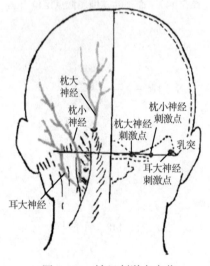

图 2-153　神经刺激点定位

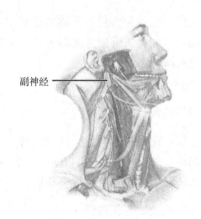

图 2-154　副神经

刺法：头转向对侧，针 5 分，前后拨动，可出现耸肩和麻电感。

主治：斜颈、落枕、副神经麻痹。

（10）颈丛刺激点

定位：在胸锁乳突肌后缘中点。

刺法：头转向对侧，进皮后向后上方可刺激枕小神经（枕部麻电感）；向前上方可刺激耳大神经（耳部或耳后出现麻电感）；向前可刺激颈皮神经（颈前或咽部麻电感）；向前下方可刺激膈神经（麻电感向胸腔、膈肌放散）。

主治：颈痛、斜颈、落枕、头颈震颤、神经性呕吐、神经衰弱、后头痛、膈肌痉挛。

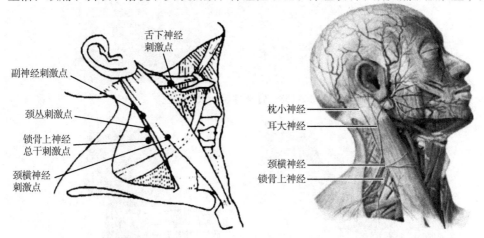

图 2-155 刺激点定位　　　图 2-156 颈丛的浅支和刺激点定位

（11）臂丛神经刺激点

定位：在锁骨中点上 1 寸处。

刺法：头转向对侧，针 3～5 分，直刺为中干，向外上方刺为上干，向内下方刺为下干，不可深刺，以免造成气胸。

主治：上肢麻木、瘫痪、疼痛，臂丛神经痛。

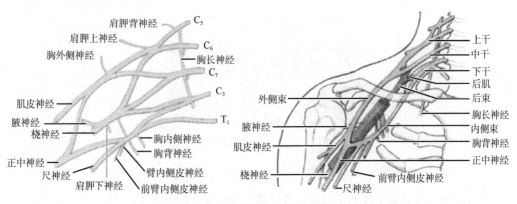

图 2-157 臂丛的走形和分支

（12）腋神经刺激点

定位：在肱骨头后下凹陷处，肩胛冈中点至三角肌止点连线的中点。

刺法：上肢外展 45°，针 1.5～2 寸，上下拨动，可出现三角肌跳动及麻电感向肩部放散。

主治：举臂抬肩障碍，肩部麻木、疼痛，腋神经麻痹。

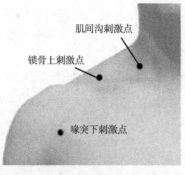
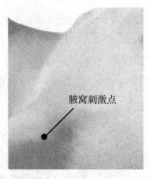

图 2-158 臂丛神经刺激点定位

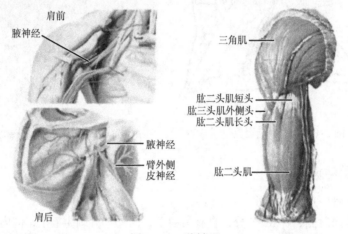

图 2-159 腋神经

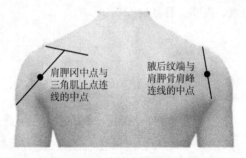

图 2-160 腋神经刺激点定位

（13）肌皮神经刺激点

定位：在胸大肌前下缘抵止于肱骨处，肱二头肌长、短头之间。

刺法：上肢外展 45°，针 0.5～1 寸，前后拨动可出现屈肘动作及麻电感向前臂外侧放散。

主治：肌皮神经麻痹、屈肘无力、前臂外侧感觉障碍、痉挛性瘫痪。

（14）桡神经刺激点

定位：在肩峰与肱骨外上髁连线中点。

刺法：侧卧、半屈肘、掌心向下，摸到桡神经后在旁边针 1 寸，前后拨动针体。可出现伸腕、伸指动作，以及麻电感向拇、食、中指放散。

主治：上肢瘫痪（伸肘、伸腕障碍）、桡神经麻痹。

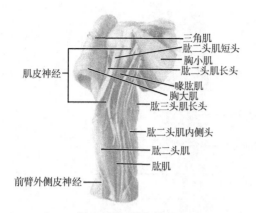

图 2-161 肌皮神经

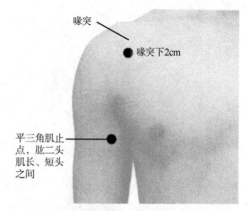

图 2-162 肌皮神经刺激点定位

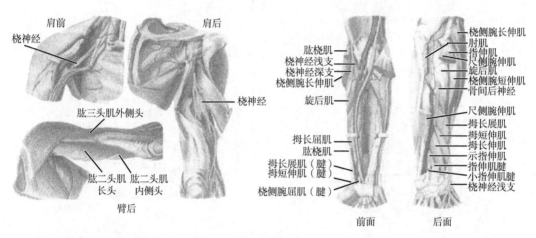

图 2-163 桡神经

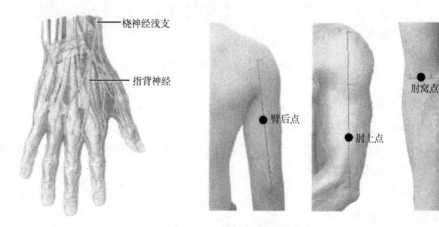

图 2-164 桡神经刺激点定位

（15）正中神经刺激点

定位：在肱二头肌内侧沟上、中 1/3 交界处。

刺法：上肢外展 45°，摸到肱动脉及正中神经，在动脉外侧针 1.5～2 寸，前后拨动针体，可出现屈腕、指动作及麻电感向拇、食、中指放散。

主治：上肢瘫痪、正中神经麻痹、神经性呕吐、痉挛性瘫痪。

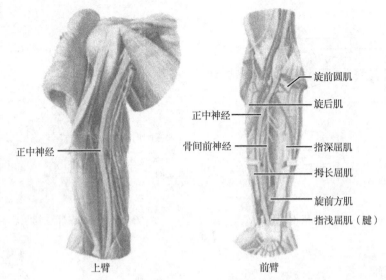

图 2-165　正中神经

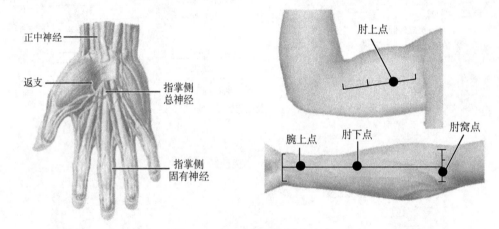

图 2-166　正中神经刺激点定位

（16）尺神经刺激点

定位：在肘尖和肱骨内上髁之间的尺神经沟中。

刺法：在尺神经旁进针 2～4 分，前后拨动针体，可出现屈腕屈指和对掌动作，麻电感向无名指、小指及前臂尺侧放散。

主治：上肢瘫痪、尺神经麻痹。

（17）坐骨神经刺激点

定位：环跳、秩边、殷门（坐骨结节与大转子中、内 1/3 处，或臀横纹与腘横纹中点处）。

刺法：针 2.5～3 寸，左右拨动，可出现大腿后侧及小腿肌跳动，麻电感向脚放散。

主治：下肢瘫痪、麻木、疼痛、坐骨神经痛。

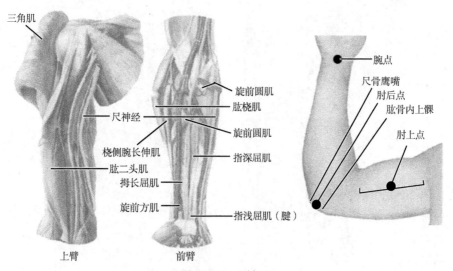

图 2-167 尺神经

三角肌

旋前圆肌
肱桡肌
尺神经
旋前圆肌
桡侧腕长伸肌
指深屈肌
肱二头肌
拇长屈肌
旋前方肌
指浅屈肌（腱）

上臂　　前臂

腕点
尺骨鹰嘴
肘后点
肱骨内上髁
肘上点

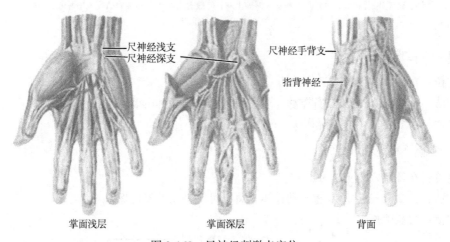

图 2-168 尺神经刺激点定位

尺神经浅支
尺神经深支
尺神经手背支
指背神经

掌面浅层　　掌面深层　　背面

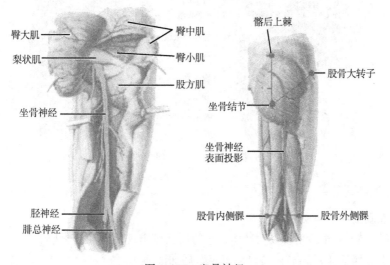

图 2-169 坐骨神经

臀大肌
梨状肌
臀中肌
臀小肌
股方肌
坐骨神经
胫神经
腓总神经

髂后上棘
股骨大转子
坐骨结节
坐骨神经表面投影
股骨内侧髁
股骨外侧髁

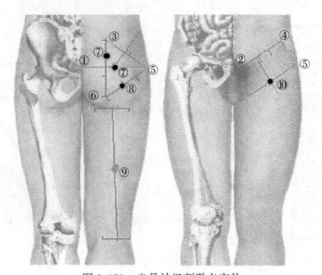

图 2-170 坐骨神经刺激点定位

①骶尾关节；②耻骨关节；③髂后上棘；④髂前上棘；⑤股骨大转子；⑥坐骨结节；⑦臀点；⑧股上点；
⑨股中点；⑩股前点

（18）臀上神经刺激点

定位：在环跳穴内上约 3 寸处。

刺法：针 2～2.5 寸，左右拨动，可出现臀肌跳动和麻电感。

主治：下肢瘫痪（外展障碍）。

（19）臀下神经刺激点

定位：在环跳穴内上 2 寸处。

刺法：针 2.5～3 寸，左右拨动针体，臀肌可有跳动及麻电感。

主治：臀肌瘫痪。

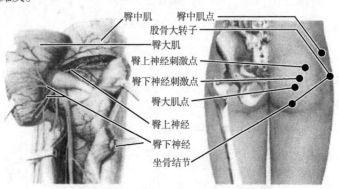

图 2-171 臀上神经、臀下神经刺激点定位

（20）胫神经刺激点

定位：在腘窝中点下 2 寸。

刺法：针 1.5～2 寸，左右拨动针体，小腿后面可出现跳动及麻电感。

主治：下肢瘫痪（足跖屈内转障碍、足趾屈曲障碍）。

（21）腓总神经刺激点

定位：在腓骨小头后下缘。

刺法：针 3～4 分。由后向前拨动针体，可出现足背屈外翻动作和麻电感。

主治：下肢瘫痪（足背屈外转及足趾伸展障碍）、胆绞痛、腓总神经麻痹。

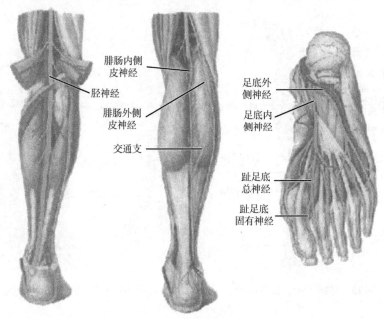

图 2-172　胫神经

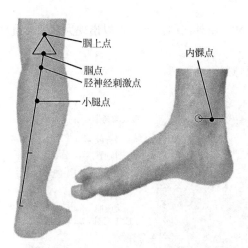

图 2-173　胫神经刺激点定位

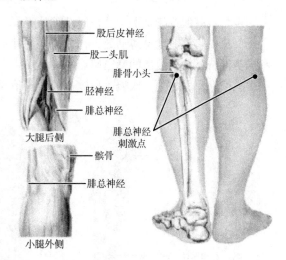

图 2-174　腓总神经刺激点定位

（22）腓深神经刺激点

定位：即足三里穴处。

刺法：针 1.5～2 寸，左右拨动针体，可出现足背屈及足背麻电感。

主治：胃肠功能紊乱、腹痛、下肢瘫痪（足背屈及足趾伸展障碍）。

（23）腓浅神经刺激点

定位：在腓骨小头下 2 寸。

刺法：针 1～1.5 寸，左右拨动针体，可出现足外展及足背外侧麻电感。

主治：下肢瘫痪（足外转障碍）。

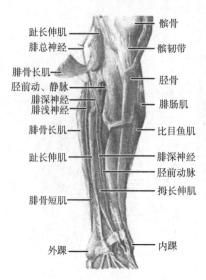

图 2-175　腓深神经、腓浅神经

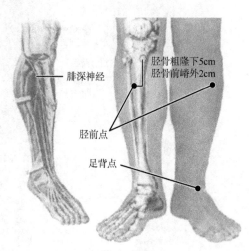

图 2-176　腓深神经刺激点定位

（24）股神经刺激点

定位：腹股沟韧带下 1 寸，股动脉外缘。

刺法：摸到股动脉搏动处，在其外缘进针 1 寸，由外向内拨动，可以出现大腿肌肉跳动和向膝部或足内侧放散的麻电感。

主治：下肢疼痛、瘫痪（屈髋、伸膝及抬腿障碍）。

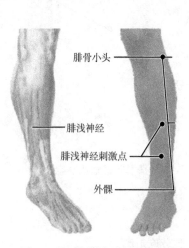

图 2-177　腓浅神经刺激点定位

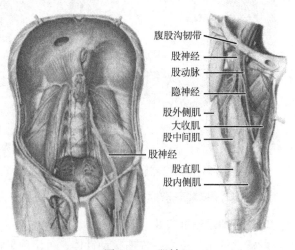

图 2-178　股神经

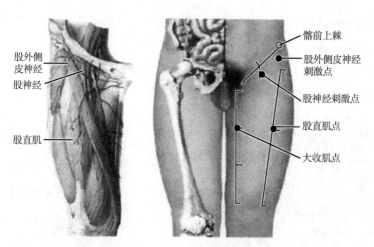

图 2-179 股神经刺激点定位

（25）闭孔神经刺激点

定位：在腹股沟带内 1/5 与外 4/5 交界处下 2 寸。

刺法：仰卧，两腿外展，针 1～1.5 寸，左右拨动针体，可出现大腿内侧肌肉跳动及麻电感。

主治：大腿内侧肌群瘫痪、皮肤疼痛、麻木。

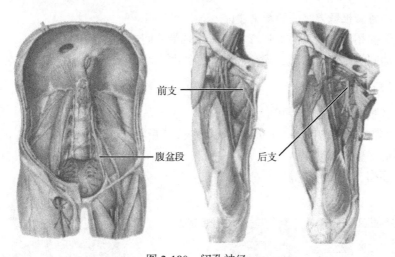

图 2-180 闭孔神经

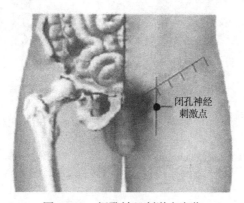

图 2-181 闭孔神经刺激点定位

（26）股外侧皮神经刺激点

定位：在髂前上棘内侧缘下 1 寸处。

刺法：针 0.5～1 寸，左右拨动针体，可出现大腿外侧麻电感。

主治：股外侧皮肤疼痛、麻木。

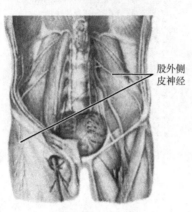

图 2-182　股外侧皮神经刺激点定位

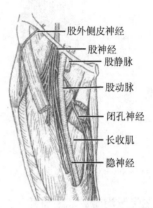

图 2-183　股外侧皮神经

（27）胸神经根刺激点

定位：在各胸椎棘突之间旁开 1 寸。

刺法：针尖稍向内侧斜刺 1.5～2 寸，可出现沿肋间放散的麻电感。

主治：肋间神经痛、胸痛、背痛、神经性呕吐、胆道蛔虫病。

（28）腰神经根刺激点

定位：各腰椎棘突之间旁开 1 寸。

刺法：坐位或俯卧，针 2～2.5 寸，可触到横突，然后将针上提再稍向上或向下斜刺 0.5cm，可出现下肢麻电感或跳动。

主治：腰痛、坐骨神经痛。

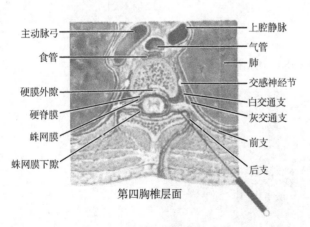

图 2-184　胸神经根刺激点定位　　　图 2-185　腰神经根刺激点定位

（29）骶神经刺激点

定位：相当于八髎穴的位置。取穴时由两髂后上棘连线距正中 2.5cm 处，直上 1.2cm 为第一骶后孔，在它与骶骨角外缘的直线上，下 2.5cm 为第二骶后孔，再下 2cm 为第三骶后孔，再下 1.5cm 为第四骶后孔。

刺法：针尖稍向外下方斜刺，可出现麻胀感。

主治：功能失调性子宫出血、遗尿症、尿失禁。

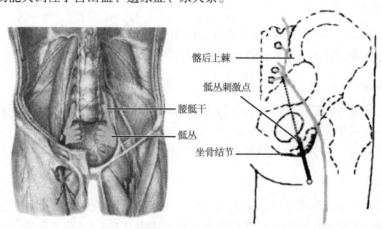

图 2-186　骶丛的组成及骶丛神经刺激点定位

（30）脊髓刺激点

定位：L_2 以上各脊椎棘突之间。

刺法：患者反坐在椅子上，低头弯腰，针尖稍向上斜刺 1.5～2.5 寸。缓慢进针，出现麻电感后应立即退针。针刺时有一定危险，故不宜强刺。

主治：神经性呕吐、膈肌痉挛、食管痉挛、胆绞痛等。

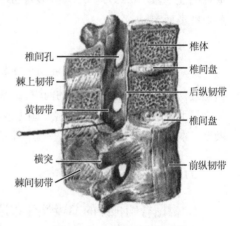

图 2-187　脊髓刺激点定位

四、操作方法

1. 弹拨法

选准刺激点后，用酒精消毒皮肤，将神经干弹拨针快速刺入皮肤，然后一边缓慢进针，一边与神经干呈垂直方向轻轻划动针体，当患者出现触电感及肌肉跳动时，表示已刺激到神经干，然后根据病情需要在神经上进行弹拨（操作者手下有一种弹弦感），弹拨后迅速退针，用消毒棉球按压针孔片刻即可。一般每日或隔日 1 次，15～20 次为 1 个疗程，疗程间隔 3～5 日。本法主要用于瘫痪、痹症、各种神经痛、麻木等疾病的治疗。

刺激强度：须根据患者的病情、功能状态、对针刺的反应及被刺激的神经的粗细来确定。

（1）强刺激

弹拨 15 下左右，弹拨时以患者有强烈的触电感和明显的肌肉跳动为宜。强刺激起抑制作用，多用于剧烈的神经痛、痉挛、痉挛性瘫痪、痹症等神经兴奋性高、功能亢进性疾病和反应迟钝者。

（2）弱刺激

弹拨 5 下左右，弹拨时以患者有轻微的触电感和肌肉跳动为宜。弱刺激起兴奋作用，多用于麻木、弛缓性瘫痪等神经兴奋性低、功能减退性疾病和反应敏感者。

（3）中刺激

弹拨 10 下左右，弹拨时以患者有较明显的触电感和肌肉跳动为宜。多用于慢性疼痛性疾病、慢性功能失调性疾病及基本症状控制或好转后，巩固疗效阶段。

2. 针刺法

针刺法与普通针刺所用的针具和针刺方法基本相同，但针刺的位置仍按神经走行选取，要求必须出现较好的针感。针感不好，表示没有刺激到神经干，则需要调整针刺的深度和方向，否则影响疗效。为了增加刺激神经的强度和范围，可在针体上连接电针治疗机。

3. 注药法

注药法类似穴位注射或水针。根据不同疾病，选用有一定药理作用而对神经无害的药液，注入选定的神经干附近。常用的药液有维生素 B_1、维生素 B_{12}、复方人参液、生理盐水、5% 葡萄糖注射液、0.25%～0.5% 盐酸普鲁卡因等。注射的药量、疗程及间隔时间可根据病情及药液种类而定。

4. 埋线法

取一次性注射针头接一次性平头针灸针针芯，取一段适当长度（1.0cm 左右）的可吸收性外科缝线，放入一次性注射针头的前段，线头勿超出注射针头，用一手拇指和食指固定拟进针位置，另一只手持注射针刺入到达神经干附近或萎缩肌群后边推针芯，边退针管，退针后敷盖一次性输液贴，本法疗程一般 15～20 日一次。本法主要用于无畸形和无明显肌肉萎缩的弛缓性瘫痪。

五、刺激点的选择

1. 根据脊髓神经的节段性分布选取刺激点

根据脊髓神经的节段性分布选取刺激点，如胃受 T_7～T_8 节段的支配，故胃溃疡可选 T_7～T_8 旁点针刺；大腿前肌群受 L_2～L_4 节段支配，所以大腿前肌群萎缩可选取 L_2～L_4 旁点针刺。

2. 根据周围神经的支配关系选取刺激点

根据周围神经与病变部位的支配关系，在相应神经干通路上选取刺激点，如股神经支配髂腰肌和股四头肌，因此髂腰肌和股四头肌麻痹引起的不能屈髋、伸腰和抬腿困难的疾患，可选股神经刺激点。

3. 根据神经系统的间接联系选取刺激点

神经系统除了直接联系外，还可通过大脑皮质的调节作用及神经-体液的作用，使表面无关的远隔部位发生联系；周围神经可通过脊髓节段之间及交感神经节之间的联络与内脏发生间接联系。故刺激周围神经可影响内脏活动，从而治疗内脏病变，如心动过速、膈肌痉挛、神经性呕吐可取正中神经或桡神经；肝胆疾病取腓浅神经或腓总神经；胃肠疾病选腓深神经或正中神经；泌尿生殖系统疾病选胫神经或坐骨神经等。

六、操作规范（图 2-188）

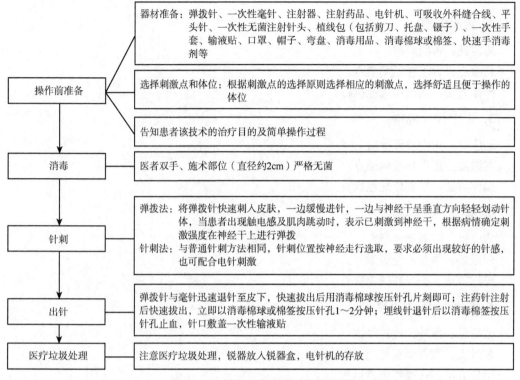

图 2-188 神经干刺激技术操作规范

七、技术要点

①精准选取刺激点，使其刺激到神经干。②选择合适的针具。③控制刺激强度。

八、适应证

1）痛证：三叉神经痛、头痛、落枕、耳颞神经痛、肩周炎、肋间神经痛、坐骨神经痛、急性扭伤（腰、踝）、腹痛、腰痛、背痛、胆绞痛、肌筋膜炎、各种肌肉损伤等。

2）心脑病症：面瘫、面肌痉挛、中风（肢体痉挛、偏瘫、肩手综合征）、腓总神经麻痹、股外侧皮神经炎、小儿麻痹后遗症、癔症等。

3）肝胆脾胃病症：功能性消化不良、呃逆、胃及十二指肠溃疡、神经性呕吐、膈肌痉挛、食管痉挛等。

4）其他：喉炎、功能失调性子宫出血、遗尿症等。

九、临床应用

1. 慢性喉炎

适应证：慢性喉炎。

刺激点：喉返神经刺激点。

操作方法：按操作规范执行。

2. 舌肌麻痹

适应证：舌肌麻痹。

刺激点：舌下神经刺激点。

操作方法：按操作规范执行。

3. 正中神经麻痹

适应证：正中神经麻痹。

刺激点：正中神经刺激点。

操作方法：按操作规范执行。

4. 腓总神经麻痹

适应证：腓总神经麻痹。

刺激点：腓总神经刺激点。

操作方法：按操作规范执行。

5. 股外侧皮神经炎

适应证：股外侧皮神经炎。

刺激点：股外侧皮神经刺激点。

操作方法：按操作规范执行。

6. 压力性尿失禁

适应证：压力性尿失禁。

刺激点：骶神经刺激点。

操作方法：按操作规范执行。

7. 耳颞神经痛

适应证：耳颞神经痛。

刺激点：耳颞神经刺激点。

操作方法：按操作规范执行。

十、注意事项

①弹拨所用针尖要光滑、圆钝，不可过锐；弹拨动作要轻柔，刺激强度要适宜；弹拨点尽量避开大血管；每次弹拨的位置要错开。②针刺时要缓慢进针，当出现较好针感后，不深刺、不提插，轻轻捻转几下针体后即可退针，以防损伤神经。③电针时，近延髓、颈动脉窦及心脏部位禁放电极；两个电极只能放在同侧肢体，不可越过中线，尤其要注意电流不能通过心脏。

十一、禁忌证

①合并有严重的心脑血管疾病、肾功能不全、传染性疾病。②局部皮肤破损、感染者。

③有出血倾向者。④药物过敏者禁用药物注射法。⑤孕妇、安装心脏起搏器者。⑥对神经有强烈刺激或损害的药液不能选用，如复方氨基比林、氢化可的松和某些中草药注射液等。

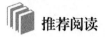 **推荐阅读**

1）杨再春. 神经干刺激疗法[M]. 沈阳：辽宁人民出版社，1978.

2）郭宗君，王鲁民. 电针刺激神经干对脑缺血再灌注后不同时期皮层 BDNF mRNA 表达的影响[J]. 中华物理医学与康复杂志，2004，26（10）：585-588.

3）高怀云，胡卡明，熊晶晶. 神经干刺激疗法临床研究进展[J]. 中医学报，2012，27（7）：880-881.

4）贾超，姜桂美. 神经干刺激疗法在临床中的应用[J]. 山东中医杂志，2012，31（2）：113-114.

5）屈勇. 实用神经干电刺激疗法[M]. 北京：人民军医出版社，2008.

第四十五节 芒 针 技 术

芒针是一种特制的长针，一般用较细而富有弹性的不锈钢丝制成，因形状细长如麦芒，故称为芒针。《灵枢·九针十二原》云："长针，长七寸……长针者，锋利身薄，可以取远痹。"芒针是由古代九针之一的长针发展而来，经过长期广泛的临床实践和经验总结，根据长针的特点及其针刺要求，形成了现代芒针。芒针技术从选穴到操作均有其独特之处，尤其操作手法较为复杂。陈幸生《中国芒针疗法》、杨兆钢《芒针疗法》和郭长青等《实用芒针疗法》都对芒针技术进行了推广应用。

一、基础理论

《黄帝内经》有长针"通其经脉，调其气血"和"调虚实"的记载。中医学认为，人体经络内属脏腑，外络肢节，上下联系，如环无端，从而把人体各器官及组织沟通联络形成一个有机的整体。经络系统具有运行气血、濡养全身功能，使得人体各部位及组织的正常功能活动得到保证、协调各功能活动保持平衡。芒针技术通过特定的手法刺激腧穴、经脉系统，调整人体气机的运行，通行血脉，调节心神，从而促使机体正常功能的恢复，达到治病防病的目的。

从现代医学的角度看，人体具有高度发达的神经系统，内在的各器官形成神经-体液的统一整体。芒针技术通过提插、捻转手法，作用于腧穴，刺激该处的神经末梢，使神经系统中生物电脉冲广泛发放和传递，从而引起全身体液的化学成分改变和生物学变化，进而在整个机体中引发广泛的效应。免疫学实验证实，芒针针刺时可引起体内运动形式的变化，如针刺穴位后，血液中的白细胞数目增加，吞噬细菌的能力增强；同时，发现血液中的抗体生成速度增快、数量增多，这也从另一方面增强了人体的灭菌能力。另外，芒针针刺能够刺激肾上腺皮质激素的分泌，激活体内的新陈代谢功能，增强抵抗疾病和促使身体恢复的能力。机体内这些运动形式的迅速和有效转换，正是芒针产生卓越调节作用的基础。

芒针另一个主要的作用是镇痛。痛觉是神经系统对直接作用于身体的伤害性刺激的反应，而同时人体也存在着一种对抗疼痛的功能，芒针的作用是抑制痛感，打破痛性循环。人体对抗疼痛的功能有各种不同的表现，体液系统中致痛与抗痛这两类物质的对抗是其重要机制。

芒针深刺的镇痛作用就在于它激发了机体内在的抗痛功能，提高了痛阈，达到了抑制痛觉及后续引发的不良反应的作用。

二、芒针针具

芒针的结构可分为 5 个部分（图 2-189）：

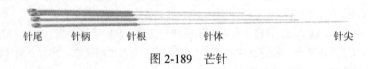

| 针尾 | 针柄 | 针根 | 针体 | 针尖 |

图 2-189　芒针

（1）针尖

针尖是针前端锋锐部分，是刺入腧穴的关键部位；针尖应圆利，不宜太过锐利。

（2）针体

针体是针尖和针柄之间的主体部分，是刺入腧穴内相应深度的主要部分；针身应圆滑，粗细均匀。

（3）针根

针根是针身与针柄交界的地方。

（4）针柄

针柄在针身之后，一般用铜丝绕成，呈圆筒状，是医生持针、行针的操作部位；要求牢固，以防脱落。

（5）针尾

针尾是针柄的末端部分。

临床上一般使用 5 寸、6 寸、7 寸、8 寸、10 寸、15 寸等数种长度的芒针，其中以 5～8 寸长，0.30～0.40mm 粗的芒针为多用。

三、芒针的操作

芒针针刺须双手协作，灵活配合。临床操作多以右手进针，称为刺手；以左手按压穴位周围，称为押手。刺手的作用是运用指力使针尖迅速刺进皮肤，并在刺入后进行捻转等手法。刺手姿势即用右手拇、食、中指第一节挟持针柄的稍下方，用无名指抵住针身，以使针体和穴位表面保持垂直，避免刺手加压时造成针体较大弧度的弯曲。捻转以拇指的前后运动为主，食、中二指逆向轻微活动为辅。押手姿势一般是以中指、无名指及小指自然弯曲，并以指甲贴于穴位旁边，食指尖端压住穴位旁皮肤，以食、拇、中指三指挟持针身，使之首先通过拇指与食指第二节横纹间，再通过食指与中指第一节之间进入皮肤；同时食指可沿针身上、下缓慢移动，以帮助进针。

（1）进针

进针法是芒针的第一基本要法，要求尽量无痛进针。进针时可以分散患者注意力，消除其恐惧心理，术者应该检查针具、熟练操作。

（2）出针

出针时，应该缓慢退出，以免出血或造成患者疼痛；如若针刺部位出血，需以干棉球按压片刻。

（3）捻转

芒针的补泻手法以捻转为主，且针体提插时也要保持捻转的状态。手法要注意轻捻缓进、左右交替；以拇指对食、中指的前后捻转为主，切忌单一方向捻转。捻转动作要求轻重结合、快慢得宜。

（4）辅助手法

针刺达到一定深度时，引发针感，可行一定的辅助手法。如押手的爪、循、摄、按、扪等，以及刺手的飞、弹、刮、摇、盘法等。

（5）变向刺法

变向刺法又称弯针法，是芒针的针刺特点。主要根据穴位的不同解剖特点，相应地改变押手所掌握的针刺角度，以使针尖沿着变换的方向顺利刺入。比如太阳穴，直刺仅能刺入 1 寸，为了深刺可刺入 5~6 分后变为斜刺，依靠押手的调整，改变针刺的角度与方向。

四、芒针常用穴位

芒针的治疗特点主要在于精选了一些特殊穴位，包括创用穴、重用穴和部分重要经穴、透穴。其定位方法与毫针常规定位方法一致。现将芒针创用穴介绍如下。

（1）全知

定位：在颈侧部，乳突直下 2 寸，胸锁乳突肌后缘，天牖前下方 1 寸。

主治：颈神经痛、多发性神经炎、原发性侧索硬化症、风湿及类风湿关节炎、颈椎增生性关节炎、偏瘫、多发性硬化、脊髓空洞症等。

刺法：患者取仰卧位，头放平而略垫高，自左侧进针，针尖向前，相当于 C_2、C_3 间隙刺入，手法要柔和，轻捻缓进，深度为 1.5~2.5 寸。

针感：对较敏感患者，得气感从局部放散到左上、下肢，然后到对侧半身，并以全身酸麻胀感为佳。

注意事项：血压较高、波动不稳定的高血压或严重心脏病患者忌用。刺本穴位时应及时了解患者针入后的感应，如胸部胀闷、呼吸不畅则应立即退针重刺。本穴要求施针者的针刺手法必须熟练。

（2）颈臂

定位：在颈侧部，胸锁乳突肌后缘中 1/3 与下 1/3 交点处，约锁骨上 2 寸。

主治：肩臂麻木、臂丛神经痛、尺桡神经麻痹、正中神经麻痹、肩周炎、肋间神经痛、风湿病等。

刺法：患者取仰卧位，针尖呈水平方向刺入稍向后偏，进针时轻捻缓进，深度 0.3～0.8 寸。

针感：以酸麻及触电样感应由臂放射至手指为准。

注意事项：针刺本穴时手法要轻巧，并向水平方向进针，本穴深层为肺尖，因此不宜深刺，亦不宜向下斜刺。

（3）肩背

定位：斜方肌上缘中部，肩井穴前 1 寸。

主治：肩背部神经痛、肩胛风湿症、颈椎增生性关节炎、颈背肌肉痉挛、肩周炎、半身不遂、落枕等。

刺法：患者取侧卧位，针尖向后下方，在相当于 C_2、C_3 侧面处刺入，捻转缓进，深度 3～4 寸。

针感：局部酸麻胀感，背部可有麻木发散感。

注意事项：针尖向后横刺，角度不宜过大，穴位的内侧深部是胸膜和肺叶，故不宜深刺。

（4）太阳透下关

定位：由眉角外一横指凹陷处，相当于太阳穴起，刺向耳前颧弓下缘凹陷中，当下关处止。

主治：头痛、偏头痛、三叉神经痛、牙痛、面神经麻痹、下颌关节炎、牙关紧闭、咀嚼无力等。

刺法：患者仰卧，头放平。针尖斜向下稍后方，进针缓慢，从太阳穴通过颧骨直达下关，深度 2～3 寸。

针感：以上齿中有酸胀感为宜。

注意事项：针刺本穴用弯刺，手法不宜过重，注意避开小血管，以免造成皮下出血，并注意进针深度与方向。出针时，要轻轻捻转抽出，以手指按住穴位周围皮肤。

（5）地仓透颊车

定位：自地仓穴起，至颊车穴下颌角咬肌后缘处止。

主治：面神经麻痹、面肌痉挛、三叉神经痛、腮腺炎、牙关紧闭、中风口喎等。

刺法：患者取仰卧位，头部略偏，针尖平向下方，由地仓穴刺入透向颊车，可沿皮刺入。深度 2～3 寸。

针感：局部酸麻胀感。

（6）地仓透人中

定位：自地仓穴起，刺向鼻中沟上 1/3 处止。

主治：面神经麻痹、中风口喎、流涎、面肌痉挛、偏侧萎缩症、自主神经功能紊乱。

刺法：患者仰卧，针尖自地仓穴起，斜平刺向前上方，直达鼻中隔前方水沟穴，深度 2 寸。

针感：局部酸麻胀感。

（7）地仓透颧髎

定位：自地仓穴起，透刺向颧骨下缘凹陷处止。

主治：面神经麻痹、中风口喎、流涎、面肌痉挛、牙痛、面肌萎缩等。

刺法：患者取仰卧位，针尖由地仓穴起向上直达咬肌中，深度为2寸。

针感：局部酸麻胀感。

（8）鱼腰透攒竹

定位：由眉心（直视时正对瞳孔）稍上方向眉内端相当于攒竹处。

主治：面神经麻痹、面肌痉挛、眼睑下垂、前额头痛等。

刺法：患者取仰卧位，针尖由眉中心稍上方起向眉内端，沿皮下刺入，至攒竹穴止，深度为1.5寸。

针感：局部酸麻胀感。

注意事项：进针时轻捻缓进。

（9）迎香透下睛明

定位：鼻翼旁5分处沿皮刺向目内眦下2分，相当于睛明处止。

主治：鼻窦炎、副鼻窦炎、鼻炎、鼻息肉、嗅觉异常、面神经麻痹的眼睑闭合不全、小儿昏睡露睛等。

刺法：患者取仰卧位，针尖向上，由迎香入针，直对睛明穴沿皮刺入，深度达1～2寸。

针感：局部酸麻胀感。

（10）下颊车

定位：下颌角之内侧凹陷中，以手指按之局部酸胀。

主治：牙痛、耳鸣耳聋、三叉神经痛、咽炎等。

刺法：患者仰卧，针尖沿下颌骨内侧进针，深度为2寸。

针感：于颌孔下齿槽处呈酸麻胀感为度。

（11）下颊车透扁桃

定位：由下颊车斜入咽峡部的扁桃体处。

主治：急慢性扁桃体炎、咽喉炎、吞咽困难、言语謇涩、声带麻痹、口干少津、假性延髓麻痹等。

刺法：患者取仰卧位，针尖直向前上方，通过口底直达咽峡扁桃体处止，深度达1～2寸。

针感：局部呈鱼刺异物感，放射到咽的扁桃体部为度。

注意事项：轻捻缓进，注意针刺方向。

（12）下颊车透廉泉

定位：由下颌角的内侧缘，相当于颊车穴之下，平刺向颈前部正中线，舌骨与喉结的上中央凹陷中（相当于廉泉穴处）。

主治：急慢性扁桃体炎、甲状腺肿大、吞咽困难、言语不利等。

刺法：患者取仰卧位，头略后仰，针尖由下颌角向下刺入，沿皮向前方平刺，直达廉泉处止，深度2～3寸。

针感：局部酸胀感。

注意事项：轻捻缓进，以免刺伤深部血管。

（13）外金津玉液

定位：口底外，向舌骨上方，中线两侧，即相当于廉泉上 1 寸，旁开 5 分，左谓金津，右谓玉液。

主治：中风失语、舌肌麻痹、舌炎、舌肌痉挛、吞咽困难等。

刺法：患者取仰卧位，头略后仰，针尖斜向上方，相当于舌根部刺入，深度为 1.5～2.5 寸。

针感：舌根部胀重即可出针。

（14）天窗透人迎

定位：由喉结平开 3.5 寸，即胸锁乳突肌的后缘，相当于天窗穴起，刺至胸锁乳突肌前缘、喉结旁开 1.5 寸，相当于人迎穴止。

主治：高血压、甲状腺疾病、支气管炎、咳喘、心动过速等。

刺法：患者取仰卧位，针尖由天窗穴刺入，向前平刺至人迎穴止，轻捻缓进，避开颈动脉，深度为 1～1.5 寸。

针感：局部有胀感，针后头部有清爽感为度。

注意事项：针刺前后都应观察血压变化，针刺应避开颈动脉。

（15）志室透命门

定位：L_2 旁开 3 寸处直至 L_2 棘突下缘，即相当于命门穴处止。

主治：腰椎间盘突出症、腰椎增生性关节炎、腰扭伤、坐骨神经痛。

刺法：患者取侧卧位，针尖由相当于志室穴处刺入，向内刺达命门穴处止，深度为 2.5～3 寸。

针感：局部先有酸胀感，继而向下肢放散为佳。

（16）合谷透后溪

定位：第二掌骨中点，从前外缘刺入，直至第五掌骨小头内侧凹陷处（相当于后溪穴）。

主治：末梢神经炎、类风湿关节炎、手指麻木和屈伸不利、脑血管意外后遗症、手指震颤、书写困难等。

刺法：患者仰卧，屈肘放于胸前，取合谷、三间穴中点刺入，穿过手掌，直达后溪穴止，进针轻捻缓进，深度为 2～4 寸。

针感：手指与局部有酸胀感。

（17）合谷透鱼际

定位：于第一掌骨和第二掌骨之间，由靠近食指边缘入针，直对大指本节后，桡侧处（相当于鱼际穴）止。

主治：头痛、喉痹、多汗或无汗、面神经麻痹、拇指痛或痉挛、口㖞等。

刺法：患者平卧或坐位，立掌，针尖由合谷穴针刺向下，直对鱼际穴，深度达 1～1.5 寸。

针感：局部酸麻胀感放散至拇指、食指。

（18）内关透外关

定位：腕横纹上 2 寸，在桡侧腕屈肌腱与掌长肌腱之间进针，向后斜刺向外关穴。

主治：胸背挫伤、哮喘、疟疾、胸胁痛、胃痛、休克、恶心呕吐、咽喉肿痛、癔症、心律不齐等。

刺法：患者平卧或坐位，仰掌，针尖由内关穴直刺向外关穴。深度为 1～1.5 寸。

针感：局部酸麻胀感，放散至前臂。

（19）极泉透肩贞

定位：由腋窝内两肌之间，相当于极泉后外侧刺入，直对肩贞穴（即肱骨与肩胛骨之间的腋缝处）止。

主治：中风后遗症、手臂麻木拘挛、肩周炎、臂丛神经痛、多发性神经炎、心悸、胸闷、气短等。

刺法：患者取仰卧位，举腋，针尖由极泉后平刺入肩贞穴。深度为2~3寸。

针感：局部酸麻胀感并放散至手指。

（20）极泉透肩髃

定位：在腋窝中间略向下1寸，向肩端直刺，至相当于肩髃穴处止。

主治：肩关节周围炎、神经炎、颈椎综合征、半身不遂、风湿性臂痛、上肢麻木、手臂震颤等。

刺法：患者取仰卧位，举腋，针由极泉穴稍下方1寸许，避开动脉对准肩端直刺。深度为2~3寸。

针感：肩关节周围酸胀感并有麻木放电感放散至手指。

注意事项：掌握好针刺方向，对准肩端，勿向内侧斜刺，防止造成气胸。

（21）外臂臑

定位：臂臑外上方5分，三角肌下端的外上方。

主治：三角肌萎缩、肩关节周围炎、臂神经痛、肘臂拘挛、上肢瘫痪、眼部疾患等。

刺法：患者正坐或取仰卧位，针尖由外臂臑穴斜向内上方。深度达3~4寸。

针感：局部酸麻胀感。

（22）大椎七点

定位：大椎平开，每隔一横指为一点，左右两侧各3点，加大椎共7点。

主治：高热、恶寒、头痛、小儿麻痹、肺炎、哮喘，结核病患者低热不退，经闭、无名热等。

刺法：患者取俯卧位或坐位，头略前俯，直刺或点刺。深度为0.2~0.3寸。

针感：局部酸胀即可。

注意事项：根据患者胖瘦，点刺或出血少许，不可过深，以免导致气胸。

（23）三健穴

定位：三健穴分为健步、健中、健下三穴。承扶旁外2寸为健步，殷门旁外2寸为健中，殷门下2寸、旁外2寸为健下。

主治：下肢瘫痪、腰肌劳损、腰椎间盘突出症。

刺法：患者取侧卧屈膝位，针尖直刺向坐骨神经干。深度为3~4寸。

针感：触电样向上、下放散，上至臀部，下至足。

（24）三陵穴

定位：腓骨小头后1寸及其直下2寸、4寸各一穴，共3穴。

主治：坐骨神经痛、膝骨关节炎、风湿性关节炎、下肢神经痛、神经炎、神经麻痹、下肢软瘫、腰腿扭伤等。

刺法：向胫骨内侧斜刺，深度达 2～3 寸。

针感：酸麻胀感向下肢放散。

（25）三阳穴

定位：阳陵泉穴及其直下 2 寸、4 寸各一穴，共 3 穴。

主治：下肢瘫痪、下肢神经痛、腰腿扭伤、膝关节痛、坐骨神经痛、胸胁痛、胆囊炎、下肢麻木等。

刺法：向胫骨后缘斜下刺入。深度为 1～3 寸。

针感：酸麻胀感向足放散。

（26）外光明

定位：光明穴旁后 5 分。

主治：坐骨神经痛、小腿外侧痛、半身不遂、腓肠肌痉挛、偏头痛、夜盲、视神经萎缩等。

刺法：患者侧卧，垂直刺入。深度为 2～3 寸。

针感：局部酸胀或有麻样感放散。

（27）公孙透涌泉

定位：公孙位于足第一趾骨基底之前下凹陷处赤白肉际处。涌泉位于足底（不包括足趾）前中 1/3 交界，蹬足时呈凹陷处。

主治：昏迷、中风、高血压、急性胃痛、急性肠炎、下腹痉挛、足踝痛、足底及足趾麻木等。

刺法：患者取仰卧位，针尖由公孙穴刺入斜向涌泉穴。深度为 2～3 寸。

针感：局部酸胀或麻样感。

（28）太冲透涌泉

定位：于足大趾外侧本节后 1.5 寸向下后方斜刺透向涌泉。

主治：头痛、眩晕、高血压、月经不调、遗精、早泄、子宫出血、乳腺炎、疝气痛、半身不遂、足趾疼痛等。

刺法：患者取仰卧位，针尖由太冲穴刺向涌泉。深度为 1～1.5 寸。

针感：麻样感向大趾、次趾放散。

（29）地仓透耳门

定位：由地仓穴向上斜刺至耳屏上切迹前方。

主治：面瘫、三叉神经痛、流涎、面肌痉挛或萎缩。

刺法：患者取侧卧位，由地仓沿皮向后上方斜刺。深度为 3～4 寸。

针感：局部酸麻胀感。

五、选穴原则

1. 选穴

（1）重视机枢性穴位

芒针治疗既重视解决局部病变，也重视解决疾病的关键，即打通机枢，使人体各部功能恢复协调和维持相对平衡。芒针治疗中对于选穴特别强调腹部上脘、中脘、水分这三个穴位。认为这是治疗多种疾病的要穴，具有典型的机枢性，擅于治疗久治不效的慢性疾病。如神经症，若采用心、肾等经穴及头部穴位取效欠佳时，可选刺上脘、中脘，以打通上、中焦之枢纽，可取得满意疗效；治疗高血压，若选取头部及肝胆经穴位后获效不满意时，可选用上脘及水分两穴，针后患者顿觉头目清爽，精神改善；脑神经和精神方面疾患，可取巨阙和鸠尾穴，可取得良好疗效。

（2）高位取穴

高位取穴，即根据经脉走行及神经分布，选取远部穴位或病变器官上部的穴位。如下肢痛，选腰部穴位以刺激腰骶神经丛，使针感从上往下传导；肘臂痛，选取臂丛上的穴位；手指痛，选取前臂的穴位；小腹及大小肠病变，取中脘、梁门等；泌尿生殖系统疾病，取阴交、关元、归来等。

（3）局部取穴

局部选择阿是穴。

2. 配穴

芒针治疗上，穴位处方的组成也有一定的原则。

（1）三脘配穴

利用三焦辨证辨别疾病归属上、中、下焦哪一部分，配穴上则有所侧重。如病变在上焦，则选用上脘及上部穴位，如巨阙、鸠尾等；中焦病变，则选中脘穴；病在下焦，则选水分、阴交、关元、中极等；如若病情复杂，选配上脘、中脘、水分以三焦共调，再随症加用肢体穴位。

（2）表里配穴

芒针治疗，善于透刺，阴阳经同取，刺阴经时，可透向阳经；刺阳经时，可透向阴经。如太溪透昆仑、外关透内关、合谷透后溪等，均为表里配合，能加强表里二经之间的联系，提高疗效。

（3）其他

芒针技术的配穴也包括前后配穴、上下配穴、左右配穴、远近配穴等原则。

临床上，芒针治疗疾病，强调有效针感，选穴不宜过多，一般主穴 2~3 个，配穴 3~4 个。针刺顺序为先上后下，先左后右，先胸腹后腰背。一个穴位切勿连续使用 3 次以上，应根据病情选取相似功效的穴位。芒针一般隔日治疗 1 次，急重患者可每日 1 次或 2 次。连续治疗 15 次为 1 个疗程，疗程间休息 2~3 日再行下一疗程。

六、操作规范（图 2-190）

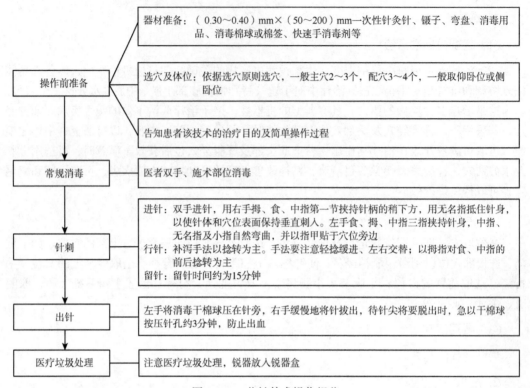

操作前准备

器材准备：（0.30~0.40）mm×（50~200）mm一次性针灸针、镊子、弯盘、消毒用品、消毒棉球或棉签、快速手消毒剂等

选穴及体位：依据选穴原则选穴，一般主穴2~3个，配穴3~4个，一般取仰卧位或侧卧位

告知患者该技术的治疗目的及简单操作过程

常规消毒

医者双手、施术部位消毒

针刺

进针：双手进针，用右手拇、食、中指第一节挟持针柄的稍下方，用无名指抵住针身，以使针体和穴位表面保持垂直刺入。左手食、拇、中指三指挟持针身，中指、无名指及小指自然弯曲，并以指甲贴于穴位旁边

行针：补泻手法以捻转为主。手法要注意轻捻缓进、左右交替；以拇指对食、中指的前后捻转为主

留针：留针时间约为15分钟

出针

左手将消毒干棉球压在针旁，右手缓慢地将针拔出，待针尖将要脱出时，急以干棉球按压针孔约3分钟，防止出血

医疗垃圾处理

注意医疗垃圾处理，锐器放入锐器盒

图 2-190　芒针技术操作规范

七、技术要点

①选好透穴。②双手进针，刺手和押手配合协同。③注意手法。

八、适应证

1）痛证：肩周炎、膝骨关节炎、臂丛神经痛、偏头痛、腰椎间盘突出症、颈椎病等。

2）心脑病症：精神分裂症、中风、偏瘫、截瘫、重症肌无力、急性脊髓炎、面神经麻痹等。

3）肝胆脾胃病症：胃下垂、胃肠功能紊乱、胃炎等。

4）其他：子宫脱垂、月经不调、支气管哮喘、前列腺炎等。

九、临床应用

1. 坐骨神经痛

适应证：原发性坐骨神经痛，继发性坐骨神经痛。

主穴：志室透命门、大肠俞、秩边、环跳、委中、阳陵泉、承山、昆仑。

配穴：下肢后侧放射痛明显者加承扶透殷门、足三里透承山；下肢外侧放射痛明显者加秩边透承扶、阳陵泉透悬钟。

操作方法：按操作规范执行。

2. 面神经炎

适应证：周围性面神经麻痹恢复期及后遗症期。

主穴：阳白透鱼腰、颧髎透听宫、瞳子髎透听宫、地仓透水沟或地仓透承泣或地仓透颊车。

配穴：口角㖞斜明显者加四白、合谷、足三里；听力下降者加翳风；眼睑闭合不全者加阳白。

操作方法：按操作规范执行。

3. 失眠

适应证：各种原因引起的失眠。

主穴：神门、印堂、内关、百会、三阴交。

配穴：神疲乏力者加气海、关元；情绪抑郁者加肝俞、四关；形体偏胖者加天枢、丰隆；长期疗效不佳者加上脘、中脘、阴交。

操作方法：按操作规范执行。

4. 哮喘

适应证：哮喘急性发作期轻中度者。

主穴：天突透膻中。

配穴：喘息严重者加定喘、肺俞；气短者加气海、肾俞；喉中痰鸣者加丰隆、列缺。

操作方法：按操作规范执行。

5. 带状疱疹后遗神经痛

适应证：带状疱疹后遗神经痛延绵数月或数年者。

主穴：阿是穴。

配穴：病程久、疗效不佳者加上脘、中脘、血海；睡眠差者加阳陵泉、太冲透涌泉。

操作方法：按操作规范执行。

十、注意事项

①由于芒针较长，针刺较深，感应强，因此操作时必须谨慎认真，不可轻率马虎，避免针刺事故的发生，防止刺伤内脏或大血管。②预防晕针、弯针、滞针。根据病情、体质，把握手法。③胸背部不宜直刺，背部腧穴可斜向棘突刺；项后的穴位如风池、风府等切忌向上斜刺，以免伤及延髓。

十一、禁忌证

①体质虚弱者、孕妇和婴幼儿、精神紧张者。②严重皮肤病，施术部位有肿块者。③严重精神障碍不配合者。④严重心脏病、出血性疾病。

📚 **推荐阅读**

1）杨铭. 脑病的芒针治疗[M]. 北京：中国医药科技出版社，2003.

2）郭长青，卢婧. 实用芒针疗法[M]. 北京：化学工业出版社，2009.

3）冯春祥. 中国特种针法全书[M]. 北京：华夏出版社，1995.

4）米勇，鲍毅梅，魏建华，等. 芒针治疗慢性非细菌性前列腺炎综述[J]. 新疆中医药，2010，28（6）：78-80.

5）吴志刚，杨兆钢. 芒针临床应用与实验研究概况[J]. 针灸临床杂志，2007（6）：55-57.

第四十六节　浅　刺　技　术

　　浅刺技术是在反映病变的经络变动部位进行毫针浅刺为主以治疗疾病的针刺技术。英国的郭松鹏在传统烧山火、透天凉基础上发明了极浅刺制热与极浅刺制凉法，对早期感冒、病程短的疾病、小儿病症均有很好疗效。20 世纪 70 年代，日本井上惠理、本间祥白发明银针浅刺轻针法。黄伯灵、袁锦江主编的《毫针浅刺疗法》；北京李定忠发明的快速浅挑；长春许广里、宋柏林运用围针浅刺法治疗面肌痉挛；殷氏发明的微针皮部浅刺疗法都对浅刺技术的发展做出突出贡献。广东徐振华经过多年的临床实践，形成独特的浅刺技术，该技术以《黄帝内经》中针具、刺法的研究为基础，以《黄帝内经》的经络诊查体系为方法，结合卫气、血脉的理论，创立了以浅刺患病后出现经络反应的部位为主，结合刺络、针灸运动疗法的浅刺技术，为针灸临床常见病、多发病及一些难治性疾病的治疗提供了新的思路与方法。

一、理论基础

　　《黄帝内经》从针具、刺法及机制方面对浅刺技术有较为全面的认识。

　　（一）针具

　　《黄帝内经》中记载的针具共有 9 种，其中以浅刺为主的包括 5 种，能用于浅刺的约占针具总数的 1/2。

　　（1）镵针

　　镵针长一寸六分，形如箭头，头大末锐，主要用于浅刺皮肤，以泻阳气。

　　（2）员针

　　员针长一寸六分，针如卵形，用途为按摩体表分肉之间，不得伤肌肉，以泻分气。

　　（3）锓针

　　锓针长三寸半，锋如黍粟之锐，用途是按脉勿陷，以至其气。

（4）锋针

锋针长一寸六分，刃三隅。用途为刺络放血，以发痼疾。

（5）毫针

毫针长三寸六分，尖如蚊虻喙，用于治疗痛痹。

（二）针刺方法

在《灵枢·官针》中所记载的 26 种针刺方法中，其中属于浅刺的有 9 种，约占 1/3。

（1）络刺

络刺是浅刺体表细小络脉，使之出血，治疗疾病的方法。

（2）毛刺

毛刺是用针浅刺皮部，治疗邪客皮毛、肌肤痒痛、麻木不仁诸症的方法。

（3）扬刺

扬刺是用五针围而浮刺肌表，以治疗寒气博大的多针浅刺法。

（4）直针刺

直针刺是将针沿皮下浅刺或透刺以治疗寒邪客于肌表的方法。

（5）浮刺

浮刺是于病痛处斜针浅刺，治疗风寒束表、肌肉拘急等病的方法。

（6）豹文刺

豹文刺是以病变部位为中心，散刺周围络脉，以泻经络瘀血的浅刺法。

（7）缪刺

缪刺是左病治右，右病治左，浅刺皮肤血络出血，以治疗身体有病痛、脉象无变化，病在络脉之病症的方法。

（8）赞刺

赞刺是在痈肿处周围多次浅刺，使之出血以泻肿毒、排恶血的治疗方法。

（9）半刺

半刺指快速轻进、出针，不伤肌肉，从皮部宣散浅表邪气的治疗方法。

（三）浅刺法的机制

浅刺技术的主要刺激部位是表皮、真皮、皮下浅筋膜、体表的血络等组织，在中医理论应属于卫气、络脉的分布部位。

卫气是水谷之气中的悍气，其行于脉外，与营气相随，其性慓疾滑利，外温分肉、充皮肤、肥腠理、司开阖，内行于五脏六腑；昼行于阳，夜行于阴，调节人体的睡眠。

"六腑者，所以受水谷而行化物者也。其气内于五脏，而外络肢节。其浮气之不循经者，为卫气；其精气之行于经者，为营气，阴阳相随，外内相贯，如环之无端"(《灵枢·卫气》)。"卫者，水谷悍气也，其气慓疾滑利，不能入于脉也，故循皮肤之中，分肉之间"(《素问·痹论》)。"卫气者，出其悍气之慓疾，而先行于四末分肉皮肤之间而不休者也。昼日行于阳，夜行于阴，常从足少阴之分间，行于五脏六腑"(《灵枢·邪客》)。"卫气者，所以温分肉，充皮肤，肥腠理，司开阖者也"(《灵枢·本脏》)。

浅刺技术浅刺于皮下，起到扶正泻邪的作用，主要应用于病位在阳分、热证、瘙痒类疾病及虚证等。

《灵枢·阴阳清浊》指出针刺阳分病变的总则为"刺阳者，浅而疾之"。《灵枢·邪气脏腑病形》又进一步提出根据脉象判定热势而采取相应的浅刺方法，"缓者多热……滑者阳气盛，微有热……刺缓者，浅内而疾发针，以去其热……刺滑者，疾发针而浅内之，以泻其阳气而去其热"。《灵枢·终始》又进一步强调根据病位而刺，"痒者阳也，浅刺之"；同时提出虚证宜浅刺，并指出浅刺技术的作用是泻邪扶正，"一方虚，浅刺之，以养其脉""脉虚者，浅刺之，使精气无得出，以养其脉，独出其邪气"。

络脉是经脉的分支，由于其自身不能通过大的关节，因此其分布表浅，体表可见；可根据络脉的走行特点、颜色变化判定疾病的寒热虚实。"诸络脉皆不能经大节之间，必行绝道而出，入复合于皮中，其会皆见于外"(《灵枢·经脉》)。"凡诊络脉，脉色青则寒且痛，赤则有热"。

络脉的作用是运行气血、溢奇邪、通营卫，治疗络脉疾病的方法是刺络放血。"孙络三百六十五穴会，亦以应一岁，以溢奇邪，以通荣卫。荣卫稽留，卫散荣溢，气竭血着。外为发热，内为少气。疾泻无怠，以通荣卫，见而泻之，无问所会"(《素问·气穴论》)，"故诸刺络脉者，必刺其结上，甚血者虽无结，急取之以泻其邪而出血，留之发为痹也"(《灵枢·经脉》)。

因此，浅刺技术主要通过调节卫气、络脉的盛衰，起到扶正祛邪、溢奇邪、通营卫的作用。正如《灵枢·禁服》所言："凡刺之理，经脉为始，营其所行，知其度量，内刺五脏，外刺六腑，审察卫气，为百病母，调其虚实，虚实乃止，泻其血络，血尽不殆矣。"

二、施术部位

浅刺技术的施术部位有别于一般的针刺方法，主要在经络变动的部位，即患病后出现经络反应的部位进行浅刺治疗。经络的病理改变在《黄帝内经》已有详细的论述，主要体现在经络循行部位皮肤、络脉颜色、形态、寒热、感觉反应的变化等方面。

1. 经络循行部位皮肤的改变

经络循行部位皮肤的改变包括皮肤色泽的改变，皮肤的隆起、凹陷，皮肤的光滑、粗糙，毛孔的粗大、减少，色素沉着、毛发的稀疏等方面以反映经络、脏腑的虚实。

2. 经络循行部位络脉颜色的改变

经络循行部位络脉颜色的改变主要有赤、紫、黑、青等色泽变化以反映脏腑、经络的虚实、寒热。

3. 经络循行部位形态的改变

经络循行部位形态的改变主要指经络循行部位的突起、陷下、血脉的异常浮现、结节、肿块等。

4. 经络循行部位寒热的改变

经络循行部位寒热的改变主要包括实际温度的变化和自我感觉温度的变化。

5. 经络循行部位感觉反应的改变

经络循行部位感觉反应的改变主要包括循行部位疼痛，按之舒适、麻木等以判定脏腑、经络虚实。

三、技术操作

浅刺技术主要包括浅刺、刺络放血和针刺运动三个方面。

1. 浅刺

一般应用 1 寸或 1.5 寸 0.20～0.30mm 毫针于经脉变动之处针刺，平刺或斜刺，针尖的部位在皮肤、皮下、浅筋膜，即从表皮层一直到皮下的浅筋膜层，具体针尖部位的层次要根据患者病情、病位来确定，一般病位在皮肤浅刺表皮层，病位在筋膜浅刺浅筋膜层。

2. 刺络放血

主要对患者体表有瘀络、血管显露、皮肤色素沉着处刺络放血，通过挤按刺络部位促进瘀血排出，以血液颜色变红为度，有些部位需要拔罐辅助。"刺解脉，在郄中结络如黍米，刺之血射以黑，见赤血而已"（《素问·刺腰痛论》）。

3. 针刺运动

针刺后须让患者运动，运动的目的一是观察患者症状缓解的程度，根据症状缓解的程度调节针刺的深度和角度；二是通过运动恢复患者的功能，扩大针刺的效应。针刺运动的方法有多种，痛证主要以对抗活动受限为主，眩晕以颈部活动为主，哮喘以深呼吸、爬楼运动为主，视力障碍、视野缺损以眺望远方、视野训练为主，耳鸣耳聋以听力训练为主。

四、取穴原则

浅刺技术的取穴原则以脏腑、经脉辨证为基础。

1. 循经取穴

循经取穴是根据经脉辨证病变属于何经脉，在何处出现经脉变动进行取穴。

2. 脏腑辨证取穴

脏腑辨证取穴是根据脏腑辨证病变在何脏腑，在相应脏腑的背俞穴、原穴、五输穴及相应反应区域来取穴。

五、操作规范（图 2-191）

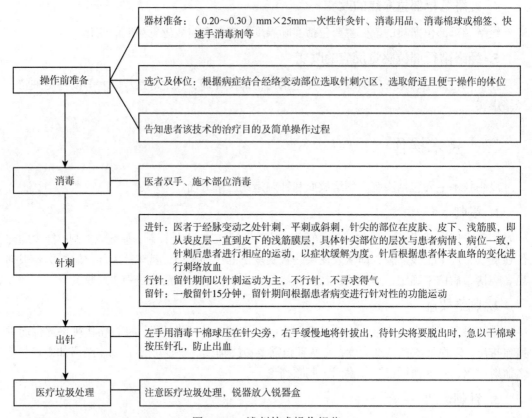

器材准备：（0.20～0.30）mm×25mm一次性针灸针、消毒用品、消毒棉球或棉签、快速手消毒剂等

操作前准备 —— 选穴及体位：根据病症结合经络变动部位选取针刺穴区，选取舒适且便于操作的体位

告知患者该技术的治疗目的及简单操作过程

消毒 —— 医者双手、施术部位消毒

针刺 —— 进针：医者于经脉变动之处针刺，平刺或斜刺，针尖的部位在皮肤、皮下、浅筋膜，即从表皮层一直到皮下的浅筋膜层，具体针尖部位的层次与患者病情、病位一致，针刺后患者进行相应的运动，以症状缓解为度。针后根据患者体表血络的变化进行刺络放血
行针：留针期间以针刺运动为主，不行针，不寻求得气
留针：一般留针15分钟，留针期间根据患者病变进行针对性的功能运动

出针 —— 左手用消毒干棉球压在针尖旁，右手缓慢地将针拔出，待针尖将要脱出时，急以干棉球按压针孔，防止出血

医疗垃圾处理 —— 注意医疗垃圾处理，锐器放入锐器盒

图 2-191　浅刺技术操作规范

六、技术要点

①正确地选择穴区。②把握好针刺的浅度。③注意刺络和针刺运动疗法。

七、适应证

浅刺技术主要应用于疼痛类疾病、功能障碍性疾病。

1）痛证：神经根型颈椎病、枕神经痛、脊神经痛、肩周炎、网球肘、肌筋膜炎、腰椎间盘突出症、急性腰扭伤、腰肌劳损、膝骨关节病、关节扭挫伤、带状疱疹后遗神经痛、胃脘痛等。

2）心脑病症：病毒性心肌炎、脑血管疾病、面瘫、椎基底动脉供血不足、偏头痛、三叉神经痛、视神经萎缩等。

3）肺系病症：过敏性哮喘、慢性咳嗽等。

4）五官病症：糖尿病性视网膜病变、黄斑变性、耳聋耳鸣等。

八、临床应用

1. 黄斑变性

适应证：干性和湿性黄斑变性。

主穴：枕颞部及眼周经脉变动反应区域。

配穴：心俞、肝俞附近反应点或瘀络刺络放血。

操作方法：按操作规范执行。

2. 脑梗死所致偏盲

适应证：脑梗死所致偏盲。

主穴：脑梗死区域头皮投射区域及视区附近经脉变动反应区域。

配穴：心俞、肝俞附近反应点或瘀络刺络放血。

操作方法：按操作规范执行。

3. 神经性耳鸣

适应证：感音性耳鸣、周围神经性耳鸣（排除需手术治疗的听神经瘤等）、中枢神经性耳鸣。

主穴：枕颞部、中枢系统病变部位体表投射区域经脉变动反应区域。

配穴：耳廓或耳背、心俞、肝俞附近反应点或瘀络刺络放血。

操作方法：按操作规范执行。

4. 带状疱疹后遗神经痛

适应证：带状疱疹后遗神经痛。

主穴：病变部位反应点、相应脊神经节段反应点。

配穴：局部色素沉着处刺络放血，龙眼穴（在手小指尺侧第二、三骨节之间，握拳于横纹尽处）刺络放血；睡眠差者在心俞附近反应点刺络放血。

操作方法：按操作规范执行。

5. 脊神经痛

适应证：非占位病变引起的脊神经痛。

主穴：病变局部上下 2 个椎体，膀胱经第二侧线内反应点。

配穴：局部瘀络刺络放血。

操作方法：按操作规范执行。

6. 面瘫

适应证：非占位性病变所致的周围性面瘫或中枢性面瘫。

主穴：患侧面部及头部对应区域经脉变动反应区域。

配穴：面肌痉挛者在心俞、肝俞附近反应点刺络放血；倒错现象者在健侧面部反应点浅刺。

操作方法：按操作规范执行。

九、注意事项

①注意晕针。②注意毫针浅刺、刺络、浅刺运动的配合使用。③脑出血急性期慎用。

十、禁忌证

①有出血倾向者。②神志障碍、躁动明显不合作者。③皮肤有感染、溃疡或恶性肿瘤的部位。

推荐阅读

1）林屋江上外史. 针灸内篇[M]. 北京：中医古籍出版社，1984.
2）徐振华，符文彬，刘健华.《内经》经络诊察体系及临床应用[J]. 江西中医学院学报，2007，19（2）：46-48.
3）黄伯灵，袁锦虹. 中医独特疗法——毫针浅刺疗法[M]. 第 2 版. 北京：人民卫生出版社，2009.

第四十七节　切脉针灸技术

切脉针灸技术是俞云发掘源于《黄帝内经》的针灸理论，并结合自己多年的临床经验而发展形成的一种针灸技术。《灵枢·九针十二原》云："凡将用针，必先诊脉，视气之剧易，乃可以治也。"《灵枢·终始》又云："所谓气至而有效者，泻则益虚，虚者，脉大如其故而不坚也；坚如其故者，适虽言故，病未去也。"可见古代针灸医生在进行针灸治疗前必须诊脉，根据脉象来了解脏腑和经络的虚实变化以指导取穴，并判断针灸治疗的效果，这是切脉针灸的理论基础。

一、理论基础

切脉针灸的理论源于《黄帝内经》，通过俞云教授多年的临床实践，总结了一套简易的入门诊疗手段。其特点是：切脉指导辨证，切脉指导针刺取穴，切脉指导针刺手法，金针（补）银针（泻）搭配治疗，切脉判断针灸疗效。

《灵枢·终始》所言："凡刺之道，毕于终始，明知终始，五脏为纪，阴阳定矣……终始者，经脉为纪。持其脉口人迎，以知阴阳有余不足，平与不平，天道毕矣。"切脉针灸除了正确指导选取穴位外，还可以检验每次针刺的效果。当针刺某经络穴位前的脉象与针刺后的脉象有较大变化，由异常逐步接近正常时，就表明针刺已通过该经络作用引起体内各系统的相应变化，即为针刺有效，反之则无效，这样就可以做到对每一次针刺的治疗效果心中有数。

（一）脉诊

1. 人迎、寸口、冲阳、太溪四部脉

脉的位置：寸口脉在手腕桡侧，除了少数反关脉等变异之外，大部分都在桡骨小头处

可触及；人迎脉在胸锁乳突肌前人迎穴附近，颈动脉窦处；冲阳脉在足背冲阳穴附近；太溪脉在足内踝后侧，在靠近太溪及照海穴之间。各个脉之间的比较可对人体上下左右及三焦进行辨证。如人迎脉与太溪脉的比较可相应得出阴阳的比较；单个脉之间也可辨证，如左右太溪脉的比较；以此类推再对八纲、气血、痰瘀等进行辨证，对疾病的诊断则可明确（图2-192）。

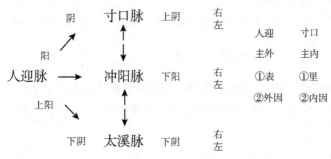

图 2-192　人迎、寸口、冲阳、太溪四部脉

2. 脉辨八纲

（1）辨阴阳

太渊脉沉取、浮取可辨阴阳，太渊脉浮取盛为阳亢，沉取弱为阴虚。

人迎、太渊比较：人迎脉为阳，太渊脉为阴；人迎脉盛为阳亢，人迎脉虚为阳虚；太渊脉盛为阴亢，太渊脉虚为阴虚。若人迎脉盛而太渊脉虚则为阳盛阴虚；若浮取弱，沉取盛为阴盛阳虚。

四部脉比较：人迎脉强，则为上阳盛；人迎脉弱，则为上阳虚；寸口脉强，则为上阴盛；寸口脉弱，则为上阴虚。冲阳脉强，则下阳盛；冲阳脉弱，则下阳虚；太溪脉强，则下阴盛；太溪脉弱，则下阴虚。人迎脉与冲阳脉亦可比较，有上盛下虚，有上虚下盛，有同盛，有同虚。寸口脉与太溪脉亦如此。

（2）辨虚实

体会力度的大小，有力无力辨虚实，力大为实，力弱为虚。

（3）辨表里

脉浮为表，脉沉为里。

（4）辨寒热

脉数为有热，有火；脉迟为有寒气或虚寒。

3. 脉辨气血

右手寸口脉（肺、脾、命门）主气，左手寸口脉（心、肝、肾）主血。

4. 脉辨痰瘀

实脉主瘀，滑脉主痰。

5. 脉辨胃气

可从脉的柔和与否辨别胃气，若脉弦紧则提示缺胃气。危重病患者要进一步了解胃气的情况，应该仔细体会脉以"胃气为本"的含义，可参考人迎、冲阳脉。如果人迎、冲阳脉越来越缓和，说明疾病在好转；如果人迎脉先急后变和缓，说明胃气渐升；如果人迎脉先缓后急，说明胃气渐降。病情严重或癌症患者，要了解肝经、肾经的情况，需结合冲阳脉和太溪脉，后者对判断疾病预后有重要意义。

6. 有神无神、有根无根

根据脉搏有力、无力可辨别有神、无神；寸口脉有无及太溪脉有无可辨别有根、无根。

（二）切脉针灸常用十大辨证方法

基于中医基础理论，结合自身临床经验，切脉针灸在临床实践中常应用以下 10 种辨证方法。俞云教授认为，学习切脉针灸的同时需要不断充实巩固十大辨证的知识，并灵活运用，方能在疾病面前百战百胜。

1. 八纲辨证

八纲辨证，即阴阳、表里、寒热、虚实的辨证。有医家加上气血辨证，称十纲辨证。

2. 脏腑辨证

脏腑辨证，指辨清五脏六腑的异常，找出病变的脏腑进行治疗。

3. 对症治疗

对症治疗可发挥止痛、止咳、止喘、消肿、通便、退热、降压等功效。

4. 经络辨证

经络辨证，指找出异常的经络进行治疗，如十二经络、奇经八脉、络脉。

5. 三焦辨证、卫气营血辨证

三焦辨证、卫气营血辨证，指把人体及脏腑分为表、中、里和上、中、下三层及按卫、气、营、血进行治疗。

6. 病因辨证

病因辨证，指根据中医内因（七情）、外因（六淫）、不内外因及西医病毒、细菌等病因进行治疗。

7. 病机辨证

病机辨证，指根据中医痰瘀湿毒等病机进行治疗。

8. 疾病辨证

疾病辨证，指根据中医、西医疾病名称类别进行治疗（如胃炎、肾炎、冠心病、糖尿病、肝癌、肺癌、胰腺癌）。

9. 西医检查化验辨证

西医检查化验辨证，指根据 X 线片、CT、MRI、心电图、脑电图、血液化验、血压、基因检验结果进行治疗。

10. 穴位辨证

穴位辨证，指根据人体内外任何部位的直接或间接联系进行治疗。

（三）针刺补泻

对应病情虚实，用金针、银针作补泻，金针为补，银针为泻，脏腑经络皆有补穴，如补五脏用章门，补六腑用中脘，补气用膻中、气海，补血用血海、膈俞，同时亦有泻穴，如尺泽、委中、大椎等。浅刺为补，顺经络方向为补，留针为补，细针为补，反之为泻。补可以用灸法；泻还可以用放血。

二、常用针灸配穴（表 2-36）

表 2-36 常用针灸配穴

名称	构成	功能
胃五穴	上、中、下脘，梁门（双）	补胃气
足三里四穴	足三里、阳陵泉、上巨虚、下巨虚	补中益气，对跗阳脉
丰隆三穴	丰隆、丰隆上 3 寸、丰隆下 3 寸	化痰
腹四穴	中脘、天枢（双）、气海	补腹部气
阴陵泉三穴	阴陵泉、阴陵泉下 1.5 寸、阴陵泉内侧靠胫骨边 0.5 寸	健脾补肾，对太溪脉
脐小四针	脐旁 0.5 寸上、下、左、右取四穴	补阴
脐四针	脐旁 1 寸上、下、左、右取四穴	补阴，对太渊脉
季肋三穴	章门（侧腹部，第十一肋游离端下方）、京门（章门后 1.8 寸，第十二肋游离端下方）、带脉（章门下 1.8 寸，第十一肋游离端下方垂线与脐水平线的交点上）	调季肋气血，提高卵巢功能
伏兔三针	伏兔、伏兔上 3 寸、伏兔上 6 寸	补胃气
补肾四针	照海、太溪、复溜、三阴交	补肾
血海三针	血海、血海上 2 寸、血海上 4 寸	活血
肝神四针	（右侧胸胁部取穴）巨阙旁开 0.5 寸、章门、两穴连线沿肋骨 2 寸、4 寸处各取 1 穴	调肝
咽三针	上印堂、合谷靠骨边、手三四指之间上 0.5 寸，可用扶突、天突起加强作用	咽喉不适，咳嗽咽炎
化痰三针	膻中、中脘、丰隆	咳嗽咯痰
合谷三穴	三间，合谷，第一、二掌骨骨缝间	调三焦
璇玑三穴	璇玑、璇玑两侧旁开各 0.5 寸	化黏痰，降胃气
失眠四穴	神门（耳穴）、神门（手）、三阴交、安眠穴（翳风与风池连线的中点），可用撤针、皮内针加强	失眠
失眠七穴	失眠四穴＋照海、申脉、失眠二穴（三间与合谷连线的中点）	顽固失眠
奇经八穴	公孙、内关、列缺、照海、后溪、申脉、外关、临泣	统摄十二经脉气血、协调阴阳，通调奇经八脉
心五穴	乳根、膻中、天池、内关、膺窗	治心脏病

续表

名称	构成	功能
忧郁五穴	印堂、内关、神门、照海、三阴交	治郁病
百会、四神聪	百会、四神聪四针	补阳
风市三针	风市、风市向前 3 寸、风市向后 3 寸	祛风
尺泽三针	尺泽、尺泽上 1.5 寸、尺泽上 1 寸	调肺经，化瘤
曲池三针	曲池、曲池上 2 寸、曲池下 3 寸	调大肠经，化瘤

三、操作规范（图 2-193）

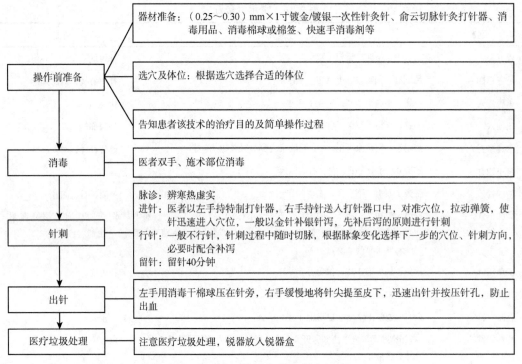

图 2-193　切脉针灸技术操作规范

四、技术要点

①切脉选穴。②金针和银针的选择。③根据脉象变化调整治疗策略。

五、适应证

本技术主要用于良恶性肿瘤，也可治疗其他疾病。

六、临床应用

1. 癌痛

适应证：各种癌痛。

主穴：阳虚证取百会、四神聪、人迎、腹四穴、足三里、冲阳。阴虚证取脐小四针、阴陵泉三穴、内关、太渊、照海、太溪。

配穴：伴纳呆者，加胃五穴、足三里、公孙；伴失眠者，加印堂、耳神门、神门、照海、三阴交；局部肿块疼痛者，加局部围刺；腰痛者，加合谷三穴、脐四针、天枢、阿是穴（揿针）；肝区痛者，加肝神四针；根据具体癌症及疼痛位置配合其他穴位及针法。

操作方法：按操作规范执行。

2. 尿潴留

适应证：各种原因引起的尿潴留。

主穴：次髎、会阳、命门（艾灸）；神阙、三阴交、关元（艾灸）。前后穴位交替。

配穴：小腹胀满者加曲骨、归来、关元、三阴交；小腹肿胀痛者加肿上（腹部胀满处上面）、中脘、足三里、委阳；尿闭、尿淋漓者加关元、气海、三阴交；术后尿潴留者加气海、关元、曲骨、足三里、阴陵泉、三阴交。

操作方法：按操作规范执行。

3. 胃痛

适应证：各种胃痛。

主穴：胃五穴、内关、公孙、足三里、至阳（艾灸）、天枢。

配穴：兼腹胀者加膈俞、胆俞；虚痛者加巨阙、不容；胃痛吐痰涎者加天突、巨阙；胃痛反胃，属热证者加劳宫（银针），属寒证者加少泽（金针）、章门；胃痛，恶风者加巨阙（艾灸）；胃腹卒痛者加石门；气滞胃痛者加上脘（金针）、太冲（银针）；腹皮痛者加鸠尾；胃痛兼脐痛者加脾俞（艾灸）、上脘、下脘。

操作方法：按操作规范执行。

4. 不孕症

适应证：女性不孕症、月经失调等。

主穴：天枢、气海、关元、复溜、三阴交、太溪、照海、太冲。

配穴：阳虚者配百会、四神聪、胃五穴；阴虚者配脐小四针、中脘、阴陵泉三穴；气滞血瘀证加四关、血海；痰湿证加中脘、丰隆三穴、曲池；卵泡发育不良者加季肋三穴。

操作方法：按操作规范执行。

5. 痛经

适应证：原发性痛经、继发性痛经。

主穴：中脘、气海、中极、太冲、承山。

配穴：痛甚者加阴陵泉、天枢、地机；经后加三阴交、血海、复溜、太溪；经中加内关、三阴交、素髎；经前加三阴交、血海、照海、复溜、肾俞（艾灸）。

操作方法：按操作规范执行。

6. 不育症

适应证：男性不育症、性功能障碍、弱精症等。

主穴：水分、气海、关元、水道、三阴交。

配穴：阳虚证加百会、四神聪、关元（艾灸）、中极、命门（艾灸）；阴虚证加太溪、太冲、列缺、照海；勃起障碍者加四关、曲泉；腹冷者加八髎（艾灸）；气血不足证加神阙（艾灸）、大椎（艾灸）。

操作方法：按操作规范执行。

七、注意事项

①注意金针过敏。②防止晕针，防止损伤内脏及神经。

八、禁忌证

①金属针具过敏者。②皮肤感染溃烂、凝血障碍及出血倾向者。③孕妇的腹部、腰骶部。④患精神病等不能配合者。

 推荐阅读

1）俞云. 切脉针灸治癌[M]. 合肥：安徽科学技术出版社，1994.

2）俞云. 黄帝内经针法——切脉针灸[M]. 北京：人民卫生出版社，2013.

3）许少金，董倩影，罗英，等. 俞云切脉针灸治疗心衰经验[J]. 针灸临床杂志，2019，35（7）：72-75.

4）陈小凤，肖静，俞云. 俞云切脉针灸对生化复发型卵巢癌的针药结合治疗心得[J]. 时珍国医国药，2019，30（2）：474-476.

5）刘泽银，张海波，罗英，等. 俞云切脉针灸治疗中晚期肝癌的疗效观察[J]. 广州中医药大学学报，2018，35（1）：66-69.

6）彭桂原，杨黎，谭串，等. 切脉针灸改善晚期鼻咽癌患者放化疗期间生存质量的观察[J]. 广东药学院学报，2016，32（4）：522-525.

第四十八节　针刺运动技术

针刺运动技术是指在针刺的同时配合运动来治疗痛证及躯体障碍疾病为主的针类技术。

针刺运动技术国内最早由何广新提出并系统研究，后被逐渐广泛运用于临床，对于疼痛性病症的治疗效果良好。部分医家提出"阻力针法""动气针法""运动针法""互动式针刺""头针运动疗法""互动式头针"等，与针刺运动技术是雷同的，针刺结合运动是他们的主要核心概念。

一、理论基础

中医学认为，疼痛、肢体活动障碍、肿胀瘀血属于"形伤"范畴，可导致气血运行失常，引起气血瘀滞。陈修园指出："痛则不通，气血壅滞也；通则不痛，气血调和也。"《灵枢·刺节真邪》明确指出"用针之类，在于调气"，可知针刺的同时配合运动可以通调经脉、畅通气血，从而达到止痛的作用。

现代医学认为：

1）神经生理学认为，针刺止痛实质上是神经系统的一种作用，是不同感觉传导信号在中枢神经系统相互作用的结果。针刺有关的神经冲动可以激活脊髓上位中枢、发放下行冲动加强下行抑制是针刺止痛的原理之一。

2）运动止痛实质上也是神经系统的一种作用：第一，运动引起的传入和伤害性刺激引起的传入信号在中枢神经系统内相互作用产生止痛作用；第二，运动引起的传入信号激活脊髓上位中枢，发放下行冲动加强下行抑制产生止痛作用；第三，主动运动本身即主动运动时传出冲动控制伤害性传入产生止痛作用，可能是运动止痛的特有作用。

3）针刺运动疗法治疗运动系统软组织损伤有两个相互联系的阶段：第一阶段，针刺提高痛阈或耐痛阈，产生疼痛的暂时缓解。作用的部位主要在脊髓，可用闸门控制论来解释。疼痛的暂时缓解为运动患部提供了条件。第二阶段，在第一阶段的基础上紧跟着的主动或被动运动是使疼痛获得持久缓解的决定因素。作用部位主要在脊髓上位中枢，在针刺时运动活动激活脊髓上位中枢发放下行抑制冲动，在基底节、丘脑、脑干网状结构和脊髓水平控制伤害性传入，产生突触前和突触后抑制，改变传入信息的特征，使伤害性刺激在中枢神经系统内产生的异常活动模式恢复到正常的活动模式，从而产生疼痛的持久缓解。

二、操作规范（图 2-194）

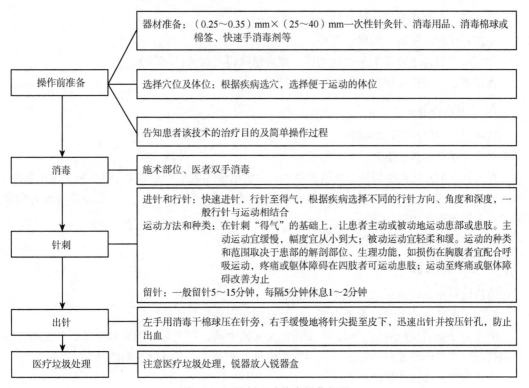

图 2-194　针刺运动技术操作规范

三、技术要点

①选择合适的针刺技术。②采用相应取穴法。③根据病变部位选择合适的运动方式。

四、适应证

1）痛证：偏头痛、丛集性头痛、血管性头痛、颞下颌关节紊乱、三叉神经痛、咽喉疼痛、颈项痛、枕大神经痛、肩关节炎、肋间神经痛、坐骨神经痛、股骨头坏死性髋关节痛、肌筋膜炎、纤维性肌痛、各种扭伤及慢性劳损引起的疼痛等。

2）脑病：中风后肢体偏瘫、肌张力障碍、吞咽障碍、言语障碍等。

五、临床应用

1. 腰扭伤

适应证：急、慢性腰扭伤。

主穴：水沟、腰痛点。

配穴：太阳腰痛加后溪，阳明腰痛加手三里，少阳腰痛加外关，太阴腰痛加尺泽，厥阴腰痛加郄门。

操作方法：按操作规范执行。

2. 小脑性共济失调

适应证：各种小脑损伤性共济运动失调。

主穴：风池、完骨、翳风、天柱。

配穴：伴肢体乏力者加头针运动区；伴言语障碍者加头针言语区。

操作方法：按操作规范执行。

3. 中风后偏瘫

适应证：中风恢复期的偏瘫。

主穴：眼针上焦、下焦。

配穴：肝阳暴亢证加风池、刺络肝俞；风痰阻络证加风池、灸中脘；痰热腑实证配胃俞、大肠俞刺络；气虚血瘀证加灸中脘、气海；阴虚风动证加风池、肾俞；上肢不遂者配对侧肩髃穴；下肢不遂者加对侧髀关。

操作方法：按操作规范执行。

4. 肩手综合征

适应证：中风后肩手综合征Ⅰ～Ⅲ期。

主穴：眼针同侧上焦、对侧心区，头针健侧的运动区、血管区。

配穴：手阳明经加对侧三间，手少阳经加对侧中渚，手太阳经加对侧后溪，手太阴经加对侧曲泽，足少阳经加对侧阳陵泉，足太阳经加对侧束骨，阳维脉加对侧外关。

操作方法：按操作规范执行。

5. 急性踝关节扭伤

适应证：急性踝关节韧带损伤。

主穴：眼针下焦。

配穴：足少阳经加对侧阳池，足太阳经加对侧腕骨，足阳明经加对侧阳溪，足少阴经加对侧神门，足太阴经加对侧太渊。

操作方法：按操作规范执行。

6. 落枕

适应证：落枕。

主穴：同侧后溪、对侧列缺。

配穴：督脉加对侧申脉，足太阳经加对侧申脉，足少阳经加同侧阳陵泉，风寒外袭证加灸风门，气滞血瘀证加对侧内关。

操作：按操作规范执行。

六、注意事项

①注意预防晕针，气虚血亏的患者，针刺手法不宜过强。②针刺运动时注意安全。③运动的幅度从小到大、缓慢进行，被动运动时防止拉伤。

七、禁忌证

①凝血障碍及出血倾向者。②皮肤有感染、溃疡、瘢痕或肿瘤局部。③妊娠妇女的腹部、腰骶部以及合谷、三阴交、昆仑等。④严重精神障碍不能配合者。

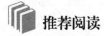 **推荐阅读**

1）符文彬，许能贵. 针灸临床特色疗法[M]. 北京：中国中医药出版社，2011.

2）何广新，曲延华. 针刺运动疗法与疼痛治疗[M]. 北京：学苑出版社，2005.

3）赵政，傅立新，郭瑀，等. 针刺结合运动再学习方案对卒中后偏瘫康复的时效性研究[J]. 针灸临床杂志，2017，33（10）：5-8.

4）许广里，王晓涛，全松浩. 针刺运动疗法治疗落枕40例疗效观察[J]. 长春中医药大学学报，2011，27（5）：807.

5）刘运珠，张美花. 针刺运动疗法治疗脑卒中并发肩手综合征60例[J]. 江苏中医药，2007，39（9）：54.

第三章 灸类技术

第一节 司徒氏灸技术

司徒氏灸技术是岭南著名针灸大师司徒铃在长期的临床实践中形成的、具有完整理论体系的灸类技术。司徒铃临证善用灸法，对艾草选用、艾绒加工、艾灸方法、适应证、禁忌证及注意事项均有其独特见解，他重视古籍经典，临证注重经脉脏腑辨证、倡用循经取穴、善用背俞穴疗痼疾，在治疗顽证、急证、痛证方面颇具心得。他强调当灸不灸，留邪以成痼疾；不当灸而灸，未免焦伤筋骨。

一、理论基础

1. 注重经脉脏腑辨证

司徒铃在针灸临证中，按辨证施治的原则进行。先通过四诊，运用经脉、脏腑、八纲辨证，分析病情，确定病属何经、何脏腑，并辨明疾病的性质，属寒热虚实哪一类，以做出诊断，并分清标本缓急，抓住主要矛盾，确定治则。然后依照治则，结合腧穴主治作用，进行临床取穴配合，组成处方，采用灸法。他根据《灵枢·经脉》所述十二经脉各经"是动病""所生病"的虚实证候，归纳认为"是动病"是该经受某种刺激因素干扰，造成了经气变动而产生一系列证候。这些证候，不但表现为经脉所过的病变，而且还表现为经气变动而波及所属脏腑产生的病症，治疗上多选本经五输穴，以调整气机逆顺。而"所生病"是出于各种因素影响，形成了经脉脏腑的阴阳虚实偏盛而产生的症候群，它与"是动病"有本质区别，治疗除用本经腧穴外，还需要结合其他配穴法，如俞募配穴法、子母经取穴法及表里配穴法等。

2. 倡用循经取穴

司徒铃在取穴方面，以"经脉所过，主治所及"为客观依据，治病按循经取穴。认为循经取穴是在脏腑经脉理论指导下进行的，包括循本经取穴、循他经取穴、循多经取穴。循本经取穴有循经取穴法、循经远取五输穴法。循他经取穴是由于经络相互沟通成联系的整体，当某一脏腑经脉发病，累及他经他脏腑，治疗不限用本经，而常配合有关经穴治疗。循多经取穴是针对某种疾病本身属于多经病变，如《素问·阴阳别论》所述："三阴三阳发病，为偏枯痿易，四肢不举"，当循多经取穴用灸法。

3. 善用背俞穴疗痼疾

背俞穴是五脏六腑之气输注于背部的一些特定穴，是内脏与体表联系的部位，它具有反映内脏疾病和治疗相应内脏疾病的特异性。司徒玲根据文献记载，认为背俞穴除五脏六腑外应包括膈俞，并且在运用背俞穴治病的方法上，常用灸法治疗疑难病症，如哮喘、噎膈、血管性头痛、慢性前列腺病、癫痫等。

4. 灸料选用及加工

《孟子·离娄上》有"七年之病，求三年之艾"的记载，指出陈艾可以用来治疗旧疾。司徒玲秉承选用陈艾疗疾的原则，临证之时亦注重灸料的加工，他将粗糙的艾绒放在竹盘之上，不断用手推磨，以求筛选出细软金黄、内无杂质、干燥易燃、灸时少烟、热度虽高而火力温和的上乘灸料。

5. 艾灸的方法和灸炷大小

司徒铃教授在临床上使用直接艾炷灸（麦粒灸，图 3-1）、悬灸较多，他强调灸炷大小、灸度灸量的控制当有标准，他认为病有新久，体有强弱，部分有宜忌先后多少，均要适合。如新病艾炷宜大宜多，逐渐而小而少；久病艾炷宜小宜少，逐渐增大增多；头面胸肋部宜小宜少，腹部腰臀部宜大宜多，四肢末梢可酌量中等；艾炷的大小，古法规定小炷如麦粒，大如毛枣核，但临证之时，灸炷之大小、用量之多寡，都需要辨证施治，勿太过或不及，要以适合病症为原则。

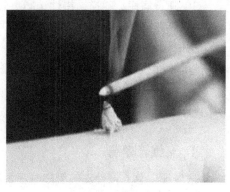

图 3-1 艾炷灸

二、操作规范（图 3-2）

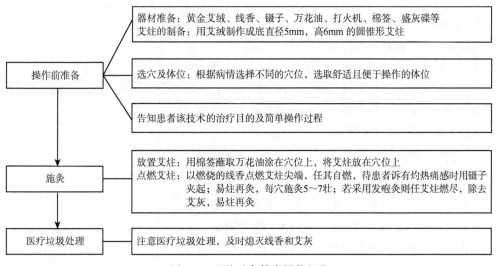

操作前准备	器材准备：黄金艾绒、线香、镊子、万花油、打火机、棉签、盛灰碟等 艾炷的制备：用艾绒制作成底直径5mm，高6mm 的圆锥形艾炷
	选穴及体位：根据病情选择不同的穴位，选取舒适且便于操作的体位
	告知患者该技术的治疗目的及简单操作过程
施灸	放置艾炷：用棉签蘸取万花油涂在穴位上，将艾炷放在穴位上 点燃艾炷：以燃烧的线香点燃艾炷尖端，任其自燃，待患者诉有灼热痛感时用镊子夹起；易炷再灸，每穴施灸5～7壮；若采用发疱灸则任艾炷燃尽，除去艾灰，易炷再灸
医疗垃圾处理	注意医疗垃圾处理，及时熄灭线香和艾灰

图 3-2 司徒氏灸技术操作规范

三、技术要点

①艾绒精细。②艾炷大小适中。③注意灸量。④把握灸度。

A. 轻度：艾炷燃烧 1/2，灸至皮肤起红晕。B. 中度：艾炷燃烧 2/3，灸至皮肤潮红。C. 重度（发疱）：艾炷燃尽，穴位发白或发疱。

四、适应证

1）心脑病症：小脑共济失调、周围神经损伤、精神分裂症、中风偏瘫、帕金森病、截瘫、重症肌无力、面神经麻痹等。

2）痛证：偏头痛、紧张性头痛、颈椎病、肩周炎、腕管综合征、癌性疼痛、坐骨神经痛、腰椎间盘突出症等。

3）脾胃病症：呃逆、慢性结肠炎、肠易激综合征、慢性胃炎、食管贲门失弛缓症等。

4）妇产科病症：月经不调、功能失调性子宫出血、痛经、子宫肌瘤、多囊卵巢综合征、张力性尿失禁、胎位不正等。

5）其他：支气管哮喘、慢性前列腺炎等。

五、临床应用

1. 支气管哮喘

适应证：急、慢性支气管哮喘缓解期。

主穴：定喘、肺俞、天突、中脘、鸠尾、滑肉门、膈俞。

配穴：外寒内饮证加风门；痰浊阻肺证加脾俞；肺气虚寒证加关元、足三里；阴虚肺燥证加鱼际、照海；肺肾两虚证加肾俞、中府；脾肾阳虚证加章门、关元。

操作方法：按操作规范执行。

2. 运动神经元病

适应证：运动神经元病的各种症状。

主穴：五脏俞、命门、大椎、至阳、内关、肩髃、足三里。

配穴：脾胃虚弱证加胃俞；肝肾亏虚证加神阙；瘀阻脉络证加章门；四肢肌肉进行性萎缩者加胃俞；伴吞咽、构音障碍者加天突、风池、通里。

操作方法：按操作规范执行。

3. 慢性前列腺炎

适应证：慢性前列腺炎。

主穴：脾俞、膀胱俞、水分、气海、关元、水道、涌泉。

配穴：寒湿明显者加阴陵泉，肾气不足者加肾俞。

操作方法：按操作规范执行。

4. 癌性疼痛

适应证：各种癌性疼痛。

主穴：肺俞、肝俞、脾俞、肾俞、中府、期门、京门、章门、承山。

配穴：气滞证加气海；血瘀证加膈俞；痰湿证加中脘；热毒证加曲池；痰凝证加关元；气血两亏证加足三里；肝癌者加中都；肺癌者加孔最；胰腺癌者加地机；胆管癌者加胆囊穴；胃癌者加梁丘；乳腺癌者加天宗、手三里；子宫癌者加公孙、地机。

操作方法：按操作规范执行，多用重度灸。

5. 白细胞减少症

适应证：放化疗后白细胞减少症。

主穴：膏肓、肺俞、脾俞、肾俞、关元、足三里、绝骨。

配穴：肝气郁结证加肝俞；心肾不交证加命门；脾气虚弱证加大包、章门。

操作方法：按操作规范执行。

6. 术后胃肠功能紊乱

主穴：胃俞、中脘、大肠俞、天枢、上巨虚。

配穴：气虚血瘀证加膈俞、大杼；痰热错杂证加四花穴；气滞血瘀证加章门、肺俞。

操作方法：按操作规范执行。

六、注意事项

①直接灸可产生灼热痛，可在施灸腧穴四周轻轻拍打以减轻疼痛。②发疱灸注意保持局部清洁，防止感染。③背腹、四肢肌肉丰厚处可多灸，头面、四肢末端少灸。

七、禁忌证

①实热证、阴虚火旺证。②糖尿病血糖控制欠佳、合并末梢神经病者四肢末端。③局部疮疡、溃烂者。④妊娠期妇女的腰骶部、下腹部。

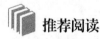
推荐阅读

1）符文彬. 司徒铃针灸医论医案选[M]. 北京：科学出版社，2012.

2）符文彬，谢金华. 司徒铃教授运用背俞穴治病经验[J]. 北京中医药大学学报，1995，18（4）：52-53.

3）符文彬. 司徒铃学术精华与临床应用[M]. 广州：广东科技出版社，2021.

第二节　岭南传统天灸技术

岭南传统天灸技术是在岭南地区自然和历史文化条件下发展起来的天灸流派，是以经络腧穴理论及中医时间治疗学为基础，在特定时间将有一定刺激性的中药涂敷于穴位或患处，促使局部皮肤潮红或发疱以治疗全身疾病的灸类技术。

将天灸技术融入岭南文化的古代名医，当先属晋代葛洪、鲍姑夫妇。葛洪精通针术，据说三元宫内的针灸经络图碑刻就是他留下的。他的妻子鲍姑精通灸术，发现了越秀山所产的红脚艾的功效，用灸疗治疗赘疣，是岭南地区灸法体系的创始人。文献记载二人在岭南居住修道期间，用药物贴敷疗法为当地百姓治病，并著书记录。葛洪所著的《肘后备急方》中就记载多个使用药物贴敷穴位使之发疱以治疗疾病的验方验案，后世也流传有许多二人行医的佳话。两位著名医学家为天灸技术在岭南地区的传承和推广做出了卓越贡献，也推动了岭南针灸的发展。

宋代《针灸资生经》系统阐释了"天灸"技术概念；明代《本草纲目》和清代《张氏医通》《理瀹骈文》等发展了天灸技术内涵；民国岭南名医、第一代传承人周仲房通过创建中医学校、编写教材等方式传承发展岭南传统天灸技术；近代岭南名医、第二代传承人司徒铃结合"时间医学""冬病夏治""夏病冬治"理论发展了岭南传统天灸技术；广东省名中医、第三代传承人刘炳权、符文彬率领团队通过开展科学研究、拓展适宜病种、创新药物剂型、完善传承体系等方式，制定天灸行业技术标准，使岭南传统天灸技术成为广东省、广州市非物质文化遗产代表性项目，国家中医药管理局适宜推广项目，相关成果获中华中医药学会科技进步奖。岭南传统天灸技术以广东为核心已辐射到我国广西、海南等23个省区市，以及马来西亚、新加坡、澳大利亚、智利等49个国家及地区。

一、理论基础

岭南传统天灸技术（图 3-3）采用对皮肤有刺激性的药物敷贴于穴位或患处以达到以下作用：

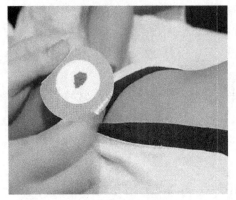

图 3-3　天灸贴敷图

1. 药物的发疱作用

药物贴敷对局部产生的强烈刺激，使皮肤充血、潮红，达到活血化瘀、化痰散结之效；此外，发疱产生的灼热感起到温肺化痰、温经散寒、除湿止痛之效。

2. 药物的治疗作用

岭南天灸技术多选用黄芥子、细辛、甘遂、延胡索等辛香走窜药物，这些药物本身具有治疗作用。如《本草经疏》记载："白芥子味极辛，气温。能搜剔内外痰结，及胸膈寒痰，冷涎壅塞者殊效。"其他诸如细辛、附子、生姜等药，性亦多温，具有温经化痰通络的作用。

3. 药物的引经作用

根据药物的归经属性，通过"引经药"使药物直达病所。如《理瀹骈文》强调："膏中用药味，必得通经走络，开窍透骨，拔病外出之品为引。"如黄芥子性温、味辛，归肺经，具有温肺豁痰利气、散结通络止痛的功效，主治寒痰咳嗽、胸胁胀痛、痰滞经络、关节麻木疼痛、痰湿流注、阴疽肿毒等病症；细辛味辛，性温，归心、肺、肾经，具有祛风散寒、通窍止痛、温肺化饮的功用，《本草经疏》言："细辛，辛则横走，温则发散，故主咳逆……百节拘挛，风湿痹痛。"

4. 经脉腧穴的作用

《灵枢·海论》载："夫十二经脉者,内属于脏腑,外络于肢节。"经脉是沟通人体体表与内脏的联系通道。《素问·皮部论》载："凡十二经络脉者,皮之部也。是故百病之始生也,必先于皮毛。"十二皮部与人体经络、脏腑联系密切。皮部、腧穴不仅是气血输注的部位,也是邪气所客之处所,是天灸防治病邪的关键所在。岭南天灸技术正是通过药物对腧穴的刺激作用以通经脉,调气血,使阴阳归于平衡,脏腑趋于和调,达到扶正祛邪、预防保健的目的。

三伏天是全年中气候最炎热、阳气最旺盛的阶段,为温煦肺经阳气、驱散内伏寒邪的最佳时机。它在五行中与肺同属金,就是说肺部疾病在庚日治疗效果最佳,而且在这一阶段人体肌肤腠理开泄,经络气血流通,人体之阳气可充分得天阳之助,使天灸膏更易透皮吸收,通过对穴位的刺激放大效应,增强经络的传导作用,从而对肺、脾、肾等脏腑功能起到良好的调节作用,达到祛寒、逐痰、补肺、健脾、益肾、平喘功用,从而增强机体免疫功能、抑制机体过敏状态、达到预防和减少疾病发作的目的。

三伏天岭南传统天灸的研究表明,通过药物对穴位的刺激,使药物透皮吸收产生对肺系、痛证、胃肠、抑郁相关病症等的治疗作用。

二、常用的药物

（1）蒜

性味归经:辛,温。归脾、胃、肺经。

功能主治:解毒杀虫,消肿,止痢,辟邪温经,健脾开胃。主治霍乱吐泻,胃痛,腹痛,消化不良。

（2）生姜

性味归经:辛,微温。归肺、脾、胃经。

功能主治:解表散寒,温中止呕,化痰止咳。主治风寒感冒,胃寒呕吐,寒痰咳嗽。

（3）葱白

性味归经:辛,温。归肺、胃经。

功能主治:发汗解表,散寒通阳。主治风寒感冒,阴寒腹痛,二便不通,痢疾,疮痈肿痛,虫积腹痛。

（4）胡椒

性味归经:辛,热。归胃、大肠经。

功能主治:温中散寒,下气,消痰。主治胃寒呕吐,腹痛泄泻,食欲不振,癫痫痰多。

（5）醋

性味归经:酸,苦,温。入肝、胃经。

功能主治:散瘀,止血,解毒,杀虫。主治产后血晕,癥瘕癖块,黄疸,黄汗,吐血,衄血,大便下血,阴部瘙痒,痈疽疮肿,解鱼肉菜毒。

（6）黄芥子

性味归经：辛，温。归肺经。

功能主治：温肺化痰，利气散结，通络止痛。主治咳喘痰多，胸满胁痛，胃寒吐食，肢体麻木，寒湿痛痹，瘰疬，湿痰流注，阴疽肿毒。

（7）延胡索

性味归经：辛、苦，温。归心、肝、脾经。

功能主治：活血，行气，止痛。主治胸痹心痛，胁肋、脘腹诸痛，痛经，经闭，产后瘀血腹痛，跌打损伤。

（8）鹅不食草

性味归经：辛，温。归肺、肝经。

功能主治：通鼻窍，止咳。主治风寒头痛，咳嗽痰多，鼻塞不通，鼻渊流涕。

（9）墨旱莲

性味归经：甘、酸，寒。归肝、肾经。

功能主治：补肝肾阴虚，凉血止血。主治偏正头痛，疟疾，尿血，风火牙痛。

（10）大黄

性味归经：苦，寒。归胃、大肠、肝经。

功能主治：泻热毒，破积滞，行瘀血。主治实热便秘，谵语发狂，食积痞满，痢疾初起，里急后重，瘀血闭经，癥瘕积聚，时行热疫，暴眼赤痛，吐血，衄血，阳黄，水肿，痈疡肿毒，疔疮，烫火伤。

（11）威灵仙

性味归经：辛、咸，温。归膀胱经。

功能主治：祛风湿，通经络，消痰水，治骨鲠。主治痛风，风湿痹痛，肢体麻木，腰膝冷痛，筋脉拘挛，屈伸不利，脚气，癥瘕积聚，破伤风，扁桃体炎，诸骨鲠。

（12）丁香

性味归经：辛，温。归脾、胃、肾经。

功能主治：温中降逆，散寒止呕，温肾助阳。主治胃寒痛胀，呃逆，吐泻，痹痛，疝气，口臭，牙痛。

（13）肉桂

性味归经：辛、甘，热。归肾、脾、心、肝经。

功能主治：补火助阳，散寒止痛，温经通脉。主治阳痿，宫冷，心腹冷痛，虚寒吐泻，闭经，痛经。

（14）细辛

性味归经：辛，温，有小毒。归肺、肾、心经。

功能主治：祛风解表，散寒止痛，温肺化饮，通窍。主治外感风寒，头痛，牙痛，风寒湿痛，痰饮咳喘，鼻塞鼻渊。

（15）吴茱萸

性味归经：辛、苦，热，有小毒。归肝、脾、胃、肾经。

功能主治：散寒止痛，疏肝降逆，助阳止泻。主治头痛，寒疝腹痛，寒湿脚气，痛经，脘腹胀痛，呕吐吞酸，五更泄泻。

（16）天南星

性味归经：苦、辛，温，有毒。归肺、肝、脾经。

功能主治：燥湿化痰，祛风止痉，散结消肿。主治顽痰咳嗽，风痰眩晕，中风痰壅，口眼㖞斜，半身不遂，癫痫，惊风，破伤风。生用外治痈肿，蛇虫咬伤。

（17）甘遂

性味归经：苦，寒，有毒。归肺、肾、大肠经。

功能主治：泻下逐饮，消肿散结。主治水肿，腹水，支饮，喘咳，大小便不通。

三、药物的加工

药物的加工流程为配药→清洗→粉碎→过筛→混合。依照处方配药，用清水清洗后晾干，续将药物粉碎成细末，然后以 60～80 目的细筛筛过，混合拌匀而成。使用时取药散适量，以姜汁调和成药饼后置于胶布上贴敷于穴位或患处。

四、选穴原则

按照辨证一般选取背部膀胱经、督脉，腹部任脉、胃经、脾经穴位为主，必要时配合四肢穴位，一般选 8～12 个穴位。

五、时间的选择

时间选择一般以三伏天及三九天为多，根据需要，可平时贴药治疗。

1. 三伏天

三伏天分为初伏、中伏、末伏。夏至后第三个庚日为初伏，第四个庚日为中伏，立秋后第一个庚日为末伏，三日均为庚日。

2. 三九天

以冬至这一天为"一九"，又称"初九"；相隔九天为"二九"；再隔九天为"三九"。三九天灸技术是三伏天灸技术的补充。两者相互配合，相得益彰。

六、操作规范（图 3-4）

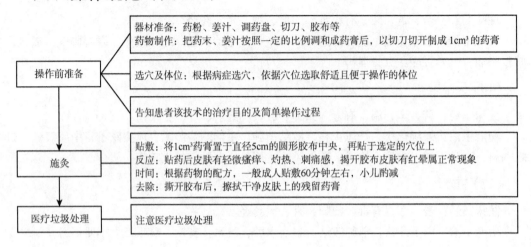

操作前准备 —— 器材准备：药粉、姜汁、调药盘、切刀、胶布等
药物制作：把药末、姜汁按照一定的比例调和成药膏后，以切刀切开制成1cm³的药膏

选穴及体位：根据病症选穴，依据穴位选取舒适且便于操作的体位

告知患者该技术的治疗目的及简单操作过程

施灸 —— 贴敷：将1cm³药膏置于直径5cm的圆形胶布中央，再贴于选定的穴位上
反应：贴药后皮肤有轻微瘙痒、灼热、刺痛感，揭开胶布皮肤有红晕属正常现象
时间：根据药物的配方，一般成人贴敷60分钟左右，小儿酌减
去除：撕开胶布后，擦拭干净皮肤上的残留药膏

医疗垃圾处理 —— 注意医疗垃圾处理

图 3-4　岭南传统天灸技术操作规范

七、技术要点

①穴位配伍、定位准确是疗效的关键。②药物配伍的比例是疗效的保证。③药物的精细加工是疗效的基础。④皮肤渗透剂的选择会影响药效。⑤贴敷时间的把握是疗效安全的保障。

八、适应证

1）肺系相关病症：如慢性支气管炎、支气管哮喘、过敏性鼻炎、虚人感冒、慢性肺气肿、慢性咳嗽等。

2）胃肠病症：慢性结肠炎、功能性腹胀、慢性胃炎、反流性胃炎、胃动力性疾病、便秘等。

3）痛证：颈椎病、腰椎间盘突出症、腰肌劳损、膝骨关节炎、网球肘、肩周炎等。

4）抑郁相关病症：抑郁障碍、焦虑障碍、睡眠障碍、阈下抑郁、慢性疲劳综合征、产后抑郁等。

5）其他：肥胖症、遗尿、慢性盆腔炎、乳腺增生等。

九、临床应用

1. 支气管哮喘

适应证：哮喘发作期的辅助治疗或缓解期。

主穴：定喘、肺俞、心俞、天突、中脘、脾俞。

配穴：风寒外袭证加风门；痰浊阻肺证配滑肉门；肺气不足证加气海、足三里；肺肾气虚证加肾俞、关元；脾气亏虚证加大横。

操作方法：按操作规范执行。

2. 过敏性鼻炎

适应证：鼻炎发作期及缓解期。

主穴：大椎、肺俞、心俞、胆俞、中脘、肾俞。

配穴：肺虚感寒证加风门；脾气虚弱证加足三里；肾阳亏虚证加关元。

操作方法：按操作规范执行。

3. 膝骨关节炎

适应证：各证型的膝骨关节炎。

主穴：内外膝眼、阴陵泉、阳陵泉、水分、脾俞、膀胱俞。

配穴：气滞血瘀证加血海；风寒湿痹证加风门；痰湿阻络证加大横；肝肾不足证加肾俞。

操作方法：按操作规范执行。

4. 抑郁障碍

适应证：轻中度抑郁障碍。

主穴：肺俞、膈俞、肝俞、胆俞、鸠尾、中脘、气海。

配穴：肝气郁结证加期门；气郁化火证加曲池；痰气郁结证加脾俞；心脾两虚证加心俞、脾俞；心肾不交证加心俞、肾俞；心虚胆怯证加心俞。

操作方法：按操作规范执行。

5. 消化不良

适应证：消化不良。

主穴：膈俞、胃俞、中脘、大横、足三里。

配穴：脾虚气滞证加脾俞、气海；肝胃不和证加肝俞；脾胃湿热证加阴陵泉；脾胃虚寒证加脾俞；胃胀明显者加建里、滑肉门；恶心呕吐者加内关。

操作方法：按操作规范执行。

6. 颈椎病颈痛

适应证：颈椎病颈痛。

主穴：百劳、大椎、肩中俞、中脘、心俞、胆俞。

配穴：风寒湿证加风门；气滞血瘀证加膈俞；痰湿阻络证加脾俞；肝肾不足证加肾俞、肝俞；气血亏虚证加足三里。

操作方法：按操作规范执行。

7. 不寐

适应证：不寐。

主穴：魄户、神堂、魂门、中脘、下脘、气海、关元、命门。

配穴：心脾两虚证加心俞、脾俞；心肾不交证加心俞、肾俞；心胆气虚证加心俞；痰湿证加足三里；焦虑症加肾俞、命门；更年期综合征加次髎、子宫。

操作方法：按操作规范执行。

8. 阈下抑郁

适应证：阈下抑郁。

主穴：四花、脾俞、肝俞、中脘。

配穴：脾气虚证加章门；心气虚证加心俞；肾气虚证加肾俞；肺气虚证加肺俞；肝气虚

证加期门。

操作方法：按操作规范执行。

十、注意事项

①贴药时皮肤应保持干燥，贴药后不宜剧烈活动，以免出汗致药膏脱落。②贴药后局部皮肤出现红晕属正常现象，部分可出现较小的皮肤水疱，无明显不适可不予处理。③贴药后若出现瘙痒、灼热、刺痛等症而难以忍受，应尽快去除膏药，避免搔抓致皮肤破损。④若局部皮肤出现较大水疱溃破应保护创面，必要时给予外科处理。⑤贴药当日戒酒、海鲜、牛肉、芋头、花生等物，并避免进食生冷、辛辣食品。

十一、禁忌证

①局部皮肤溃疡者。②对药物刺激皮肤过敏明显者。③发热患者。④妊娠妇女。⑤严重的肝肾功能不全、糖尿病血糖控制不佳者。

推荐阅读

1）许能贵，符文彬. 临床针灸学[M]. 北京：科学出版社，2015.

2）符文彬，许能贵. 针灸临床特色疗法[M]. 北京：中国中医药出版社，2011.

3）符文彬，徐振华. 岭南传统天灸疗法[M]. 北京：人民军医出版社，2013.

4）符文彬，徐振华. 岭南天灸疗法精要[M]. 广州：广东科技出版社，2020.

5）符文彬，徐振华. 针灸临床特色技术教程[M]. 北京：科学出版社，2016.

第三节　精灸技术

精灸技术是采用小米粒大小的艾炷于穴位上燃烧，以治疗全身疾病的灸类技术。它是符文彬在继承岭南针灸大师司徒铃灸法的基础上，对艾草选用、艾绒加工、艾炷制作等进行深入研究，不断完善精灸的理论和技术操作规范，创新发展而形成的。因其热力集中、透热迅速、耗时短、刺激量大，一壮可达到普通麦粒灸 2～3 壮之效，取其精而效验，故得其名。

一、理论基础

精灸（图 3-5）属于灸类技术，具有温经散寒、扶阳固脱、消瘀散结、防病保健的功能，对

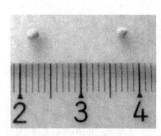

神经、代谢内分泌、免疫、呼吸、消化、循环等系统有良性调节作用，且有较好的镇痛、安神、抗抑郁作用。《黄帝内经》强调"针所不为，灸之所宜"；《医学入门》指出"药之不及，针之不到，必须灸之"，体现了灸法的重要性。但现代出现"国内重针轻灸或只针不灸，国外有针无灸"的现状，迫切需求灸类技术进行革新。精灸技术是在传承经典的基础上，避免了传统艾灸壮数多、烟雾大、耗时久、灸量难以控制等缺点改良发展而成。一般认为影响灸量的关键因素是艾炷的大小、壮数和时间等。

图 3-5　精灸灸炷图

1. 艾炷的大小

艾炷的大小是灸量控制的重要方面，其底面积大小除了影响艾炷的重量，还影响艾灸的刺激量。《小品方》《扁鹊心书》中认为"灸不三分，是谓徒哑""此为作炷，欲令根下广三分为适也""减此为不覆孔穴上，不中经脉，火气则不能远达"，认为艾炷的底面积不能太小，否则影响热力的传入而疗效不佳。而《外台秘要》详述"小品方云：黄帝曰灸不过三分是谓从穴，此言作艾炷欲令根下阔三分也；若减此，则不覆孔穴，不中经脉，火气不行，不能除病也。若江南、岭南，寒气既少，当二分为准"，提出应根据情况灵活使用，不可拘泥于三分这个范围。唐代孙思邈指出了"炷务大"，但需要根据患者个体情况决定艾炷大小，"小弱，炷乃小作之，以意商量"。日本透热灸派的米粒灸强调用高质量的灸材制作艾炷，在压痛点、硬结处、经穴处施灸，使皮肤出现红晕或水疱来治疗疾病；精灸技术使用小米大小的艾炷进行艾灸，具有迅速透热、热力集中等特点，艾炷虽小，但也达到治病目的。

2. 艾灸壮数

壮数的多少往往受多方面因素的影响，如病情的轻重、疾病的性质、患者的耐受性、地域等。病情轻重是一个常见的参考因素，如《扁鹊心书》中"大病灸百壮……小病不过三五七壮"。病位在卫分、上焦、经络等位置轻浅者，不需要太多壮数的灸治；而随着疾病的深入，涉及血分、中下焦等位置较深者，则需要增加艾灸的壮数。另外选穴部位、患者体质不同，艾灸壮数也有所区别，如《医学入门》有"针灸穴治大同，但头面诸阳之会，胸膈二火之地，不宜多灸；背腹阴虚有火者，亦不宜灸。唯四肢穴最妙，凡上体及当骨处，针入浅而灸宜少；凡下体及肉浓处，针可入深，灸多无害"。另外，地域不同对壮数的要求也不同，北方寒冷地区艾灸壮数可多，南方湿热地区壮数可少。

精灸技术壮数虽少，一般只需 1~3 壮也能治，所以简单的把"灸量＝艾炷大小＋壮数＋时间"是不科学的，应该考虑病情轻重、病程长短、证候不同、体质敏感度、穴位的功能、穴位多少、热力作用点大小、透热集中程度及灸度等因素。

二、操作规范（图 3-6）

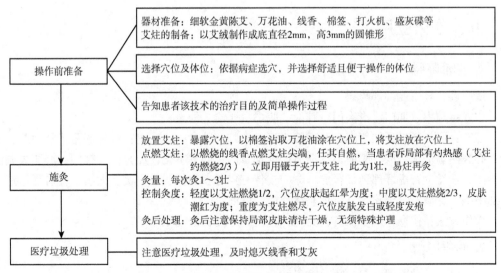

图 3-6　精灸技术操作规范

三、技术要点

①选取精细的艾绒，推荐使用 80∶1 的黄金艾绒，即每 80g 艾叶经加工制成 1g 的精细艾绒。②艾炷精小，为底面直径 2mm，高 3mm 的圆锥形艾炷。③取穴精准，因艾炷细小，取穴要正确。④壮数精少，一般 1～3 壮。⑤耗时以秒算，3～5 秒。⑥注意控制壮数、灸度，见图 3-7。

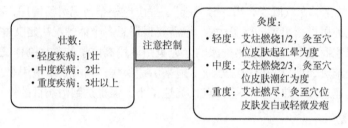

图 3-7　艾灸的壮数、灸度

四、适应证

1）痛证：头痛、颈痛、面痛、肩痛、腕管综合征、腰椎间盘突出症、膝骨关节炎、痛风性关节炎、痛经、产后身痛等。

2）脑病：中风、眩晕、面瘫、面肌痉挛、失眠、抑郁、焦虑、帕金森病、小脑性共济失调、慢性疲劳综合征等。

3）肝胆脾胃病症：呕吐、呃逆、消化不良、肠易激综合征、慢性胃炎等。

4）肺系及过敏病症：哮喘、支气管炎、过敏性咳嗽、过敏性鼻炎、荨麻疹等。

5）代谢内分泌疾病：肥胖症、高脂血症、高尿酸血症、糖耐量异常等。

6）妇儿病症：月经病、围绝经期综合征、子宫肌瘤、多囊卵巢综合征、妇科恶性肿瘤术后或放化疗后调理、小儿抽动障碍、小儿遗尿、小儿发育不良等。

7）养生保健：预防中风、调节血压、美容等。

五、临床应用

1. 抑郁障碍

适应证：轻中度抑郁障碍。

主穴：膻中、期门、滑肉门、肺俞、膈俞、胆俞、涌泉。

配穴：肝气郁结证加气海；肝郁脾虚证加中脘、脾俞、足三里；肝郁痰阻证加中脘、丰隆；心脾两虚证加巨阙、脾俞；气滞血瘀证加章门；心肾不交证加肾俞、神门；心胆失调证加神门、丘墟；肾虚肝郁证加肾俞、命门；伴有焦虑者加神门、丘墟、太溪；伴有强迫症状者加阳纲、丘墟；气郁化火证可加刺络心俞、肝俞。

操作方法：按操作规范执行，灸度为轻度到中度，1～2 壮。

2. 睡眠障碍

适应证：各种原因引起的睡眠障碍。

主穴：安眠、膈俞、胆俞、中脘、下脘、气海、关元、三阴交、涌泉。

配穴：心脾两虚证加脾俞、巨阙；阴虚火旺证加肾俞、命门、足三里；心虚胆怯证加神门、丘墟；痰热内扰证加丰隆、曲池；难入睡者加肾俞、章门；易早醒者加肝俞、肺俞；肝郁化火证需配合刺络心俞、肝俞。

操作方法：按操作规范执行，灸度为轻度到中度，1～2壮。

3. 过敏性咳嗽

适应证：因过敏等原因导致的刺激性干咳。

主穴：天突、定喘、肺俞、心俞、胆俞、中脘、绝骨。

配穴：风寒袭肺证加风门；痰湿蕴肺证加丰隆；燥邪伤肺证加足三里；心咳者加巨阙；肝咳者加期门；脾咳者加脾俞；肾咳者肾俞；膀胱咳者加膀胱俞、中极；夜晚咳甚者加至阳、身柱；白天咳甚者加孔最；过敏体质者加内关。

操作方法：按操作规范执行，灸度为中度到重度，2～3壮。

4. 面瘫

适应证：周围性面瘫。

主穴：风池、百劳、肺俞、心俞、胆俞、胃俞、中脘、大小骨空、阳陵泉、公孙、涌泉，取患侧阳白、四白、太阳、地仓、颊车、牵正、翳风。

配穴：风寒证加大椎、合谷；风热证加曲池；风痰证加丰隆；气血不足证加足三里；颏唇沟歪斜者加承浆；眼裂变小者加申脉。

操作方法：按操作规范执行，面部穴位灸度为轻度，其他部位灸度为轻度到中度，1～2壮。

5. 功能失调性子宫出血

适应证：功能失调性子宫出血，无其他器质性病变。

主穴：列缺、气海、关元、子宫、脾俞、次髎、地机、隐白。

配穴：心脾两虚证加足三里、公孙；脾肾阳虚证加肾俞、命门、腰阳关；肝郁化火证配合肝俞刺络；气滞血瘀证加血海、章门。

操作方法：按操作规范执行，灸度为轻度到中度，2～3壮。

6. 预防中风

适应证：预防中风，热证不明显者。

主穴：风池、翳风、肾俞、中脘、足三里、绝骨、内关、涌泉。

配穴：血糖偏高者加脾俞、胃脘下俞、关元俞、章门、关元；血压异常者加肾俞、命门；血脂偏高者加脾俞、阴陵泉、章门、内关；肥胖者加天枢、丰隆、曲池；动脉斑块者加太渊、膻中、胆俞；血液黏度高者加膈俞、胆俞。

操作方法：按操作规范执行，灸度为轻度到中度，1～2壮。

7. 预防颈椎病复发

适应证：颈椎病反复发作。

主穴：风池、百劳、大杼、肾俞、中脘、关元、绝骨、内关、涌泉。

配穴：寒湿证加脾俞、阴陵泉；气滞血瘀证加膈俞、胆俞；痰湿证加脾俞、阴陵泉；肝肾不足者加肝俞；气血虚弱者加足三里、胃俞；头晕者加绝骨、大杼；上肢麻木者加心俞；失眠者加安眠、列缺、涌泉。

操作方法：按操作规范执行，灸度为轻度到中度，1～2壮。

六、注意事项

①颜面及大动脉处、关节部位注意控制灸度。②阴虚内热或阴虚阳亢者只灸1壮，选穴应尽量少。

七、禁忌证

①炎性疾病高热或局部疮疡、溃烂者。②脑出血急性期烦躁属肝阳暴亢者。③糖尿病者四肢末端。④妊娠妇女的腰骶部、下腹部。

 推荐阅读

1）刘月，罗丁，李灵杰，等. 精灸技术——灸类技术的革新[J]. 中华中医药杂志，2017，32（5）：2186-2188.

2）马瑞，罗丁，卢璐，等. 精灸治疗老年膝关节骨性关节炎的疗效[J]. 中国老年学杂志，2017，37（15）：3839-3840.

3）凌宇. 精灸治疗抑郁相关失眠的临床研究[D]. 广州：广州中医药大学，2018.

4）周俊合，李灵杰，卢璐，等. 不同精灸灸度治疗颈椎病颈痛的临床疗效研究[J]. 中华中医药杂志，2018，33（4）：1653-1656.

第四节　压灸技术

压灸技术是指艾炷或艾制物在直接灸的过程中采用反复压灭的方法来达到治病目的的一种灸类技术。本技术最早出现于20世纪80年代中期，由著名针灸专家司徒铃所创，开始是采用艾炷直接灸百会穴以压舌板压灭的方式用于内耳眩晕病的治疗，并取得较好的疗效。目前百会仍是临床上压灸最常用穴位。随着实践的增多，压灸技术适应病症有所增加，如痛证、中风、睡眠障碍等。

一、理论基础

压灸时能瞬间将热能通过穴位传至皮下组织，使温热感传保留更长，刺激量更大，温通的作用更强，可以有效疏通经脉。由于压灸法能使灸感直达病灶，持续时间长，疗效佳，优于临床上常用的直接灸法和艾条悬灸法，可以治疗许多疾病。

百会，又名三阳五会，为督脉经穴，位于巅顶，为督脉、足太阳膀胱经、足少阳胆经、手少阳三焦经之会，是治疗眩晕、中风的常用穴位。正如《胜玉歌》云："头痛眩晕百会好。"司徒铃认为，压灸百会能起到振奋阳气、疏通经络、散寒化湿、醒脑开窍的作用。现代临床研究表明，艾灸可明显改善老年及老年前期的全血浓度、全血还原黏度、血沉、红细胞聚集指数等血液流变学，能有效改变血液高浓、黏、凝聚状态，增强红细胞变形能力，从而对脑部的血液循环加以改善。压灸百会穴，能提高前列环素的水平和降低血栓素水平，维持脑血管正常的舒缩状态，有利于脑组织血液供应的改善。

二、操作规范（图 3-8）

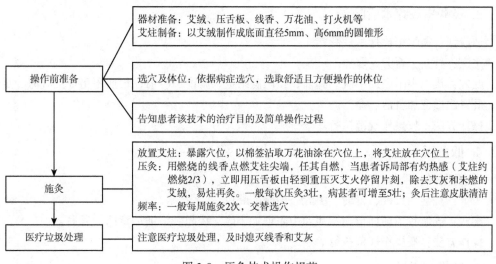

图 3-8 压灸技术操作规范

三、技术要点

①穴位的选择。②把握好艾炷的大小、度量。③控制好压灸的时间，以患者感觉不烫为度。

四、适应证

1）心脑病症：颈性眩晕、内耳眩晕病、低血压、梅尼埃病、睡眠障碍、慢性疲劳综合征等。

2）痛证：三叉神经痛、颈椎病、网球肘、腕管综合征、腰肌劳损、胃脘痛等。

五、临床应用

1. 内耳眩晕病

适应证：内耳眩晕病。

主穴：百会。

配穴：风痰上扰证加中脘、百劳；瘀阻脑络证加膈俞、百劳；气血不足证加大椎、中脘、足三里。

操作方法：按操作规范执行。

2. 颈性眩晕

适应证：颈性眩晕。

主穴：百会、完骨、百劳、绝骨。

配穴：痰浊中阻证加中脘、内关、肩中俞；瘀阻脑络证加膈俞、内关；气血不足证加足三里、气海。

操作方法：按操作规范执行。

3. 鼻咽癌放疗术后眩晕

适应证：鼻咽癌放疗术后眩晕。

主穴：百会、百劳、翳风。

配穴：痰浊中阻证加中脘、肺俞；瘀阻脑络证加膈俞、肾俞；气血不足证加气海、足三里；肝肾阴虚证加肾俞、命门。

操作方法：按操作规范执行。

4. 低血压

适应证：低血压。

主穴：百会、大椎、肾俞、关元、中脘、翳风。

配穴：气血亏虚证加胃俞；痰浊中阻证加丰隆；瘀阻脑络证加章门、肝俞。

操作方法：按操作规范执行。

5. 脑供血不足

适应证：脑供血不足。

主穴：百会、风池、百劳、内关。

配穴：痰浊中阻证加中脘、滑肉门；瘀阻脑络证加膈俞、胆俞；气血不足证加中脘、气海、足三里；肾虚证加命门、绝骨。

操作方法：按操作规范执行。

6. 胃下垂

适应证：胃下垂。

主穴：百会、中脘、足三里、胃俞。

操作方法：按操作规范执行。

六、注意事项

①注意辨证、辨病。②注意艾炷的大小，勿过大、过小。③压灸后保持疮面皮肤清洁。

七、禁忌证

①脑出血急性期，高血压危象者。②肝阳上亢、阴虚内热、高热者。③局部疮疡、溃烂者。④糖尿病者四肢末端。

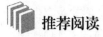

推荐阅读

1）符文彬，曹礼忠. 百会压灸治疗痰浊中阻型眩晕63 例[J]. 成都中医药大学学报，1995（4）：25-26，53.

2）符文彬. 司徒铃针灸医论医案选[M]. 北京：科学出版社，2012.

第五节　隔物灸技术

隔物灸（图 3-9）技术是以艾炷为灸材，并在艾炷与皮肤之间隔垫某种药物施灸以治疗疾病的一种灸类技术。又称"间接灸""间隔灸"。其首载于晋代葛洪的《肘后备急方》，其载有治霍乱"以盐内脐中上，上灸二七壮"的隔盐灸；治疗痈肿"取独颗蒜……灸蒜上百壮"的隔蒜灸等。历代医籍载述的隔物灸有 40 余种，临床常用的包括隔姜灸、隔蒜灸、隔盐灸、隔附子饼灸、隔胡椒饼灸等。

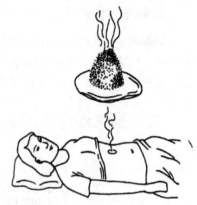

图 3-9　隔物灸

一、理论基础

隔物灸的作用机制与灸法类似，都是在经脉、脏腑理论指导下，发挥艾灸和药物的双重作用，借温热效应，通过经穴的作用达到温经散寒、扶阳固脱、消瘀散结、防病保健等作用。隔物灸的区别主要体现在所隔之物的效能有所不同。

1. 隔姜灸

生姜味辛，性温，归肺、脾、胃经，有解表散寒、温中止呕、温肺止咳之功，《名医别录》谓其"主伤寒头痛鼻塞，咳逆上气"；《药性论》谓其"主痰水气满，下气"；《医学启源》称其"温中去湿"，配合艾灸之功，更能发挥温通之效。此法应用很广，如《针灸大成》记载，灸聚泉穴治咳嗽，"灸法用生姜，切片如钱厚，搭于舌上穴中，然后灸之"。又如明代张介宾《类经图翼》治疗痔漏，亦用隔姜灸法。现代常用于治疗因寒而致的呕吐、腹痛、风寒湿痹等，有温胃止呕、散寒止痛之功。

2. 隔蒜灸

大蒜味辛，性温，归脾、胃、肺经，能解毒杀虫、消肿、止痢。隔蒜灸在古代流传甚广，许多中医外科书籍都有论述。一般制作成蒜片、蒜饼或蒜泥。最早的记载见于《肘后备急方》"灸肿令消法，取独颗蒜，横截，厚一分，安肿头上，炷如梧桐子大，灸蒜上百壮。不觉消，数数灸，唯多为善。勿大热，但觉痛即擎起蒜……蒜焦更换用新者，不用灸损皮肉"。《寿世保元》云："灸疗疮，用大蒜烂捣成膏，涂四围，留疮顶，以艾炷灸之，以爆为度"。《本草纲目》谓大蒜"气熏烈，能通五脏，达诸窍，去寒湿，辟邪恶，消痈肿，化癥积肉食"，配合艾灸之力，多用于治疗瘰疬、肺痨及初起的痈疡等。

3. 隔盐灸

《本草纲目》认为食盐"甘咸寒"，主治"下部蚀疮、胸中痰饮、下痢肛痛"等，与艾炷灸同用又可温肾回阳、健运脾胃、复苏固脱，所以临床多用于虚脱、虚寒病症。隔盐灸有生用、炒用两种，但炒用可去盐之寒性，更有助于治疗虚证。因本法一般只用于脐部，又称神阙灸。

4. 隔附子饼灸

附子辛温大热，功擅回阳救逆、补火助阳、散寒止痛。《本草正义》谓其"辛温大热，其性善走，故为通十二经纯阳之要药，外则达皮毛而除表寒，里则达下元而温痼冷，彻内彻外，凡三焦经络，诸脏诸腑，果有真寒，无不可治"。附子入药有生熟之分，隔物灸多用熟者，加上艾灸的作用，更能增其温肾壮阳之功，用于治疗命门火衰而致的阳痿、早泄、遗精和疮疡久溃不敛等。

5. 隔胡椒饼灸

胡椒味辛，性热，归胃、大肠经，功擅温中散寒、下气消痰。《本草经疏》认为其"辛温太甚……气味俱厚，阳中之阳也。其主下气、温中、去痰，除脏腑中风冷者……辛温暖肠胃而散风冷"。配合艾灸的作用，主要用于治疗胃寒呕吐、腹痛泄泻、风寒湿痹和面部麻木等。

二、操作规范（图 3-10）

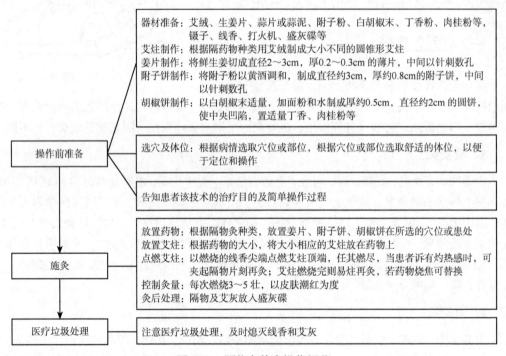

图 3-10　隔物灸技术操作规范

三、技术要点

①药物选择：不同的药物能产生不同的效应。②艾炷的大小以放置隔物的大小来确定。③灸时的温控。④壮数决定灸量。

四、适应证

1）痛证：寒性腹痛、颈椎病、腰椎间盘突出症、膝骨关节病、痛风性关节炎、类风湿关节炎、强直性脊柱炎等。

2）脾胃病症：慢性结肠炎、肠易激综合征、胃轻瘫、吸收不良综合征、功能性消化不良、功能性腹胀等。

3）肺系病症：支气管哮喘、慢性支气管炎、阻塞性肺气肿、肺纤维化、慢性间质性肺炎、过敏性鼻炎等。

4）心脑病症：抑郁障碍、睡眠障碍、强迫症、慢性疲劳综合征、中风偏瘫、中风脱证等。

5）妇、儿科与肾、膀胱病症：月经不调、带下病、慢性盆腔炎、小儿腹泻、小儿遗尿、阳痿、早泄、遗精等。

6）外科病症：瘰疬、痈疡初起、疮疡久溃不敛等。

五、临床应用

1. 急性胃肠炎

适应证：寒湿型急性胃肠炎。

主穴：中脘、神阙、上巨虚。

配穴：寒湿困脾证加脾俞；呕吐甚者加内关；泄泻甚者加关元；腹痛明显者加腹结。

操作方法：按操作规范执行。可选用隔姜灸、隔胡椒饼灸。

2. 痈疡

适应证：痈疡初起。

主穴：阿是穴、灵台。

操作方法：按操作规范执行。可选用隔蒜灸或隔附子饼灸。

3. 强迫障碍

适应证：强迫障碍。

主穴：膈俞、胆俞、肾俞、命门。

配穴：心脾两虚证加心俞、脾俞；心肾不交证加心俞、关元；心虚胆怯证加心俞。

操作方法：按操作规范执行。可选用隔姜灸、隔附子饼灸。

4. 慢性疲劳综合征

适应证：慢性疲劳综合征。

主穴：中脘、大横、关元、足三里。

配穴：心脾两虚证加心俞、脾俞；肝肾两虚证加肝俞、肾俞；全身酸痛者加脾俞；头晕、头痛者加完骨；失眠者加涌泉。

操作方法：按操作规范执行。可选用隔姜灸、隔附子饼灸。

5. 哮喘

适应证：支气管哮喘、喘息性支气管炎缓解期。

主穴：肺俞、膏肓、心俞、胆俞、肾俞。

配穴：肺虚甚者加膻中；脾虚证加足三里；肾虚证加关元；痰多者加丰隆。

操作方法：按操作规范执行。可选用隔姜灸、隔胡椒饼灸。

6. 盆腔积液

适应证：慢性盆腔炎。

主穴：肝俞、大肠俞、次髎、秩边、水道、委阳。

配穴：气滞血瘀证加膈俞；寒湿凝滞证加关元、水分；气虚血瘀证加气海、足三里；白带量多者加阴陵泉、带脉；腰酸者加肾俞。

操作方法：按操作规范执行。可选用隔姜灸、隔附子饼灸。

六、注意事项

①艾灸时注意温控，注意防止艾灰脱落，防烫伤皮肤和衣物。②隔物药饼的制作不能过薄过厚、过大过小。③艾炷大小要根据药饼的大小确定。④灸度勿过强，防止晕灸。⑤如果烫伤起疱注意局部清洁，防止感染，必要时给予外科处理。

七、禁忌证

①实热证、阴虚发热者（疮疡初期除外）。②妊娠妇女的腹部和腰骶部。③严重精神障碍不能配合者。④感觉障碍者。

推荐阅读

1）石学敏. 针灸学[M]. 北京：中国中医药出版社，2007.

2）许能贵，符文彬. 临床针灸学[M]. 北京：科学出版社，2015.

3）符文彬，许能贵. 针灸临床特色疗法[M]. 北京：中国中医药出版社，2011.

4）刘荣，马隽晖，陈敏华，等. 隔物灸溯源[J]. 中华中医药杂志，2018，33（7）：3147-3149.

5）白桦. 基于古代文献的艾灸灸量研究[D]. 北京：北京中医药大学，2013.

第六节   铺 灸 技 术

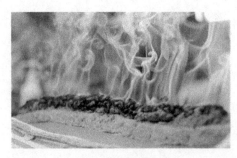

图 3-11   铺灸图

铺灸（图 3-11），又称督灸、长蛇灸，是先在督脉上铺以姜或蒜或其他中药，然后在药物上面铺上艾绒，最后点燃艾绒，起到通调督脉、温阳通经作用的一种隔物灸技术。

现代许多医家通过临床经验或研究在传统铺灸的基础上创立出不同类型的铺灸。浙江罗诗荣重视督肾证治，在传统铺灸方法的基础上加用铺灸粉，加强了药物的疗效；甘肃何天有根据不同证型辨证使用中药粉，并首提"留灸"，使药物和姜泥等在余热的作用下延长时效；山东崇桂琴在罗诗荣铺灸的基础上进行了改进，改大蒜为生姜作底部垫铺，研制新的督灸粉，规范了铺灸治疗强直性脊柱炎的操作方法，形成强直性脊柱炎铺灸治疗中心；安徽蔡圣朝研制了温灸器灸法，对铺灸进行了改良创新，使操作更加方便、适应范围更广泛；四川吴节发现传统铺灸操作较为繁琐，患者皮肤损伤较重，因此，吴节对传统铺灸进行改良，改用姜片作为铺灸材料，用灸条、灸盒代替艾炷，创立出便于应用的吴氏长蛇灸。

一、理论基础

督脉是人体奇经八脉之一，六条阳经都与督脉交会于大椎，具有调节阳经气血的作用，故称为"阳脉之海"。铺灸的部位为人体后正中线的督脉、华佗夹脊穴和膀胱经在背腰骶部分布的第一、二侧线。铺灸技术的理论依据为《素问·调经论》中"病在骨，焠针、药熨"，《素问·骨空论》中"督脉生病治督脉，治在骨上"的药熨之法。晋代葛洪在《肘后备急方》中将"药熨"发展为隔药灸。铺灸作用是综合性的，包涵督脉、药物、艾灸等综合因素，具有施灸面广、火气足、温通力强非一般灸法所及等特点。

二、施灸部位及主治作用

1. 施灸部位

施灸部位多用大椎至腰俞间督脉段，可灸全段或分段。

2. 主治作用

上胸段可治疗心肺疾患及上背、双肩、上肢各类病症；下胸段可治疗背痛、脾胃疾患、肝胆疾患；腰段可治疗泌尿生殖系统疾病、腰痛及下肢各类病症。

三、操作规范（图 3-12）

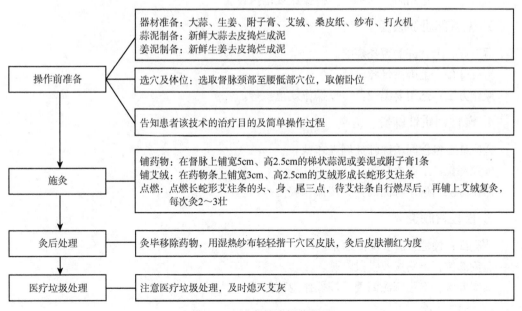

图 3-12　铺灸技术操作规范

四、技术要点

①根据不同病症选择施灸的部位。②根据不同病症选择不同药物及加工方法。③药物的多少。④艾炷条大小、壮数。

五、适应证

1）痛证：类风湿关节炎、风湿性关节炎、强直性脊柱炎、颈胸腰椎骨质增生和腰肌劳损等。

2）心脑病症：神经症、郁病、睡眠障碍、戒断综合征等。

3）肺系病症：慢性支气管炎、鼻炎、支气管哮喘、肺气肿等。

4）肝胆脾胃病症：迁延性肝炎、乙型肝炎、慢性胃肠疾病等。

5）妇科病症：产后畏寒、产后身痛等。

六、临床应用

1. 强直性脊柱炎

适应证：各期强直性脊柱炎。

施灸部位：大椎至腰俞全段督脉。

操作方法：选用附子粉铺灸，按操作规范执行。

2. 类风湿关节炎

适应证：稳定期类风湿关节炎。

施灸部位：大椎至腰俞全段督脉。

操作方法：选用附子粉铺灸，按操作规范执行。

3. 上背部肌筋膜炎

适应证：上背部筋膜炎疼痛。

施灸部位：上胸段督脉。

操作方法：选用姜泥铺灸，按操作规范执行。

4. 慢性间质性肺炎

适应证：慢性间质性肺炎属虚寒证。

施灸部位：上胸段督脉。

操作方法：选用蒜泥铺灸，按操作规范执行。

5. 慢性胃肠炎

适应证：慢性胃肠炎属虚寒证。

施灸部位：下胸段及腰段督脉。

操作方法：选用蒜泥铺灸，按操作规范执行。

6. 产后身痛

适应证：产后身痛。

施灸部位：全段督脉。

操作方法：选用姜泥铺灸，按操作规范执行。

七、注意事项

①控制艾灸壮数，如皮肤出现深色潮红，出水疱，注意处理及防感染。②注意体位舒适度，艾灸时间不能过久。③灸后当天避免冷水洗澡，忌食生冷辛辣、肥甘厚味等。

八、禁忌证

①严重糖尿病、高血压、心脏病等。②妊娠妇女、年幼老弱者。③实热及阴虚阳亢者。

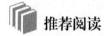 **推荐阅读**

1）王丽，袁卫华，蔡圣朝. 铺灸疗法的临床应用[J]. 针灸临床杂志，2012（3）：35-37.

2）冯祯. 铺灸治疗强直性脊柱炎36例[J]. 上海针灸杂志，2004，23（1）：20.

3）谢潇侠，雷秋慧. 铺灸为主治疗类风湿关节炎疗效观察[J]. 中国针灸，2008，28（10）：730-732.

4）朱现民，丁润泽，陈煦. 督脉铺灸的施术关键与运用特色[J]. 上海针灸杂志，2014，33（10）：948-950.

5）张莉. 何氏药物铺灸疗法治疗寒湿型背肌筋膜炎的临床对照研究[D]. 兰州：甘肃中医学院，2014.

6）胡汉通，李邦伟，胡天烨，等. 基于临床随机对照试验分析铺灸疗法的优势病种[J]. 中国针灸，2019，39（5）：557-561.

7）张东旭，黄爱军，张双艺，等. 铺灸灸器的标准化研制和铺灸技术的传承创新[J]. 中华医学，2018，10（12）：94-96.

8）杨金生. 铺灸疗法的研究进展[J]. 光明中医，2018，33（8）：1215-1218.

9）苏仁婧，魏清琳. 铺灸疗法在胃肠病症中的应用[J]. 亚太传统医药，2019，15（12）：182-183.

10）张成，陈向华，金国娥，等. 铺灸治疗强直性脊柱炎的临床研究进展[J]. 山西中医学院学报，2017，18（3）：71-74.

11）邹庆轩，林有兵，周一凡，等. 近年来不同流派铺灸的灸治特点[J]. 山西中医，2018，34（2）：57-58.

第七节 脐 灸 技 术

脐灸技术是指将药物做成一定剂型（如糊、散、丸、膏等，见图3-13）外敷于肚脐上，再将艾炷置于肚脐上燃烧，增强药物的吸收及转导功能，用来治疗疾病的一种灸类技术。中医脐疗治病的历史已有2000多年，早在殷商时期，太乙真人就用熏脐法治病；彭祖也用蒸脐法疗疾。历代对脐疗都有发展，直至晚清进入了其发展的鼎盛时期。中医外治宗师、清代吴师机所著的《理瀹骈文》更是对脐疗做了系统的阐述，该书提到可用脐疗治疗80多种疾病，运用的方法有灸法、擦熨法、熏法、洗法等。

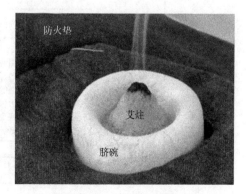

图3-13 艾炷与脐碗

一、理论基础

1. 脐通过奇经八脉与十二经脉相通

奇经八脉中有四条经脉皆到脐，包括任脉、督脉、冲脉、带脉。任脉为阴脉之海，总任诸阴。脐通过任脉与全身的阴经相连通，又通过任脉与大肠、小肠、三焦经、胆经、胃经、督脉等相连通。带脉环腰一周。脐通过带脉与足三阴经、三阳经及冲脉、督脉相联系。冲脉上去头、下去足，贯穿全身，为"十二经之海""五脏六腑之海"，能调节十二经气血。脐可通过冲脉与十二经相通。督脉为"阳脉之海"，与手足三阳相交会于大椎。脐通过督脉与诸阳经相联系。另外，任脉、督脉、冲脉"一源三歧"，任、督、冲、带四脉脉气相通，共同纵横贯穿于十二经之间，具有调节正经气血的作用，故脐（神阙）可通过奇经八脉通周身之经气。

2. 脐与五脏及其经脉相通

《灵枢·经筋》《灵枢·营气》《灵枢·经别》中都记载了脐与心相通，脐与肝相通，脐与脾相通，脐与肺相通，脐与肾相通。故脐与五脏及其经脉相通。又肾脉夹脐上行，肾为先天之本，脐也为先天之本，故《道藏》曰"神阙为心肾交通的门户"。

3. 脐与六腑及其经脉相通

《灵枢·经脉》《灵枢·肠胃》《难经·六十六难》《难经·三十一难》《灵枢·经别》分别有记载脐与胃相通，脐与胆相通，脐与大肠相通，脐与小肠相通，脐与三焦相通，脐与膀胱相通，所以脐与六腑及其经脉相通。

二、操作规范（图 3-14）

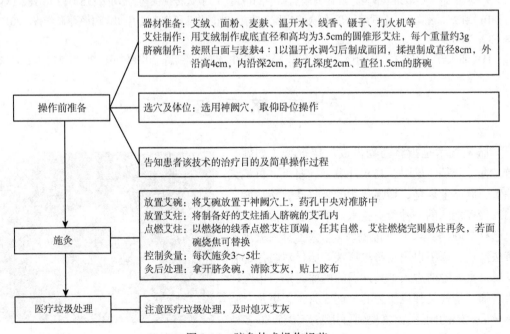

图 3-14　脐灸技术操作规范

三、技术要点

①艾炷的制作要压紧，不能断裂，整体均匀。②脐碗的制作要根据脐的大小适当调整。③注意灸量。

四、适应证

1）痛证：腰肌劳损、腰椎间盘突出症、胃脘痛、痛经、膝骨关节炎等。

2）肝胆脾胃病症：功能性腹胀、功能性腹泻、功能性腹痛、功能性消化不良等。

3）肺系病症：支气管哮喘、慢性咳嗽、阻塞性肺气肿、过敏性鼻炎、皮肤瘙痒等。

4）心脑病症：失眠、阈下抑郁、四肢厥冷、中风脱证等。

5）妇、儿科与肾、膀胱病症：月经不调、慢性盆腔炎、小儿惊悸、阳痿、早泄、遗精等。

五、临床应用

1. 小儿消化不良

适应证：小儿消化不良。

取穴：神阙。

操作方法：按操作规范执行。

2. 痛经

适应证：寒凝血瘀型原发性痛经。

取穴：神阙。

操作方法：按操作规范执行。

3. 小儿遗尿

适应证：小儿遗尿。

取穴：神阙。

操作方法：按操作规范执行。

4. 下尿道综合征

适应证：下尿道综合征。

取穴：神阙。

操作方法：按操作规范执行。

5. 功能性消化不良

适应证：功能性消化不良。

取穴：神阙。

操作方法：按操作规范执行。

6. 功能性腹胀

适应证：功能性腹胀。

取穴：神阙。

操作方法：按操作规范执行。

六、注意事项

①艾灸时注意温控，防止艾灰脱落，烫伤皮肤和衣物。②根据比例调整脐碗和艾炷的大小。

七、禁忌证

①意识障碍、感觉障碍、肿瘤晚期、急性脑出血、腹主动脉瘤、肺结核活动期。②脐部有皮损、炎症者及妊娠妇女。③过饥、过饱者。④胃肠实热、阴虚火旺者。

推荐阅读

1）赵金蕾，张琼琼，刘平，等. 隔药灸脐治疗小儿遗尿病案1例[J]. 中国民间疗法，2019，27（16）：87-88.

2）纪岳军，陈莉莉. 针刺联合脐灸治疗老年女性单纯压力性尿失禁的临床观察[J]. 中国社区医师，2019，35（6）：87，89.

3）夏富龙. 隔药灸脐疗法治疗寒凝血瘀型原发性痛经[J]. 实用妇科内分泌杂志（电子版），2018，5（36）：150-151.

4）徐丽珍. 脐灸治疗中风病便秘的临床观察[J]. 云南中医中药杂志，2018，39（5）：94-95.

5）尧彦. 脐灸治疗寒湿凝滞型原发性痛经68例[J]. 内蒙古中医药，2017，36（10）：127-128.

6）赵彦青，王松龄，王宏良. 中风防治灵Ⅰ号配合敷脐疗法治疗痰热腑实型脑梗死临床观察[J]. 广州中医药大学学报，2016，33（3）：299-302.

7）阿九会. 中药敷脐治疗中风后便秘的60例临床观察[J]. 光明中医，2014，29（6）：1225-1226.

8）乔波，陈祥芳，崔俊波，等. 脐灸疗法调节血脂的研究进展[J]. 内蒙古中医药，2020，39（12）：151-153.

9）徐改萍，暴银素，董新刚，等. 隔药脐灸疗法研究进展[J]. 河南医学研究，2018，27（3）：436-437.

10）吕庆超，吴彤，李春林，等. 灸脐疗法现状及理论研究进展[J]. 辽宁中医药大学学报，2015，17（5）：154-156.

第八节　悬　灸　技　术

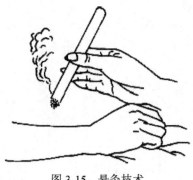

图3-15　悬灸技术

悬灸（图3-15）即悬空施灸，是不借助于任何灸器以左手按穴、右手持艾条的悬空操作的一种灸类技术。悬灸是最常用的艾灸之一，艾灸历史源远流长，《黄帝内经》为灸疗理论奠定了基础，《灵枢·官能》说"针所不为，灸之所宜"，为灸法确立了治疗原则。《医学入门》亦说："药之不及，针之不到，必须灸之。"艾灸根据操作方法可分为直接灸和间接灸，而间接灸又可分为隔物灸和悬灸。

一、理论基础

悬灸的理论基础是中医经络理论，包括中医藏象学说、八纲辨证、六经辨证。《黄帝内经》曰："经脉者，所以能决生死，处百病，调虚实，不可不通。"《素问·调经论》曰："血气者，喜温而恶寒，寒则泣而不流，温则消而去之。"悬灸就是利用悬空操作的艾条燃烧时产生的热能，作用于人体相应穴位，具有温经散寒、回阳固脱、消瘀散结、防病保健的治疗作用。

二、种类

根据施灸手法不同，可将悬灸分为温和灸、雀啄灸、回旋灸（图 3-16）。

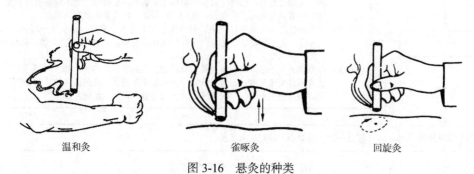

温和灸　　　　　　　　雀啄灸　　　　　　　　回旋灸

图 3-16　悬灸的种类

1. 温和灸

施灸时将艾条的一端点燃，对准施灸穴位或部位，距离皮肤 2～5cm，进行熏烤，使患者局部有温热感而无灼痛为宜，一般每处灸 10 分钟左右，至皮肤出现红晕为度。对于昏厥、局部知觉减退的患者和小儿，医者可将食、中两指置于施灸部位两侧，这样可以通过医者手指的感觉来测知患者局部的受热程度，以便随时调节施灸时间和距离，防止烫伤。温和灸临床应用广泛，适用于一切灸法主治病症。

2. 雀啄灸

施灸时将艾条一端点燃，与施灸穴位或部位的皮肤并不固定在一定距离，而是像鸟雀啄食一样，一上一下活动地施灸。一般每穴灸 5 分钟左右。多用于昏厥急救、小儿疾患、胎位不正、无乳等。此法热感较强，注意防止烧伤皮肤。

3. 回旋灸

施灸时，艾条点燃的一端与施灸穴位或部位的皮肤虽然保持一定的距离，但不固定，而是向左右方向移动或反复旋转地灸，使皮肤有温热感而不至于灼痛。一般每穴灸 10 分钟左右，移动范围 3cm 左右。适用于风寒湿痹及瘫痪。

三、取穴原则

根据证候不同，悬灸取穴原则主要包括近部取穴、远部取穴、随症取穴。

四、操作规范（图 3-17）

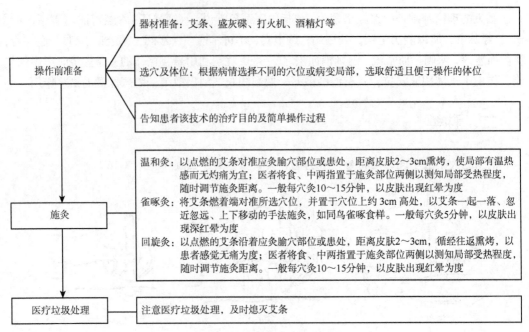

图 3-17 悬灸技术操作规范

五、技术要点

①施灸穴位或部位的选择。②艾条的规格、艾绒的精细、药物的配伍。③手法的娴熟、距离远近、治疗时间。

六、适应证

1）痛证：头痛、颈痛、面痛、肩痛、腰痛、膝痛、关节痛、胃脘痛、寒疝腹痛、痛经等。

2）心脑病症：中风、眩晕、帕金森病、运动神经元病等。

3）肝胆脾胃病症：外感风寒表证及中焦虚寒所致呕吐、腹痛、泄泻等；脾肾阳虚所致久泄、久痢等。

4）皮肤外科病症：疮疡初起、瘰疬等证或疮疡久溃不愈。

5）其他病症：气虚下陷所致胃下垂、子宫脱垂、脱肛及崩漏等。

6）养生保健。

七、临床应用

1. 中风后肌张力障碍

适应证：中风后出现偏瘫侧肢体痉挛等肌张力升高。

主穴：督脉的风府至腰阳关、风门、膈俞、肾俞、膀胱俞、中脘、下脘、气海、关元。

配穴：风痰阻络证加丰隆；气虚血瘀证加足三里；上肢不遂者加肩髃、小海、阳池；手指不伸者加八风；下肢不遂者加环跳、膝阳关、悬钟、申脉；足内翻者加丘墟。

操作方法：按操作规范执行，可选用温和灸或雀啄灸。

2. 帕金森病

适应证：帕金森病。

主穴：督脉的风府至腰阳关、中脘、下脘、气海、关元、风池、后溪、申脉、肝俞、肾俞、膈俞、胆俞。

配穴：气血不足证加膻中、足三里；阳虚风动证加神阙；震颤甚者加合谷、太冲；运动迟缓者加心俞、悬钟；姿态平衡障碍者加外关、足临泣；汗多者加肺俞、心俞；便秘者加天枢、腹结；吞咽困难者加天柱。

操作方法：按操作规范执行，可选用温和灸。

3. 椎动脉型颈椎病

适应证：椎动脉型颈椎病。

主穴：百会、风池、百劳、肩中俞、内关、中脘、关元、滑肉门、心俞。

配穴：痰湿中阻证加丰隆、建里；瘀阻脑络证加血海、膈俞；气血不足证加足三里；肝肾阴虚证加肝俞、肾俞。

操作方法：按操作规范执行，可使用温和灸或雀啄灸。

4. 膝骨性关节炎

适应证：膝骨性关节炎。

主穴：膝眼、阳陵泉、阴陵泉、尺泽、脾俞、膀胱俞、水分、气海、关元、大横。

配穴：行痹加膈俞、血海；痛痹加肾俞、神阙；肝肾不足证加肾俞、肝俞；足太阳膝痛加委中、束骨；足阳明膝痛加胃俞、足三里；足少阳膝痛加胆俞、足临泣；足太阴膝痛加太白；足少阴膝痛加肾俞、太溪；足厥阴膝痛加肝俞、太冲。

操作方法：按操作规范执行，可选用温和灸或雀啄灸。

5. 运动神经元病

适应证：各种类型的运动神经元病。

主穴：督脉的风府至腰阳关、中脘、下脘、气海、关元、脾俞、膻中、手三里、足三里。

配穴：上肢无力者加肩三针、曲池、外关、合谷；下肢无力者加膀胱俞、梁丘、风市、悬钟、环跳、解溪；球麻痹者加风池、翳风、完骨、天突；流涎多者加神阙、阴陵泉、公孙、涌泉。

操作方法：按操作规范执行，可使用温和灸或回旋灸。

6. 小儿胃肠炎

适应证：小儿胃肠炎。

主穴：神阙、天枢、中脘、公孙、内关、申脉。

配穴：腹泻者加水分、关元、下巨虚；腹胀明显者加腹结、上巨虚；呕吐甚者加中魁；

急性胃肠炎发作加大肠俞、尺泽；病毒性肠炎加肺俞、身柱、足三里。

操作方法：按操作规范执行，可选用温和灸或回旋灸，小儿施灸时间宜减半，尤其注意防止烫伤。

7. 原发性痛经

适应证：原发性痛经。

主穴：三阴交、水道、气海、关元、十七椎、次髎。

配穴：寒湿凝滞证加肾俞、归来；气滞血瘀证加地机、合谷、太冲；气血亏虚证加血海、脾俞、足三里；肝肾亏虚证加肝俞、肾俞；血块多者加血海、膈俞；腰膝酸软者加肾俞、太溪；神疲乏力者加足三里；腹胀者加中脘、天枢；子宫内膜异位症加痞根、八髎；盆腔炎加水分、天枢。

操作方法：按操作规范执行，可选用温和灸。

八、注意事项

①施灸次序：先上后下，先胸背后腹部，先躯干后四肢。②注意艾灰脱落，防止烫伤。③控制艾灸时间，小儿、老人时间减半。④灸后注意保暖，少吃生冷食物。

九、禁忌证

①实热证高热、高血压危象。②妊娠妇女的腹部及腰骶部。

 推荐阅读

1）林子涵，曾丽蓉，阮传亮. 艾灸在中风后痉挛性瘫痪中的应用规律研究[J]. 光明中医，2020，35（3）：308-311.

2）廖钰，张君幸，冯雪芳，等. 雀啄灸法治疗膝骨性关节炎的临床研究[J]. 针灸临床杂志，2009，25（2）：1-3.

3）刘群，李雪梅，任奎羽，等. 温和灸治疗对原发性痛经患者子宫微循环状态的影响[J]. 中国针灸，2018，38（7）：717-720.

4）任建坤，侯永春，张唯，等. 悬灸关元穴治疗原发性痛经灸时、灸效的临床研究[J]. 中华中医药杂志，2018，33（11）：5246-5249.

5）谢丁一，陈日新. 悬灸得气的特征与临床应用[J]. 中国针灸，2015，35（11）：1137-1139.

6）王竹行. 针灸配合中药治疗运动神经元疾病12例[J]. 中国针灸，2005（8）：553-554.

7）王静，金龙涛，许鑫. 神阙悬灸联合针刺治疗小儿秋季腹泻临床疗效观察[J]. 按摩与康复医学，2020，11（11）：15-16.

附：熏灸技术

熏灸技术是指将艾条一端或以艾绒置于特制的熏灸器内点燃后，以其艾烟熏灸患处的一种施灸方法。熏灸技术最早见于马王堆汉墓出土的帛书《五十二病方》，有用干艾、柳蕈熏治"朐养"（肛门部瘙痒）的记载。在晋代葛洪《肘后备急方》中明确提到灸器熏灸的方法："中风掣痛，不仁不随，并以干艾斛汗，揉团纳瓦甑中，并下塞诸孔，独留一目，以痛处著甑目而烧艾熏之，一时即知矣。"之后熏灸技术不断发展，如《普济方》云："治疗赤白痢久不瘥……烧艾于管中，熏下部，令烟大尽。"李时珍《本草纲目》中亦提到："疮疥熏法：熟蕲艾一两，木鳖子三钱，雄黄二钱，硫黄一钱，为末揉入艾中，分作四条，每以一条安阴阳瓦中，置被里烘熏。"民国时期运用熏灸技术治疗麻风病。20 世纪 80 年代，安徽名老中医周德宜通过多年的熏灸研究与临床实践，首创"炉式熏灸器"，并运用于临床以治疗常见的浅表性感染性疾病，主要用于治疗痈、疽、疔、疮等阳热性疾病，突破"热证忌灸"，在临床上取得了较好的疗效。

第九节　实按灸技术

实按灸（图 3-18）技术是点燃艾条后，趁热按在已垫上纸或布的穴位或部位，使热气透达深部的一种灸类技术。常用的实按灸技术有太乙神针和雷火神针，又称为太乙针、雷火针。之所以称为"针"，是因为操作时实按在穴位上，很像针法的缘故；又因本法对于某些顽疴痼疾取效甚捷，故以"神针"名之。民间流行的类似的灸法还有百发神针、消癖神火针、三气合痹针、阴证散毒针等。实按灸技术流行于明、清两代。雷火针是药艾条实按灸的开端，起初的实按灸是使用纯艾条进行灸治，明代嘉靖年间《神农皇帝真传针灸图》开始出现添加药物的实按灸，名曰"火雷针"，随后《古今医统大全》《本草纲目》《外科正宗》《景岳全书》等均有记载。经过明代医家不断改进实按灸的组方、制作及操作方式，进入清代后，形成了成熟完备的实按灸理论体系。康熙年间韩贻丰撰写了第一部实按灸专著——《太乙神针心法》，改良实按灸并命名为"太乙神针"，其较雷火针有较大改进，主张方中添加大补元气之药，并继承了张介宾在艾条外层涂刷鸡蛋清的制作方法，不仅增加了艾条的硬度，同时又可防止芳香药挥发，而太乙神针更偏向于温和刺激，统一以隔七层红布为准，要求"药气温温透入，腠理渐开……其一种氤氲畅美之致"的柔和灸感。而当代针灸临床在继承的基础上发展创新，对实按灸组方制作、操作方法进行统一及改良。

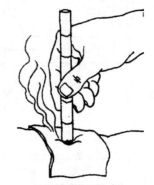

图 3-18　实按灸

一、理论基础

实按灸属于灸类技术，具有温经散寒、扶阳固脱、消瘀散结、防病保健的作用，是通过药艾灸刺激穴位或部位使经脉传热，起到温经通络、扶正祛邪的作用。

二、常用处方

1. 太乙神针的药物处方

取人参 125g，三七 250g，穿山甲 250g，山羊血 90g，千年健 500g，钻地风 300g，肉桂 500g，小茴香 500g，苍术 500g，甘草 1000g，防风 200g，磨椿少许。共研细末，用纯净的细软的艾绒 150g。平铺在 40cm 见方的桑皮纸上，将上药末 24g 掺入艾绒内，紧卷成圆柱状，外用浆糊封固，阴干后备用。

2. 雷火针的药物处方

本法与"太乙神针"基本相同，是"太乙神针"的前身。药物处方：艾绒 125g，沉香、木香、乳香、羌活、茵陈、干姜、威灵仙各 9g 共为细末，人工麝香少许。其艾卷制法、施术方法及适应证与"太乙神针"相同。

三、取穴原则

1）脏腑辨证取穴。

2）经脉辨证取穴。

3）经验取穴。

4）阿是穴或部位取穴。

四、操作规范（图 3-19）

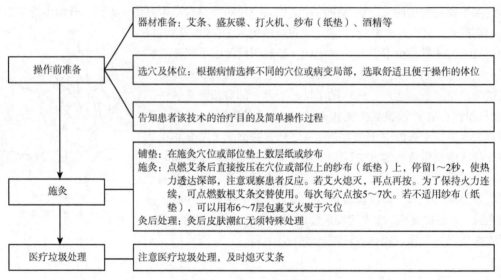

图 3-19　实按灸技术操作规范

五、技术要点

①穴位和部位选择。②注意垫在施灸穴位和部位上数层纸或纱布的厚度。③注意药艾条的配伍。④掌握艾条点燃后按压时间、次数。

六、适应证

1）痛证：虚寒性病症所致头痛、颈痛、面痛、肩痛、腰痛、膝痛、关节痛、胃脘痛、痛经等。

2）心脑病症：中风、眩晕、失眠、抑郁、焦虑、慢性疲劳综合征等。

3）肺系病症：哮喘、支气管炎、过敏性咳嗽、过敏性鼻炎等。

4）肝胆脾胃病症：虚寒性病症所致泄泻、慢性胃肠炎、肠易激综合征等。

5）妇科病症：虚寒性病症所致月经病、经前期综合征等。

6）养生保健。

七、临床应用

1. 脑供血不足

适应证：脑供血不足。

主穴：百会、风池、百劳、足三里、心俞、肾俞。

配穴：肝阳上亢证加涌泉、命门；痰湿中阻证加中脘、丰隆；瘀阻脑络证加血海、膈俞；气血不足证加中脘、气海、脾俞；肝肾阴虚证加肝俞。

操作方法：按操作规范执行。

2. 慢性疲劳综合征

适应证：各证型慢性疲劳综合征。

主穴：心俞、肝俞、脾俞、肾俞、肺俞、中脘、下脘、气海、关元、百会、膈俞、胆俞、足三里、章门。

配穴：肝气郁结证加膻中、期门；心肾不交证加命门、涌泉；脾气虚弱证加大包；眠差者加安眠、照海；心悸、焦虑者加列缺、照海；健忘者加悬钟；头晕、注意力不集中者加四神聪、悬钟；肌肉酸痛者加地机、大包。

操作方法：按操作规范执行。

3. 阈下抑郁

适应证：阈下抑郁。

主穴：膈俞、胆俞、建里、肝俞、涌泉。

配穴：肝气郁结证加膻中、期门；痰气郁结证加丰隆、阴陵泉；心脾两虚证加心俞、脾俞；心肾不交证加心俞、肾俞；心胆失调证加心俞；伴有焦虑者加命门、肾俞；伴有强迫症者加心俞、丘墟；失眠者加照海、三阴交。

操作方法：按操作规范执行。

4. 过敏性鼻炎

适应证：除风热证的各种证型的过敏性鼻炎。

主穴：上星、内关、阳陵泉、肺俞、心俞、胆俞。

配穴：风寒证加风池；肺虚证加中脘、足三里；脾虚证加脾俞、胃俞；肾虚证加肾俞、命门、关元；打喷嚏者加飞扬；鼻痒者加身柱；流清涕者加肾俞、颧髎；鼻塞者加迎香、悬钟。

操作方法：按操作规范执行。

5. 经前期综合征

适应证：各种证型的经前期综合征。

主穴：肝俞、膈俞、胆俞、气海、内关、公孙。

配穴：肝郁气滞证加合谷、太冲；气滞血瘀证加章门；肝肾阴虚证加肾俞、涌泉；脾肾阳虚证加肾俞、脾俞、关元；心脾两虚证加心俞、脾俞。

操作方法：按操作规范执行。

6. 睡眠障碍

适应证：各种证型的睡眠障碍。

主穴：百会、印堂、安眠、中脘、下脘、气海、关元、肾俞、命门、照海、申脉。

配穴：心脾两虚证加心俞、脾俞；心虚胆怯证加胆俞、丘墟；心肾不交证加心俞；难入睡者加涌泉；易早醒者加肝俞、肺俞。

操作方法：按操作规范执行。

7. 痉挛性斜颈

适应证：各种证型的痉挛性斜颈。

主穴：风府、大椎、身柱、至阳、命门、腰阳关、中脘、申脉、后溪。

配穴：风寒外袭证加风池、合谷；气滞血瘀证加膈俞、胆俞、肝俞；少阳经证加风池、胆俞、三焦俞。

操作方法：按操作规范执行。

八、注意事项

①施灸次序：宜先上后下，先胸背后腹部，先躯干后四肢。②注意防止艾火烧坏所垫的纱布或纸。③控制艾灸壮数，以皮肤潮红为度，防止烫伤。④有热、阴虚患者按压次数要少。

九、禁忌证

①实热证。②局部感觉障碍。③妊娠妇女的腹部及腰骶部。

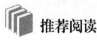 **推荐阅读**

1）薛昊，张建斌，陈仁寿. 雷火神针之"源"与"流"[J]. 中国针灸，2018，38（4）：440-444.

2）薛爱国，周光辉，李建强，等. 改良雷火神针治疗过敏性鼻炎的临床对照研究[J]. 陕西中医，2016，37（2）：234-236.

3）曾新意，许能贵，常燕群，等. 通督调神实按灸法配合针刺治疗椎动脉型颈椎病40例[J]. 上海针灸杂志，2014，33（2）：173.

4）刘晶，曾海，何江山，等. 先天性肌性斜颈案[J]. 中国针灸，2019，39（10）：1125-1126.

第十节　温针灸技术

温针灸（图3-20）技术是指针刺与艾灸相结合的针灸技术，将艾绒燃烧的热量通过针身传导，使其发挥针刺与艾灸的作用，以达到治病的目的。

温针之名首见于《伤寒论》，兴盛于明代。明代高武《针灸聚英》及杨继洲《针灸大成》均有载述："其法，针穴上，以香白芷作圆饼，套针上，以艾灸之，多以取效……经络受风寒致病者，或有效。"现代已用艾炷或艾条替代药饼。

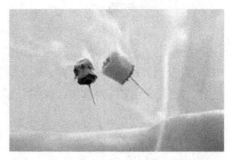

图 3-20 温针灸

一、理论基础

温针灸将毫针与艾灸结合，可同时发挥针与灸的作用。毫针通过针刺穴位达到通经脉、调气血、除痹的效果。如《灵枢·九针十二原》有"黄帝问于岐伯曰：余子万民，养百姓而收其租税；余哀其不给而属有疾病。余欲勿使被毒药，无用砭石，欲以微针通其经脉，调其血气，荣其逆顺出入之会"；又有"毫针者，尖如蚊虻喙，静以徐往，微以久留之而养，以取痛痹"。《灵枢·官针》也有"病痹气痛而不去者，取以毫针"。

灸法利用温热的作用刺激穴位达到温经散寒、扶阳固脱、消瘀散结、防病保健的功效。如《灵枢·刺节真邪》说："脉中之血，凝而留止，弗之火调，弗能取之。"《素问·调经论》说："血气者，喜温而恶寒，寒则泣而不能流，温则消而去之。"《神灸经纶》更明确指出："取艾之辛香作炷，能通十二经，入三阴，理气血。"所以针灸合用具有温经通络、调和气血、调整阴阳的作用。

二、操作规范（图 3-21）

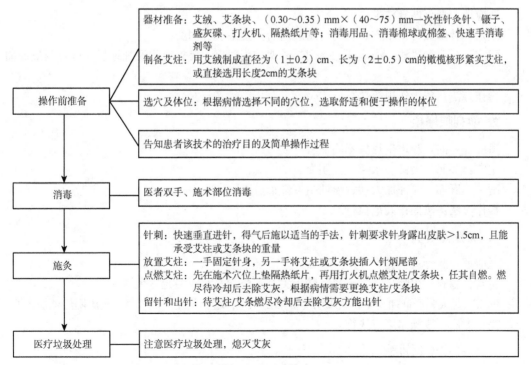

操作前准备
- 器材准备：艾绒、艾条块、（0.30～0.35）mm×（40～75）mm一次性针灸针、镊子、盛灰碟、打火机、隔热纸片等；消毒用品、消毒棉球或棉签、快速手消毒剂等
- 制备艾炷：用艾绒制成直径为（1±0.2）cm、长为（2±0.5）cm的橄榄核形紧实艾炷，或直接选用长度2cm的艾条块
- 选穴及体位：根据病情选择不同的穴位，选取舒适和便于操作的体位
- 告知患者该技术的治疗目的及简单操作过程

消毒
- 医者双手、施术部位消毒

施灸
- 针刺：快速垂直进针，得气后施以适当的手法，针刺要求针身露出皮肤>1.5cm，且能承受艾炷或艾条块的重量
- 放置艾炷：一手固定针身，另一手将艾炷或艾条块插入针炳尾部
- 点燃艾炷：先在施术穴位上垫隔热纸片，再用打火机点燃艾炷/艾条块，任其自燃。燃尽待冷却后去除艾灰，根据病情需要更换艾炷/艾条块
- 留针和出针：待艾炷/艾条燃尽冷却后去除艾灰方能出针

医疗垃圾处理
- 注意医疗垃圾处理，熄灭艾灰

图 3-21 温针灸技术操作规范

三、技术要点

①适当的选穴和体位，选取肌肉丰满的穴位，尽量选取同一个体位。②毫针针刺要求得气。③把握艾炷和皮肤的距离，过短容易烫伤，过长针体的承受力不够。④艾炷/艾条块大小适宜，橄榄核形艾炷要求表面光滑、紧实、不毛躁、无裂痕。⑤艾炷或艾条块燃尽后，待针柄冷却后方能出针。

四、适应证

1）痛证：颈椎病、肩周炎、腰椎间盘突出症、腰肌劳损、腰肌筋膜纤维组织炎、膝骨关节病、产后身痛、类风湿关节炎、强直性脊柱炎等。

2）脾胃病症：慢性胃炎、慢性结肠炎、便秘、肠易激综合征、功能性消化不良等。

3）肺系病症：支气管哮喘、慢性支气管炎、阻塞性肺气肿、过敏性鼻炎等。

4）心脑病症：中风偏瘫、帕金森病、肌张力障碍、多发性神经病、周围性神经损伤、外伤性截瘫等。

5）妇科与肾、膀胱病症：月经不调、卵巢早衰、痛经、慢性盆腔炎、张力性尿失禁、功能失调性子宫出血、慢性前列腺炎、前列腺增生等。

6）其他：肥胖症、高脂血症等。

五、临床应用

1. 强直性脊柱炎

适应证：强直性脊柱炎。

主穴：腰阳关、腰眼穴、肾俞、膀胱俞、阳陵泉、三阴交。

配穴：行痹加风池；痛痹证加命门；着痹加阴陵泉；痰瘀痹阻证加地机；肝肾两虚证加阴谷。

操作方法：按操作规范执行。

2. 前列腺增生

适应证：前列腺增生热象不明显者。

主穴：关元、中极、水道、三阴交。

配穴：肝郁气滞证加太冲；瘀浊阻塞证加血海。

操作方法：按操作规范执行。

3. 膝骨关节炎

适应证：膝骨关节炎。

主穴：膝眼、阳陵泉、阴陵泉、膝阳关、水分、气海、关元、大横。

配穴：足太阳经证加委阳；足阳明经证加足三里；足少阴经证加复溜；足厥阴经证加太冲。

操作方法：按操作规范执行。

4. 神经根型颈椎病

适应证：神经根型颈椎病。

主穴：颈夹脊穴两对、风池、支沟。

配穴：足少阳经证加阳陵泉；督脉病症加大椎；足阳明经证加足三里；手阳明经证加曲池；足少阴经证加肾俞；足厥阴经证加蠡沟。

操作方法：按操作规范执行。

5. 下尿道综合征

适应证：下尿道综合征。

主穴：膀胱俞、肾俞、命门、腰阳关、秩边、委阳、三阴交。

配穴：下焦瘀血证加委中；肝肾不足证加蠡沟。

操作方法：按操作规范执行。

6. 单纯性肥胖症

适应证：单纯性肥胖症。

主穴：中脘、天枢、水道、丰隆、足三里。

配穴：痰湿闭阻证加阴陵泉；肝郁气滞证加太冲；脾肾阳虚证加关元。

操作方法：按操作规范执行。

六、注意事项

①预防晕针。②注意预防烫伤。③注意针刺勿损伤内脏、脊髓、神经干等。

七、禁忌证

①皮肤局部溃疡、破损者。②凝血功能障碍、有出血倾向者。③妊娠妇女腰的骶部、腹部和三阴交、合谷、昆仑等。④躯体畸形不能保持同一体位过久者。⑤患精神病等不能配合者。

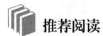

推荐阅读

1）许能贵，符文彬. 临床针灸学[M]. 北京：科学出版社，2015.

2）符文彬，许能贵. 针灸临床特色疗法[M]. 北京：中国中医药出版社，2011.

3）国家中医药管理局. 中医病症诊断疗效标准[M]. 北京：中国医药科技出版社，2012.

4）王国强. 中医医疗技术手册（2013普及版）[M]. 北京：国家中医药管理局，2013.

第十一节　热敏灸技术

热敏灸技术是采用艾条悬灸热敏化的腧穴，激发透热、扩热、传热、局部不（微）热远部热、表面不（微）热深部热、非热感等热敏灸感或经气传导，并施以个体化的饱和消敏灸量，从而提高艾灸疗效的一种技术。现代针灸学家周楣声在其《灸绳》中首先提出"热敏化腧穴"的概念，其论"还有热敏点反应……当照至敏感点时，每见火焰下沉，而局部之热感亦向深部窜透。或用艾条点燃慢慢熏烤，当熏至敏感点时，亦可使热感向内深透，或向远方传布"。

江西中医药大学陈日新在继承周老学术思想的基础上，从临床实践中总结了灸疗的热敏规律，创立了"辨敏施灸"的新技术，建立了"敏消量足"的灸量标准，提出了"腧穴敏化"和"灸之要，气至而有效"的理论，提高了临床灸疗疗效。

一、理论基础

腧穴是人体脏腑经络气血输注于体表的特殊部位，是疾病在体表的反应点，也是针灸治疗的刺激点，具有反映病症、协助诊断、接受刺激、防治疾病的作用。在生理状态下腧穴是脏腑经络气血活动的门户，病理状态下腧穴是脏腑经络病症的反应点。其反应表现形式多种多样，可分为形态改变点和功能改变点。形态改变点如皮下组织和肌肉处出现条索状、结节状改变，皮肤出现皮疹、血络、色泽的改变等；功能改变点如压痛点、低阻点、皮温改变、热敏化点等。其中热敏化点既是诊断疾病的腧穴，也是治疗疾病最有效的部位之一，临床应用广泛。

（一）腧穴热敏化现象

腧穴热敏化现象主要有以下几种：

（1）透热

透热指灸热从施灸点皮肤表面直接向深部组织穿透，甚至直达胸腹腔脏器。

（2）扩热

扩热指灸热以施灸点为中心向周围扩散。

（3）传热

传热指灸热从施灸点开始循经脉路线向远部传导，甚至达病所。

（4）局部不（微）热远部热

局部不（微）热远部热指施灸局部不（或微）热，而远离施灸部位的病所处或其他部位感觉甚热。

（5）表面不（微）热深部热

表面不（微）热深部热指施灸部位的皮肤表面不（或微）热，而皮肤下深部组织甚至胸腹腔脏器感觉甚热。

（6）非热感

非热感指施灸（悬灸）部位或远离施灸部位产生酸、胀、压、重、痛、麻、冷等非热感觉。

上述灸感传导之处，一般病症可能缓解。

（二）热敏化规律

1. 腧穴热敏化的出现率

普查健康人群的结果显示，腧穴热敏化出现率约 5%，而对患有神经系统、运动系统、消化系统、呼吸系统、生殖系统等 20 种疾病的患者进行艾灸腧穴观察，腧穴热敏化的出现率平均可达 70% 左右。其中寒证、湿证、瘀证、虚证中多见，急性病和慢性病均可出现。疾病痊愈后，腧穴热敏出现率下降至 10% 左右。

2. 热敏化腧穴与经穴定位的关系

腧穴热敏化作为一种疾病的病理反应，出现的部位与经穴定位不完全符合，但它可以经穴为参照坐标系来定位。热敏化腧穴具有时变特性，即随着时间其部位和强度也发生变化。对热敏化腧穴进行艾灸治疗能明显提高临床疗效。

3. 热敏化腧穴对艾灸的反应

热敏化腧穴对艾灸反应表现为喜热、透热、扩热、传热和非热觉，平均出现概率为 70%，这说明上述现象的出现不是偶然的，有其内在的必然性。

4. 腧穴热敏化的分布

腧穴热敏化有其自身的分布规律，具体如下所述。

1）面瘫多在翳风、下关、颊车、太阳、神阙、手三里、足三里出现热敏化。

2）感冒多在风池、风府、大椎、肺俞、太阳穴和上印堂出现热敏化。

3）慢性支气管炎、支气管哮喘多在风门、肺俞、至阳、次髎、命门、肾俞、脾俞出现热敏化。

4）消化性溃疡多在中脘、脾俞、肝俞、阳陵泉、足三里出现热敏化。

5）肠易激综合征多在上星、神阙、大肠俞、足三里、三阴交出现热敏化。

6）便秘多在次髎、大肠俞、大横、迎香、上巨虚出现热敏化。

7）原发性痛经多在关元、中极、子宫、次髎、三阴交出现热敏化。

8）盆腔炎多在三阴交、次髎、大肠俞、关元、子宫出现热敏化。

9）中风在百会、曲池、风市、血海、阳陵泉出现热敏化。

10）颈椎病在百会、大椎、风池、颈夹脊、肩井出现热敏化。

11）过敏性鼻炎在大椎、肺俞、上印堂、神阙、肾俞出现热敏化。

12）腰椎间盘突出症多在至阳、腰阳关、大肠俞、关元俞、委中、委阳、阳陵泉、昆仑出现热敏化。

13）增生性膝关节炎在内外膝眼、血海、梁丘、肾俞出现热敏化。

14）荨麻疹多在肺俞、至阳、神阙、阴陵泉、曲池出现热敏化。

（三）取穴原则

1）先选强敏化腧穴，后选弱敏化腧穴。

2）先选躯干部腧穴，后选四肢部腧穴。

3）先选近心部腧穴，后选远心部腧穴。

4）远近搭配，左右搭配，前后搭配。

（四）操作方法

1. 热敏点的探查

（1）循经往返灸

用点燃的纯艾条在患者体表，距离皮肤 3cm 左右沿经络循行往返匀速移动施灸，以患者感觉施灸路线温热为度（图 3-22）。循经往返灸有利于疏导经络，激发经气，临床操作 2～3 分钟。

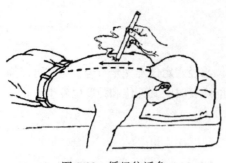

图 3-22　循经往返灸

（2）回旋灸

用点燃的纯艾条在患者特定体表部位，距离皮肤3cm左右，均匀地左右方向移动或往复回旋施灸（图3-23）。以患者感觉施灸部位温暖舒适为度。回旋灸有利于温热局部气血，临床操作以 1~3 分钟为宜，继以雀啄灸。

（3）雀啄灸

用点燃的纯艾条对准患者施灸部位，一上一下摆动，如鸟雀啄食一样，以患者感觉施灸部位波浪样温热感为度（图 3-24）。雀啄灸有利于加强施灸部位的热敏化程度，疏通局部的经络，从而为局部的经气激发，甚至产生灸性感传作进一步准备，临床操作以 1~2 分钟为宜。

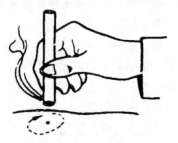

图 3-23　回旋灸

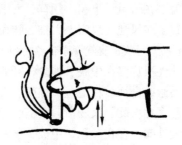

图 3-24　雀啄灸

2. 操作方法

将点燃的纯艾条对准热敏点（热敏化腧穴），距离皮肤 3cm 左右实施温和灸，以患者无灼热痛感为度。此种灸法有利于激发施灸部位的经气活动，激发灸性感传。

二、操作规范（图 3-25）

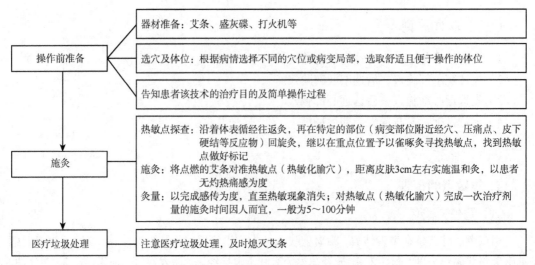

图 3-25　热敏灸技术操作规范

三、技术要点

①明确热敏化现象。②探查热敏点。③掌握热敏化规律。④把握灸量。⑤注意施灸顺序，一般先灸上部，后灸下部，先灸阳部，后灸阴部，灸量由小到大。

四、适应证

1）痛证：偏头痛、三叉神经痛、颈椎病、肩周炎、网球肘、腰椎间盘突出症、膝骨关节炎、腰骶肌筋膜炎等。

2）心脑病症：抑郁障碍、中风偏瘫、面瘫、帕金森病、多发性神经病、截瘫、周围神经损伤、面肌痉挛等。

3）肺系疾病：过敏性鼻炎、慢性咳嗽、慢性间质性肺炎等。

4）脾胃病症：功能性消化不良、胃肠动力障碍、胃轻瘫、功能性腹痛、功能性腹泻等。

5）妇科病症：原发性痛经、月经不调、功能失调性子宫出血、慢性盆腔炎、卵巢早衰等。

五、临床应用

1. 面瘫

适应证：急性期、恢复期及后遗症期的面瘫。

主穴：主要在翳风、阳白、下关、颧髎、颊车附近探查热敏点。

配穴：风寒证加风池；风热证加曲池；风痰证加中脘、丰隆；气血不足证加足三里；人中沟歪斜者加水沟；鼻唇沟歪斜者加承浆；后遗症期局部取穴减少，加百会、印堂、水沟、承浆、阳陵泉、胃俞、肺俞、心俞；面部感觉异常者加太冲；眼睑闭合不全者加照海；眼裂变小者加申脉。

操作方法：按操作规范执行。

2. 胃轻瘫

适应证：糖尿病引起的胃轻瘫。

主穴：主要在天枢、中脘、下脘、脾俞、胃俞、足三里等附近探查热敏点。

配穴：湿热蕴胃证加内庭、支沟；寒热错杂证加胆俞、膈俞；饮食内停证加梁门、内关；肝胃郁热证加太冲、内庭；痰湿中阻证加丰隆、内关；脾胃虚弱证加神阙、太白；胃阴不足证加照海、列缺。

操作方法：按操作规范执行。

3. 中风偏瘫

适应证：中风（脑出血或脑梗死）偏瘫。

主穴：主要在内关、尺泽、三阴交、曲池、阳陵泉、足三里、绝骨等附近探查热敏点。

配穴：肝阳暴亢证加风池、行间；风痰阻络证加丰隆、合谷；痰热腑实证加曲池、天枢、丰隆；气虚血瘀证加气海；阴虚风动证加太溪、太冲；伴有头晕者加风池、完骨、天柱；复视者加风池、天柱、太冲；上肢不遂者加肩髃、手三里、合谷；下肢不遂者加环跳、风市、阳陵泉；足内翻者加丘墟、照海；便秘者加天枢、曲池、支沟；尿失禁、尿潴留者加关元、中极、太冲、三阴交。

操作方法：按操作规范执行。

4. 帕金森病

适应证：帕金森病。

主穴：主要在风池、五脏俞、膈俞、足三里、绝骨等附近探查热敏点。

配穴：阴虚风动证加肝俞、肾俞；痰热动风证加丰隆、中脘；气血不足证加气海；阳虚风动证加关元、大椎、肾俞；震颤甚者加风府；强直明显者加大椎、命门、肾俞；运动迟缓者加绝骨、大椎、命门；姿势平衡障碍者加外关、足临泣；汗多者加肺俞；便秘者加天枢、腹结；吞咽困难者加廉泉、天柱。

操作方法：按操作规范执行。

5. 多系统萎缩

适应证：多系统萎缩。

主穴：主要在百会、百劳、风池、完骨、肝俞、肾俞、绝骨等附近探查热敏点。

配穴：阴虚风动证加肝俞、肾俞、涌泉；痰热动风证加丰隆、中脘、曲池；气血不足证加气海、足三里、中脘；阳虚风动证加命门、涌泉。

操作方法：按操作规范执行。

6. 脊髓损伤后遗症

适应证：脊髓损伤恢复期、后遗症期。

主穴：主要在百劳、大椎、新设、肾俞、膀胱俞及损伤节段局部附近探查热敏点。

配穴：瘀阻脉络证加膈俞、章门；脾肾两虚证加脾俞、命门、胃俞、中脘；肝肾亏虚证加肝俞、太冲、太溪。

操作方法：按操作规范执行。

六、注意事项

①注意热感适宜，避免烫伤。②防止艾灰脱落灼伤患者及衣物。③灸后要注意保暖，2小时之内不宜洗澡。④注意熄灭艾条，以防复燃。⑤注意热敏点的寻找和灸法顺序。

七、禁忌证

①感觉障碍、出血性脑血管病急性期、大出血、结核病活动期。②妊娠妇女腰骶部、腹部和合谷、三阴交等。③患精神病等不能配合者。

 推荐阅读

1）许能贵，符文彬. 临床针灸学[M]. 北京：科学出版社，2015.

2）符文彬，许能贵. 针灸临床特色疗法[M]. 北京：中国中医药出版社，2011.

3）石学敏. 针灸学[M]. 北京：中国中医药出版社，2007.

4）周楣声. 灸绳[M]. 青岛：青岛出版社，2006.

5）陈日新. 热敏灸实用读本[M]. 北京：人民卫生出版社，2009.

6）王明振，孙忠人，邹儒文，等. 热敏灸治疗神经系统疾病的研究进展[J]. 中华中医药杂志，2019，34（4）：1599-1601.

7）热米拉·卡玛力，特列克·胡瓦提，刘智艳. 热敏灸治疗运动系统疾病的研究进展[J]. 新疆中医药，2018，36（6）：113-116.

8）吴颖，热西代·多里坤，刘智艳，等. 热敏灸疗法的临床研究进展[J]. 新疆中医药，2018，36（2）：106-107.

第十二节　雷火灸技术

雷火灸技术是用中药粉末加上艾绒制成艾条，在特定的部位或穴位燃烧，熏灼达到治疗疾病目的的一种灸类技术。

雷火灸古代又称为"雷火神针""雷火神灸"，首见于明代李时珍《本草纲目》，主要治疗"心腹冷痛、风寒湿痹、附骨阴疽……针之，火气直达病所，甚效"。雷火神针技术在其他医著如《针灸大成》《外科正宗》《种福堂公选良方》等都有记载，但其配方用药各有差异。其适应病症及操作方法以《针灸大成》较为详细："治闪挫诸骨间痛，及寒湿气而畏刺者……按定痛穴，笔点记，外用纸六七层隔穴，将卷艾药，名雷火针也。取太阳真火，用圆珠火镜皆可，燃红按穴上，良久取起，剪取灰，再烧再按，九次即愈。"传统的雷火神针制作方法是取艾绒、沉香、木香等药物各适量，除艾绒外，其他药均研末和匀，先将艾绒均匀平铺在桑皮纸上，再将混合的药末均匀掺入艾绒中，卷紧如爆竹状，再用木板搓捻卷紧，外用鸡蛋清涂抹后糊上一层桑皮纸，两头留空纸捻紧即成。现代医家在药物配方和操作上都有一定的改进，使其治疗范围也有所扩大。如赵时碧提出的"赵氏雷火灸"采用硫黄、乳香、没药、全蝎、红花等药材做成粗约3cm药炷施灸，温辛走窜力更强，配合特有的手法治疗，对风寒湿痹痛证有良效。

一、理论基础

1）雷火灸药艾的作用：雷火灸的药艾配方有温经散寒、活血化瘀、消痰除湿、消肿止痛、散瘿散瘤、扶正祛邪之效。雷火灸主方内有白树茎，属油质芳香类木质，其燃烧时散发出的芳香气息能增加艾绒的芳香作用；加之，其为带油质性的物质，亦同时改善药炷的燃烧力，故雷火灸温度较普通灸温度高。可以根据药物的组成治疗不同的病症。

2）雷火灸的物理作用：由于雷火灸技术的药炷较普通艾条粗，燃烧过程能产生与常规艾条不一样的热辐射力和远近红外线。雷火灸与艾条灸温度的比较：雷火灸距离火头 1cm，灸 1 分钟（吹掉燃烧表面灰头时）最高温度可达 240℃；艾条距离被灸处 1cm，灸 1 分钟（吹掉燃烧表面灰头时）最高温度可达 190℃左右。

此外，治疗过程中热辐射力、温热效应较常规艾灸灸法有所提升，雷火灸药炷在燃烧时还会产生远近红外线，增强了灸法对皮肤的渗透力及深度在 10mm 以上，其借助燃烧产生的热辐射力更能渗透到人体内脏、骨骼、神经等组织，促进其修复。

3）雷火灸通过热力作用于穴位或局部能够达到温经通络、驱寒除弊、活血消肿的作用。

二、药灸基本组成

一般选取艾绒、沉香、木香、乳香、茵陈、羌活、干姜、蕲艾、红花等，根据不同的疾病处方可适当加减。

三、手法

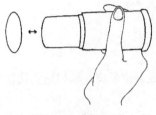

图 3-26 雀啄法

1. 雀啄法

雷火灸火头对准应灸部位或穴位，做形如鸡啄米、雀啄食运动，火头距皮肤 1～2cm（图 3-26）。此方法多用于泻邪气。

2. 小回旋灸法

雷火灸火头对准应灸的部位或穴位，做固定的圆弧形旋转，距离皮肤 1～2cm 为泻，3～5cm 为补，2～3cm 为平补平泻（图 3-27）。

3. 螺旋形灸法

雷火灸火头对准应灸部位中心点，螺旋式旋转至碗口大，并反复操作。一般距离皮肤 2～3cm，做顺时针方向旋转（图 3-28）。

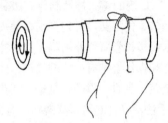

图 3-27 小回旋灸法

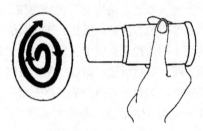

图 3-28 螺旋形灸法

4. 横行灸法

雷火灸火头悬至病灶部位之上，灸时左右摆动，距离皮肤 1～2cm 时为泻法，3～5cm 时为补法（图 3-29）。

5. 纵行灸法

雷火灸火头悬至病灶部位之上，灸时火头上下移动，距离皮肤 1～2cm 时为泻法，3～5cm 时为补法（图 3-30）。

6. 斜行灸法

雷火灸火头悬至病灶部位之上，火头斜行移动，距离皮肤 1～2cm 时为泻法，3～5cm 时为补法（图 3-31）。此方法在治疗鼻炎等多种疾病时常采用。

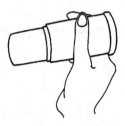

图 3-29 横行灸法

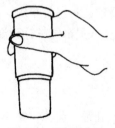

图 3-30 纵行灸法

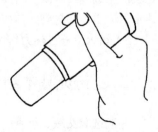

图 3-31 斜行灸法

7. 拉辣式灸法

此为雷火灸创新手法。用食指、中指、无名指平压躯干软组织,指尖处为施灸部位,手指往后移,火头随指尖移动,距离皮肤2cm。用时保持红火,患者皮肤需有灼热感(图3-32)。

8. 摆阵法

用单、双孔(图3-33)或多孔温灸盒,根据患者不同病情在患者身体部位用两个或两个以上的温灸盒平形、斜形或丁字形摆出横阵、竖阵、斜阵、丁字阵等。

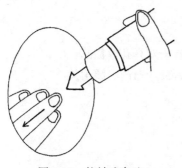

图3-32 拉辣式灸法

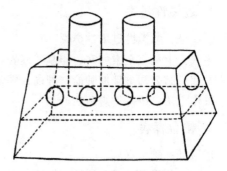

图3-33 双针斗式温灸盒

四、操作规范(图3-34)

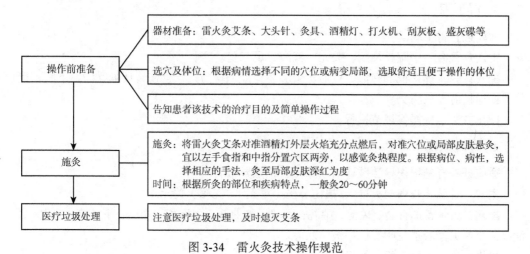

图3-34 雷火灸技术操作规范

五、技术要点

①药艾的组成和比例。②组穴的配伍合理,取穴精准。③熟练掌握手法。④把握灸度。

六、适应证

1)五官科病症:视力下降、视神经萎缩、过敏性鼻炎、慢性鼻窦炎、突发性耳聋、神经性耳鸣、慢性咽喉炎等。

2）痛证：颈椎病、肩周炎、腰椎间盘突出症、腰骶肌筋膜炎、膝骨关节炎等。

3）心脑病症：中风偏瘫、面瘫、帕金森病、脊髓损伤后遗症、慢性疲劳综合征等。

4）胃肠病症：功能性消化不良、胃肠动力障碍、胃轻瘫、腹泻等。

5）其他：慢性盆腔炎、月经病、慢性支气管炎、肥胖症等。

七、临床应用

1. 过敏性鼻炎

适应证：急慢性过敏性鼻炎。

主穴：上星穴至素髎穴、印堂、迎香、列缺、合谷、双耳孔、额部。

配穴：肺脾两虚证加肺俞、脾俞；脾肾阳虚证加肾俞、命门、腰阳关。

操作方法：按操作规范执行。

2. 帕金森病

适应证：帕金森病。

主穴：长强至大椎、风池、风府、双耳轮、耳心、关元、十宣。

配穴：嗜睡者加百会；流涎者加上脘；行走不稳者加腰阳关、涌泉；健忘者加心俞、胆俞。

操作方法：按操作规范执行。

3. 胃下垂

适应证：胃下垂。

主穴：百会、中脘、神阙、关元、气海、足三里。

配穴：脾胃虚寒证加脾俞、胃俞；寒邪客胃证加胃俞；饮食伤胃证加梁门、下脘；瘀血停胃证加膈俞、三阴交。

操作方法：按操作规范执行。

4. 脊髓损伤

适应证：脊髓损伤导致肢体活动障碍、感觉异常者。

主穴：督脉（长强至大椎）、损伤节段（重点）、气海、关元。

配穴：头晕者加百会、风池、中脘；便秘者加曲池、上巨虚、腹结；下肢麻木者加八风、涌泉；小便失禁者加三阴交、中极、八髎。

操作方法：按操作规范执行。

5. 慢性盆腔炎

适应证：慢性盆腔炎。

主穴：水分、水道、中极、脾俞、次髎、带脉、三阴交、委中。

配穴：湿热瘀结证加曲池、血海；气滞血瘀证加膈俞、章门；气血虚弱证加气海、足三里；寒湿凝滞证加关元、公孙；实证加足十趾尖（雀啄法）。

操作方法：按操作规范执行。

6. 慢性疲劳综合征

适应证：慢性疲劳综合征。

主穴：心俞、肝俞、脾俞、肺俞、肾俞、百会、膻中、气海。

配穴：肺气虚证加中府；心气虚证加巨阙；脾气虚证加章门、太白；肾气虚证加京门、关元；头痛者加风池、太冲；睡眠不佳者加安眠、照海；注意力不集中者加四神聪、悬钟。

操作方法：按操作规范执行。

八、注意事项

①注意热感适宜，避免烫伤。②防止艾灰脱落灼伤患者及衣物。③灸后注意保暖。

九、禁忌证

①高热、感觉障碍、眼外伤、青光眼（眼底出血急性期）、出血性脑血管病急性期、大出血、结核病活动期。②妊娠妇女腰骶部、腹部和合谷、三阴交等。③患严重精神病不能配合者。

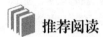
推荐阅读

1）赵时碧. 雷火灸疗法[M]. 北京：人民卫生出版社，2013.

2）邓凯烽，朱英，朱圣旺，等. 雷火灸结合电针治疗寒湿型膝骨性关节炎的随机对照试验[J]. 针刺研究，2020，45（6）：484-489.

3）王华，陈林伟，袁成业，等. 雷火灸的研究现状及展望[J]. 中华中医药杂志，2019，34（9）：4204-4206.

4）胡蕖，曾珍，胡光云，等. 雷火灸联合双柏散外敷治疗轻中度膝骨关节炎疗效观察[J]. 中国针灸，2019，39（8）：804-808.

5）卢璐，李薇晗，郭小川，等. 雷火灸治疗乳腺癌化疗患者气虚型癌因性疲乏的临床研究[J]. 针刺研究，2018，43（2）：110-113.

6）罗海丽，陈淑敏，余细妹，等. 雷火灸治疗慢性疲劳综合征的效果及对外周血 T 淋巴细胞亚群的影响[N]. 中国医药导报，2018-08-05.

第十三节　药线灸技术

药线灸（图 3-35）技术是用经过药物泡制的苎麻线，点燃后直接灸灼患者体表特定部位以治疗疾病的一种灸类技术。

药线灸古代称为"药捻灸"。清代赵学敏所撰的《本草纲目拾遗》内载"蓬莱火"即为药捻灸之一："西黄、雄黄、乳香、没药、丁香、麝香、火硝各等分，去西黄加硼砂、草乌皆可。上为末，用紫棉纸裹药末，捻作条，如官香粗，以紧实为要。治病，剪二三分长一段，以粘粘黏肉上，点著。"用以治疗风痹、瘰疬、水胀、膈气、胃气等病症。现

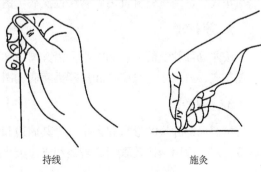

持线　　　　施灸

图 3-35　药线灸

代，除了承袭古代的方法外，还采用以药末加入黏合剂搓成线状长条点燃施灸。不仅在方法上有较大改进和发展，而且在治疗范围上也有所扩大。药线点灸也是长期流传于壮族民间的重要防病保健手段。20 世纪 80 年代黄瑾民、黄汉儒根据壮医龙玉乾祖传经验挖掘整理成了本技术的操作规范，并广泛推广应用。

一、理论基础

1. 穴位的作用

以泡制的药物苎麻线燃烧后点灸，其温热作用于局部穴位，通过经络的传导，从而达到温经通络、调和脏腑的作用。

2. 药线的作用

制作药线的药物常用的有辛苦大热能除各种冷痹的川草乌，善于解痉止痛杀虫的雄黄、硫黄，以及强于活血行气、消肿生肌的乳香、没药、红花等，且很多药物含有挥发油，能加强药线的燃烧力，临床上可以根据不同的病症调整药物的组成和配比，点燃后药力直接通过皮肤作用，达到更好的治疗效果。

二、药线的制作

先将生川草乌、雄黄、硫黄、乳香、没药、丁香、红花等中草药研成粉末，过筛，达到60 目以上和匀，拌入黏合剂加水，再卷入苎麻绳搓成细条，置于瓶内密闭备用。

三、特有的新穴

药线点灸使用的腧穴与中医经络腧穴学中的穴位既有联系又有区别，既直接使用传统腧穴，也有自身独创的腧穴。在此不详述与经络腧穴学重复的常用穴位，主要介绍药线点灸特有的新穴（出自黄瑾民，黄汉儒，黄鼎坚.壮医药线点灸疗法[M]. 南宁：广西人民出版社，1986.）

1. 梅花穴

按照局部肿块的形状和大小，沿其周边和中部选取一组穴位，此组穴位呈梅花穴形，故曰梅花穴，适用于外科及内脏肿块性疾病（图 3-36）。

2. 莲花穴

按照局部肿块的形状和大小，沿其周边和中部选取一组穴位，此组穴位呈莲花穴形，故曰莲花穴，适用于一般癣类和皮疹类疾病（图 3-37）。

3. 葵花穴

按照局部肿块的形状和大小，沿其周边和中部选取一组穴位，此组穴位呈葵花穴形，故曰葵花穴，适用于比较顽固的癣类和皮疹类疾病。

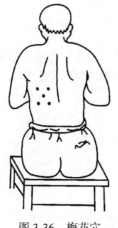 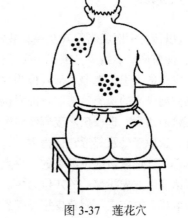

图 3-36 梅花穴　　　　　　图 3-37 莲花穴

4. 结顶穴

结顶穴位于淋巴结附近或周围炎症时引起的局部淋巴结肿大之顶部。

5. 长子穴

皮疹类疾病最先出现的疹子或最大的疹子为穴，曰长子穴。

6. 脐周四穴

以神阙为中心，旁开 1.5 寸，上下左右各取一穴，曰脐周四穴，用治胃肠病变。

7. 膀胱三穴

于尿液潴留而隆起之上缘取左、中、右三穴，曰膀胱三穴，主治尿潴留。

8. 关常

关常，指各关节周围常用穴位，如膝眼、膝阳关等。

9. 食背

食背在手背，食指本节关节的中点取穴。

10. 十六路总火穴

十六路总火穴是治疗危急重症患者的一组特定穴位，这些穴位除包括攒竹、头维、风池、中冲、足三里外，还包括以下穴位。

（1）翼唇穴

翼唇穴，于鼻翼至上唇垂直连线中点处取穴。

（2）背八穴

从风门至大肠俞连线平分为五等份，两等份交界处取一穴，每边四穴，曰背八穴。

（3）甲角穴

于拇趾外侧旁开赤白肉际处取穴，左右各一穴，曰甲角穴。

（4）肘凹穴

肘凹穴，于肘后鹰头后方凹陷处取穴。

四、取穴原则

药线灸取穴以传统中医经络腧穴及经验效穴、阿是穴为主,其取穴原则高度概括为"寒手热背肿在梅,痿肌痛沿麻络央,唯有痒疾抓长子,各疾施灸不离乡"。

1)凡畏寒发冷的疾患,选取手部穴位为主。

2)凡发热体温升高的疾患,选取背部穴位为主。

3)凡痿废瘫痪诸症,选取该痿废瘫痪肌肉处的穴位为主。

4)凡痛证,选取痛处及邻近穴位为主。

5)凡麻木不仁,选取该部位经络的中央点为主。

6)凡瘙痒诸症,取先痒部位的穴位为主。

7)凡肿块取局部梅花穴,癣及皮疹类疾患取局部莲花穴或葵花穴。

五、操作规范(图 3-38)

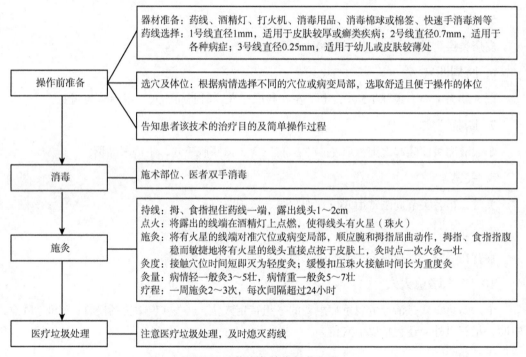

图 3-38   药线灸技术操作规范

六、技术要点

①根据病症及选穴原则取穴。②把握好药物的组成比例和药线的制作。③掌握火候,施灸时以线头火星最旺时为点按时机,使珠火着穴,要做到"稳、准、快"。④把握好灸度和灸量。

七、适应证

1)外科皮肤病症:带状疱疹、疔疮、喉蛾、湿疹、荨麻疹、神经性皮炎、顽癣、淋巴结肿大、甲状腺肿、乳腺增生、痔疮等。

2）儿科病症：小儿疳积、小儿肌性斜颈、急慢惊风、小儿遗尿等。

3）痛证：三叉神经痛、落枕、肩周炎、软组织损伤、腰肌劳损、膝骨关节炎等。

4）脾胃病症：慢性胃炎、慢性腹泻、慢性结肠炎、功能性消化不良等。

5）其他：面肌痉挛、慢性支气管炎等。

八、临床应用

1. 痔疮

适应证：痔疮。

主穴：长强、梁丘、神门、孔最、承山、八髎、肛周四穴（位于肛门齿状线顺时针第3、6、9、12点）。

操作方法：按操作规范执行。

2. 白癜风

适应证：白癜风。

主穴：梅花穴或葵花穴、风池、曲池、手三里、血海、三阴交、关元。

操作方法：按操作规范执行。先用梅花穴或葵花穴点灸白斑处，再点灸其他穴位。

3. 肠易激综合征

适应证：肠易激综合征。

主穴：中脘、关元、足三里。

配穴：腹痛者加梁丘、太冲、阴陵泉；腹泻者加天枢、上巨虚；大便稀烂者加气海、肾俞、命门；大便硬结者加下巨虚、太溪、三阴交。

操作方法：按操作规范执行。

4. 荨麻疹

适应证：急慢性荨麻疹。

主穴：梁丘、足三里、曲池、肾俞、下关元、阳陵泉、居髎。

操作方法：按操作规范执行。

5. 慢性结肠炎

适应证：慢性结肠炎。

主穴：脐周四穴、肝俞、脾俞。

配穴：伴胸闷呕吐者加内关、足三里；滑泄者加命门、大肠俞、三阴交；里急后重感者加阴陵泉。

操作方法：按操作规范执行。

6. 慢性胃炎

适应证：慢性胃炎。

主穴：内关、中脘、足三里。

配穴：肝气犯胃证加肝俞、胃俞；脾胃虚证加脾俞、胃俞；胃阴不足证加胃俞、肾俞；

伴胸闷呕吐者加天突、梁丘、阴陵泉。

操作方法：按操作规范执行。

九、注意事项

①根据病症选取不同粗细的药线。②灸后局部有灼热感或痒感，不要用手抓破以免感染。③注意把握治疗的频次，避免皮肤损伤过大。

十、禁忌证

①妊娠妇女腰骶部、腹部和合谷、三阴交等。②患严重精神病不能配合者。③糖尿病患者四肢末端。

 推荐阅读

1）黄瑾民，黄汉儒，黄鼎坚. 壮医药线点灸疗法[M]. 南宁：广西人民出版社，1986.

2）滕红丽，林辰. 药线点灸疗法[M]. 北京：人民卫生出版社，2014.

3）吉星云，丁力. 壮医药疗法治疗痹证的临床研究进展[J]. 广西医学，2020，42（5）：630-632.

4）唐静，蒋祖玲. 壮医药线点灸疗法治疗皮肤病临床研究进展[J]. 中国民族医药杂志，2017，23（4）：56-59.

第十四节　灯火灸技术

灯火灸是以灯心草作为灸材蘸麻油点燃对准穴位或部位施灸，以治疗疾病的一种灸类技术。

灯火灸技术又称"灯草灸""灯火焠"，民间还称为"打灯火"。本法较早的记载见于元代危亦林《世医得效方·沙症》；在明代李时珍的《本草纲目》中对本法所治病症作了颇为详细的介绍；清代陈复正对灯火灸评价甚高，他在《幼幼集成·用火口诀》中载有"夫婴儿全身灯火，诚幼科第一捷法，实有起死回生之功，火共六十四燋。阴符易数……一切凶危之候，火到病除"。本技术广泛流传于我国民间，自 20 世纪 70 年代后期起，逐渐引起针灸工作者的重视，临床报道日益增多，治疗范围亦不局限于儿科。

一、理论基础

灯火灸技术是利用灯心草燃烧的火力和麻油共同作用而起效。正如《本草纲目·灯火》中记载"油能去风解毒，火能通经也"。《幼幼集成·用火口诀》中有载灯火灸技术"能疏风散表、行气利痰、解郁开胸、醒昏定搐……盖小儿受病，由其经络凝滞，脏气不舒，以火散之，正欲使其大叫大哭，方得脏气流通，浑身得汗，荣卫宣畅，立时见功"。所以，灯火灸技术擅治儿科急证和其他全身病症，如惊风、脐风、高热惊厥、小儿肌性斜颈、癫痫等。

二、分类

1. 明灯爆火灸法

明灯爆火灸法又称爆火急救法，民间又称爆灯火。取灯心草1根（约10cm长），蘸植物油（如麻油、苏子油、豆油等）并使其浸渍寸许，点燃灯心火后，以灵捷而快速的动作，对准选定的穴位或部位爆灸，一触即离去，并听到爆响"叭"之声，称一壮（图3-39）。本法灸后局部皮肤稍微灼伤，偶尔也可引起小水疱，3～4天后水疱自然吸收而消失。本法常用于治疗急性病症，如急惊风、高热惊厥、急性腮腺炎、带状疱疹等。

2. 阴灯灼灸法

阴灯灼灸法又称阴灯灸法，或熄灯火燋法。取灯心草1～2根（约10cm长），蘸植物油（如麻油、苏子油、豆油等）并使其浸渍寸许，点燃灯心火约20秒吹灭灯火，停约20秒待灯心温度稍降，利用灯火余烬点于治疗穴位上灼灸之，一触即起为一壮，每穴可雀啄般地灼灸1～3壮（图3-40）。本法既安全可靠，无灼伤之弊，又可消除患者害怕心理，可适用于各科急性病和慢性病的治疗。

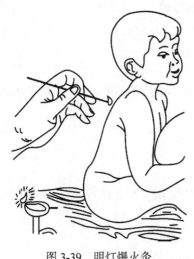

图3-39 明灯爆火灸

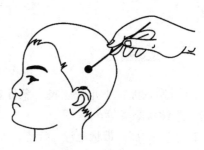

图3-40 阴灯灼灸

3. 灯心炷灸法

灯心炷灸法又称灯心炷明灸法。取灯心草1～2根，用剪刀剪成1cm长，此即为"灯心炷"。再将剪下的"灯心炷"浸在盛装植物油（如麻油、苏子油、豆油等）的器皿中。治疗时先在穴位将油浸的灯心炷稍行滴干，用小镊子夹持灯心炷竖直置于治疗穴位上点燃，任其自燃，约燃烧2/3患者有灼热感时易炷再灸。每燃完一炷为一壮，每穴烧1～2壮为度。本法适用于老年人、妇人等慢性、虚损性疾病的治疗。

三、操作规范（图 3-41）

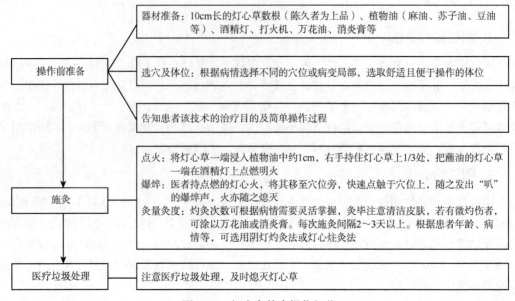

器材准备：10cm长的灯心草数根（陈久者为上品）、植物油（麻油、苏子油、豆油等）、酒精灯、打火机、万花油、消炎膏等

选穴及体位：根据病情选择不同的穴位或病变局部，选取舒适且便于操作的体位

告知患者该技术的治疗目的及简单操作过程

操作前准备

点火：将灯心草一端浸入植物油中约1cm，右手持住灯心草上1/3处，把蘸油的灯心草一端在酒精灯上点燃明火

爆焠：医者持点燃的灯心火，将其移至穴位旁，快速点触于穴位上，随之发出"叭"的爆焠声，火亦随之熄灭

灸量灸度：灼灸次数可根据病情需要灵活掌握，灸毕注意清洁皮肤，若有微灼伤者，可涂以万花油或消炎膏。每次施灸间隔2～3天以上。根据患者年龄、病情等，可选用阴灯灼灸法或灯心炷灸法

施灸

注意医疗垃圾处理，及时熄灭灯心草

医疗垃圾处理

图 3-41　灯火灸技术操作规范

四、技术要点

①根据病症取穴。②掌握火候，听到爆响"叭"声，做到稳、准、快。③把握好灸度和灸量。

五、适应证

1）儿科病症：小儿腮腺炎、急性扁桃体炎、急慢惊风、小儿肌性斜颈、高热惊厥、癫痫、急性胃肠炎等。

2）皮肤病症：带状疱疹、疔疮、神经性皮炎、顽癣等。

3）痛证：偏头痛、三叉神经痛、胃脘痛、腰肌劳损、膝骨关节炎等。

4）其他：功能失调性子宫出血、慢性结肠炎等。

六、临床应用

1. 流行性腮腺炎

适应证：急性腮腺炎。

主穴：患侧角孙穴、阿是穴。

配穴：邪犯少阳证加胆俞、足窍阴、日月；热毒壅盛证加商阳、厉兑、委中；邪陷心肝证加心俞、肝俞、中冲、大敦；毒窜睾腹证加太冲、肝俞、期门；高热者加大椎、商阳、曲池；神昏抽搐者加水沟、十宣或十二井。

操作方法：采用明灯爆火灸法，按操作规范执行。

2. 带状疱疹

适应证：带状疱疹急性期。

主穴：疱疹的"蛇头""蛇尾"、皮损处疱疹、大椎、灵台、至阳。

配穴：肝经郁热证加行间、肝俞；脾虚湿蕴证加脾俞、太白；瘀血阻络证加膈俞、胆俞；疼痛甚者加心俞、肺俞；发于颜面部加合谷、太冲；发于胸胁部加期门、大包；发于头项部加列缺；发于腰腹部加章门、带脉；发于臀部加环跳；发于四肢加阳陵泉。

操作方法：采用明灯爆火灸法，按操作规范执行。

3. 神经性皮炎

适应证：神经性皮炎。

主穴：风池、曲池、心俞、委中、膈俞、百虫窝、皮损局部。

配穴：风热蕴阻证加大椎、合谷、外关；血虚风燥证加血海、公孙；肝郁化火证加行间、肝俞；局部型选取外关、列缺；扩散型选取合谷；瘙痒甚者加百会。

操作方法：采用明灯爆火灸法，按操作规范执行。

4. 小儿哮喘

适应证：哮喘发作急性期。

主穴：定喘、肺俞、天突、中脘、心俞、内关。

配穴：风寒证加风池、合谷；风热证加大椎、曲池；痰热证加丰隆。

操作方法：采用明灯爆火灸法，按操作规范执行。

5. 小儿高热惊厥

适应证：小儿高热惊厥。

主穴：大椎、曲池、合谷、十宣、太冲、风门。

配穴：风寒袭表证加风池；风热犯表证加风门；暑湿遏表证加心俞；热郁卫气证加外关、阳陵泉；热入营血证加心俞、膈俞；热入心营证加曲泽、委中。

操作方法：采用阴灯灼灸法，按操作规范执行。

6. 痛经

适应证：原发或继发性痛经。

主穴：中极、气海、归来、次髎、肝俞、太冲、公孙。

配穴：气滞血瘀证加血海、膈俞；寒湿凝滞证加关元、命门、大椎；肝郁湿热证加阴陵泉、行间；气血亏虚证加脾俞、胃俞、足三里；肝肾亏虚证加肝俞、肾俞；子宫内膜异位症加痞根、八髎；慢性盆腔炎加水分、水道。

操作方法：采用明灯爆火灸法，按操作规范执行。

七、注意事项

①施灸手法要一触即离，爆响"叭"声，要做到稳、准、快。②做好解释工作，消除患者惧怕心理，配合治疗。③施灸后局部皮肤出现微红灼伤，属于正常现象，注意保持局部清洁。④把握灸度灸量，防止烫伤。⑤灯心草蘸油时不宜过多或过少。

八、禁忌证

①阴虚发热者。②妊娠妇女的腹部、腰骶部和合谷、三阴交等。③出血性脑血管病急性期、大出血、结核病活动期。④患严重精神病不能配合者。

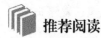

推荐阅读

1）王富春. 灸法捷要[M]. 上海：上海科学技术出版社，2009.
2）谭支绍. 中国民间灯火灸疗法[M]. 南宁：广西科学技术出版社，1990.
3）许能贵，符文彬. 临床针灸学[M]. 北京：科学出版社，2015.

第十五节　红外灸技术

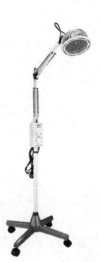

图 3-42　红外线
治疗仪

红外灸技术是利用不同波长的人工红外线辐射能照射人体穴位或局部区域以治疗疾病的一种现代灸类技术。

南宋洪迈《夷坚志》载有"揉艾，遍铺腹上，约十数斤，乘日光灸之。移时，热透脐腹，不可忍；俄腹中如雷鸣，下泄，口鼻间皆浓艾气，乃止。明日复为之。如是一月，疾良已"。即是在腹部铺艾利用日光能照射治疗胃肠病的案例。现代逐渐发展利用人工红外线辐射能照射穴位（图 3-42），利用其热效应来治疗疾病。

一、理论基础

1. 红外线热效应

红外线照射时被人体吸收后转化为热能，可以使局部血管扩张，血液循环加快，带走病理产物，使炎症得以消散，还可以使细胞吞噬能力加强，局部组织代谢旺盛和肌张力降低。所以红外线照射能起到抗炎解痉消肿的作用。

2. 穴位的作用

《灵枢·海论》有"十二经脉者，内属于腑脏，外络于肢节"，红外线通过热力作用于穴位或局部，起到调节经脉、脏腑、肢节功能的作用。

二、红外灸技术的作用

红外线波长范围在 0.75～1000μm。目前在医学领域，常依据波长不同，将红外线分为近红外线（波长 0.8～1.5μm）、中红外线（波长 1.5～4μm）、远红外线（波长 4～1000μm）。当红外线照射到体表后，一部分被皮肤吸收。其中长波红外线（波长 1.5μm 以上）照射时，绝大部分被反射和浅层皮肤组织所吸收，直接穿透皮肤的深度仅为 0.05～2mm，其中波长 6～14μm 波段能被生物体有效地吸收；短波红外线（波长 1.5μm 以内）及红色光的近红外线部分，可导入组织最深，其直接穿透深度可达 5～10mm。因此，长波红外线只能作用到皮肤的表层组织，短波红外线可直接作用到皮肤的血管、淋巴管、神经末梢及其皮下组织起以下作用：①活血消肿；②缓解痉挛；③消炎镇痛；④促进组织再生。

三、操作规范（图 3-43）

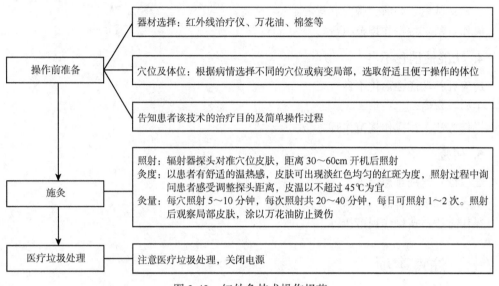

图 3-43　红外灸技术操作规范

四、技术要点

①穴位或部位选取要少而精。②根据病症选取适宜的波长。③注意控制照射的距离和时间。

五、适应证

1）痛证：颈、肩、腰、关节扭伤后局部肿胀疼痛。

2）皮肤病症：带状疱疹、褥疮、脚气、甲沟炎、糖尿病足、脉管炎、手术后伤口愈合不良等。

3）其他：慢性盆腔炎、乳腺炎等。

六、临床应用

1. 软组织损伤

适应证：有外伤或慢性劳损史。

主穴：局部阿是穴、水分、章门、膈俞。

操作方法：按操作规范执行。

2. 慢性盆腔炎

适应证：慢性盆腔炎。

主穴：水分、中极、地机。

操作方法：按操作规范执行。

3. 坠积性肺炎

适应证：坠积性肺炎。

主穴：肺俞、心俞、脾俞、肾俞。

操作方法：按操作规范执行。

4. 功能性消化不良

适应证：功能性消化不良。

主穴：胃俞、足三里。

操作方法：按操作规范执行。

5. 褥疮

适应证：褥疮难愈合者。

主穴：局部、脾俞、肾俞。

操作方法：按操作规范执行。

七、注意事项

①嘱患者保持同一体位，避免烫伤。②照射勿直对眼睛，以防红外线对眼的伤害。③注意照射的距离和时间，防止烫伤。

八、禁忌证

①高热、有出血倾向或者局部恶性肿瘤者。②出血性脑血管病急性期、大出血、结核病活动期、闭塞性脉管炎。③患严重精神病不能配合者。④妊娠妇女的腰骶部、腹部和合谷、三阴交等。

 推荐阅读

1）陆绪钦，林霞，徐水凌，等. 远红外线杀菌作用的研究[J]. 中国消毒学杂志，1994，11（2）：93-97.

2）李石林，孙悦，潘华平，等. 远红外线的临床应用研究进展[J]. 红外技术，2020，49（9）：909-914.

3）Yang Wang, Shanshan Shui, Xia Wang. Molecular Mechanism of Far-infrared Therapy and Its Applications in Biomedicine[J]. Science & Technology Review，2014，32（30）：80-84.

4）Fatma Vatansever, Michael R. Hamblin. Far infrared radiation（FIR）：its biological effects and medical applications[J]. Photonics Lasers Med，2012，1（4）：255-266.

第十六节　激光灸技术

穴位激光照射技术是利用激光治疗仪发射出的低功率激光束直接照射穴位以治疗疾病的一种现代灸类技术。

1960 年，第一台红宝石激光器由美国人 Maiman 制造，它的问世为人类打开了激光学的大门；1962 年，激光用于治疗首例视网膜脱离的患者，这是其第一次应用于临床治疗，从此激光治疗开始应用于医学；1966 年，匈牙利人 Mester 提出了低强度激光对生物体具有生物刺激作用；1973 年，激光针灸在亚洲一些国家开始广泛运用，并被越来越多的人认可。

一、理论基础

激光灸除作用于穴位以外，还具有以下作用：

1. 调节机体免疫力，具有抗炎作用

实验证明，氦-氖（He-Ne）激光可加强机体细胞和体液免疫功能，如增强巨噬细胞的活性，增强白细胞的吞噬能力，使 γ 球蛋白和补体增加，改变细菌对抗生素的敏感性等。由于激光的穿透力较强，可引起深部组织的血管扩张，使血流加快，增强网状内皮细胞的吞噬作用，加速病理产物和代谢产物的吸收，故起到消炎作用。

2. 激活内源性吗啡样物质，具有镇痛效应

研究认为，激光的多种生物效应可调节机体的生理状态，激活体内的抗痛功能，尤其是对内源性吗啡样物质的激活甚为重要。另外，激光是一种强电磁波，当其作用于穴位时，可提高致痛物质分解酶的活性，加速致痛物质的分解，消除细纤维的冲动，而产生镇痛效应。

3. 改善血液循环，促进组织修复

研究表明，激光穴位照射可以扩张血管，使关闭的小动脉和毛细血管重新开放，使血流加速，改善血液循环，增加细胞膜的通透性，激活酶的活性，促进组织代谢，降低神经的兴奋性，从而达到消肿、解痉、营养神经的目的。

二、常用的激光灸仪器

1. 氦-氖激光腧穴治疗仪

氦-氖激光腧穴治疗仪（图 3-44）多采用连续型的氦-氖激光器作为光源，激光束呈红色，工作物质为氦-氖原子气体，功率从 1mW 到几十 mW，光斑直径为 1～2mm，发散角为 1mrad，相隔一定距离（30～100cm）直接照射穴区，光点直径为 1～2mm，光束能部分地射入皮肤组织（10～15mm 深处），尚可根据病情需要进行散射或用透镜聚焦，使之扩大照射面或细如银针针尖。此类仪器在临床上应用最早。氦-氖激光腧穴治疗仪功率偏低，光束较细，不易造成灼伤，广泛应用于皮肤外科疾患，如皮肤黏膜溃疡、带状疱疹、皮瓣术后照射等。

2. 二氧化碳激光腧穴治疗仪

二氧化碳激光腧穴治疗仪（图 3-45）是由工作物质二氧化碳气体分子受电激发后所产生的激光束，发射波长为 10.6μm，属中红外光，输出形式为连续发射或脉冲发射，临床上多用 20～30W 的二氧化碳激光束散光，使它通过石棉板小孔照射穴位，发散角为 1～10mrad。在常用仪器中热效应最突出，可较好地改善局部组织的血流，在治疗内脏疾病、术后瘢痕等皮肤增生

类疾病、血管炎、肿瘤等中应用较多。

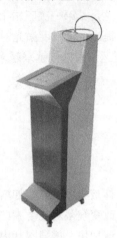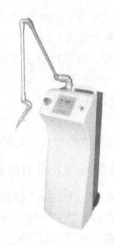

　　　图 3-44　氦-氖激光腧穴治疗仪　　　　　图 3-45　二氧化碳激光腧穴治疗仪

3. 超激光疼痛治疗仪

　　超激光疼痛治疗仪（图 3-46）又称点式直线偏振光疼痛治疗仪，波长为 0.6～1.6μm，最大输出功率可达 2200mW，因其光波输出功率高，对人体组织的有效作用深度可达 7cm 以上，且具有激光的直线偏振光特点，避免了光波长单一，治疗功效低的缺陷。因其功率大，穿透能力强，常用于软组织深部的炎症病变、神经创伤及各类痛证，目前在临床还广泛应用于内科、皮肤科、妇科、儿科的各类病症。

4. 半导体激光疼痛治疗仪

　　半导体激光疼痛治疗仪（图 3-47）是由半导体激光器作为发射仪，发射双波长复合光，波长为 650～830nm，穿透力较传统激光更深入，可达皮下 50～70mm，能有效作用于人体深部病变组织。半导体激光疼痛治疗仪功率较大，照射面积大，大光斑光束可达 80～100cm，多用于病变范围较大的皮肤外科病、软组织疼痛、骨关节病症等。

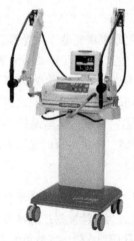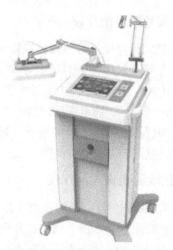

　　　图 3-46　超激光疼痛治疗仪　　　　　图 3-47　半导体激光疼痛治疗仪

三、操作规范（图 3-48）

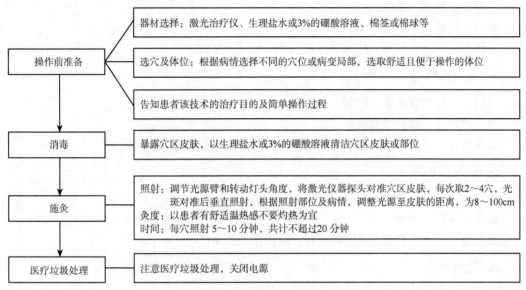

图 3-48 激光灸技术操作规范

四、技术要点

①根据不同的病症选择适宜的激光治疗仪。②适当选择激光仪的波长和功率。③把握好照射距离。④控制好照射角度，使光点垂直落在穴区或病灶上。⑤控制照射的剂量，每穴一般 5～10 分钟。

五、适应证

①痛证：眶上神经痛、颈椎病、肩周炎、网球肘、关节扭伤等。②儿科疾病：儿童疱疹性口炎、小儿肺炎、小儿腹泻、小儿遗尿等。③皮肤病症：带状疱疹、口腔黏膜病、湿疹、冻疮、慢性溃疡、皮肤血管瘤、白癜风等。④其他：疱疹性角膜炎、鼻窦炎等。

六、临床应用

1. 腰肌劳损

适应证：腰肌劳损。

取穴：病灶部位阿是穴、脾俞。

操作方法：采取半导体激光疼痛治疗仪，按操作规范执行。

2. 带状疱疹

适应证：带状疱疹。

取穴：疱疹所在部位。

操作方法：采取半导体激光疼痛治疗仪，按操作规范执行。

3. 膝骨关节炎

适应证：膝骨关节炎。

取穴：阿是穴、膝眼、梁丘、血海。

操作方法：采取超激光疼痛治疗仪，按操作规范执行。

4. 支气管哮喘

适应证：支气管哮喘缓解期。

取穴：定喘、肺俞、膏肓。

操作方法：采取半导体激光疼痛治疗仪，按操作规范执行。

5. 原发性失眠

适应证：原发性失眠。

取穴：安眠、神堂。

操作方法：采取超激光疼痛治疗仪，按操作规范执行。

6. 慢性胃炎

适应证：慢性胃炎。

主穴：胃脘部疼痛区、中脘、下脘、足三里。

操作方法：采取超激光疼痛治疗仪，按操作规范执行。

七、注意事项

①激光灸也可能出现晕灸，注意预防。②治疗时应注意避免直视激光束，以免损伤眼睛，医生及患者应佩戴防护眼镜。③注意照射探头与照射部位保持一定的距离，注意照射时间，以防烫伤。

八、禁忌证

①眼部、妊娠妇女的腹部和腰骶部。②新生儿和婴幼儿。③出血性疾病。④对光照射过敏者。⑤炎症性高热。⑥患严重精神病不能配合者。

推荐阅读

1）程娟，李宝花，李琦，等. 激光针灸的研究现状及眼科应用进展[J]. 中国中医眼科杂志，2019（3）：242-245.

2）樊凤杰，洪文学，宋佳霖. 激光针灸的研究现状与展望[J]. 激光杂志，2010（5）：58-59.

3）颜红金，王之光. 穴位激光照射的剂量和机理初探[J]. 激光生物学报，2006，15（5）：550.

4）赫君，彭玉峰，牧凯军，等. 激光针灸的原理及其在临床上的应用[J]. 应用激光，2008，28（1）：84-87.

5）施炳培. 氦氖激光针穴位照射应用概况[J]. 上海中医药杂志，1989（3）：37-39.

6）王富春，马铁明. 刺法灸法学[M]. 北京：中国中医药出版社，2016.

第十七节　保健灸技术

保健灸技术就是于无病之时在某些具有保健作用的穴位上施灸，用以防治疾病、保健强身的一种灸类技术。

保健灸古称"逆灸"，《针灸聚英》中提到"无病而先针灸曰逆。逆，未至而迎之也"。"逆灸"一词最早见于《范汪方》，文中记载用艾灸预防霍乱，可以"终无死忧"。保健灸是历史悠久的防病治病术，《素问·四气调神大论》中载"是故圣人不治已病治未病，不治已乱治未乱，此之谓也。夫病已成而后药之，比犹渴而穿井……斗而铸锥，不亦晚乎"，阐述了防病重于治病的"治未病"思想。《灵枢·经脉》有"灸则强食生肉"的记载，指出灸法可以增强食欲，进而增强体质，防病保健。保健灸法自隋、唐之后盛行不衰，巢元方《诸病源候论》中有"河洛间土地多寒，儿喜病痓，其俗生儿三日，喜逆灸以防之。又灸颊以防噤"，是指以灸法预防新生儿破伤风。宋代王执中《针灸资生经》中有"气海者，元气之海也。人以元气为本，元气不伤，虽疾不害，一伤元气，无疾而死矣。宜频灸此穴，以壮元阳，若必待疾作而后腑脏虚乏"，强调了尽早频灸气海的防病作用；又有"旧传有人年老而颜如童子者，盖每岁灸脐中一壮故也"，则是利用特殊灸材防病治病，延缓衰老。唐代医家孙思邈少年时体弱多病，中年开始以"艾火遍身烧到九十多岁，尚视听不衰，神采甚茂，长寿百余岁"，他在《千金方》中记载"凡人入吴蜀地游宦，体上常须三两处灸之，勿令疮暂差［瘥］，则瘴疬温疟毒气不能着人也"，可见人们已经用艾灸来预防疟疾。宋代医家窦材在《扁鹊心书》中说："真气脱则人死，保命之法，烁艾第一，丹药第二，附子第三，人至三十，可三年一灸脐下三百壮……六十可一年一灸脐下三百壮，令人长生不老"，指出用艾灸来延年益寿。南宋洪迈的《夷坚志》载："有步卒王起，入重湖为盗。曾遇异人，授以黄白住世之法。年至九十，精彩腴润……后被捉，临刑前告刑官曰："每夏秋之交，即烁关元千炷，久久不畏寒暑，累日不饥。至今脐下一块，如火之暖。岂不闻土成砖、木成炭、千年不朽，皆火之力也。"脐下即指气海、关元二穴。南宋张杲《医说》中"若要安，三里莫要干"，也是指长灸脐下丹田、足三里可防病保健。明清时期，保健灸的应用有了显著的发展，其理论也日臻成熟。明代的杨继洲在《针灸大成》中记载："一论中风，但未中风时，一两月前，或三四个月前，不时足胫上发酸重麻，良久方解，此将中风之候也，便宜灸三里、绝骨四处，各三壮"，论述了中风先兆及早用艾灸进行预防。龚廷贤在《万病回春》中云："小儿断脐后，艾灸脐带，以壮固根本，强身延年"，提到用保健灸法促进小儿生长发育。清代的《神灸经纶》《针灸逢源》《医宗金鉴》等论著中都记载了大量应用保健灸的内容，对后世保健灸技术的发展产生了深远的影响，至今沿用。

受到中国传统医学理论的影响，许多国家也提倡保健灸的应用，这其中尤以日本最为盛行。日本《云锦随笔》记载："德川幕府时代，江户的永代桥建成之时，邀请当时最年长的万兵卫踏桥过河，有人问其长生之术，他回答到，祖传每月月初八天连续灸足三里，始终不渝，仅此而已，其本人 174 岁，其妻 173 岁，其子 153 岁，其孙 105 岁。"近代日本更是掀起了"国民灸三里"运动、"小儿身柱灸"运动。日本医师代田文志在《养生灸》中提倡婴儿期早灸身柱穴，可以促进婴儿的生长发育；17 岁左右灸风门穴，可以预防呼吸系统疾病的发生；24 岁左右灸三阴交，可以避免生殖泌尿系统疾患；30 岁以后灸足三里，可以增强脾胃功能；老年加灸曲池，可以使眼睛明亮、血压降低，预防中风。

一、理论基础

（一）灸法的作用

吴亦鼎《神灸经纶》曾说："夫灸取于火，以性热而至远，体柔而用刚，能消阴翳，走而不守，善入脏腑。取艾之辛香作炷，能通十二经，走三阴，理气血，治百病，效如反掌"，很好地概括了灸法治病的特性及效果。窦材在《扁鹊心书》中强调："脾为五脏之母，肾为一身之根……此脉若存，则人不死""若不早灸元气，以救肾气，灸命关以固脾气，则难保性命，脾肾为人一身之根蒂，不可不骚图也""常灸关元、气海、命关［食窦穴］、中脘……虽未得长生，亦可保百年寿矣"。因此，保健灸主要是通过温热效应及药物作用来激发人体正气，增强脏腑功能，培补后天以滋养先天，补益精髓以助脾胃运化，阴阳调，气血行，从而达到防病治病、延年益寿、延缓衰老之目的。

（二）艾灸的现代机制

1. 艾的药性分析

艾燃烧时产生一种适宜于机体的红外线，为细胞代谢活动、免疫功能提供必要的能量，并有利于生物大分子氢键偶极子产生受激共振，从而产生"得气感"；同时又可借助反馈调节机制，纠正病理状态下的能量信息代谢紊乱。艾灸燃烧时产生的温热刺激，可以激发人体的抗原抗体反应。艾所含挥发油可以抑菌、杀菌，在不同时间艾熏可分别抑制金黄色葡萄球菌、乙型链球菌、大肠杆菌和铜绿假单胞菌。艾燃烧后残留的挥发油附着在皮肤上，通过灸热由损伤皮肤处渗透进去，起到治疗作用。

2. 对神经系统的影响

艾灸不仅可以保护慢性应激大鼠的海马神经元，提高脑源性神经营养因子的含量，而且能显著增加老年前期大鼠大脑皮质 5-羟色胺及其代谢产物（5-HIAA）的含量，延缓机体老化过程；在中枢胆碱能神经、M 受体的参与下，艾灸能增强胃肠运动。此外，艾灸还能缓解患者周围神经病变引起的症状和体征，提高糖尿病大鼠坐骨神经中神经生长因子的含量，改善周围神经病变。

3. 对免疫系统的影响

艾灸不仅可以改变体液免疫功能，同时还能影响 T 淋巴细胞数目与功能，活跃白细胞、巨噬细胞吞噬能力，特别是对高于或低于正常值者，经灸后高值可降低、低值可升高，说明艾灸有双向调节作用；艾灸提高免疫系统功能的同时，还能提高免疫球蛋白 IgG、IgA、IgM 的含量，提高红细胞 C_3b 受体花环的形成率，对清除免疫复合物，促进免疫黏附和吞噬等有一定作用。有研究表明，每年夏季在大椎、肺俞穴上施化脓灸，灸后血清中 IgE 含量降低，外周血嗜碱粒细胞计数减少，可防止哮喘复发；艾灸在治疗免疫相关性疾病中，具有抗感染、抗过敏反应、抗癌、抗痛和抗衰老的功效。

4. 对内分泌系统的影响

保健灸后，老年人头发中锰、锌、钙含量明显增高，而对铜、铁含量影响不大，表明保健灸可调节体内某些微量元素而达到延缓衰老的目的。衰老的自由基学说已得到国内外学者广泛公认，实验证明艾灸后超氧化物歧化酶（SOD）活力明显提高，过氧化脂质（LPO）含量及其代谢产物丙二醛（MDA）含量显著下降，艾灸提高了机体防御自由基活性氧的能力，能有效延缓衰老。艾灸还能显著降低血清甲状腺球蛋白抗体（TGA）、甲状腺微粒体抗体（MCA）结合率、促甲状腺激素（TSH）含量，明显升高血清甲状腺素（T_4）总含量，升高不同时间甲状腺摄取率，降低其比值至正常，表明艾灸可促进甲状腺自身合成甲状腺激素。艾灸关元穴对老年大鼠下丘脑-垂体-甲状腺轴的影响表明，可提高大鼠降低的大脑皮质去甲肾上腺素（NE）、下丘脑促甲状腺激素释放激素（TRH）、血清 T_4 和脾脏白介素-2（IL-2）活性，降低大鼠升高的血清 TRH，从而提示艾灸关元穴是通过神经、内分泌和免疫系统的综合作用而达到补肾固本、延缓衰老的目的。

5. 对循环系统的影响

隔药饼灸肾俞、脾俞、大椎、膻中、关元、足三里等穴，可改善心脏供血情况，降低血管外周阻力，降低血黏度，从而改善心功能。足三里、绝骨穴施化脓灸对三酰甘油及胆固醇有不同程度的降低，为艾灸足三里预防心血管疾病提供了理论依据。艾灸足三里穴还可降低血液凝聚，使纤维蛋白原和纤维蛋白降解产物明显下降，从而预防脑血栓再次形成，而且有远期效应，为艾灸足三里等穴预防中风提供了可靠的理论依据。

6. 对运动系统的影响

研究显示，艾灸后可使老年人骨密度值明显提高，说明艾灸能调节老年骨密度，有助于骨的保健。艾灸通过提升骨质疏松大鼠血液中碱性磷酸酶含量和降低尿中脱氧吡啶啉含量，提高骨质疏松大鼠骨折后骨钙素和血清雌二醇的水平，促进骨折愈合和骨痂形成。

7. 对呼吸系统的影响

艾灸可以改善虚寒型哮喘患者自主神经平衡状态、肺功能的各项指标，升高血浆环磷酸腺苷（cAMP）、环磷酸鸟苷（cGMP）水平，使其接近正常。对慢性阻塞性肺疾病患者，灸法组较西药组对于改善第1秒用力呼气量、第1秒用力呼气量占用力肺活量百分比、第1秒用力呼气量占预计值百分比差异也有统计学意义。

二、常用保健灸穴位

1. 大椎灸

大椎位于背部后正中线上，C_7 棘突下凹陷中。有清热解表、清脑宁神、振奋阳气的作用。《针灸甲乙经》记载"灸寒热之法，先取项大椎，以年数为壮"；又说"痉脊强互引，恶风时振慄，喉痹，大气满喘……项强寒热，僵仆不能久立，烦满里急，身不安席，大椎主之"。《千金方》有"小儿羊痫之为病，喜扬目吐舌，灸大椎上三壮""凡灸疟必先问其病之所发者，先灸之。从头项发者，于未发前予灸大椎尖头，渐灸过时止"。

2. 风门灸

风门在背部，当 T_2 棘突下旁开 1.5 寸。能够祛风解表，泻诸阳热。《玉龙歌》云"腠理不密咳嗽频，鼻流清涕气昏沉，须知喷嚏风门穴，咳嗽宜加艾火深"。《明堂灸经》有"若频刺泄诸阳热气，背永不发痈疽，灸五壮"。

3. 身柱灸

身柱乃全身支柱之意。在背部，后正中线上，T₃棘突下凹陷处。有通阳理气、祛风退热、清心宁志、降逆止嗽之功效，对小儿有强身保健作用，常用的是小儿身柱温和灸。王焘《外台秘要》载"备急疗得中风不能语者方，方灸第三或第五椎下百五十壮"。《日用灸法》说"身柱穴在第三胸椎下，灸治癫狂、痨瘵、小儿惊痫、疳积，习俗称为身柱灸，小儿必灸者也"。

4. 脾俞灸

脾俞在背部，T₁₁棘突下旁开 1.5 寸。有健脾利湿、益气统血、升清止泻之功。《圣济总录》载"泄痢食不消，不作肌肤，灸脾俞随年壮"。《卫生宝鉴》有"脾俞二穴治小儿胁下满，泄痢，体重，四肢不收，癖积聚，腹痛不嗜食……食饮不多，渐渐黄瘦，在第十一椎下两旁相去各一寸五分，可灸七壮，若黄疸者可灸三壮"。《类经图翼》记载艾灸脾俞"一传治水肿鼓胀，气满泄泻年久不止及久年积块胀痛"。

5. 命门灸

命门穴居两肾间，可培元固本、补肾益精。《扁鹊心书》曰"余……六十三时，因忧怒忽见死脉于左寸，十九动而一止，乃灸关元、命门各五百壮，五十日后死脉不复见矣。每年常如此灸，遂得老年康健"。

6. 肾俞灸

肾俞在背部，L₂棘突下旁开 1.5 寸。常灸此穴可以补肾益精，纳气利水，聪耳明目。《备急千金要方》有"疟从腰脊发者灸肾俞百壮。又治肾风虚寒方，灸肾俞百壮""丈夫梦失精及男子小便浊难，灸肾俞百壮""消渴小便数，灸肾俞二处三十壮"。《外台秘要》曰"肾俞主腰痛不可俛仰反侧，头痛如破，足寒如水，腹鼓大寒，洞泄食不化，骨寒热引背不得息"。

7. 膏肓灸

膏肓位于 T₄棘突下，旁开 3 寸。本穴具有补益全身虚损的作用。《备急千金要方》载"膏肓俞无所不治""此灸讫，令人阳气康盛"；《针灸问对》载有民间谚语"若要安，膏肓、三里常不干"。

8. 中脘灸

中脘在上腹部，前正中线上，当脐中上 4 寸处。具有健脾和胃，温中化湿，清热宁神之功。《备急千金要方》中"吐逆食不止，灸胃脘百壮，三报""治中恶方……灸胃脘五十壮愈"；《玉龙歌》中载有"脾家之症有多般，致成翻胃吐食难，黄疸亦须寻腕骨，金针必定夺中脘"。

9. 神阙灸

神阙穴居脐中，可以温补元阳、扶正固本，为历代养生家所重视。《医学入门》载"凡一年四季各熏一次，元气坚固，百病不生"；《针灸大成》记载蒸脐保健灸具有温补元气、强身健体之效，"取五灵脂24g，青盐 15g，乳香 3g，没药 3g，夜明砂 6g，地鼠粪 9g（微炒），葱头（干者）6g，木通 9g，元寸 0.1g，以上诸药研末，用时取 6g 置于脐内，用槐树皮盖在上面，然后用艾炷灸，每岁一壮，药与槐树皮不时添换"。《理瀹骈文》又载神阙贴敷"彭祖接命丹"能填精补髓、益寿延年。

10. 气海灸

气海位于脐下 1.5 寸处。《铜人腧穴针灸图经》载 "气海者，是男子生气之海也"，因其有培补元气、益肾固精之效，是保健灸的要穴。常用的有气海温和灸、气海隔姜灸和隔附子饼灸。《针灸资生经》载 "予旧多病，常苦气短，医者教灸气海，气遂不促，自是每岁须一二次灸之"；另载 "柳公度曰，吾养生无它术，但不使元气佐喜怒，使气海常温尔"。

11. 关元灸

关元即脐下丹田，为任脉与足三阴经交会穴，又为小肠募穴，可壮元调气、温肾固本、补气回阳。《备急千金要方》云 "妇人绝子不生，胞门闭塞，灸关元三十壮报之"。《扁鹊心法》有 "人于无病时，常灸关元、气海、命门、中脘，虽未得长生，亦可保百余年寿矣"。

12. 足三里灸

足三里位于小腿外侧，犊鼻下 3 寸，犊鼻与解溪连线上。有理脾胃、调营血、补虚损的作用，治疗五脏六腑之病。《灵枢·五邪》有 "邪在脾胃，则病肌肉痛，阳气有余，阴气不足，则热中善饥；阳气不足，阴气有余，则寒中肠鸣腹痛。阴阳俱有余，若俱不足，则有寒有热，皆调于三里"。《外台秘要》说："凡人年三十以上，若不灸三里，令人气上眼暗"。《千金翼方》云 "一切病皆灸三里三壮"。《医说》载 "若要安，三里莫要干"。足三里保健灸对后世影响甚大，至今在民间仍广为流传。

13. 劳宫灸

劳宫在手掌心，握拳屈指时中指尖处。有宁心定志、泻热除烦之效。《针灸集要·盘石金直刺秘传》曰 "中焦有热，口生疮，灸劳宫"；《太平圣惠方·明堂》有 "小儿口有疮蚀，龈烂，臭秽气冲人，灸劳宫二穴各一壮，在手心中，以名指屈指头着处是小儿鸡痫善惊……炷如小麦大"。

14. 涌泉灸

涌泉位于足底部，蜷足时足前部凹陷处。有补肾益精、泻热醒神、引火下行、安眠之效。《千金翼方》有 "衄，时痒痒……又灸涌泉二穴各百壮"；《外台秘要》载 "又若心胸气满，已灸身腔诸穴，及服汤药，而气犹不下，烦急欲死者，宜灸两足心下当中陷处各七炷，气即下"；《扁鹊心书》曰 "贫贱人久卧湿地，寒邪客于肾经，又兼下元虚损，寒湿下注，血脉凝滞，两腿粗肿，行步无力，渐至大如瓜瓠，方书皆以消湿利水治之，损人甚多。令灸涌泉、承山各五十壮，即愈"。

15. 绝骨灸

绝骨在小腿外侧，当外踝尖上 3 寸，腓骨前缘。有补益精髓、通络除痹、泻热逐瘀之效。《敦煌卷子医方》中 "疗脚忽痹蹶不遂及冷痹方……又方，灸足两外踝上四指，名绝骨穴，掐时与骄脉相应处，灸五百壮"；《外台秘要》曰 "脚气冲心烦闷方；又可常服香豉酒，灸三里穴、绝骨各三百壮"；《扁鹊神应针灸玉龙经·盘石金直刺秘传》有 "风毒瘾疹，遍身瘙痒，抓破成疮，曲池（灸，针泻）、绝骨（灸，针泻）、委中（出血）。

三、操作规范（图 3-49）

保健灸中应用最多的是艾炷灸、艾条灸，其他灸类技术参照相关章节操作规范。

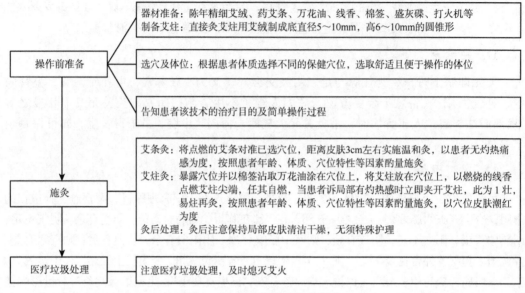

图 3-49　保健灸技术操作规范

四、技术要点

①选取优质的艾绒或艾条和灸类技术。②适合的保健灸穴位和灸量。③把握好灸度。

五、适应证

保健灸技术适用于各年龄段的预防和保健。

六、临床应用

（一）小儿保健灸法

元代医家危亦林认为小儿"脏腑脆嫩，皮骨软弱，血气未盛，经络如丝，脉息如毫"；万全《育婴秘诀》指出小儿"血气未充……肠胃脆薄……精神怯弱"，说明小儿脏腑娇嫩，体质虚弱，易被外感六淫、饮食所伤而患感冒、咳嗽、肺炎、哮喘等呼吸系统疾病，施以保健灸法，灸风门、身柱、肺俞、大椎等穴，对于消化不良、面黄肌瘦、腹胀、腹泻等消化系统疾病予天枢、脾俞、足三里、中脘等穴施灸，每次选 2 穴，每次灸 5～10 分钟，一周 2 次。

（二）青壮年保健灸法

《黄帝内经》详细介绍了人体的生长发育规律。《素问·上古天真论》记载"女子三七，肾气平均，故真牙生而长极；四七，筋骨坚，发长极，身体盛壮；五七，阳明脉衰，面始焦，发始堕；六七，三阳脉衰于上，面皆焦，发始白……丈夫三八，肾气平均，筋骨劲强，故真牙生而长极；四八，筋骨隆盛，肌肉满壮；五八，肾气衰，发堕齿槁；六八，阳气衰竭于上，面焦，发鬓斑白"，因为先天不足及后天失养，女子易产生月经不调、痛经、不孕，男子易得阳痿、不育、尿频等泌尿生殖系统疾病，凡此病均可使用保健灸法，如常灸气海、关元、命门、肾俞可促进生殖功能旺盛；常灸三阴交、血海、大敦可以调经止痛。

（三）老年保健灸法

《素问·上古天真论》"女子七七，任脉虚，太冲脉衰少，天癸竭，地道不通，故形坏而无子也……丈夫七八，肝气衰，筋不能动，天癸竭，精少，肾脏衰，形体皆极；八八，则齿发去。肾者主水，受五脏六腑之精而藏之，故五脏盛，乃能泻。今五脏皆衰，筋骨解堕，天癸尽矣。故发鬓白，身体重，行步不正，而无子耳"。《养老奉亲书》认为上寿之人，血气已衰、精神减耗，发病特点是危若风烛，百疾易攻。至于视听不至聪，手足举动不遂，其身体劳倦，头目昏眩，风气不顺，宿疾时发，或秘或泄，或冷或热，此皆老人常态也。另外，老年人还常见有心脑血管疾病、颈肩腰腿痛、脱发等，故保健灸对于老年人的身体健康至关重要。常见灸法如下。

1）足三里、绝骨、神阙。可以预防高血压，提高记忆力，健脾补肾，强身健体，常灸这些穴可以延年益寿。《灵枢·五邪》有"邪在脾胃，则病肌肉痛，阳气有余，阴气不足，则热中善饥；阳气不足，阴气有余，则寒中肠鸣腹痛。阴阳俱有余，若俱不足，则有寒有热，皆调于三里"。

2）三阴交、肾俞、关元、气海。常灸三阴交可防治泌尿生殖系统疾病，预防糖尿病。气海为生气之海、气血之会、呼吸之根、藏精之府，灸之能益脏真，回生气，固元阳，加强膀胱之气化功能，使膀胱之水化气而上达周身，洒陈五脏六腑，为下焦之要穴。常灸上穴可以补元阳、填精髓，使齿坚、发乌。

3）大椎、风门、肺俞。大椎为督脉腧穴，督脉为阳经之海，常灸之可增强人体阳气，预防感冒。另外《铜人腧穴针灸图经》说，大椎疗五劳七伤，对骨蒸潮热、虚劳盗汗亦有较好的预防作用。风门、肺俞皆为祛风要穴。故此三穴可视为卫外之屏障，常灸之可以扶正固表，预防许多免疫、呼吸系统疾病。

4）四花穴、内关、阳陵泉、神阙。具有调心胆、补肾活血功效。用于老年人骨质疏松、周身骨痛。

5）内关、膻中、神阙、公孙、中脘。具有调心、健脾肾、活血功效。用于老年心肌缺血、胃痛。

6）膝眼、阴陵泉、阳陵泉、神阙、水分。有温肾健脾通经作用。用于老年人膝骨关节炎。

（四）妇女保健灸法

妇女从性成熟期至更年期，经历了结婚、妊娠、生育、哺乳等重大时间段，有其特殊的生理特点。因而极易产生诸多经、带、胎、产疾病。三阴交是妇女常用保健灸主穴。

1）痛经：加灸归来穴。

2）闭经或经量少：加灸关元、肾俞。

3）白带多：加灸脾俞、气海穴。

4）月经过多甚至崩漏：加灸隐白、气海穴。

5）胎位不正：加灸至阴穴。

6）习惯性流产：加灸归来、百会。

7）乳汁少：灸膻中、乳根穴。

8）哺乳后期断乳：灸足临泣。

9）美容、防衰老：阳白、上星、头维、下关、迎香、颊车、足三里、曲池、合谷、三阴交等穴，每次选4穴，悬灸。

（五）哮喘的保健灸法

《张氏医通》中记载用白芥子涂法防止哮喘复发：于夏月三伏日中，用白芥子末80g，甘遂、细辛各 15g，麝香 1.5g，捣匀用生姜汁灸肺俞、膏肓、百劳等穴，涂后有麻热感，隔 2 小时后方可去之。三伏天暑热蒸人，在此时刻敷以辛温药物能驱散寒邪，温阳，利于肺脏的宣发与肃降，气畅则哮喘自除，临床也证明艾灸确对哮喘有预防和保健作用，长期坚持，有希望得到根除。

（六）一般强壮健体

单灸足三里有很好的健身作用，小儿可以进行身柱灸。一次不过 10 分钟，如果能长期坚持，定能增强自身抵抗力，利于身体健康。

七、注意事项

①根据不同年龄段选取不同的灸法。②注意预防晕灸和烫伤。

八、禁忌证

①妊娠妇女腹部、腰骶部和合谷、三阴交等。②出血性脑血管病急性期、大出血、结核病活动期。③患严重精神病不能配合者。

推荐阅读

1）符文彬，许能贵. 针灸临床特色疗法[M]. 北京：中国中医药出版社，2011.

2）窦材辑，胡珏参论. 扁鹊心书[M]. 柴可群等校注. 北京：中国中医药出版社，2015.

3）吴亦鼎. 神灸经纶[M]. 邓宏勇，许吉校注. 北京：中国中医药出版社，2015.

4）庄绰. 西方子名堂灸经——灸膏肓俞穴法[M]. 李鼎，吴自东校注. 上海：上海中医药大学出版社，1999.

5）王玲玲. 备急灸法[M]. 北京：中国中医药出版社，2018.

6）高武. 针灸聚英[M]. 高俊雄等点校. 北京：中医古籍出版社，1999.

7）王富春. 灸法医鉴[M]. 北京：科学技术文献出版社，2009.

8）张奇文. 中国灸法[M]. 北京：中国中医药出版社，2018.

第四章　针灸微创技术

第一节　针挑技术

针挑技术是在人体特定部位或穴位上用特制挑治针挑刺，挑断皮下的白色纤维样物或适当出一点血，以治疗疾病的一种针灸微创技术，又称为挑针、挑治。

"针挑"一词首见于晋代葛洪《肘后备急方·治华中沙虱毒方》"针挑取虫子"。《灵枢·官针》云"病在经络痼痹者，取以锋针""病在五脏固居者，取以锋针""半刺者，浅内而疾发针，无针伤肉，如拔毛状，以取皮气，此肺之应也""络刺者，刺小络之血脉也"。针挑技术是《黄帝内经》中"锋针疗法""半刺法""刺络法"的综合发展。宋代《桂海虞衡志》载有广西少数民族治疗疾病的简便疗法，言"草子，即寒热时疫，南中吏卒小民，不问病源，但头痛不佳，谓之草子，不服药，使之锥刺唇及舌尖出血，谓之挑草子"。清代郭右陶《痧胀玉衡》记有"一应刺法，不过针锋微微入肉，不必深入"。清代就已经有针挑治病的专著《济世神针》，书内设有"刀针砭石"法的专篇，成为针挑治病原理的阐释。清后期以来挑治在民间广泛流传，尤以岭南地区应用较多。岭南针灸大家司徒铃在继承传统理论的基础上，经过多年临床实践和总结，发展和规范了针具，他改良的"司徒氏钩状挑治针"获得了针具专利，并且拓展了应用范围，为针挑技术的发展做出了贡献。符文彬为司徒老入室亲传弟子，在继承先师的基础上，发展充实了针挑技术的理论，他改良的"钩状挑治针"和"一次性钩状挑治针"获得两项专利，为针挑技术的推广和应用作了大量工作。

一、理论基础

针挑疗法的治病机制早在《灵枢·九针十二原》中就有论述"满则泄之，宛陈则除之，邪胜则虚之"。中医学认为，人之气血在脉管中流行，顺流不息，如环无端，才能充养周身脏腑、皮肉筋骨，保持阴阳平衡，若气血流通不畅，瘀积于脉络，脏腑四肢百骸濡养不足，则产生多种多样的病理症状。针挑技术是基于"宛陈则除之"法则，以通为用，以通为调，在人体皮部经脉针治点上挑治，挑断皮下纤维组织样物或适当放一点血，不但可以疏通经气，且可清除瘀滞，使气血流通，清除有害代谢物质，以保证经气流畅无阻，脏腑四肢百骸得以滋润而功能盛旺，疾病乃除。正如《灵枢·经脉》所说"脉道以通，血气乃行"。《素问·调经论》所言"五脏之道，皆出于经遂，以行血气，血气不和，百病乃变化而生""神有余，则泻其小络之血，出血勿之深斥，无中其大经，神气乃平"。此之谓也。

二、针具选择

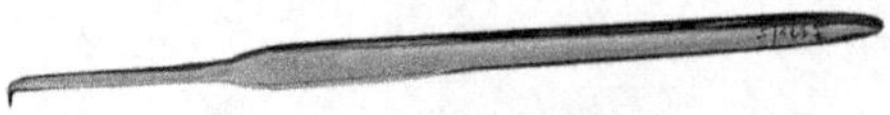

图 4-1　司徒氏钩状挑针

常用针挑工具有三棱针、大号注射针头、锋钩针、钩状挑针（图 4-1）等。

三、挑治穴位或部位

（一）以背俞穴为主挑治

挑治部位应根据辨证论治的原则，运用经络、脏腑、八纲辨证，明确其病位属于哪一经脉、哪一脏腑，在病位近部选择对所治病症有相应治疗作用的穴点区进行挑治。脏腑病以背俞穴为主，《灵枢·背腧》不仅载有心俞、肺俞、肝俞、脾俞、肾俞的定位，并且总结了五脏背俞穴能够治疗相应的内脏疾病，同时还可以治疗内脏所属器官的疾病，正如"有诸内者，必形诸外"。

1. 穴位挑刺

根据病情需要，选取与各种疾病关系密切，具有相应作用的穴位进行挑刺。如肺系病症选肺俞为主，根据肺气通于喉，喉是肺之所属器官，慢性咽喉炎可取肺俞配病位近部的廉泉；治疗与心相关的病症选心俞为主；治疗与肝相关的病症选肝俞为主；治疗与脾胃相关的病症选脾俞为主；治疗与肾相关的病症选肾俞为主。痔疮属于与大肠相关的病症，选大肠俞和病位附近的长强穴。

2. 选点挑刺

背俞穴是脏腑经气输注于背部的腧穴。《灵枢·背腧》提出了背俞穴的穴名和部位，并提出了背俞穴定穴的客观指标是"按其处，应在中而痛解"的阳性反应现象，参考《难经》"阴病行阳，阳病行阴"的论述，可知内脏有疾可反映到相应的背俞穴上，临床可观察背俞穴处的异常反应现象来分析推断某经某脏腑病的虚实，指导临床根据《灵枢·背腧》取背俞穴时可在所选穴位的区域寻找阳性反应。临床上在所选穴位区域，用指腹触及皮下结节或条索状的突出来观察表面稍突起于表皮，形似圆形，大小、颜色不等，压之不褪色的阳性点作为挑刺点。如肺病，不在肺俞穴挑治，而在肺俞穴寻找阳性反应点进行挑治。

有些疾病在病位有关的区域找点挑刺，某些病不是找一点，而要在该区域或有关的区域多找几点挑刺才能治愈，例如，治疗肛门及会阴部疾患时，越靠近下腰部选点效果越好。又如肌肉群发生顽固痹痛，在疼痛的部位选一阳性点未能解除病痛，而需要于所在区域或肌群选点进行挑治才能取得较好疗效。

（二）以华佗夹脊穴为主挑治

在长期临床实践中发现，华佗夹脊穴治疗的病症基本与背俞穴相似，所以也可以选取华佗夹脊穴为挑治点。

C_1～C_7 夹脊穴主治头面颈项诸器官病症。

C_3～T_7 夹脊穴主治胸腔内脏及上肢病症。

T_8～T_{12} 夹脊穴主治上腹部内脏病症。

$T_{10}\sim S_2$ 夹脊穴主治腰部和下腹部内脏病症。

$L_2\sim S_4$ 夹脊穴主治肛门部和下肢部病症。

（三）以痛为输作痛点挑治

以痛为输作痛点挑治是指在病变的部位选取局部痛点来挑治。

四、操作规范（图 4-2）

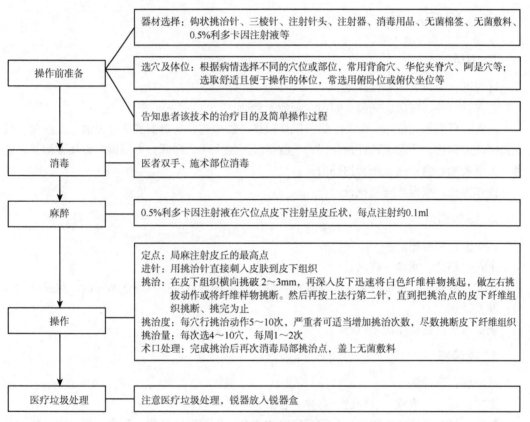

操作前准备	器材选择：钩状挑治针、三棱针、注射针头、注射器、消毒用品、无菌棉签、无菌敷料、0.5%利多卡因注射液等
	选穴及体位：根据病情选择不同的穴位或部位，常用背俞穴、华佗夹脊穴、阿是穴等；选取舒适且便于操作的体位，常选用俯卧位或俯伏坐位等
	告知患者该技术的治疗目的及简单操作过程

消毒 —— 医者双手、施术部位消毒

麻醉 —— 0.5%利多卡因注射液在穴位点皮下注射呈皮丘状，每点注射约0.1ml

操作 —— 定点：局麻注射皮丘的最高点
进针：用挑治针直接刺入皮肤到皮下组织
挑治：在皮下组织横向挑破 2～3mm，再深入皮下迅速将白色纤维样物挑起，做左右挑拨动作或将纤维样物挑断。然后再按上法行第二针，直到把挑治点的皮下纤维组织挑断、挑完为止
挑治度：每穴行挑治动作5～10次，严重者可适当增加挑治次数，尽数挑断皮下纤维组织
挑治量：每次选4～10穴，每周1～2次
术口处理：完成挑治后再次消毒局部挑治点，盖上无菌敷料

医疗垃圾处理 —— 注意医疗垃圾处理，锐器放入锐器盒

图 4-2　针挑技术操作规范

五、技术要点

①正确选取挑治穴位或部位。②局麻要局部注射为皮丘状。③挑治时挑针深入把皮下的白色纤维样物挑断，做到稳、准、快。④控制好度量，把皮下白色纤维样物挑断为止，重复挑治动作 5～10 次。

六、适应证

1）痛证：偏头痛、三叉神经痛、枕神经痛、颈椎病、肩周炎、肋间神经痛、腰椎间盘突出症、强直性脊柱炎、类风湿关节炎、膝骨关节炎、肌筋膜综合征、带状疱疹后遗神经痛等。

2）肺系病症：慢性咽喉炎、支气管哮喘、慢性支气管炎、过敏性鼻炎、过敏性湿疹、荨麻疹、顽固性色素沉着、特应性皮炎等。

3）心脑病症：中风后遗偏瘫或感觉障碍、癫痫、抑郁障碍、情感障碍、面肌痉挛、肌张力障碍、外伤性截瘫。

4）妇科与肾、膀胱病症：不孕症、慢性盆腔炎、子宫内膜异位症、多囊卵巢综合征、慢性前列腺炎、前列腺肥大、不育症等。

5）其他：甲状腺肿大、痔疮、顽固性呃逆、慢性结肠炎等。

七、临床应用

1. 中风

适应证：中风后痉挛性偏瘫。

主穴：百劳、翳风、膈俞、胆俞、脾俞、肾俞。

配穴：肝阳暴亢证加肝俞、心俞；风痰阻络证加中脘；痰热腑实证加胃俞、大肠俞；气虚血瘀证加肺俞；阴虚风动证加命门；上肢偏瘫者加大椎、肩髃；下肢偏瘫者加腰阳关、居髎；失语者加心俞；高血压者加肝俞。

操作方法：按操作规范执行。

2. 偏头痛

适应证：偏头痛。

主穴：膈俞、胆俞、翳风。

配穴：肝阳上亢证加肝俞；痰浊证加脾俞；瘀血证加章门；肾虚证加肾俞；血虚证加胃俞；发作期加太阳。

操作方法：按操作规范执行。

3. 颈椎病

适应证：颈椎病。

主穴：百劳、大椎、肩中俞、肩井、心俞。

配穴：足少阳经证加胆俞；足阳明经证加胃俞；手阳明经证加大肠俞；足少阴经证加肾俞；足厥阴经证加肝俞；风寒湿证加风池；气滞血瘀证加膈俞；痰湿阻滞证加中脘；湿热阻滞证加三焦俞；肝肾亏虚证加肾俞；气血亏虚证加胃俞；上肢麻木者加肩髃。

操作方法：按操作规范执行。

4. 癫痫

适应证：癫痫间歇期。

主穴：大椎、长强、鸠尾、肝俞、风池。

配穴：痰火扰神证加厥阴俞；风痰闭窍证加脾俞、中脘；血虚风动证加膈俞；心脾两虚证加心俞、脾俞；肝肾阴虚证加肾俞；瘀阻脑络证加膈俞；病在夜间发作者加肺俞；白天发作者加膀胱俞；发作频繁者加筋缩；久病者加膈俞。

操作方法：按操作规范执行。

5. 哮喘

适应证：支气管哮喘间歇期。

主穴：肺俞、天突、鸠尾、大椎、膈俞。

配穴：寒哮证加风门；热哮证加心俞；肺气虚证加胃俞；脾气亏虚证加脾俞；肾气亏虚证加肾俞；久病者加章门；痰多者加中脘。

操作方法：按操作规范执行。

6. 痔疮

适应证：痔疮。

主穴：大肠俞、长强、腰俞、承山。

配穴：风伤肠络证加风门、肺俞；湿热下注证加三焦俞；脾虚气陷证加脾俞、会阳。

操作方法：按操作规范执行。

八、注意事项

①要做好患者宣教工作，消除其紧张、恐惧心理。②挑治时应注意无菌操作，注意创口保护，预防感染。③针挑也会出现晕针，要注意预防和处理。④挑破皮肤后，针尖应在原口部位挑刺，不要在创口上下挑，防止皮损过大伤口难愈合。

九、禁忌证

①出血性疾病或其他出血倾向、凝血障碍者。②局部皮肤溃疡感染、恶性肿瘤。③妊娠妇女。④严重肝肾功能不全、心脏病、糖尿病血糖控制差、肺结核、高血压危象者。⑤患严重精神病不能配合者。

推荐阅读

1）许能贵，符文彬. 临床针灸学[M]. 北京：科学出版社，2015.

2）符文彬，徐振华. 针灸临床特色技术教程[M]. 北京：科学出版社，2016.

3）符文彬. 司徒铃针灸医论医案选[M]. 北京：科学出版社，2012.

4）符文彬，黄东勉，王聪. 符文彬针灸医道精微[M]. 北京：科学出版社，2017.

5）米建平. 挑针疗法[M]. 北京：中国医药科技出版社，2012.

6）符文彬. 司徒铃学术精华与临床应用[M]. 广州：广东科技出版社，2021.

第二节 针刀技术

针刀技术是在古代九针的基础上，结合现代局部解剖和断层解剖的知识，采用专用工具在人体相应病变点或穴位进行刺激、切割、分离以治疗软组织损伤为主的针灸技术。

针刀是对九针中带刃针的发展，如《灵枢·九针十二原》载"……锋针，长一寸六分……铍针，长四寸，广二分半……锋针者，刃三隅以发痼疾；铍针者，末如剑锋，以取大脓"。《灵枢·官针》中又指出"病在经络痼痹者，取以锋针；病为大脓者，取以铍针"的应用特点。针刀技术在器械、理论基础和治疗技术等方面都源于传统针灸，它是借鉴了部分西医学知识的针灸微创新技术。

20 世纪 70 年代朱汉章在临床病例启发下，在传统针灸理论的指导下，提出了将毫针与手术刀融合在一起的针刀器械，他通过不断的临床实践和总结，逐渐丰满了现代针刀技术理论，改良了针具，拓展了临床应用病种，为针刀技术的发展和推广做出了贡献。

一、理论基础

1. 针刀技术源于针灸经筋理论

针刀技术的理论源于针灸学的经筋理论，是"局部论治"的发展。《灵枢·经筋》在论述经筋病的治疗时，多次指出取穴原则为"以痛为输"，即以疼痛部位或以压痛之处为穴而不拘于经穴所限。《黄帝内经灵枢集注》曰："以痛为输者，随其痛处而即为其所取之俞穴也。"杨上善的《黄帝内经太素》说明了以痛为输的缘由："输，谓孔穴也。言筋但以筋之所痛之处，即为孔穴，不必要须以诸输也。以筋为阴阳气之所资，中无有空，不得通于阴阳之气上下往来，然邪入膝袭筋为病，不能移输，遂以病居痛处为腧。"因此经筋病的一个重要病机特点是邪结于筋，筋伤络阻，气血壅滞，不得输布，不通则痛。针刀的局部探查选点及治疗皆是经筋理论的发展和延伸。此外，《灵枢·经筋》论及手足六筋病还有"胸痛息贲、胁急吐血、伏梁唾血脓"等内脏病候，也是针刀治疗内科疾病的理论依据。

2. 针刀技术改善软组织损伤的病理变化

组织损伤病理变化的结果有四个方面，即粘连、瘢痕、挛缩、堵塞，也是造成慢性软组织动态平衡失调的原因，针刀通过刺激、切割、分离可改善软组织功能。

二、治疗点的定位和主治

1. 根据解剖定位

治疗点：四肢与躯干骨骼肌选点主要选择肌肉、肌腱及其周围结构的高应力点和异常高应力点。周围神经卡压综合征选点在神经受卡压的部位。滑囊、腱鞘等软组织疾病需根据具体病变部位选择治疗点。凿开折骨复位时，治疗点需根据 X 线片和触诊，在原骨折线上选择治疗点。

主治作用：高应力点经针刀松解后，可消除异常高应力，恢复组织正常动、静态平衡，重建人体正常生物力学；周围神经卡压点经针刀松解后可解除周围组织对神经的束缚，恢复神经正常功能；滑囊、腱鞘经针刀治疗后可恢复其各自正常的功能；对于畸形愈合的骨折经针刀凿开后，可重新复位。

2. 根据神经支配定位

治疗点：神经是人体运动、感觉的信息通路，如果信息通路受阻，则引起运动或感觉障碍，应用针刀在相应的神经支配区治疗，可以起到良好的疗效。比如手小指麻木，如果排除其他疾病，而确定是脊神经卡压引起，可以在脊柱 $C_7 \sim T_1$ 区段定位治疗。

主治作用：解除神经卡压，恢复局部微循环，恢复神经正常功能。

3. 根据针灸经络理论定位

治疗点：针灸腧穴即是针刀治疗点。

主治作用：针刀可起到与针灸针相同的穴位刺激作用，结合不同腧穴配伍，可舒经通络，最终达到阴平阳秘的状态。

三、针具选择

目前临床常用针刀针具分为 14 种型号（图 4-3 ）：

Ⅰ型针刀：应用最为广泛，主要类型为Ⅰ型齐平口针刀，包括 4 个型号，此型主要治疗各种软组织损伤和骨关节损伤。

Ⅱ型截骨针刀（小号）：主要用于较小骨折畸形愈合凿开折骨术和较小关节融合剥开术。

Ⅲ型截骨针刀（大号）：主要用于较大骨折畸形愈合凿开折骨术和较大关节融合剥开术。

Ⅳ型斜口针刀：包括 3 个型号，主要用于筋膜、骨膜、皮肤划开术，根据施术部位的深浅层次不同而选择长短不同的型号。

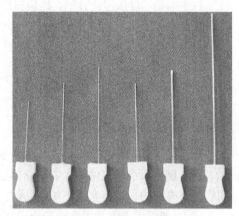

图 4-3　针刀刀具图

Ⅴ型圆刃针刀：包括 3 个型号，主要用于神经点弹、剥离骨膜、筋膜及其他坏死组织。

Ⅵ型凹刃针刀：包括 3 个型号，主要用于切开细小神经周围挛缩筋膜。

Ⅶ型剑锋针刀：包括 3 个型号，主要用于肌肉、筋膜、腱鞘点状切痕松解术。

Ⅷ型注射针刀：包括 3 个型号，主要用于较大面积需要松解治疗的疾病和某些针刀手术时的局部药物注射。

Ⅸ型鸟嘴刃针刀：包括 3 个型号，主要用于两个相邻组织平面分离的治疗或体内囊状病灶的切开。

Ⅹ型剪刀刃针刀：包括 3 个型号，主要用于体内一些紧张的肌纤维和紧张筋膜的剪断松解治疗及体内小瘤体的剥离。

Ⅺ型芒针刀：包括 3 个型号，主要用于眼角膜和其他黏膜表面病症的治疗。

Ⅻ型旋转刃针刀：包括 3 个型号，主要用于因血管阻塞造成的疾病及其他微小管道型器官阻塞造成的疾病。

ⅩⅢ型探针式针刀：包括 3 个型号，主要用于人体内部部分瘤体和其他病变组织的摘除。

ⅩⅣ型弯型针刀：包括 3 个型号，主要用于人体内部瘤体和其他病变组织需要拉出体外摘除的治疗。

四、操作方法

1. 进针四部规程

（1）定点

在确定的针刀进针点部位用紫药水或医用定位笔做一记号，局部用碘伏消毒，覆盖无菌洞巾。

（2）定向

将刀口线与大血管、神经及肌肉纤维走向平行，将刀口压在进针点上。

（3）加压分离

右手拇指、食指捏住针柄，其余三指托住针体，稍加压使进针点部位形成一个长形凹陷，刀口线与重要血管神经及肌肉纤维走向平行，使血管、神经被分离在刀刃两侧。

（4）刺入

继续加压，针刀穿过皮肤，进针点凹陷基本消失，神经血管被分离在针体两侧，此时可按需要的手术方法进行治疗。

2. 针刀手术入路

针刀操作是闭合性手术操作，为了安全，必须建立精确、科学的手术入路方法，针刀手术入路不仅需要平面定位，也需要立体定位。针刀手术入路是根据具体的某类病症或根据解剖部位而确定的，主要有以下 10 种入路。

1）一般手术入路：主要用于慢性软组织损伤，按闭合性手术的进针四部规程操作。

2）治疗腱鞘炎的手术入路：治疗腱鞘炎。

3）治疗深层组织的手术入路：找准深层组织的体表投影，明确局部微观、立体解剖，按闭合性手术的进针四部规程操作。

4）按骨突标准的手术入路：根据喙突、桡骨茎突、关节突等明确的体表骨性标志确定手术入路，按闭合性手术的进针四部规程操作。

5）按肋骨标准的手术入路：针对胸背部疾病，位于肋骨区域的位置，按闭合性手术的进针四部规程进针后，针刀首先刺到肋骨表面，再移动刀锋到病变部位。

6）以横突为依据的手术入路：针对脊柱区带的病变，针刀进针后以横突作为骨性标志，首先找到横突，再移动刀锋到病变位置。

7）按组织层次的手术入路：针对多种层次的病灶部位，应注意组织层次，适时调转刀口线。

8）治疗腕管综合征的手术入路：主要针对腕骨部位疾病。

9）手法推开浅层组织，直接进入深层的手术入路：主要针对肱桡关节滑囊炎。

10）闭合性截骨的手术入路：主要治疗陈旧性骨折的畸形愈合。

3. 闭合性手术的方法

针刀在临床上的应用操作方法比较复杂，主要有以下几种：纵行疏通剥离法、横行剥离法、切开剥离法、铲磨削平法、瘢痕刮除法、骨痂凿开法、通透剥离法、切割肌纤维法、关节内骨折复位法、血管疏通法、划痕切开法、剪断松解剥离法、平面松解剥离法、注射松解剥离法、切痕松解法、周围松解剥离法、打孔疏通法、电生理线路接通法、点弹神经法、病变组织摘除法、病变组织体外切除法、减弱电流量法、增强电流量法。

五、操作规范（图 4-4）

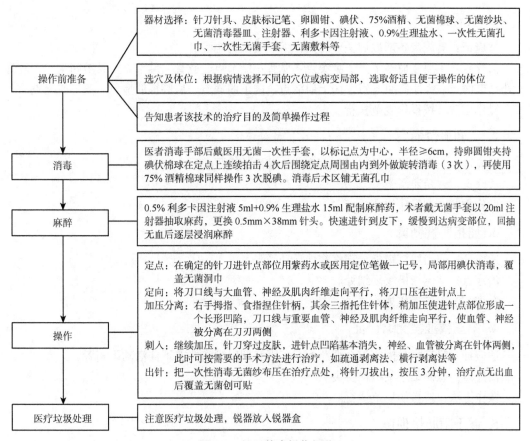

操作前准备
- 器材选择：针刀针具、皮肤标记笔、卵圆钳、碘伏、75%酒精、无菌棉球、无菌纱块、无菌消毒器皿、注射器、利多卡因注射液、0.9%生理盐水、一次性无菌孔巾、一次性无菌手套、无菌敷料等
- 选穴及体位：根据病情选择不同的穴位或病变局部，选取舒适且便于操作的体位
- 告知患者该技术的治疗目的及简单操作过程

消毒
- 医者消毒手部后戴医用无菌一次性手套，以标记点为中心，半径≥6cm，持卵圆钳夹持碘伏棉球在定点上连续拍击 4 次后围绕定点周围由内到外做旋转消毒（3 次），再使用 75% 酒精棉球同样操作 3 次脱碘。消毒后术区铺无菌孔巾

麻醉
- 0.5% 利多卡因注射液 5ml+0.9% 生理盐水 15ml 配制麻醉药，术者戴无菌手套以 20ml 注射器抽取麻药，更换 0.5mm×38mm 针头。快速进针到皮下，缓慢到达病变部位，回抽无血后逐层浸润麻醉

操作
- 定点：在确定的针刀进针点部位用紫药水或医用定位笔做一记号，局部用碘伏消毒，覆盖无菌洞巾
- 定向：将刀口线与大血管、神经及肌肉纤维走向平行，将刀口压在进针点上
- 加压分离：右手拇指、食指捏住针柄，其余三指托住针体，稍加压使进针点部位形成一个长形凹陷，刀口线与重要血管、神经及肌肉纤维走向平行，使血管、神经被分离在刀刃两侧
- 刺入：继续加压，针刀穿过皮肤，进针点凹陷基本消失，神经、血管被分离在针体两侧，此时可按需要的手术方法进行治疗，如疏通剥离法、横行剥离法等
- 出针：把一次性消毒无菌纱布压在治疗点处，将针刀拔出，按压 3 分钟，治疗点无出血后覆盖无菌创可贴

医疗垃圾处理
- 注意医疗垃圾处理，锐器放入锐器盒

图 4-4　针刀技术操作规范

六、技术要点

①寻找病变点：软组织损伤后产生的瘢痕、粘连、挛缩等病理现象对软组织产生高于正常生理的应力，称为高应力，两个或两个以上的高应力相交的点通常为要寻找的病变点，可称为高应力点。②病变点与肌肉痉挛点相鉴别：前者触之较硬，按之不散；后者通过手法等可松解。③局部麻醉要逐层浸润麻醉，保证术中无痛。④进针操作要快、稳、准、轻、巧。⑤彻底松解病变：逐层松解，往复切割；术中触诊，保证松解彻底。

七、适应证

1）痛证：颈椎病、胸廓出口综合征、网球肘、屈指肌狭窄性腱鞘炎、腰椎间盘突出症、骨化性肌炎、外伤性肌痉挛和肌紧张、慢性软组织损伤、术后关节功能障碍、骨干骨折畸形愈合、陈旧性踝关节扭伤等。

2）心脑病症：睡眠障碍、眩晕、中风偏瘫、多发性肌炎等。

3）其他：慢性结肠炎、变应性皮炎、支气管哮喘、痔疮等。

八、临床应用

1. 肩周炎

适应证：肩周炎各期以肩关节疼痛伴活动受限为主症者。

治疗点：主要是肩峰下点、喙突点、肱骨小结节点、肱骨大结节点、结节间沟点、肱骨大小结节嵴点、大小圆肌起点、冈上肌痛点、冈下肌痛点、肩胛提肌痛点、菱形肌痛点。

操作方法：按操作规范执行。

2. 三角肌滑囊炎

适应证：三角肌滑囊炎以局部疼痛伴上肢活动受限者。

治疗点：三角肌滑囊。

操作方法：按操作规范执行。

3. 屈指肌腱鞘炎

适应证：屈指肌腱鞘炎局部疼痛伴活动受限者。

治疗点：掌侧指横纹硬结处。

操作方法：按操作规范执行。

4. 第三腰椎横突综合征

适应证：第三腰椎横突综合征急性期和缓解期以腰痛伴或不伴活动不利者。

治疗点：患侧第三腰椎横突尖。

操作方法：按操作规范执行。

5. 髌下脂肪垫损伤

适应证：髌下脂肪垫损伤以膝关节疼痛伴膝关节活动受限者。

治疗点：髌下脂肪垫。

操作方法：按操作规范执行。

6. 失眠

适应证：以入睡困难或维持睡眠障碍为主要临床表现，睡眠时间减少或质量下降，影响日间社会功能和生活质量者。

治疗点：$C_2 \sim C_3$ 棘间点、$C_2 \sim C_3$ 关节突关节点、颈胸交界处关节、$T_5 \sim T_8$ 脊旁点。

操作方法：按操作规范执行。

九、注意事项

①要做好患者宣教工作，消除其紧张、恐惧心理。②严格无菌操作，预防感染。③熟悉解剖，避免损伤重要神经、血管、脏器。④熟悉操作规程和手法。

十、禁忌证

①出血性疾病或其他有出血倾向、凝血障碍者。②局部皮肤溃疡感染、恶性肿瘤。③妊娠妇

女。④严重的肝、肾、心脏等疾病及高血压危象者。⑤施术部位红肿、灼热，或在深部有脓肿者。

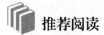 **推荐阅读**

1）朱汉章. 小针刀疗法[M]. 北京：中国中医药出版社，1992.

2）朱汉章. 针刀医学[M]. 北京：中国中医药出版社，2004.

3）肖德华，王文德，刘星. 针刀治杂病[M]. 北京：人民卫生出版社，2013.

4）庞继光. 针刀医学基础与临床[M]. 深圳：海天出版社，2006.

第三节 刃针技术

刃针技术是在中医经筋理论及现代解剖学的指导下采用特殊的带刃针具在穴位或病变点刺激以治疗软组织损伤为主的中医微创技术。

刃针是从传统针灸学中针砭发展而来。《灵枢·玉版》中有"故其已成脓血者，其唯砭石铍锋之所取也"，所以说砭石铍锋是最初的带刃针的雏形。从明、清等朝代医籍中所绘制的"镵针、锋针、铍针"，以及河南南阳"医圣祠"内陈列的 8 种清代针具中，又可以看到不断发展的带刃针具。随着针灸学理论和临床实践的不断丰富，带刃针具也不断发展和创新，其中以田纪均教授为代表，他改良了刃针针具和进针方法，提出了刃针软组织微创术和手法，为刃针的发展开辟了新的方向。

一、理论基础

1. "以痛为输"的理论基础

刃针强调在病变的软组织局部进行治疗，是传统针灸学经筋理论中"以痛为输"的发展。如《灵枢·卫气失常》中曰："筋部无阴无阳，无左无右，候病所在。"指出病在筋者，不必分阴阳左右，随其发病所在部位治疗即可。刃针技术的选穴原则即通过对病变经筋的探查揣摩而定点，也是《黄帝内经》中"治在燔针劫刺，以知为数，以痛为输"的体现。

2. 刃针对软组织的作用

结疤、粘连或无菌性炎症是造成慢性软组织损伤疼痛的主要病理因素，刃针通过松解骨骼肌、筋膜、神经鞘膜外脂肪等病变组织，完全阻断了它们的化学性刺激和疼痛传导通路，从而达到缓解疼痛的目的，并且能够改善关节周围软组织的功能。

3. 刃针对筋膜间室内压的调节

由于炎性渗出、肌肉痉挛、筋膜挛缩等原因引起筋膜间室内压力增高，这种压力对神经末梢产生了病理性刺激而发生疼痛，刃针的局部治疗可改善筋膜表面张力的增高并且改善筋膜间室内压，是刃针技术的又一基础理论。

二、治疗点的探查

刃针技术治疗主要是选取压痛点和根据病变所处的经脉结合病症选穴位。

治疗点探查的重点是寻找压痛的根本原因。探查时应注意以下几点：

1）压痛点是在软组织与骨附着的起、止点，纤维部、腱鞘或滑囊等部位。

2）牵拉该软组织时，压痛点处疼痛加剧。

3）做某些特定方向活动时，压痛点处疼痛加剧。

4）抗阻力主动收缩该软组织时，压痛点处疼痛加剧，或因疼痛而致收缩无力。

5）长形软组织异常改变的纵轴，是否与软组织纤维走行方向一致。

三、针具型号

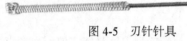

图 4-5　刃针针具

根据疾病的不同部位和治疗目的，选取不同规格的针具（图 4-5）。

常用刃针分有八种型号，见表 4-1。

表 4-1　刃针的型号

型号	针体直径（mm）	针体长度（cm）
Ⅰ-1	0.70	9.0
Ⅰ-2	0.70	6.0
Ⅰ-3	0.70	3.0
Ⅱ-1	0.50	6.0
Ⅱ-2	0.50	4.0
Ⅱ-3	0.50	2.0
Ⅲ-1	0.35	3.0
Ⅲ-2	0.35	2.0

四、操作规范（图 4-6）

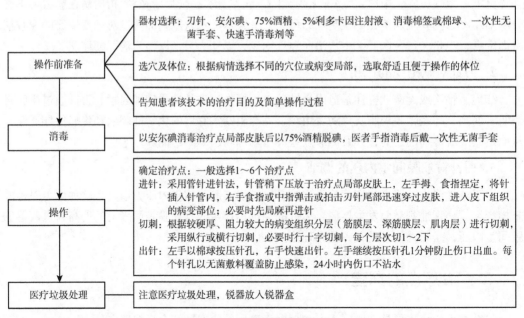

图 4-6　刃针技术操作规范

五、技术要点

①穴位或治疗点的选择。②进针要求稳、准、快。③切刺时病变层次要分明。

六、适应证

本技术主要适用于骨关节痛证，如外伤性滑囊炎、腱鞘炎、肌肉筋膜炎、纤维炎结节、增生性关节炎、脊柱小关节紊乱、腰椎间盘突出症等。

七、临床应用

1. 落枕

适应证：落枕。

治疗点：在痉挛的肌肉如胸锁乳突肌、斜方肌及肩胛提肌最敏感的压痛处定点。

操作方法：按操作规范执行。

2. 颈椎病

适应证：颈椎病。

治疗点：主要分布在颈后、上背部肌肉、韧带附着处，常见有颈椎棘突旁开 1.5~2cm，关节突关节压痛点或硬结、条索处；项韧带或颈椎棘突压痛、硬结处；上项线胸锁乳突肌止点压痛或硬结处；肩胛骨上角，肩胛提肌止点处；肩胛骨内缘，菱形肌止点处；冈下肌压痛或硬结处；T_1~T_6 棘突旁压痛或硬结处。

操作方法：按操作规范执行。

3. 跟痛症

适应证：跟痛症。

治疗点：①跖腱膜炎治疗点在跟骨底前方压痛及硬结处；②跟下滑囊炎治疗点在跟骨底压痛、硬结及触地疼痛处。

操作方法：按操作规范执行。

4. 慢性支气管炎

适应证：慢性支气管炎。

治疗点：选取 T_1~T_5 水平双侧肩胛骨内缘之间的压痛点、结节或条索处；如果未找到压痛点、结节或条索等病变，则选取大椎、身柱、肺俞、风门等穴。

操作方法：按操作规范执行。

5. 原发性痛经

适应证：原发性痛经。

治疗点：腰骶部压痛点、次髎、三阴交、肾俞。

操作方法：按操作规范执行。针体垂直刺入皮肤直达肌肉层，行纵行切刺、提插手法。

6. 紧张性头痛

适应证：紧张性头痛。

治疗点：颞部、枕部、咬肌、胸锁乳突肌或枕额肌激痛点或肌痉挛、硬结处。

操作方法：按操作规范执行。

八、注意事项

①严格无菌操作，预防感染。②熟悉局部解剖。③注意病变的层次，以免伤及软组织。④密切注意患者在治疗中的感觉及变化。

九、禁忌证

①出血性疾病或其他有出血倾向、凝血障碍者。②局部皮肤溃疡感染、发热、恶性肿瘤。③施术部位红肿、灼热，或在深部有脓肿者。④女性经期、孕期。⑤严重的肝肾功能不全、心脏病、糖尿病血糖控制差、肺结核、高血压危象者。⑥患严重精神病不能配合者。⑦体质虚弱、年纪较大者。

 推荐阅读

1）田纪钧. 刃针疗法[M]. 北京：人民卫生出版社，2016.

2）田纪钧，陈磊. 刃针疗法治疗百病[M]. 北京：人民卫生出版社，2014.

3）田纪钧. 刃针微创治疗术[M]. 北京：中国中医药出版社，2005.

4）国家中医药管理局. 中医病症诊断疗效标准[M]. 北京：中国医药科技出版社，2012.

第四节　铍针技术

铍针技术是运用铍针对皮下组织、筋膜进行切割以缓解疼痛的一种针灸微创技术。铍针源于古代九针，《灵枢·九针十二原》曰："五曰铍针，长四寸，广二分半……铍针者，末如剑锋，以取大脓"；《灵枢·官针》曰："病为大脓者，取以铍针"。早在20世纪90年代中期，中国中医科学院董福慧经过长期临床和科研，提出了皮神经卡压综合征的诊断，并根据皮神经卡压的发病特点，提出了铍针技术来治疗皮神经卡压综合征。

一、理论基础

分布于周身的感觉神经由浅部进入深部必须穿过筋膜。如果炎性渗出等导致筋膜腔内压力增高时，筋膜的表面张力必然随之增高，通过其间的感觉神经末梢也要承受相应的张力。当肌肉紧张或痉挛时，不但要牵动筋膜，而且和筋膜间还要发生相对位移，另外筋膜和皮下组织之间也要发生相对的位移。如果筋膜和肌肉、筋膜和皮下组织之间因损伤或炎症而存在粘连和瘢痕化，或筋膜本身和感觉神经粘连，则这种相对的位移就可以刺激或压迫感觉神经，从而引起疼痛。铍针技术通过对皮下组织、筋膜进行切割，降低筋膜腔内压力，降低筋膜表面张力降低，松解粘连，从而消除感觉神经末梢受到的刺激和压迫，缓解疼痛。

二、选穴原则

铍针技术的取穴原则是以解剖定位为基础，一般取皮神经走行穿出筋膜处附近穴位为治疗点，如枕大神经穿出点的位置与足少阳胆经的风池穴定位位置相似，位于后发际胸锁乳突肌与斜方肌上端之间的凹陷处；枕小神经压痛点的位置与经外奇穴翳明穴的定位位置相似，位于耳垂后方，当乳突与下颌角之间的凹陷处（翳风穴）后1寸；上臂外侧皮神经穿出点的位置与手太阴肺经的尺泽穴位置相似，位于肘横纹中，肱二头肌腱桡侧凹陷处；股外侧皮神经穿出点的位置在足阳明胃经髀关和足太阴脾经的冲门穴之间的位置，位于髂前上棘下方。

三、针具选择

铍针（图4-7）全长50～80mm，针头长10mm，直径为0.50～0.75mm，针体长40～70mm，末端扁平带刃，刀口为斜口，刀口线为0.5～0.7mm。针柄是用钢丝缠绕的普通针柄，长30～50cm。

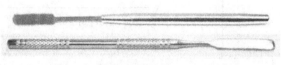

图4-7　铍针针具

四、操作方法

1. 进针方法

（1）双手进针法

术者一手拇、食指捏住针柄，另一手拇、食指用无菌棉球或无菌纱块捏住针体，针尖对准皮肤定位点的中心，双手骤然向下，使铍针快速穿过皮肤，当铍针穿过皮下时，针尖的阻力较小，进针的手下有种空虚感，当针尖刺到深筋膜时，会遇到较大的阻力，持针的手下会有种抵抗感。

（2）管针进针法

术者一手捏住套有塑料套管针的针体，针尖对准皮肤定位点的中点，垂直下压套管，另一手的拇、中指端相对，中指指甲对准针尾，用力弹击露在套管外的针尾，使其瞬间穿过皮肤，然后取下套管，再逐层进针。

2. 松解方式

根据治疗需要，对筋膜层的松解可以采用以下几种方式。

（1）一点式松解

一点式松解适用于痛点局限，定位准确的病例。铍针的尖端穿过深筋膜即可，患者的局部疼痛常随之消失。

（2）多点式松解

多点式松解适用于痛点局限但定位较模糊的病例，当铍针的尖端穿过深筋膜后，轻轻上提，将针退出筋膜至皮下，稍微改变进针角度，再穿过筋膜层，可如此重复 3~5 次。

（3）线式松解

线式松解适用于疼痛范围较大，病程较长，筋膜肥厚且肌肉张力较高的病例。线式松解其实就是沿一个方向的反复连续点刺，形成一条宽 0.5~0.7cm 的筋膜裂隙。

五、操作规范（图 4-8）

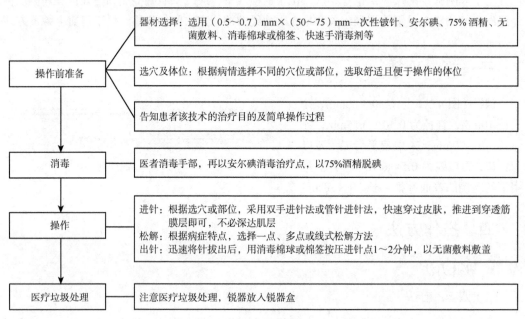

图 4-8　铍针技术操作规范

六、技术要点

①解剖定位精准，达到深筋膜即可。②进针要求稳、准、快。③松解时要把握好层次、方向。

七、适应证

本技术主要适用于疼痛类疾病，如枕大神经卡压综合征、前臂外侧皮神经卡压综合征、股外侧皮神经卡压综合征、颈椎病、腰椎间盘突出症、膝骨关节炎、类风湿关节炎等。

八、临床应用

1. 枕大神经卡压综合征

适应证：枕大神经卡压综合征。

治疗点：枕大神经穿出点的位置与足少阳胆经的风池穴定位位置相似，位于后发际胸锁乳突肌与斜方肌上端之间的凹陷处。

操作方法：按操作规范执行。

2. 枕小神经卡压综合征

适应证：枕小神经卡压综合征。

治疗点：枕小神经压痛点的位置与经外奇穴翳明穴的定位位置相似，位于耳垂后方，当乳突与下颌角之间的凹陷处（翳风穴）后 1 寸。

操作方法：按操作规范执行。

3. 耳大神经卡压综合征

适应证：耳大神经卡压综合征。

治疗点：天窗、天容。

操作方法：按操作规范执行。

4. 肩胛上神经卡压综合征

适应证：肩胛上神经卡压综合征。

治疗点：巨骨、天宗、秉风、曲垣。

操作方法：按操作规范执行。

5. 锁骨上神经卡压综合征

适应证：锁骨上神经卡压综合征。

治疗点：臑俞、肩髃、肩髎。

操作方法：按操作规范执行。

6. 臀上皮神经卡压综合征

适应证：臀上皮神经卡压综合征。

治疗点：髂前上棘、臀中肌。

操作方法：按操作规范执行。

九、注意事项

①要做好患者宣教工作，消除其紧张、恐惧心理。②无菌操作，注意创口保护，预防感染。③铍针也会出现晕针，要注意预防和处理。④铍针的进针深度达到深筋膜即可，不宜过深，以免造成内脏、血管、神经等损伤。

十、禁忌证

①出血性疾病或其他有出血倾向、凝血障碍者。②局部皮肤溃疡感染、恶性肿瘤。③妊娠妇女。④严重的肝肾功能不全、心脏病、糖尿病血糖控制差、肺结核、高血压危象者。⑤患严重精神病不能配合者。

推荐阅读

1）董福慧. 皮神经卡压综合征[M]. 北京：北京科学技术出版社，2002.

2）王国强. 中医医疗技术手册（2013 普及版）[M]. 北京：国家中医药管理局，2013.

3）马尧，布赫，贾纪荣，等. 针刺激痛点治疗肌筋膜疼痛综合征研究进展[J]. 中国针灸，2012，32（6）：573-576.

第五节　浮 针 技 术

浮针技术是运用一次性浮针等针具，在引起病痛的患肌周围或邻近四肢进行扫散的皮下针刺法，并常在治疗时配合再灌注活动。主要用于治疗筋脉不舒、血滞不通所导致的颈肩腰腿疼痛和一些内科、妇科杂症。它是符仲华在继承传统针灸的基础上，对针具进行改良，融合现代医学知识，不断创新发展，形成的理论和技术操作规范。因其为水平进针，且只作用在皮下组织，扫散操作时，整个针体宛如浮在肌肉上一样，故得其名。

一、理论基础

1. 传统理论基础

浮针技术是由十二皮部理论、"以痛为输"理论和《黄帝内经》刺法继承创新而来。

十二皮部理论：《素问·皮部论》有"凡十二经络脉者，皮之部也"。十二皮部是十二经脉功能活动反映于体表的部位，也是络脉之气散布之所在。浮针技术作用于皮下，能振奋皮部阳气，从而推动体内气血运行，使阴平阳秘。

"以痛为输"理论："治在燔针劫刺，以知为数，以痛为输"，这是《灵枢·经筋》对十二经筋的各种痹证，如仲春痹、孟春痹、仲秋痹等的治疗原则。《黄帝内经》选穴常以"以痛为输"为基本原则，治疗软组织的病变，尤其是四肢躯干部的痛证。浮针技术进针点的选择是在痛点周围，和"以痛为输"有相似的地方，都以病痛的部位作为选择进针点的依据。

《黄帝内经》刺法：《灵枢·官针》提到 26 种特殊刺法，其中毛刺、直针刺、浮刺、半刺都对浮针从皮下进针提供了依据和产生了启发。尤其是直针刺"引皮乃刺之，以治寒气之浅者也"，是一种沿皮卧针直刺的方法。

2. 现代医学理论基础

浮针技术的三大内涵是患肌、皮下扫散、再灌注活动。结合三者简短阐述浮针的生理学基础及病理学基础。

患肌：是浮针医学对"功能性病变肌肉"的简称，意指存在一个或多个 MTrP（肌筋膜激痛点）的肌肉。功能性病变主要指电生理的变化，而没有影像学表现的明显的器质性变化。患肌可引起疼痛、功能障碍、肌力下降；患肌还可通过影响穿行其内或邻近的神经、动脉、静脉而出现一系列症状，如麻木、怕冷、水肿等。

皮下扫散：指将浮针对准患肌，在患肌周围皮下组织进针、运针后，将针体左右摆动的动作。皮下浅筋膜层是浮针作用的唯一层次，相对其他针刺或按摩，浮针通过扫散大大提高了刺激量。

再灌注活动：泛指采用适量、有针对性的外力或患者自己的力量，使患肌收缩，持续数秒后放松，并且常在收缩患肌的同时医生给予等力阻抗，以改善缺血组织循环的活动方法。

患肌缺血缺氧是引起疼痛的病理学基础，再灌注活动通过肌肉的舒张和收缩，在短时间内为患肌输送含氧丰富的血液来改善缺血缺氧状态，改善局部组织的微循环，从而打破患肌的能量危机自体循环，使患肌失去活性，逐渐修复转为正常组织。

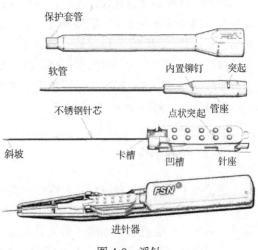

二、针具选择

作为一种新式针灸器具，浮针是复式结构，分为针芯、软套管、管座和保护套管。另外，为减轻疼痛、规范进针、操作方便，配有专门的进针器（图4-9）。

图 4-9　浮针

三、操作规范（图 4-10）

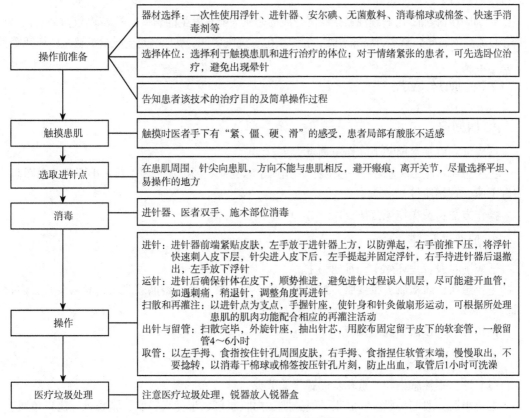

图 4-10　浮针技术操作规范

四、技术要点

①检查患肌时，垂直肌肉走向用指腹触摸，上下滑动、左右探查，避免按压，勿用指尖或其他部位检查。②进针操作时进针器与皮肤角度尽可能小，进针器前端紧贴皮肤。③扫散操作前，确保针体在皮下，顺势推进，避免进针过深误入肌层；同时尽可能避开血管，如遇刺痛，稍退针，调整角度再进针。扫散要点：幅度大、有支点、要平稳、有节奏。一个进针点的扫散时间为 0.5～2 分钟，频率为 100 次/分。④运针要点：平稳、匀速、上提、滑进。⑤再灌注活动的要求：幅度大、速度慢、次数少、间隔时间长、变化多。同一组再灌注动作以不超过 3 次，每次小于 10 秒为宜。

五、适应证

浮针技术适应证主要围绕肌肉进行分类和拓展。

1）肌肉前病痛，即肌肉上游引发的病症，常见疾病包括强直性脊柱炎、类风湿关节炎、哮喘、痛风、帕金森病、面瘫、肩关节周围炎等。

2）肌肉中病痛，即肌肉本身的病症，以肌肉疼痛、相关肌肉肌力下降，功能减退、易感疲劳乏力及相关关节活动范围减小为常见症状。常见疾病包括颈椎病、网球肘、腰椎间盘突出症、慢性膝关节痛、踝关节扭伤、头痛、前列腺炎、漏尿、呃逆、失眠、抑郁、慢性咳嗽、习惯性便秘等。

3）肌肉后病痛：由病理性紧张肌肉造成的非肌肉器官发生的病变，常见症状包括头昏、眩晕、心慌胸闷、局部麻木、局部水肿、乳腺增生、黄斑变性、糖尿病足、股骨头缺血性坏死等。

六、临床应用

1. 肩周炎

适应证：以平台期和下降期肩周炎为主。

主要患肌：肱二头肌、肱三头肌、三角肌、喙肱肌、冈上肌、冈下肌、小圆肌、大圆肌、肩胛下肌、背阔肌等。

操作方法：按操作规范执行。

2. 股骨头坏死

适应证：股骨头坏死 I～III 期为主。

主要患肌：腹横肌、腹斜肌、臀大肌、臀中肌、臀小肌、阔筋膜张肌、股四头肌、内收肌群等。

操作方法：按操作规范执行。

3. 膝骨关节炎

适应证：不伴感染和严重积水的膝骨关节炎。

主要患肌：股四头肌、髂胫束、缝匠肌、内收肌群、半腱半膜肌、腓肠肌、比目鱼肌、腓骨长肌、趾长伸肌、胫骨前肌、腘肌、腹直肌、髂腰肌等。

操作方法：按操作规范执行。

4. 压力性漏尿

适应证：压力性漏尿；对尿失禁效差，注意鉴别。

主要患肌：腹外斜肌、腹直肌下段、耻骨肌、大腿内收肌群、股四头肌内侧头、比目鱼肌、梨状肌、股方肌。

操作方法：按操作规范执行，治疗时多由远端向近端治疗。

5. 乳腺增生

适应证：乳腺增生。

主要患肌：肱二头肌、胸大肌、胸小肌、腹直肌、肋间肌、前锯肌等。

操作方法：按操作规范执行。

6. 前列腺炎

适应证：具有尿频、尿急、尿不尽等症状，但无急慢性炎症的疾病。

主要患肌：腹直肌下段、大腿内收肌群、比目鱼肌等。

操作方法：按操作规范执行。

七、注意事项

①根据患者的年龄、体质强弱、精神状态等因素，因人制宜，灵活设计再灌注活动的方式和力量。切忌因再灌注活动时间过长，或过于用力，或过于频繁等原因造成医源性损伤。②选择平坦不影响活动的地方留管，针孔周围避免浸水，以防感染。

八、禁忌证

①感染：包括细菌性、化脓性、结核性感染等。②血管破裂出血：如异位妊娠、黄体破裂、脾破裂、腹主动脉瘤破裂等。③血管栓塞：如心肌梗死、肠系膜动脉栓塞、四肢动脉栓塞等。④空腔脏器穿孔：如胃穿孔、小肠穿孔、阑尾穿孔等。⑤梗阻：绞窄性肠梗阻、蒂扭转等。⑥占位性病变：恶性肿瘤、压迫性的良性肿瘤。

推荐阅读

1）符仲华. 浮针医学纲要-基于基础医学的现代针灸[M]. 北京：人民卫生出版社，2016.

2）〔美〕克里斯蒂·凯尔. 功能解剖-肌与骨骼的解剖、功能及触诊[M]. 汪华侨，郭开华，麦全安主译. 天津：天津科技翻译出版公司，2013.

3）〔美〕克莱尔·戴维斯，〔美〕安姆贝·戴维斯. 无痛一身轻-戴维斯身体放松与疼痛自疗法[M]. 黄欣等译. 北京：群言出版社，2007.

第六节　锋勾针技术

锋勾针技术是在人体穴位或特定部位上，用特制的锋勾针在皮下挑刺以治疗疾病的一种针灸微创技术。锋勾针也是古代九针的发展，属于新九针之一。在《灵枢·九针十二原》《灵枢·官针》《灵枢·九针论》《素问·针解》中均有有关九针的内容。明清后至现代众多医家也对九针有所发挥。师怀堂在传承古代九针的基础上，创新发明了"新九针"，其中以锋勾针在临床应用较多。

一、理论基础

《灵枢·九针十二原》有锋针"其刃三隅，长一寸六分"的记载；《灵枢·九针论》曰："锋针，取法于絮针，筒其身，锋其末，其刃三隅，长一寸六分，主痈热出血。"《灵枢·官针》云："病在经络痼痹者，取以锋针……病在五脏固居者，取以锋针。"锋勾针作用于经筋和络脉上，具有疏通经脉、畅通气血、活血止痛、泻热散滞的功效，并且结合了现代医学的解剖基础、筋膜学说等，临床上根据不同部位及病情选择施用，特别在治疗脏腑顽固性疾病或热证等方面有较好的疗效。

二、操作规范（图 4-11）

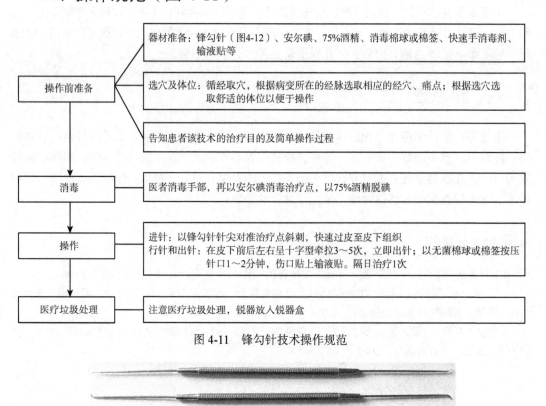

操作前准备
- 器材准备：锋勾针（图4-12）、安尔碘、75%酒精、消毒棉球或棉签、快速手消毒剂、输液贴等
- 选穴及体位：循经取穴，根据病变所在的经脉选取相应的经穴、痛点；根据选穴选取舒适的体位以便于操作
- 告知患者该技术的治疗目的及简单操作过程

消毒
- 医者消毒手部，再以安尔碘消毒治疗点，以75%酒精脱碘

操作
- 进针：以锋勾针针尖对准治疗点斜刺，快速过皮至皮下组织
- 行针和出针：在皮下前后左右呈十字型牵拉3～5次，立即出针；以无菌棉球或棉签按压针口1～2分钟，伤口贴上输液贴。隔日治疗1次

医疗垃圾处理
- 注意医疗垃圾处理，锐器放入锐器盒

图 4-11　锋勾针技术操作规范

图 4-12　锋勾针针具

三、技术要点

①正确选择治疗点。②进针要快、手法要娴熟，做到稳、准、快，牵拉的力度要均衡。③明确病位，分层治疗。④把握治疗量。

四、适应证

1）痛证：偏头痛、紧张性头痛、颈椎病、肩周炎、枕神经痛、三叉神经痛、网球肘、腰椎间盘突出症、腰肌劳损、腓肠肌痉挛、膝骨关节炎等。

2）脾胃病症：顽固性呃逆、神经性呕吐、功能性消化不良、反流性胃炎、胃肠动力性疾病等。

3）其他：面肌痉挛、小脑共济失调、创伤后应激障碍、抽动障碍、甲状腺肿大等。

五、临床应用

1. 肩周炎

适应证：肩周炎。

主穴：百劳、肩三针、心俞、膈俞。

操作方法：按操作规范执行。

2. 紧张性头痛

适应证：紧张性头痛。

主穴：风池、四花穴、心俞。

操作方法：按操作规范执行。

3. 枕神经痛

适应证：枕神经痛。

主穴：风池、百劳、心俞、胆俞、中脘。

操作方法：按操作规范执行。

4. 三叉神经痛

适应证：三叉神经痛。

主穴：心俞、肝俞、胃俞、中脘。

操作方法：按操作规范执行。

5. 面肌痉挛

适应证：面肌痉挛。

主穴：心俞、肝俞、合谷。

操作方法：按操作规范执行。

6. 抽动障碍

适应证：抽动障碍。

主穴：长强、大椎、筋缩、风府、鸠尾。

操作方法：按操作规范执行。

六、注意事项

①要做好患者宣教工作，消除其紧张、恐惧心理。②预防晕针。③严格消毒，防止感染。④掌握深度，防止伤及内脏、血管、神经等。

七、禁忌证

同铍针技术。

 推荐阅读

1）许能贵，符文彬. 临床针灸学[M]. 北京：科学出版社，2015.

2）符文彬，许能贵. 针灸临床特色疗法[M]. 北京：中国中医药出版社，2011.

3）符文彬. 司徒铃针灸医论医案选[M]. 北京：科学出版社，2012.

4）解秸萍. 新九针理论及临床应用荟萃[M]. 北京：中国中医药出版社，2016.

5）师怀堂. 中医临床新九针疗法[M]. 北京：人民卫生出版社，2000.

第五章 针灸其他技术

第一节 刺络拔罐技术

刺络拔罐技术是用三棱针或注射器针头等工具点刺穴位或相关部位后，并在该部位立刻拔罐以治疗疾病的其他类针灸技术。

刺络技术最早的文献记载见于马王堆出土的《五十二病方》，《黄帝内经》中明确有刺血疗法的论述就有 50 余篇，标志着刺血疗法已达到了一个新的高度。后世对刺血疗法的应用历代均拓展较多，并在实践过程中与拔罐法相结合，形成了刺络拔罐技术。晋代葛洪《肘后备急方》中有用"针角之"治病的记载，已经将针刺与拔罐的方法合用。唐代王焘的《外台秘要》中也较为明确地记载了用刺络拔罐治疗疾病，曰："治痈疮……以刀弹破所角处，又煮筒子重角之，当出黄白赤水，次有脓出；初被蜇，先以针刺蜇处出血，然后角之。"清代吴谦在《医宗金鉴·外科心法要诀》中也记载了应用刺络拔罐技术治疗痈疽阴证，"铍针品字样三孔开之……随用药筒拔法拔之"的治疗方法。现代临床将三棱针技术和拔罐技术结合使用，治疗范围不断扩大，内、外、妇、儿、五官各科均有应用。

一、理论基础

刺血治病的历史由来已久。《灵枢·九针论》有"时者，四时八风之客于经络之中……必筩其身而锋其末，令可以泻热出血，而痼病竭"；《太素·三刺》中有"重舌，刺舌柱以铍针"，是说古代刺血工具以锋针、铍针等为主，且久病痼疾用刺血有较好的疗效，各朝代均对刺血的理论、适应证及宜忌有所发挥，如《素问·刺热》治疗肺经风热证"肺热病者……刺手太阴阳明，出血如大豆，立已"；《灵枢·杂病》治疗厥证"厥、挟脊而痛者，至顶，头沉沉然……取足太阳腘中血络"；梁代陶弘景的《补辑肘后方·治卒喉咽诸病方》治疗急性咽痛症"治喉痹又方：随病左右，刺手小指爪甲下令出血，立愈"；明代《普济方·痧证》有"治绞肠痧证……以针刺去恶血即愈"；《外科枢要》有"治丹毒疔疮，红丝走散，或时毒瘀血壅盛……令毒血遇刺皆出毒"；《素问·三部九候论》又说"必先去其血脉而后调之……上实下虚……索其结络脉，刺出其血，以见通之"，指出上实下虚证也可以用刺血治疗。

拔罐疗法的临床应用较广，不拘泥于虚实寒热。《本草纲目拾遗》中有"火罐，江右及闽中皆有之……凡患一切风寒，皆用此罐"，是说拔罐在风寒表证中的广泛应用；《苏沈良方》中载"治久嗽，冷痰咳嗽，及多年劳嗽，服药无效者"，是以拔罐治疗虚性久咳之证；《奇效良方》中"治溺水死，以酒坛一个，纸钱一把，烧放坛中，急以坛口覆溺水人脐上，冷则再烧纸钱，放于坛内，覆脐去水即活"，是通过拔罐的温热刺激救治急性溺水。《素问·皮部论》曰："凡十二经络脉者，皮之部也。"拔罐通过刺激皮部、经脉调节脏腑经络功能，疏通经络。现代医学认为，拔罐疗法通过机械刺激和温热效应可较好地改善人体微循环，引起一系列神经内分泌反应从而治疗疾病。

刺络拔罐技术联合应用加强了"菀陈则除之"的作用，起到疏通经络、解毒清热、温经散寒、消肿散结的治疗效果。

二、器械选择

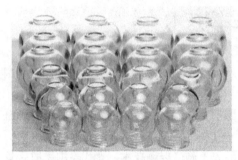

图 5-1　玻璃罐

（一）刺络针具

常用刺络针具是三棱针或注射针头。

（二）常用火罐分类和特点

1. 玻璃罐

玻璃罐，目前临床最常用，优点是质地透明，传热较快，使用时可以随时观察罐内皮肤瘀血的程度，常用于刺络放血（图 5-1）。

2. 竹罐

竹罐，轻巧、价廉，取材容易，制作简单，不易摔破，但容易爆裂漏气，吸拔力不强，且质地不透明，不方便观察皮肤的情况（图 5-2）。

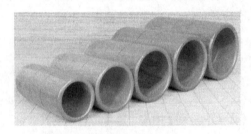

图 5-2　竹罐

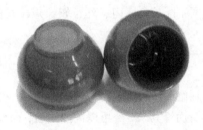

图 5-3　陶罐

3. 陶罐

陶罐，罐体较重，易于破碎，且质地不透明，目前临床较少使用（图 6-3）。

4. 橡胶罐

橡胶罐，可随意调节罐内负压和控制吸力，操作方法简单、容易掌握，但没有火力的温热刺激（图 6-4）。

5. 多功能罐

多功能罐，常见磁疗罐、红外线罐等，是配置有其他作用的现代新型罐具。

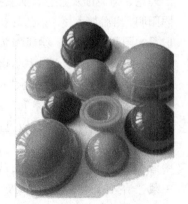

图 5-4　橡胶罐

三、操作规范（图 5-5）

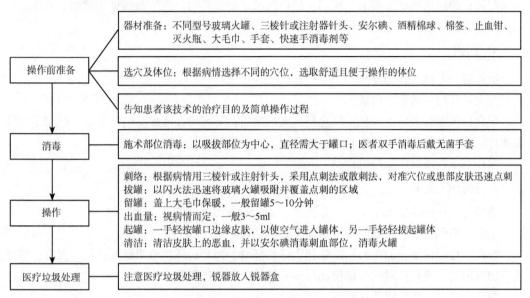

操作前准备
- 器材准备：不同型号玻璃火罐、三棱针或注射器针头、安尔碘、酒精棉球、棉签、止血钳、灭火瓶、大毛巾、手套、快速手消毒剂等
- 选穴及体位：根据病情选择不同的穴位，选取舒适且便于操作的体位
- 告知患者该技术的治疗目的及简单操作过程

消毒
- 施术部位消毒：以吸拔部位为中心，直径需大于罐口；医者双手消毒后戴无菌手套

操作
- 刺络：根据病情用三棱针或注射针头，采用点刺法或散刺法，对准穴位或患部皮肤迅速点刺
- 拔罐：以闪火法迅速将玻璃火罐吸附并覆盖点刺的区域
- 留罐：盖上大毛巾保暖，一般留罐5～10分钟
- 出血量：视病情而定，一般3～5ml
- 起罐：一手轻按罐口边缘皮肤，以使空气进入罐体，另一手轻轻拔起罐体
- 清洁：清洁皮肤上的恶血，并以安尔碘消毒刺血部位，消毒火罐

医疗垃圾处理
- 注意医疗垃圾处理，锐器放入锐器盒

图 5-5　刺络拔罐技术操作规范

四、技术要点

①正确选择穴位或部位。②刺络时做到稳、准、快。③闪火点燃的时间要尽量短且迅速吸罐。④把握留罐的时间和出血量。

五、适应证

1）急证：高热、中暑、中毒、急性吐泻等。

2）痛证：偏头痛、颈椎病、肩周炎、急性腰扭伤、急性踝关节扭伤、痛风性关节炎、膝骨关节炎、坐骨神经痛等。

3）皮肤外科病症：带状疱疹、荨麻疹、湿疹、神经性皮炎、下肢丹毒、痤疮等。

4）其他：感冒、中风、肩手综合征、水肿、下肢静脉栓塞。

六、临床应用

1. 带状疱疹

适应证：带状疱疹急性期或后遗神经痛。

主穴：局部阿是穴、心俞、三焦俞。

配穴：肝经郁热证加肝俞；脾虚湿热证加阴陵泉；瘀血阻络证加膈俞、血海；头面部加大椎、胃俞；胸胁部加章门；腰部加委中；后遗神经痛加膈俞、胆俞、肺俞、肝俞。

操作方法：按操作规范执行。

2. 痤疮

适应证：各种类型的痤疮。

主穴：大椎、心俞、胃俞、大肠俞。

配穴：肺经风热证加肺俞、风门；湿热蕴结证加三焦俞；痰湿凝结证加脾俞、脊中。

操作方法：按操作规范执行。

3. 高热

适应证：外感所致的高热。

主穴：风门、肺俞、曲池。

配穴：风寒袭表证加身柱；风热犯表证加陶道；暑湿遏表证加脾俞、心俞；热郁卫气证加魄户、胃俞；热入营血证加心俞、膈俞；周身骨痛加大杼。

操作方法：按操作规范执行。

4. 神经性皮炎

适应证：神经性皮炎。

主穴：肩髃、委中、心俞、三焦俞、膈俞、委中。

配穴：血虚风燥证加血海；肝郁化火证加肝俞、胆俞；风热蕴阻证加风门、胃俞；瘙痒甚者加厥阴俞、魂门；肘关节部位加尺泽；踝关节部位加膀胱俞。

操作方法：按操作规范执行。

5. 慢性湿疹

适应证：慢性湿疹，迁延难愈者。

主穴：皮损局部阿是穴、曲池、三焦俞、阴陵泉、心俞。

配穴：湿热浸淫证加肺俞、灵台；脾虚湿蕴证加脾俞、胃俞；血虚风燥证加膈俞、血海；瘙痒甚者加膈俞、神道、意舍。

操作方法：按操作规范执行。

6. 偏头痛

适应证：偏头痛属实证者。

主穴：心俞、膈俞、胆俞。

配穴：肝胆郁热证加肝俞；痰浊证加脾俞、三焦俞；瘀血证加血海；反复发作者加三焦俞。

操作方法：按操作规范执行。

7. 急性腰扭伤

适应证：急性腰扭伤。

主穴：脾俞、腰阳关、腰眼、大肠俞、委中。

配穴：阳明腰痛加胃俞；少阳腰痛加胆俞；太阴腰痛加阴陵泉；厥阴腰痛加肝俞；督脉腰痛加腰俞。

操作方法：按操作规范执行。

七、注意事项

①严格消毒，以防感染。②注意保持舒适体位，留罐时不能变换体位。③刺络时，注意深度，防止损伤内脏、神经等。④闪火时勿在罐口边缘烧，防止烫伤。⑤留罐时间不能太长，防止起水疱。⑥根据疾病和体质，注意出血量。⑦注意防止晕针、晕血。

八、禁忌证

①高热抽搐及凝血功能障碍者。②局部皮肤溃疡、感染、局部恶性肿瘤者。③严重心肝肾功能不全者。④妊娠妇女的腹部、腰骶部。⑤习惯性流产者。

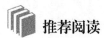

推荐阅读

1）许能贵，符文彬. 临床针灸学[M]. 北京：科学出版社，2015.

2）符文彬，许能贵. 针灸临床特色疗法[M]. 北京：中国中医药出版社，2011.

3）王峥，马雯. 中国刺血疗法大全[M]. 合肥：安徽科学技术出版社，2011.

4）郑锦，孙晓明，李荣华. 实用中医诊疗技术操作指南[M]. 上海：上海科学技术出版社，2013.

第二节　刮痧技术

刮痧技术是用边缘光滑的牛角板、砭石板、小汤匙、铜钱、硬币等工具，蘸润滑油或清水在体表部位进行反复刮动至皮肤出现发红、紫色的痧斑以治疗疾病的针灸其他技术。

刮痧技术的历史可以追溯到2000多年前的先秦时代，如春秋战国时期的《五十二病方》多处论述的"布炙以熨""抚以布"可以认为是刮痧疗法的雏形阶段；《素问·异法方宜论》中"故东方之域……其病皆为痈疡，其治宜砭石"；《难经·二十八难》中云："其受邪气，畜则肿热，砭射之也"。宋代以后，对痧病病症及刮痧疗法有了进一步的认识。明代许多著名医籍中也记载有痧症及刮痧疗法，如《证治准绳》《寿世保元》《景岳全书》等。清代吴师机在《理瀹骈文》中载："阳痧腹痛，莫妙以瓷调羹蘸香油刮背，盖五脏之系，咸在于背，刮之则邪气随降，病自松解。"还有《七十二种痧症救治法》一书，也有详尽叙述。刮痧的工具从古代的棉纱、苎麻、铜钱、汤勺、砭石发展到现代常用的牛角、玉石、铜砭等，润滑介质由水、香油、桐油、芫荽酒、盐、姜汁，发展到现代的刮痧油、中药介质等，极大地拓宽了刮痧技术的应用范围和病种。

一、理论基础

刮痧与针灸、热熨、刺血等技术的源流及治病机制紧密联系。清代张璐在《张氏医通》中记载："尝考方书，从无痧证之名……世俗以瓷器蘸油刮其脊上，随发红斑者，谓之曰痧"。郭志邃在《痧胀玉衡》中说："其治之大略有三法焉，如痧在肌肤者，刮之而愈；痧在血肉者，放之而愈，此二者，皆其痧之浅焉者也，虽重亦轻，若夫痧之深而重者，胀塞肠胃，壅阻经络，直攻乎少阴心君，非悬命于斯须，即将危于旦夕，扶之不起，呼之不应，即欲刮之放之，而痧胀之极，已难于刮放矣……则刮放之外，又必用药以济之""背脊颈骨上下及胸前胁肋、两背肩臂痧，用铜钱蘸香油刮之，或用刮舌子脚蘸香油刮之；头额腿上痧，用绵纱线或麻线蘸香油刮之。大小腹软肉内痧，用食盐以手擦之"。张志聪《侣山堂类辨》曰："所谓痧者，身上有斑点如痧，或用麻刮之，累累如朱砂，故名曰痧……故浅者刮之，深者刺之，使邪气外泄，而痛可止"。吴师机在《理瀹骈文》中治疗伤寒发斑"发斑用铜钱于胸背四肢刮透，于伤处用蛋滚擦"；治疗阴痧、阳痧"阴痧腹痛、手足冷，灯火爆身上红点。阳痧腹痛、手足暖，以针刺十指尖、臂上肥考、紫筋出血；或用盐擦手足心，莫妙少磁调羹蘸香油刮背。盖五脏之系咸在背，刮之则邪气随降，病自松解"。刮痧通过刮拭刺激经络皮部出现痧象，一方面可以疏通经络皮部、消瘀化滞，从而起到调节脏腑功能治疗疾病的作用；另一方面医者通过观察痧象的颜色、浅深、分布等辨别疾病的性质、病位、病程、预后等特点，从而指导临证治疗方案，也常与针灸、热熨、刺络等相互结合应用，以达到更好的临床疗效。

二、治疗原则

1. 循经治疗

循经治疗是指循着经脉进行刮痧的一种方法，常用于项背腰骶部的督脉和足太阳膀胱经，不强调某一穴位的重点治疗。

2. 经穴治疗

经穴治疗是指根据临床症状表现，辨证、辨经、按经取穴，在经穴上进行刮痧的方法。

3. 局部治疗

局部治疗是指在患部进行刮痧的一种方法，如颈椎病局部疼痛、僵硬，可在局部进行刮痧治疗。

三、器具及其治疗作用

1. 常用刮痧器具

（1）牛角板（图 5-6）

牛角苦，寒，归心、肝经。有清热凉血、解毒定惊作用。

（2）玉石板（图 5-7）

玉石甘，平，无毒，归肺、胃、心经。具有润肺清胃、除烦止渴、镇心、明目的作用。

（3）砭石板（图 5-8）

砭石甘、咸，平，归肺、心、肝经。具有消瘀下气、平肝镇惊的作用。

（4）檀香板

檀香辛，温，归脾、胃、心、肺经。具有行气温中、开胃止痛的作用。

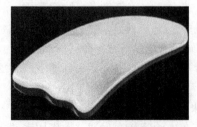
图 5-6 牛角板

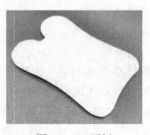
图 5-7 玉石板

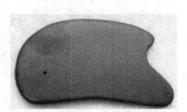
图 5-8 砭石板

（5）沉香板（图 5-9）

沉香辛、苦，微温，归脾、胃、肾经。具有行气止痛、温中止呕、纳气平喘的作用。

（6）铜钱、铜砭（图 5-10）

铜辛，平，归肝经。有散瘀止痛、续筋接骨的作用。

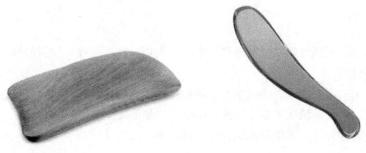

图 5-9　沉香板　　　　　　　　　图 5-10　铜砭

（7）银元

银辛，寒。具有安五脏、安心神、止惊悸的作用。

2. 辅助用具

（1）胡麻油

胡麻油甘，微寒，利大肠。具有泻热解毒、生肌止痛、消痈杀虫的作用。

（2）豆油

豆油甘、辛，温。具有润燥、解毒、杀虫的作用。

（3）芝麻油

芝麻油甘寒而滑利。具有润燥、解毒、止痛消肿的作用。

四、操作规范（图 5-11）

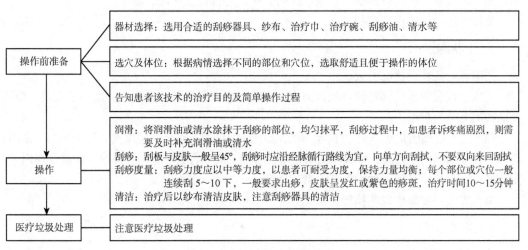

图 5-11　刮痧技术操作规范

五、技术要点

①刮痧板的选择。②刮痧的过程中皮肤保持湿润。③注意手法和方向，刮痧过程力度要均衡，不能忽轻忽重。④把握好刮痧的度量。

六、适应证

1）急证、痛证：流感发热、周身疼痛、中暑、头痛、颈肌强痛、腰肌酸痛、胃脘疼痛、关节扭伤旧患、痛经等。

2）心脑、肺系病症：失眠、中风偏瘫、精神压抑、感冒、咳嗽、痰多等。

3）脾胃病症：腹胀、消化不良、呃逆、呕吐、便秘等。

4）其他：经前综合征、围绝经期综合征、耳鸣等。

七、临床应用

1. 身重

适应证：中风偏瘫身重。

主穴：以背部督脉和膀胱经为主，从大椎水平向下至 T_{12} 水平胃俞区域，重点穴位、心俞、肝俞、脾俞、肺俞、肾俞。

配穴：脾气虚证加公孙、太白；心气虚证加神门、通里、灵道、阴郄；肾气虚证加太溪、复溜、关元；肺气虚证加太渊、中府、云门；肝气虚证加太冲、期门。

操作方法：按操作规范执行。

2. 发热

适应证：外感发热。

主穴：大椎、曲池、合谷，背部督脉和膀胱经。

配穴：风寒袭表证加风门；风热犯表证加身柱；暑湿遏表证加风门、心俞；热郁卫气证加外关、阳陵泉；热入营血证加心俞、膈俞；热入心营证加曲泽、委中。

操作方法：按操作规范执行。

3. 甲状腺肿大

适应证：良性甲状腺肿大。

主穴：以颈项部局部经脉及经穴为主，天突、膻中、中脘、臂臑、肘髎、手五里、曲池及颈椎第七节为重点。

配穴：气郁痰阻证加肝俞、丰隆；痰结血瘀证加膈俞、百劳；阴虚火旺证加肾俞、命门；肝火上炎证加期门、行间；甲状腺功能亢进症者加三间、合谷、太冲；桥本甲状腺炎加内关、阳陵泉；亚急性甲状腺炎加内关、心俞、肝俞。

操作方法：按操作规范执行。

4. 消化不良

适应证：消化不良。

主穴：重点刮背部脾区及前腹胃脘部，以脾俞、胃俞、中脘、下脘、气海、关元、足三里为主。

配穴：湿热蕴胃证加内庭、支沟；寒热错杂证加胆俞、膈俞；饮食内停证加滑肉门；肝胃郁热证加太冲、内庭；痰湿中阻证加丰隆；胃阴不足证加肾俞；便秘者加天枢、大肠俞。

操作方法：按操作规范执行。

5. 中风恢复期

适应证：中风恢复期。

主穴：颈部、胸背部的督脉、膀胱经、手厥阴经、足厥阴经循行路线，以支沟、内关、三阴交、极泉、尺泽、委中为重点。

配穴：肝阳暴亢证加行间、期门；风痰阻络证加丰隆、合谷；痰热腑实证加腹结、天枢、丰隆；气虚血瘀证加气海、足三里；阴虚风动证加太溪、太冲。

操作方法：按操作规范执行。

6. 流行性感冒

适应证：流行性感冒。

主穴：颈部、胸背部督脉和膀胱经，以大椎、身柱、风门、合谷、列缺、肺俞、太阳为重点。

配穴：风寒束表证加附分；风热犯表证加曲池、尺泽；湿邪袭表证加外关、天枢；气虚感冒者加足三里；全身酸楚者加陶道、身柱；发热重点刮大椎，加曲池；湿重者加阴陵泉、丰隆；夹暑者加心俞、三焦俞等。

操作方法：按操作规范执行。

八、注意事项

①使用前注意刮痧板的消毒。②注意室内温度，刮痧后注意避风寒，忌冷水。③注意刮痧时间要间隔，同一个部位待出痧消退再进行治疗。④注意刮痧的度量，不强求出痧。

九、禁忌证

①凝血功能障碍、出血倾向者。②皮肤局部炎症、溃烂及皮肤传染病者。③严重的贫血、糖尿病、心肝肾功能不全、脑血管病、创伤后骨折。④妊娠妇女的腹部、腰骶部和三阴交、合谷等。⑤先兆流产者。

推荐阅读

1）王倩，黄海燕. 大椎刮痧治疗小儿外感发热（风热型）的临床疗效观察[J]. 广州中医药大学学报，2020，37（10）：1940-1944.

2）胡亚丹. 温灸刮痧疗法配合感冒退热合剂治疗乙型流感的疗效观察[J]. 中西医结合研究，2020，12（3）：171-172.

3）周莉. 铜砭刮痧治疗中风后上肢痉挛性偏瘫的临床研究[J]. 中国现代药物应用，2020，14（10）：189-191.

4）王继培，丁晓华，潘玮华. 中医外治法治疗小儿功能性消化不良的研究进展[J]. 中医临床研究，2019，11（9）：19-21.

5）经升琴，徐君凤. 刮痧治疗外感发热退热效果的 Meta 分析[J]. 中西医结合护理（中英文），2018，4（5）：47-51.

6）陶军民. 刮痧配合薏苡仁粥治疗湿热滞胃型功能性消化不良疗效观察[J]. 上海针灸杂志，2016，35（10）：1203-1205.

7）朱红梅. 壮医刮痧疗法治疗原发性甲状腺机能减退疗效观察[J]. 中国民族医药杂志，2009，15（9）：33-34.

8）王羽乔琳，秦元梅，钟远，等. 虎符铜砭刮痧疗法的作用机制及临床应用进展[J]. 光明中医，2020，35（21）：3475-3478.

9）邹彬，顾青，顾伟. 刮痧疗法作用机制的实验研究进展[J]. 现代中西医结合杂志，2020，29（28）：3189-3192.

10）陈海燕，黄沂，蒋菲菲，等. 刮痧治疗神经根型颈椎病的临床研究进展[J]. 中西医结合护理（中英文），2020，6（8）：126-129.

第三节　砭石技术

砭石技术是运用砭石作为工具在人体特定的部位或穴位上刺激以防治疾病的一种其他针灸技术，亦称砭术。

砭，音 biān，《说文解字》"砭，以石刺病也"。砭石是人类最早的治病工具，砭石技术起源与形成于石器时代，殷商至春秋战国后期逐渐有文字可考，《素问·异法方宜论》中有"故东方之域，天地之所始生也。鱼盐之地，海滨傍水，其民食鱼而嗜咸，皆安其处，美其食。鱼者使人热中，盐者胜血，故其民黑色疏理，其病皆为痈疡，其治宜砭石，故砭石者亦从东方来"。砭术治病自秦汉至隋唐时期有所发展，晋唐以后日趋湮没沉寂，极少专科医生使用而流传于民间，20 世纪 90 年代以来，新型砭石疗法在我国全面复兴和创新，在砭具的选择、操作方法和应用理论方面均有扩充，其中尤以采用泗水流域的泗滨浮石为砭具较为出名。

一、理论基础

石器时代，人类在生产生活过程中发现用篝火边的热卵石外敷身体可以缓解不适，并逐渐形成一定的经验，制出了各种各样的治疗石具，采用压、刮、擦等不同的方法祛除病痛，这是利用砭石温热刺激皮肤治病的最早探索。《黄帝内经》中就记载有砭石与治神、养身、用药和诊断脏腑血气并列为五法，《素问·宝命全形论》中 "针有悬布天下者五，黔首共余食，莫知之也。一曰治神，二曰知养身，三曰知毒药为真，四曰制砭石小大，五曰知脏腑血气之诊。五法俱立，各有所先"。《史记·扁鹊仓公烈传》记载："疾之居腠理也，汤熨之所及也；在血脉，针石之所及也。"《灵枢·玉版》载有 "其已成脓血者，其唯砭石铍锋之所取也"。《黄帝内经》中多处提出以砭石代针治疗血脉涩滞、痈脓肿痛的病症，说明古代施砭也有以砭代针来刺痛排脓，达到行血祛瘀的功效。《黄帝内经太素》中有 "形志俱逸，则邪气客肉，脾之应也，多发痈肿，故以砭针及石熨调之也"，指出可以以温热砭石热熨促进痈脓排出的治疗思路。砭术采用刮法、刺法、叩法等力量较重的刺激手法，达到调和气血、温通经络、解毒排脓的功效。

二、分类与手法

民国时期的《砭经》有"砭之诀：一曰点，点非针也，点其中而不必刺其体；二曰熨，熨似灸也，熨其外而不必灼其肤；三曰摩，摩即按也，摩其周而不必振其骨"，就是砭石的手法。砭石技术的操作分为三大类。

1. 感应疗法（感法）

1）红外感应：直接将砭石置于人体体表的部位和穴位上。

2）声音感应：术者或患者敲击砭琴，使之发出优美动听的音乐。

2. 温度疗法

1）温法：加热后的砭具（温度控制在 45℃）直接或间接置于人体体表的部位或穴位，进行熨烫，放置时间 30 分钟。

2）清法：将砭石冷却后放置于肤表，吸收人体多余热量，放置时间 15 分钟。

3. 刺激手法

1）摩法：以砭具平面于体表的部位或穴位做环转移动，频率 120～150 转/分，以皮肤感到微热为度，时间 3～5 分钟，常用于胸背、胁肋、腹部。

2）刮法：以砭具侧棱垂直方向移动，按所需方向刮擦体表，与刮痧类似，频率 80～100 次/分，力量中度，时间 5～10 分钟，可在人体各部位使用。

3）揉法：术者手持砭具以砭具平面或边尖作用于人体，以腕、肘、肩关节在体表摆动按揉，频率 120～150 转/分，使体表皮肤感到微热，时间 3～5 分钟，可在全身各部施术。

4）点法：以砭尖对穴位或病变局部施以压力，频率 60～80 次/分，以局部酸胀感为度，反复点按 10～15 次，广泛用于全身各部位。

5）缠法：以砭尖抵住穴位或痛点，做高频往复摆动，频率 120～150 次/分，使体表皮肤感到微热，时间 3～5 分钟，可用于除头面及骨骼显露以外的各穴位及痛点。

6）叩法：以砭具有节奏地叩击、拍打躯体，以皮肤潮红发热为度，时间 5～10 分钟，适用于颈肩、腰背、四肢。

7）拨法：术者以砭具的边尖部分在体表往复拨动，频率 120～150 次/分，使体表皮肤感到微热、肌肉松软，时间 3～5 分钟，可应用于肌肉筋腱或结节性病变。

三、操作规范（图 5-12）

四、技术要点

①选取适合的砭具。②根据病症寒热虚实，选用温法或清法。③根据病情选用不同的手法，手法要求持久、有力、和缓、均匀。④掌握好手法的频率和时间。

五、适应证

1）痛证：头痛、颈痛、肩痛、腰椎间盘突出症、膝骨关节炎、痛经等。

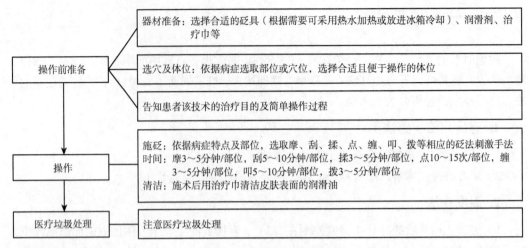

图 5-12　砭石技术操作规范

2）肝胆脾胃病症：功能性消化不良、慢性胃炎、功能性腹胀等。

3）其他：过敏性咳嗽、失眠、感冒等。

六、临床应用

1. 感冒

适应证：感冒。

主穴：大椎、风池、肩井，颈后部、上背部、胸上部。

配穴：风寒证加风门、肺俞；风热证加曲池、尺泽；体虚者加足三里。

操作方法：按操作规范执行。

2. 血压不稳定

适应证：轻中度血压不稳定者。

主穴：风池、百会、内关、太冲，背部督脉、颈部两侧。

配穴：肝阳上亢证加行间、太溪；痰湿中阻证加中脘、丰隆；气血两虚证加气海、三阴交。

操作方法：按操作规范执行。

3. 紧张性头痛

适应证：紧张性头痛实证者。

主穴：太阳、率谷、头维、风池、外关、合谷、太冲，头部、颈部。

配穴：发作期加天柱、束骨；慢性期加膈俞、胆俞。

操作方法：按操作规范执行。

4. 痛经

适应证：痛经实证者。

主穴：次髎、肾俞，腰骶部、下腹部。

配穴：寒凝证加归来、地机；气滞证加太冲、三阴交。

操作方法：按操作规范执行。

5. 腰肌劳损

适应证：各型腰肌劳损。

主穴：阿是穴、大肠俞、委中，腰部、小腿外侧。

配穴：寒湿证加三焦俞、阴陵泉；湿热证加尺泽；血瘀证加太冲、膈俞。

操作方法：按操作规范执行。

6. 慢性疲劳综合征

适应证：慢性疲劳综合征。

主穴：百会、肝俞、肾俞、足三里、华佗夹脊，背部膀胱经第 1 侧线。

配穴：脾气虚证加章门、太白；心气虚证加神门、神阙；肾气虚证加太溪、京门、关元；肺气虚证加太渊、中府；肝气虚证加太冲、期门。

操作方法：按操作规范执行。

七、注意事项

①老年、体弱者慎用凉法。②对老年、体弱者注意手法的力度。③使用温法时要避免温度过高以防烫伤。

八、禁忌证

①出血倾向者。②急性传染病、传染性皮肤病、局部皮肤溃疡者。③头部、心脏附近禁用叩法和振法。④妊娠妇女、习惯性流产者。

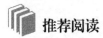
推荐阅读

1）耿引循，谷世喆. 实用砭石疗法[M]. 北京：学苑出版社，2007.

2）陈秀华. 中医传统特色疗法[M]. 北京：人民卫生出版社，2010.

第四节　烙法技术

烙法技术是指应用金属器械在火上烧红后烙烫病变局部组织，以治疗疾病的其他针灸技术。

烙治最早可追溯至唐代孙思邈的《千金翼方》，内载"治咽中肿垂物不得食方，先以竹筒纳口中，热烧铁从竹中柱之，不过数度，愈"。其所称"肿垂物"即指咽部肿物，包括肥大的扁桃体，其所用烙具，名谓烧铁。明代《外科正宗》记载了应用针烙方法治疗乳蛾。清代《焦氏喉科枕秘》有"烙铁用纹银打茶匙样，用陈艾包烙铁外，以棉花包住蘸桐油，灯上烧尽无烟，搁在灯上，取圈撑住口，令人扶住，捺定舌根，使人刮净烙铁看真患处，连烙一烙即出，不可缓慢，恐伤犯帝丁"，提出了名为烙铁的汤匙状烙具。后烙具及烙治方法也有所发展，主要有火针烙法和烙铁烙法，常用的有平头、尖头、带刃等粗细不同的多种铁针，用于消散的多选用尖头铁针，用于引流的可选用平头或带刃铁针，现代也有以电灼、电凝、电烙器械等替代者，多用于治疗喉科和某些外科、皮肤科疾患。

一、理论基础

我国古代应用烙治法历史久远，治疗的疾病的种类也较为多样化，如唐代孙思邈的《备急千金要方》中有"瘰疽毒疮""以烙铁烙之"之述；王焘的《外台秘要》有烧桑刀烙伤处以治疗蛇咬伤的记载；明代李时珍的《本草纲目》有"烧铜匙柄熨烙眼弦内，去风退赤甚妙"的记载。清代赵濂《医门补要》曰："喉内舌下两边，生起累累疙瘩，吞吐不快，名曰甸气。或舌根当中，生肉球如樱桃，此为梅核，皆肝气所致。用烙铁，在灯火上烧红，以左手执，捺舌，捺开口，右手持烙铁，轻轻烙之，以烙平为度。"烙治法是将烧红的烙铁对施烙部位进行烧烙，用在咽喉乳蛾、皮肤赘疣残端、毒疮疔疽等部位有散瘀解毒、透脓敛口的效果，亦可对出血点烧烙以达到止血敛肌的效果。且烙治与传统火针相比更强调烧针温度，如《针灸大成》中说"灯上烧，令通红，用方有功。若不红，不能去病，反损于人"，烙治法可达到很好的温经通络散结的功效。

现代研究证明，以烙具治疗扁桃体肥大具有不出血、无疼痛的特点，在消除扁桃体慢性炎症的同时，可以改变扁桃体局部组织形态，使坏死的组织及病原体作为抗原物质刺激机体产生免疫应答，使免疫球蛋白增加，同时"热"作用于生物组织，其作用可产生一些生物效应物质，促进更多的免疫球蛋白合成，治疗的同时较好地保留了扁桃体的免疫功能。

二、常用的烙治工具

1. 烙铁

烙铁用于黏膜或体表范围较大的病灶，不用于面部（图 5-13）。

2. 大号火针

大号火针用于局部脓肿、窦道形成、臁疮等（图 5-14）。

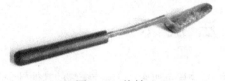

图 5-13　烙铁

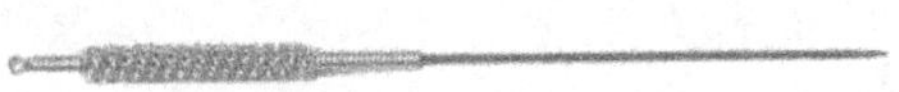

图 5-14　大号火针

3. 三头火针

三头火针用于表皮赘疣、疔疮、手足末端等（图 5-15）。

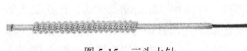

图 5-15　三头火针

三、操作规范（图 5-16）

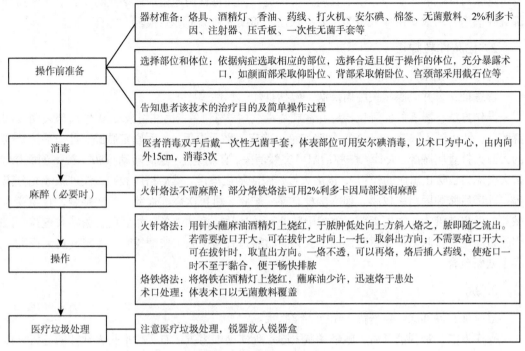

操作前准备	器材准备：烙具、酒精灯、香油、药线、打火机、安尔碘、棉签、无菌敷料、2%利多卡因、注射器、压舌板、一次性无菌手套等
	选择部位和体位：依据病症选取相应的部位，选择合适且便于操作的体位，充分暴露术口，如颜面部采取仰卧位、背部采取俯卧位、宫颈部采用截石位等
	告知患者该技术的治疗目的及简单操作过程
消毒	医者消毒双手后戴一次性无菌手套，体表部位可用安尔碘消毒，以术口为中心，由内向外15cm，消毒3次
麻醉（必要时）	火针烙法不需麻醉；部分烙铁烙法可用2%利多卡因局部浸润麻醉
操作	火针烙法：用针头蘸麻油酒精灯上烧红，于脓肿低处向上方斜入烙之，脓即随之流出。若需要疮口开大，可在拔针之时向上一托，取斜出方向；不需要疮口开大，可在拔针时，取直出方向。一烙不透，可以再烙，烙后插入药线，使疮口一时不至于黏合，便于畅快排脓 烙铁烙法：将烙铁在酒精灯上烧红，蘸麻油少许，迅速烙于患处 术口处理：体表术口以无菌敷料覆盖
医疗垃圾处理	注意医疗垃圾处理，锐器放入锐器盒

图 5-16 烙法技术操作规范

四、技术要点

①火针烙法：烧针要"红"，进针要"准"，进出针均务必要"快"。进针深浅以得脓为要。②烙铁烙法：烙铁必须烧至通红再蘸麻油，正在冒烟时最适宜进行烧烙，否则热度下降，达不到烧烙作用，麻油可防止烙铁粘连组织，操作时要求稳、准、快。

五、适应证

1）火针烙法：指甲下瘀血、颜面疔疮、赘疣、附骨疽、流痰、化脓性乳腺炎等肉厚脓深、脓出不畅者。

2）烙铁烙法：慢性扁桃体炎、慢性咽炎、宫颈糜烂、神经性皮炎、鸡眼、息肉突出者。

六、临床应用

1. 头面部疖肿

适应证：毛囊炎疖肿。

操作方法：患者取仰卧位，遮住双眼。常规消毒局部，点燃酒精灯，烧红火针尖部。一手固定脓腔，另一手持烧红尖部的火针，直烙疖肿的白色脓头处，火针烙入脓腔后，阻力突然消失，有刺空感，随后出针，脓液随之流出，用无菌棉球擦干脓液后，外敷地榆油纱条，用无菌纱布及医用胶布固定。面部危险三角区等处，严禁挤压排脓，让脓液自然流出，防止发生化脓海绵状静脉窦炎、眼部及周围组织炎。创面每日用地榆油纱条换药 1 次，3 天后局部红肿消退，用蚊式钳伸入脓腔，取出脓栓，继续用地榆油纱条换药，每日 1 次。

2. 化脓性乳腺炎

适应证：化脓性乳腺炎。

禁忌证：合并乳腺相关肿瘤疾病（包括良性、恶性）。

操作方法：患者取仰卧位，患乳常规消毒，用 2%利多卡因注射液 2ml 作局部表面浸润麻醉后，针头深入脓腔 0.5～2cm 抽吸脓液，确定有脓无误后，一手固定脓腔，另一手持烧红的无菌火针直刺脓腔。火针入脓腔后阻力突然消失，有刺空感，这时转动 180°，烫烙创面（起扩大引流口，防止出血的作用），拔出火针，脓液随之流出，然后挤压脓腔，促进脓液充分流出。乳房后脓肿因组织较厚，如一次没有穿入脓腔，可再次烧红火针，二次穿刺，直至穿入脓腔，引出脓液为止。用无菌棉球擦干脓液后，外敷地榆油纱条，然后用无菌纱布覆盖，医用胶布固定。排脓后创面每日换药 1 次，同时需每日多次人工按摩排乳，保持乳房无积乳，利于创面愈合。

3. 疣

适应证：寻常疣、扁平疣、跖疣、丝状疣。

操作方法：常规消毒后，施烙者左手固定疣体周围组织，右手持平头火针针柄，将针体置于酒精灯外焰上烧针至针体通红后，慢、和缓、平稳而准确地将针头轻轻接触疣体，进行烙熨。疣体较小者，针头接触皮肤后即可提针，无须停留；疣体较大者，需根据疣体处皮肤颜色的变化，停留一定时间再提针，将疣体表面全部烙烫，直至整个疣体表面形成平整的黑色结痂。烙刺后再用碘伏消毒，不做包扎。一般 1 次可愈，对于多发性寻常疣患者可分批分次进行治疗，第一次治疗先选疣体较大者进行烙刺，2 周后待第一次治疗部位结痂脱落再行第二次治疗。

4. 慢性扁桃体炎

适应证：慢性扁桃体炎。

操作方法：与患者面对面端坐，先将烙铁在酒精灯上加热，施烙者右手执笔状手持被火烧红的烙铁浸入小香油瓶 0.5 秒，然后左手持压舌板配合右手施烙动作，同时迅速送入口腔对准扁桃体施行烧烙，在施烙时让患者发"啊"音，来抬高软腭以充分暴露扁桃体，烧烙瞬间局部发出"嗞啦"声后（0.5～1 秒）应立即将烙铁离开扁桃体组织，不宜停留。此为 1"铁"治疗量。更换烙铁，同法反复烧烙，将扁桃体表面烙成一片黑褐色烙痂为宜，一次治疗量约每侧扁桃体烧烙 10～15"铁"。

5. 宫颈糜烂

适应证：宫颈糜烂。

操作方法：一般选择月经干净后 3～7 天。患者取截石位，首先对患者的阴道及宫颈分泌物进行清理、消毒。将小烙铁在酒精灯上灼烧，由宫颈下唇开始灼烙，向宫颈糜烂的主要部位移动。在治疗中需要结合患者的情况确定灼烙时间，对糜烂程度高的部位进行较长时间的灼烙。在治疗之后需要保证阴道清洁，可进行阴道上药，1 个月内禁止性生活，同时不可以坐浴。

七、注意事项

①预先告知患者治疗后局部可能出现潮红、灼热、微痛、瘙痒等症状，无须紧张，属正常现象，一般短时间内自行消除，可不作处理。②治疗时应尽量避开患者的视线，以免引起患者精神紧张，发生晕针。③严格执行无菌操作。④注意点烙时，火针应避开大血管及神经，不能盲目刺入，以免伤及正常组织。⑤烙铁相接的颈部不要呈突出的曲角，以免施烙时误伤他处。柄与烙铁的烙面平行，二者距离一般不超出 0.2cm。圆棒形烙铁的柄接在梭状圆棒的一端，与烙铁纵轴一致。不论何种类型的烙铁，必须将柄结实地铆在烙铁上。⑥烙铁的执法，如执毛笔，以拇指、食指和中指夹持柄的后端。使用平板方形烙铁时，应用烙面，亦可用前端面。使用平板圆形烙铁时，只可用烙面。使用圆棒形烙铁时，应用整个圆周面。⑦烙铁进入口腔时，让患者发"啊"音，这不仅能看清扁桃体，防止误烙他处，同时患者在呼气，还能防止油烟被吸入致呛咳。⑧烙铁进出口腔时，必须在压舌板的上面送进或拿出，以免烫伤口唇和口角等。送进前必须先将蘸完麻油的烙铁轻触一下压舌板，使其多余的热油沾去，以免滴在口腔导致溃疡。⑨施烙者持针或烙器时应动作平稳，避免抖动，防止将加热的针或烙器接触到患处皮损周围的正常皮肤，造成误伤。⑩患者与施烙者应注意配合，及时沟通，如难以忍受可要求立即停止治疗，切忌乱动造成误伤。⑪烙治后 48 小时内不得沾染水等污物；注意饮食清淡，勿食辛辣刺激之物；调畅情志，注意休息，合理作息。⑫每次治疗结束后，烙治处形成结痂，通常 5～7 天痂壳可逐渐脱落，嘱患者其间勿自行揭开痂壳，避免发生感染。

八、禁忌证

①凝血功能障碍、有出血倾向者。②严重的心脑血管疾病、肝肾功能不全、糖尿病、肺结核、局部恶性肿瘤者。③妊娠妇女腹部、腰骶部，习惯性流产者。④儿童、患严重精神病不能配合者。⑤瘢痕体质者。

 推荐阅读

1）孙海波，冷辉，曲汝鹏. 中医烙法标准操作规范及无痛机制分析[J]. 中医耳鼻喉科学研究，2017（4）：46-47.

2）孙小迪. 中医烙法在耳鼻喉科临床治疗的应用[J]. 中医耳鼻喉科学研究，2017（2）：31-32，38.

3）曲汝鹏，孙海波，冷辉，等. 中医烙法治疗慢性扁桃体炎的多中心临床研究[J]. 辽宁中医杂志，2016（4）：780-782.

4）龚志梅. 烙法在中医外科临床应用效果分析[J]. 世界最新医学信息文摘，2017（29）：146，152.

5）袁艳红. 烙铁烙法治疗宫颈糜烂的临床价值研究[J]. 实用妇科内分泌杂志（电子版），2017（9）：24，26.

6）蒋龙魁，陈小宁. 中医烙法治疗慢性扁桃体炎进展[J]. 内蒙古中医药，2009，28（6）：95-96.

附　录